现代骨病与骨伤

XIANDAI GUBING YU GUSHANG

主编　曹金虎　蔡俊毅　郭　震　李师江
王宝滨　郝全学　李　栎　杨轶群

上海科学技术文献出版社
Shanghai Scientific and Technological Literature Press

图书在版编目（CIP）数据

现代骨病与骨伤 / 曹金虎等主编. -- 上海：上海科学技术文献出版社，2024. -- ISBN 978-7-5439-9210-8

Ⅰ. R68

中国国家版本馆CIP数据核字第2024B1W307号

组稿编辑：张　树
责任编辑：苏密娅
封面设计：宗　宁

现代骨病与骨伤
XIANDAI GUBING YU GUSHANG
主　　编：曹金虎　蔡俊毅　郭　震　李师江
　　　　　王宝滨　郝全学　李　栎　杨轶群
出版发行：上海科学技术文献出版社
地　　址：上海市长乐路746号
邮政编码：200040
经　　销：全国新华书店
印　　刷：山东麦德森文化传媒有限公司
开　　本：787mm×1092mm　1/16
印　　张：19.75
字　　数：502 千字
版　　次：2024年8月第1版　2024年8月第1次印刷
书　　号：ISBN 978-7-5439-9210-8
定　　价：200.00 元

编委会

主　编

曹金虎　蔡俊毅　郭　震　李师江

王宝滨　郝全学　李　栎　杨铁群

副主编

仲学文　汪步兴　韩晓梅　王凤梅

韩志华　王浩汀　黄　凯　周佳鑫

编　委（按姓氏笔画排序）

王凤梅（山东省菏泽市成武县公立中医医院）

王宝滨（淄博莲池骨科医院）

王浩汀（河北省石家庄市第二医院）

仲学文（江苏省连云港市灌南县人民医院）

李　栎（新疆医科大学第六附属医院）

李师江（山东省昌乐县人民医院）

杨铁群（聊城市人民医院）

汪步兴（江苏省宿迁市沭阳县中医院）

周佳鑫（绍兴市柯桥区中医医院医共体总院）

郝全学（庆云县人民医院）

郭　震（河南省郸城县中医院）

黄　凯（浙江省立同德医院）

曹金虎（中国人民解放军联勤保障部队第九六〇医院）

韩志华（魏县中医医院）

韩晓梅（山东省临邑县人民医院）

蔡俊毅（莒县精神康复医院）

前言
FOREWORD

在这个科技发展日新月异的时代，医疗技术的迅猛发展正深刻改变着我们的生活。随着人们对生活质量要求的提高，对于骨骼健康的认识和重视程度也越发加强。骨骼作为人体的支撑结构，其健康与否直接关系到我们的行动能力、生活质量乃至生命安全。然而，随着人口老龄化趋势的加剧、交通意外的频发及生活方式的改变，骨病与骨伤的发病率呈逐年上升趋势，给患者及其家庭带来了沉重的负担。

正是在这样的背景下，我们深感有必要撰写一本全面、系统介绍骨病与骨伤知识的专著，《现代骨病与骨伤》一书应运而生。本书旨在为广大医疗工作者提供参考，帮助他们更好地了解骨病与骨伤的病因、诊断、治疗及康复等方面的知识。

本书内容涵盖了骨病与骨伤的各个方面，从基础医学知识到临床实践应用，从常见疾病到疑难病症，从保守治疗到手术治疗，都做了详尽介绍。在编写过程中，我们力求做到科学、严谨、实用，力求使每一位读者都能从中获得有价值的信息。同时，我们也注重对理论知识的更新和前沿技术的介绍，使本书能够紧跟医学发展的步伐，为读者提供最新的医疗资讯。此外，本书还特别注重强调临床实用性，通过病例分析和经验总结，使读者能够更好地掌握骨病与骨伤的诊断和治疗技巧。

然而，医学是一门博大精深的学问，任何一本医学书都难以做到尽善尽美。因此，我们衷心希望广大读者能够在使用本书的过程中，提出宝贵的意见和建议。无论是对书中内容的补充、修正，还是对临床实践中的经验分享，我们都将表示衷心的感谢，并将认真吸取这些意见，不断完善本书。

《现代骨病与骨伤》编委会

2024 年 3 月

目录
CONTENTS

第一章

骨的发生与正常结构

第一节　骨的形态与结构

一、骨的形态

由于所在部位和功能的不同，骨有不同的形态。通常按骨的不同形态特点分为以下四种。

（一）长骨

长骨分布于四肢，呈长管状，中间为骨干，内为髓腔。骨干的一定部位常有供血管和神经出入的滋养孔。骨的两端为骨骺，与邻骨相连关节处的表面覆有光滑的关节软骨。骨骺与骨干的连接部分称为干骺端。幼年时期，干骺端和骨干之间是一层具有分裂增殖能力的软骨细胞构成的骺板，又名生长板。到成年期，骺板骨化，长骨即不能再增长，此时的骨骺与骨干相互愈合，原骺板处仅遗留一条称骨骺线的线状痕迹。骨外表面覆盖骨膜。

（二）短骨

短骨能承受较大的压力，多成群地分布在承受重量而运动较复杂的部位，如腕部和踝部，一般呈立方形，有多个关节面，与相邻骨构成多个骨连接。

（三）扁骨

扁骨分布于头部、胸部和盆部等处，常围成体腔，支持、保护腔内重要器官。

（四）不规则骨

多分布于身体中轴部，外形不规则。有些不规则骨内具有天然含气的腔，称为含气骨，如上颌骨、筛骨、额骨等。骨内的含气腔主要与发音共鸣有关，同时也起到减轻重量的作用。

此外，尚有发生于某些肌腱内的籽骨，其体积一般甚小，多呈卵圆形，在运动中起减少摩擦和改变施力方向的作用。髌骨是人体最大的籽骨。

二、骨的结构

成人新鲜骨比重1.87～1.97，坚硬而有弹性。每一块骨都是一个活的器官，其形态结构随年龄、营养、健康状态和社会环境的变化而不断发生着改变。一块完整的活骨是由骨质、骨膜和骨髓及其血管和神经所组成。

（一）骨质

骨质是骨的主要成分，有骨密质（又称密质骨）和骨松质（又称松质骨）两种形式，它们的主要差别在于骨板的排列方式和空间结构不同。

1.骨密质

骨密质是骨表面的坚硬骨质，通常由多层厚 5～7 μm 的骨板紧密排列而成，质地致密，抗压、抗扭曲力强。除分布于各骨的表面，骨密质还主要存在于长骨骨干。典型的长骨骨干骨密质以 3 种不同的排列方式形成 3 层结构。①外环骨板：为骨最外面的一层，由数层骨板环绕骨干排列而成，其外面与骨外膜紧密相连。在外环骨板中可见与骨干垂直的伏克曼管，又称穿通管，穿行其间，骨外膜的小血管即经此管进入骨内。②内环骨板：为最里面的一层，由靠近骨髓腔的数层骨板环绕骨干排列而成。由于骨髓腔面凹凸不平，形态不规则，故内环骨板的排列也不太规则。内环骨板的最内面覆有骨内膜，与骨干垂直的伏克曼管也穿行该层。③哈佛系统：又称骨单位，位于内、外环骨板之间，是构成骨密质的主要成分，也是骨干的主要结构单位。每个骨单位都由位于中心的纵行小管一哈佛管，又称中央管及其周围呈同心圆排列的 5～20 层骨板组成。骨单位的长轴与骨干的长轴平行，骨单位之间还有横向的分支互相连接。

骨单位和骨单位之间是一些缺少哈佛管且形状不规则的间骨板，它们是骨不断改建而遗留下的陈旧骨单位，在任何年龄的长骨切片中都可观察到。骨间板无血管分布，其骨细胞常坏死而遗留下中空的骨陷窝被沉积的钙盐或细胞碎屑填充。

2.骨松质

骨松质存在于长骨干骺端和其他类型骨的内部，由许多针状或片状的骨小梁交织排列而成，结构疏松，呈海绵状，其网状孔隙中充满红骨髓。构成骨松质的骨小梁看似杂乱无章，实际上它们都是按其承受力的方向有规律地排列的。和骨密质一样，骨松质也由平行排列的骨板构成，只是其骨板层次少，没有或仅有少数不完整的骨单位。本身无血管分布，骨组织的营养主要依靠骨髓腔的滋养动脉供应。

（二）骨膜

除关节面外，骨的内、外表面均被覆着骨膜。依其所覆盖部位的不同，通常把骨膜分为骨外膜和骨内膜。

1.骨外膜

骨外膜即被覆在骨外表面的骨膜，分为内、外 2 层。外层为纤维层，较厚，主要由致密结缔组织构成。纤维粗大而密集，部分胶原纤维可穿入外环骨板，称穿通纤维，起固定骨膜和韧带的作用。在纤维束内有血管和神经穿行，它们沿途分支并经内层深入伏克曼管。外层的细胞成分少且多数为位于外表面的成纤维细胞。内层为成骨层，与骨质紧密相贴，胶原纤维少，排列疏松，富含小血管及神经。与外层最大的不同是，内层细胞成分多，且主要为具有高活性的间充质细胞。可分化为骨原细胞及成骨细胞参与骨的生长。

从胚胎到幼年期，骨的生长迅速，骨膜内层细胞多而活跃；成年后，内层细胞多变为梭形，处于静止状态。当骨受损伤或骨膜被人为剥离时，这些处于静止状态的间充质细胞可重新活跃并向成骨细胞转化。可见，在骨生长及骨的创伤修复过程中，内层的间充质细胞起着重要的作用。通常认为，骨外膜内层的间充质细胞在幼年时期转化为成骨细胞的能力较强，老年时期较弱。但有学者通过实验提出相反的观点，认为老年时期骨外膜内层的间充质细胞向成骨细胞的转化能力与其他各年龄段相比并无明显差异。

早在100多年前，就有学者开始进行骨膜移植，利用其内层间充质细胞的成骨转化特性促进骨形成，加速骨折愈合和骨缺损的修复。但在显微外科技术尚未发展以前，移植的骨膜缺乏血供，往往起不到成骨作用，而是逐步被吸收。1978年，Finley用狗进行了吻合血管的骨膜移植实验，将狗的肋骨骨膜移植到其长5 cm的胫骨-骨膜缺损区并重建血供，结果该处长出了功能性新骨，并获得骨性连接。此后，不论是骨(膜)瓣还是单纯的骨膜瓣，其吻合血管的游离移植或转位修复骨缺损开始逐步过渡到临床并得到迅速发展。有学者对长骨骨膜供区进行研究后指出，切取骨膜后对骨的血供无不良影响，供区的骨面还可再生新的骨膜，而且新生的骨膜同样具有成骨作用。

近年来，许多学者开始致力于从骨外膜分离培养具有成骨功能的细胞又将其应用于骨损伤治疗的研究，取得了一定的进展。Moskaleuski培养从大鼠颅骨骨外膜分离而来的细胞发现，这些细胞可长成两种集落，一种为成纤维细胞样集落，另一种为上皮细胞样集落，认为前者来源于骨膜外层，后者则来源于内层，但两者均有成骨作用。将培养的细胞植入大鼠胫骨后肌内，数天后出现小的骨岛并最终形成硬骨块。此后，一些学者将培养的骨膜细胞与载体结合应用于骨折和骨缺损的修复也获得了成功。

2.骨内膜

骨内膜是被覆在骨髓腔面、骨小梁表面、哈佛管和伏克曼管内表面的结缔组织膜，纤维细而少，细胞常排列成一层，形如单层扁平上皮。这些细胞和骨外膜内层细胞一样，也是具有成骨潜能的间充质细胞。终生保持成骨潜能，当骨受到损伤时，骨内膜细胞可以恢复成骨能力，与骨外膜内层的细胞一起参与骨的修复。

(三)骨髓

骨髓存在于骨松质腔隙和长骨骨髓腔内，由多种类型的细胞和网状结缔组织构成，根据其组织形态和功能不同可分为红骨髓和黄骨髓。

1.红骨髓

(1)红骨髓是人体的造血器官，主要由丰富的血窦和血窦之间的造血组织构成，含有各系不同发育阶段的血细胞。初生时期，骨内充满的全部都是红骨髓，具有活跃的造血功能。成年后，红骨髓则主要存在于一些扁骨、不规则骨和长骨的骨骺，其中以椎骨、胸骨和髂骨处最为丰富，造血功能也最为活跃。成年人所有的红细胞、粒细胞、血小板和部分淋巴细胞都来自红骨髓。

(2)红骨髓的防御功能来自其中具有活跃吞噬能力的巨噬细胞。当病原微生物或异物进入体内时，红骨髓中的巨噬细胞可将其吞噬并清除。

(3)红骨髓的免疫功能体现在细胞免疫和体液免疫两方面。细胞免疫由T淋巴细胞完成，体液免疫由B淋巴细胞完成。虽然正常骨髓组织中原淋巴细胞和幼淋巴细胞极少，但具有免疫功能的T淋巴细胞是骨髓的造血下细胞迁入胸腺内分化发育而成；B淋巴细胞在骨髓中发育约20天，成为成熟的B淋巴细胞，然后穿过血窦进入血液，随血流分布到脾、淋巴结等周围淋巴器官，受激活时可转化为浆细胞，进而产生大量具有抗原特异性的免疫球蛋白发挥其体液免疫功能。

(4)红骨髓的创伤修复功能主要缘于其中的幼稚间充质细胞，它们保留着向成纤维细胞、成骨细胞等分化的潜能。骨髓中的这些非造血细胞通常又称为骨髓基质细胞。如血窦周围未分化的网状细胞，它在适当刺激下可分化为骨原细胞，参与骨创伤的修复过程。近年来，已有学者从骨髓基质细胞中成功分离培养出成骨细胞并传代扩增，利用地塞米松诱导骨髓基质细胞向成骨细胞分化，并激活其碱性磷酸酶活性，当在培养基中加入β-甘油磷酸钠作为碱性磷酸酶的底物促进钙盐沉积时，可使培养的成骨细胞在体外形成钙结节。一些学者利用红骨髓或经体外培养的骨髓基质细胞植入骨折及骨缺损处，证实它们可促进骨组织形成，有利于骨折的愈合和骨缺损的修复。

2.黄骨髓

黄骨髓含大量的脂肪组织，没有造血功能。大约从5岁开始，长骨的骨髓腔内开始出现黄骨髓，到18岁以后，全身长骨的骨髓腔内的红骨髓几乎被黄骨髓取代。黄骨髓虽然没有造血功能，但其中仍含有少量幼稚的造血细胞团，保持着造血潜能。在某些病理状态下，如患严重贫血症时，黄骨髓可以重新转化为具有造血功能的红骨髓。

三、骨的组织结构

从发生学和组织构成上来看，骨属于结缔组织的范畴，是一种坚硬的结缔组织，由大量钙化的细胞间质及多种细胞构成。钙化的细胞间质称为骨质或骨基质，细胞则有骨原细胞、成骨细胞、骨细胞和破骨细胞4种。

(一)板层骨和非板层骨

无论是骨密质还是骨松质，所有成熟的骨组织都由板层骨构成，而尚未成熟的骨组织则由非板层骨构成。

1.非板层骨

非板层骨又称交织骨。主要特征是骨细胞较幼稚，构成骨胶原的纤维束排列如编织状。交织骨有大而不规则的囊状间隙，被不同厚度的骨小梁分隔。骨小梁内胶原纤维束较粗，排列无一致的方向而呈相互编织状。基质中骨细胞分布杂乱。血管无方向性，从陷窝伸出的骨小管较板层骨少，但互相交织，导入血管。一般可根据所含血管的大小和多少将交织骨分为骨松质和骨密质，前者常见于修复组织如骨痂，后者常见于发育中的长骨骨干。

2.板层骨

板层骨由很多骨板构成，与交织骨最大的不同是构成板层骨的骨细胞已成熟且分布规律，与血管走行方向明显相关；骨基质所含的胶原纤维较细，但排列有序，多互相平行成层状排列。板层骨中，骨板以同心圆排列的方式层层围绕血管形成哈佛系统，其间的间骨板为旧的哈佛系统被改建后的遗迹；骨细胞陷窝呈同心层排列，骨小管互相交通呈放射状。根据所含血管间隙的大小及软组织多少，板层骨也分为骨松质和骨密质。

骨的形成最初是以交织骨的形式出现的，如胚胎骨形成，骨折愈合、异位骨化等都以此为先导，但交织骨不如板层骨组织机化程度高，因而寿命相对短促，其出现也是暂时的，迟早要被吸收而为板层骨所取代。

(二)骨基质

骨基质又称骨质，实际上就是骨的细胞间质，由有机质和无机质2种成分构成。骨基质中水分极少，仅占骨湿重的8%～9%。有机质由骨细胞分泌而来，主要为大量的胶原纤维(约占有机质的95%)和少量无定形的基质。无机质主要为钙盐，主要成分是羟基磷灰石结晶 $Ca_{10}(PO_4)_6-(OH)_2$。胶原纤维的抗压性和弹性均较差，羟基磷灰石结晶则脆而易碎，但两者结合在一起后其性质便发生了根本的变化。使骨组织既具有坚实的强度又具备了足够的弹性，机械性能和生理功能都得到极大的提高，成为人体理想的结构材料。

骨基质中的有机质和无机质的比例随年龄而发生改变。幼儿骨组织中两者大约各占骨干重的一半；成年时，有机质约占骨干重的1/3，无机质则占2/3；老年时，在有机质和无机质都逐渐减少的情况下，无机质所占比例进一步增加。与此相对应，幼儿的骨柔韧易变形，遭遇暴力时可能折而不断，发生青枝状骨折；老年人的骨多变硬变脆，弹性模量下降，抗冲击力下降，再加上老年性骨质疏松，较易发生骨折。

1.骨的有机质

骨的有机质中，主要成分为成骨细胞合成分泌的胶原纤维，即通常所称的骨胶原，其中含大量的Ⅰ型胶原蛋白和极少量的Ⅴ型胶原蛋白。从形态上观察，骨胶原纤维可分为2类：一类是粗纤维，主要存在于交织骨；另一类是细纤维，主要存在于板层骨。随着骨代谢不断进行，骨胶原也不断进行裂解、降解和合成的新陈代谢过程。

构成骨胶原的胶原纤维由多种氨基酸组成，其蛋白分子之间存在较多的分子间交联。它与其他胶原的最大不同在于，它在稀酸溶液中不膨胀，可溶解其他胶原的溶剂(如中性盐和稀酸溶液等)不能使它溶解，这些特性为使用稀盐酸等稀酸溶液制备脱钙骨奠定了材料学基础。

骨的有机质中还有一贯无固定形态的，呈胶体状的复杂物质，主要包括蛋白多糖类、骨钙素、骨结合素、细胞连接蛋白等非胶原蛋白。近年来的研究发现，骨内还存在许多可能具有调节骨细胞活性的生长因子，如转化生长因子-β_1(TGF-β_1)、转化生长因子-β_2(TGF-β_2)、血小板衍生生长因子(PDGF)、内皮细胞生长因子、胰岛素样生长因子-Ⅰ和Ⅱ(IGF-Ⅰ，IGF-Ⅱ)以及骨形态发生蛋白(BMP)。BMP在骨组织中含量极微，每克骨组织仅含1～2 ng。从氨基酸序列看，BMP是转化生长因子-β家庭的成员，约有30％的氨基酸与转化生长因子-β同源。1965年，Urist就通过骨基质肌内种植引发异位成骨的实验发现了BMP的存在，但对BMP的蛋白质纯化和基因的克隆直到20世纪80年代才完成。经过多年的基础研究和临床试验，现已证实，BMP具有诱导多种未分化或未成熟细胞如骨原细胞、骨髓基质细胞、多能成纤维细胞和成肌细胞等分化为成骨细胞的能力，能极大地促进骨折和骨缺损部的骨形成，近年来在骨科、口腔科和整形外科中得到日益广泛的应用。

2.骨的无机质

骨的无机质又称无机盐，约占骨密质干重的75％，其成分主要是由钙、磷酸根和羟基结合而成的羟基磷灰石结晶$Ca_{10}(PO_4)_6(OH)_2$，其内部构造可用晶胞单位表示。在整个结晶中，晶胞单位重复同样的排列和比例，故其分子式被书写为$Ca_{10}(PO_4)_6(OH)_2$，而非$Ca_5(PO_4)_3(OH)$。电镜下，羟基磷灰石结晶呈针状、柱状或板状，厚度2.5～7.5 nm，宽度3.0～7.5 nm，长度10～20 nm，但后者变化较大，可达200 nm。晶体运动或压力改变可在骨内产生压电。实验发现，造成骨变形可引出电流，电负荷可改变骨的结构，而直流电则对骨形成有促进作用，这也正是临床上在骨折局部施以直流电刺激，促进骨折愈合的理论基础。

(三)骨的细胞

生长活跃的骨组织中，大致可分辨出4种骨细胞，即骨原细胞、成骨细胞、骨细胞和破骨细胞。长期以来，上述4种细胞被认为是同一类细胞的不同功能状态，相互间可以转变，但近年来，越来越多的证据表明，破骨细胞是来源于血液中的单核细胞，而非原以为的成骨细胞。

(郝全学)

第二节 骨的血液供应与神经分布

一、骨的血液供应

充足的血液供应，是骨组织得以进行正常的生长发育和创伤修复的基础。骨的血供因其种类不同，其血供的来源和分布亦有所不同。

(一)长骨的血供

长骨的血供规律性较强，其来源主要可归为4个既相对独立又相互联系的动脉系统，即滋养动脉、骨端动脉(骺动脉和干骺动脉)、骨膜动脉和肌、肌腱及筋膜动脉系统。

1.滋养动脉

滋养动脉由邻近的动脉干发出，多为1～2条，通常斜穿骨干的滋养孔(管)进入骨内。滋养动脉在滋养管内分五支，进入骨髓腔后分为升支和降支，沿骨内膜分别走向两端骺部。沿途滋养动脉还发出第2或第3级分支至骨髓腔，形成骨内膜血管网，再由该血管网向骨皮质发出皮质动脉营养骨皮质的内层。少数皮质动脉可穿行整个皮质并与骨外膜血管网吻合，使骨内、外血管沟通。骨内血管的分布有年龄特点，骨化前期和骨化期内，升支和降支的末端多为终动脉；骨化后期，升支和降支的终末支则分别与骺动脉、下骺动脉的分支互相吻合。滋养动脉是长骨的主要营养血管，其供血量占5%～70%。

2.骨端动脉

骨端动脉包括骺动脉和干骺动脉，通常发自邻近的动脉干或关节动脉网。在胚胎发生学上，它们有着共同的起源，几乎都是与长骨原始骨化中心同时出现。

胚胎发育中后期，深入软骨内的血管已很多，随着骨化中心的不断扩大，软骨逐渐骨化成骨，软骨内的血管随之发生转化，一部分继续保留在软骨端内成为骺血管；另一部分则经骺板伸向干骺端形成干骺血管。进入骨内的骺动脉和干骺动脉穿行于骨小梁间并直达关节软骨下，然后发出分支互相吻合形成弓动脉，弓动脉发出襻状终动脉。分别从骺板的远端和近端进入骨内的这2支动脉，在胎儿时期并不发生或极少发生吻合，而是终止于骺软骨的上、下两面形成毛细血管网。出生后随着肢体的活动，吻合开始出现。随着年龄增长，血管吻合不断增加，至骺板完全骨化以后，骺板处的血管达到充分吻合。骺动脉和干骺动脉对长骨的供血量占20%～40%。

3.骨膜动脉

骨膜动脉主要来自邻近动脉的骨膜支、干骺动脉骨膜支和肌肉、肌腱、筋膜以及韧带附着部的细小动脉分支。骨膜动脉在骨膜内发出许多分支互相吻合形成骨膜动脉网营养骨膜。骨膜动脉网由短支、环行支和纵行支组成。短支走行无主要方向，环行支环绕管状骨表面，纵行支与骨的长轴平行。骨膜动脉网还向骨质发出许多细小的分支，分布于骨密质的浅层，部分交通支则经伏克曼管进入骨质的深层与骨内的动脉沟通。骨膜动脉系统对长骨的供血量占10%～20%。

4.肌、肌腱、筋膜动脉

其为附着于骨面的肌肉、肌腱和筋膜而来的动脉，可分别称之为肌骨膜动脉、腱骨膜动脉和筋膜骨膜动脉。这些来源的动脉均较细小，与骨膜动脉网之间存在广泛的交通吻合，故有学者将其并入骨膜动脉系统。但这一系统来源的动脉，乃是设计形成肌蒂骨瓣、筋膜蒂骨瓣(或骨膜骨瓣)的形态学基础，故不少学者还是主张将其单独划分出来，以利于临床应用。

(二)扁骨的血供

扁骨的血供呈多源性，由扁骨周围数支较大的血管干发支营养，主要有以下 3 种来源。

1.滋养动脉

滋养动脉由扁骨周围的动脉干发出后直接进入骨内，滋养动脉的分支在骨内互相吻合，营养骨质，主要存在骨质较厚的部位。

2.骨膜动脉

来源广泛，由扁骨周围的数支动脉发出后即从四周不同的部位向骨的中央分布，在骨表面广泛吻合形成动脉网，再由动脉网均匀地发出细小的骨膜动脉营养骨组织，主要营养骨膜和骨质的浅层。

3.肌骨膜动脉

肌骨膜动脉为肌动脉的小支，在肌的肌外膜与骨膜结合处与骨膜动脉互相吻合，营养肌附着部的骨质和邻近骨膜。对于肌肉附着丰富的扁骨，如肩胛骨、肋骨等，这 3 种血供具有同样重要的营养作用。对于颅盖的扁骨，血供则主要来自骨膜动脉。

(三)不规则骨的血供

较大的不规则骨(如髋骨等)，其血供来源与扁骨相似。小的不规则骨其血供来源也至少有骨膜动脉和滋养动脉 2 种来源。骨膜动脉来自邻近动脉的骨膜支和经肌腱、韧带附着处到达的骨膜支，它们互相吻合形成骨膜血管网，分布于骨膜和骨质的浅层。滋养动脉进入骨内后反复分支，互相交通，并与骨膜动脉间形成广泛的吻合。

(四)骨的血供分布

在生理状态下，骨的血供是一个统一的整体，不同来源的血管互相吻合，互相补充，具有很强的代偿能力。当某一来源的血管受损时，通过有效的代偿一般不会对骨的血供造成影响。

通常，外环骨板的骨小管由骨外膜的毛细血管供应，内环骨板的骨小管由骨髓中的毛细血管供应，骨单位则由穿行哈佛管中的血管供应。哈佛管内通常有一条毛细血管，有时可见 2 条，其中 1 条是小动脉，称毛细血管前小动脉，另 1 条是伴行的小静脉，它们和与其垂直的伏克曼管中的血管相互交通，保证了骨组织的血液供应。而间骨板则无血管分布，其骨小管又不与骨单位的骨小管相通，故骨细胞常坏死，遗留下中空的骨陷窝则被沉积的钙盐或细胞碎屑填充。

来自干骺动脉骨膜支、滋养动脉骨膜支、肌骨膜支、筋膜骨膜支和邻近动脉骨膜支的骨外膜血管在骨外膜表面吻合广泛，形成骨膜血管网，因此，骨外膜的血管十分丰富，它不仅能保证骨外膜得到充足的血供，还通过伏克曼管向骨内导入小分支，对骨的营养和骨内外血供的交通、代偿起重要作用。由于骨膜血供具有很强的代偿作用，而骨的新陈代谢又相对不旺盛，故只要能保存骨膜的血供来源，骨组织通常都能成活，这为带血供的骨膜瓣或带部分骨质的骨膜-骨瓣移植修复骨缺损提供了解剖学基础。以往认为骨瓣移植必须保留骨的滋养动脉才能保证骨瓣存活，但大量的实践证明，骨的营养血管之间吻合丰富，侧支循环良好，代偿能力强，只要保留其中任何一类供血来源，骨瓣就能成活。各类骨瓣的供血来源都通过其蒂部这一总渠道来实现，故拟订骨瓣有关的设计方案时，都应有供血的蒂部。

(五)骨的静脉和淋巴

长骨的静脉起自骨内静脉窦和骨髓静脉。骨内静脉窦较宽，血流缓慢，汇聚为骺静脉和干骺静脉。骨髓静脉窦则汇集形成沿骨干纵行的髓内中央静脉。上述静脉均沿其动脉入骨的路径穿行出骨，注入邻近的静脉干。骨浅层及骨膜的小静脉汇合为骨膜静脉，注入邻近的静脉。扁骨的静脉亦起自静脉窦，在骨内汇集成1至数条大的静脉，伴随小动脉出骨后汇入静脉干。其骨浅层的小静脉则汇成数条骨膜静脉，与同名动脉伴行而汇入上一级静脉。

骨膜分布着丰富的淋巴管，但骨质和骨髓内是否存在淋巴管，目前仍未有定论。

二、骨的神经分布

骨和骨膜均有丰富的神经分布，其来源主要有以下3种方式：①来自邻近神经干的分支。②来自附着于骨的肌肉、肌腱的神经支。③来自邻近血管神经丛的分支。骨的神经纤维有有髓神经纤维和无髓神经纤维2种。神经纤维伴随血管进入骨和骨膜后，分布到骨膜或哈佛管的血管周围间隙内。通常，有髓神经纤维分布到骨小梁之间、关节软骨下面和骨内膜，无髓神经纤维分布于骨外膜、骨髓和骨的血管壁。骨膜的神经分布最为丰富，受伤害性刺激时引起的疼痛觉常剧烈难忍，骨膜对张力和撕扯的刺激尤为敏感。

（黄　凯）

第三节　骨的发育与生长

骨组织来源于胚胎时期中胚层的间充质细胞。大约在胚胎发育到第16天时，中胚层间充质细胞即开始具备向成纤维细胞、成软骨细胞和成骨细胞分化的潜能。大多数骨的发生都由充质细胞无形成透明软骨雏形，继而软骨不断生长并逐渐骨化成骨，但也有部分骨是由间充质直接骨化而成，这就是骨发生的2种方式：软骨内成骨和膜内成骨。

一、软骨内成骨

大多数骨，如颅底骨、躯干骨和四肢骨等，主要是由软骨内成骨形成。软骨内成骨的过程就是在将要形成骨的部位先形成透明软骨雏形，继而这种软骨雏形在从胎儿时期直到成年的约20年间逐步被骨化成骨的过程。其中以四肢长骨的演化过程最为典型，大致包括以下几个阶段：①软骨雏形形成。②骨领形成和初级骨化中心出现。③血管长入和骨髓腔形成。④次级骨化中心出现和骨骺板形成。

（一）软骨雏形形成

大约在胚胎第6周，肢芽中的间充质细胞在将形成骨处聚集成团，分化出骨原细胞，部分骨原细胞分化为软骨细胞并分泌软骨基质，逐步形成了初具未来长骨外形的透明软骨雏形，其外表面则覆以软骨膜。

（二）骨领形成和初级骨化中心出现

软骨雏形的中段（即未来的骨干部）是最早出现成骨的部位。此处的血管侵入早，营养和氧气供应充分，使软骨膜内层的骨原细胞分裂并分化为成骨细胞，在软骨的表面产生类骨质，继而逐渐钙化成一圈包绕软骨中段的薄层初级骨松质。这种在软骨膜深部形成的骨质包绕软骨的结构，称为骨领。骨领出现后，此处的软骨膜即成为骨膜，其内层的骨原细胞不断向骨领表面形成新的成骨细胞和添加类骨质，使骨小梁逐渐增厚。同时骨领增厚，并向两端延伸，最终成为骨干的骨密质。

在骨领形成的同时，被骨领包围的软骨也发生一系列的变化。首先，该处的软骨细胞增生、肥大，挤占软骨基质并开始分泌碱性磷酸酶，使软骨基质中出现钙盐沉积，嗜碱性增强；接着肥大的成熟软骨细胞因缺乏营养而发生退变、死亡，软骨基质继而溶解和崩溃，形成许多大小不等的囊腔。此时，骨外膜的血管以及骨原细胞和破骨细胞等共同构成骨膜芽，或称成骨芽，穿过骨领和钙化的软骨基质进入这些囊腔。在血供充足的条件下，骨原细胞不断分化为成骨细胞，并贴附于残留的钙化软骨基质表面分泌骨基质，形成原始的骨小梁。于是软骨内出现了初级骨化中心。初级骨化中心由骨的中段继续向两端扩展，同时骨领也不断增长与增粗，形成骨干。

（三）血管长入和骨髓腔形成

骨外膜的血管随骨外膜芽进入软骨细胞退变死亡留下的囊腔后，立即分为上、下 2 支，分别向软骨雏形的两端延伸，而且沿途发出许多小分支形成毛细血管襻分布于这些囊腔。此时，随血管带入的破骨细胞即可分解吸收钙化的软骨。形成许多不规则的隧道，此即为原始骨髓腔。腔内含有的骨原细胞、成骨细胞、破骨细胞及各种幼稚血细胞即构成了初骨髓。随着骨化由中心向两端推进，破骨细胞也不断吸收骨干中央的骨小梁，使许多小的原始骨髓腔融合为一个大的骨髓腔。

（四）次级骨化中心出现和骨骺板形成

出生时，骨干大部已骨化，只在骨的两端仍然保留着软骨。出生后不久，骨的两端即开始出现骨化中心，称为骺骨化中心。因其发生比骨干的初级骨化中心晚，通常又称为次级骨化中心。次级骨化中心一般在 1 个骨骺部只发生 1 个，少数可有 2 个。而各骨的次级骨化中心出现的时间也有所不同，从出生前至生后数年不等。次级骨化中心的发生过程与初级骨化中心相似，它形成后骨化就由骨骺部以辐射状向各个方向推进，最后只在关节面和干、骺间的骺板保留下软骨结构。保留于关节面的软骨终身不骨化，是一薄层透明软骨，即关节软骨；而位于干、骺之间的骺板则只是暂时保留的软骨，其中的幼稚软骨细胞不断增殖、生长，分泌软骨基质并钙化，使骨的长度随骺板软骨的生长不断增加。当骺部完全骨化后，骨质的增加就只发生在骺板的骨干侧。通常，骺板软骨的增生速度与软骨破坏及成骨速度保持相对平衡，故骺板始终维持着一个较恒定的厚度。至成年，骺板将钙化为骨松质，在原处遗留下一条被称为骨骺线的线状痕迹，此时长骨即停止增长。

综上所述，无论是形成初级骨化中心还是次级骨化中心，软骨内成骨的基本过程都大致经历以下 4 个步骤：①软骨细胞增生并分泌软骨基质。②软骨细胞成熟肥大，分泌碱性磷酸酶促使钙盐沉积，软骨基质开始钙化。③钙化的软骨基质阻碍了软骨中营养物质的弥散，造成软骨细胞发生退变和坏死，其基质崩解并形成许多小的囊腔。④间充质细胞随血管进入这些囊腔并在该处分化为骨原细胞，进而分化为成骨细胞，贴附于钙化的软骨基质残基上逐渐形成骨组织。

二、膜内成骨

只有额骨、顶骨和锁骨等少数骨以这种方式发生，其过程较软骨内成骨简单，是由间充质细胞不经软骨形成阶段而直接转化成骨。膜内成骨开始于胚胎期的第 8 周，以颅顶骨的成骨过程最为典型。在将要形成骨的部位，间充质细胞分裂、增殖，并与增生的血管网密集成原始的结缔组织膜，膜中的间充质细胞可分化为骨原细胞，部分骨原细胞进而分化增大为成骨细胞并形成成骨细胞群，成为骨化中心。骨化中心的成骨细胞分泌类骨质并逐渐被类骨质包围，随着钙盐的沉积，类骨质钙化，形成了初级骨小梁，构成初级骨松质，成为原始骨组织。这种骨组织没有骨板，钙盐也少，是由细针状和薄片状的骨小梁相互连接成的原始骨松质所构成，其众多的网眼中遍布间充质细胞和毛细血管。前者不断分化为骨原细胞和成骨细胞，而新分化来的细胞总是附于骨小梁的表面，分泌类骨质使骨不断增厚加宽，并由骨化中心向周围扩展，使新形成的骨小梁越来越多，部分骨小梁遂开始相互合并。随着骨化过程的继续，骨膜内层的成骨细胞在骨松质的表面形成原始骨密质。

（王浩汀）

第二章

骨科影像学检查

第一节　X 线检查

一、X 线检查在骨科诊断中的应用

骨科 X 线检查是最基本传统的检查方法。骨组织是人体的硬组织，含钙量多，密度高，X 线不易透过，骨与周围软组织、松质骨与皮质骨的明显对比，构成了 X 线检查诊断骨科疾病的基础。X 线检查能对大部分骨关节损伤和疾病作出诊断，不仅可以了解骨与关节疾病的部位、范围、性质、程度及与周围软组织的关系，为治疗提供参考，还可以在治疗过程中指导骨折脱位的整复及疗效的观察等。X 线检查还可以观察骨骼的生长发育和受营养代谢的影响。但细致的变化或密度接近的结构、肌腱和韧带等软组织 X 线片显影不佳，需要辅助特殊检查。平片显示骨皮质、骨小梁的细节方面和显示病灶空间定位整体轮廓方面优于 CT 和 MRI，所以对骨折的显示最好。但 X 线片必须有骨结构遭到破坏消失或中断时才能发现病变，所以有时早期诊断有困难。如急性化脓性骨髓炎、早期股骨头坏死、类风湿关节炎早期病变等。由于 X 线检查对骨与关节疾病的诊治作用很大，所以骨科医师必须熟练掌握 X 线检查的理论知识和 X 线片的阅读方法。

二、常用检查方法

（一）透视

透视用于观察四肢骨折、复位或软组织异物的定位。但荧光影像不够清晰，细微病变和较厚部位难以清楚显示，通常不能对比和保留记录，对患者和医师都有一定的辐射损害。

（二）常规 X 线摄片

X 线摄片几乎用于所有的骨与关节疾病。应根据患者的症状和体征决定检查部位、范围和投射要求。X 线片可以保存，用以诊断、对比、观察疗效和随访。

（三）体层摄影

体层摄影利用特殊装置专门照某一体层的影像，使其显示清晰，可避免一般平片多层影像重叠混淆。主要用于观察早期炎症、肿瘤的骨质破坏、深部骨折、病灶死骨等。

（四）放大摄影

放大摄影利用高性能 X 线机增大胶片和投射部位的距离做几何学放大，用于观察细微的骨

小梁、皮质等结构改变。当今的数字摄影技术已能很好对 X 线图像进行缩放。

(五)造影检查

造影检查包括血管造影、关节造影、脊髓造影以及窦道和瘘管造影。血管造影用于血管疾病的诊断、骨肿瘤的显示、骨肿瘤良恶性的鉴别、肿瘤介入治疗等。关节造影用于了解四肢关节的关节软骨、软骨板或韧带及关节结构的情况。对于诊断膝关节半月板损伤多采用双重对比造影，但 MRI 可以清楚、全面和无创地显示关节结构，常可取代关节造影。

三、X 线片的阅读

阅读和分析 X 线片需要一定的技能，应遵循如下原则。

(一)X 线片质量的评价

首先根据临床所见判断拍摄部位、位置、影像清晰度和对比度是否达到要求。黑白对比应清晰，骨小梁、软组织的纹理要清晰。

(二)根据密度对比

一般根据气体、脂肪、肌肉、骨骼和异物五种不同密度进行比较和分析。如膝关节积液，则髌下脂肪垫阴影消失；肢体组织显示有气体则可能为开放性损伤、手术后、皮下气肿或气性坏疽等。

(三)骨骼的形态及大小比例

读片要有系统性并按一定程序进行，如由外向内、由上向下、由软组织到骨关节等。依次观察每一骨和关节的改变。应掌握骨骼的正常形态的轮廓、排列和大小以利于区分异常变化。有时应考虑年龄等因素，必要时与健侧对比。

(四)骨结构

对于骨关节结构的改变应注意密度的改变、溶骨与成骨的改变。注意骨膜、骨皮质和骨松质。如有病变还需注意病变的部位、范围、数量等。

(五)关节及关节周围软组织

关节面透明软骨不显影、骨关节周围软组织显影不明显，但可以通过关节间隙判断软骨及关节腔的情况，通过软组织影判断关节囊是否肿胀等。

(六)特殊部位及患者

对于儿童 X 线片的阅读应注意骨骺出现的年龄及次序等，对于脊柱 X 线片的阅读正位片要注意椎体的形态、椎弓根的厚度、椎弓根的距离以及有无侧弯等，侧位片应注意排列弧度、椎体有无变形、密度等。

(李　栎)

第二节　CT　检　查

计算机体层成像(CT)是 20 世纪 70 年代发展起来的诊断工具。基本原理是 X 线穿射人体经部分吸收后被检测器所接收，检测器接收射线的强弱取决于人体横断面的组织密度，骨组织吸收较多的 X 线，检测器将测得一个比较微弱的信号，CT 值高，呈白色，相反，脂肪组织、空气则吸收较少的 X 线，将检测到一个比较强的信号，CT 值低，呈黑色。所测得的不同强度信号经过计算机处理后显示出图像。CT 由原始的一代发展到第四代以及螺旋 CT 机。1989 年，螺旋 CT 机的问世标志着 CT 领域的再次革新。扫描速度快、冠状或矢状面重建的空间分辨率高，可行血管造影，不需要重复扫描而患者受辐射剂量减少，可行三维重建，薄层图像重建等。可立体角度呈现骨骼与邻近结构的解剖关系，对于了解病变和制订手术计划很有帮助，如先天性脊柱侧弯等的三维重建。高分辨力 CT 功能够从躯干的横断面图像观察脊柱、骨盆及四肢关节较复杂的解剖部位和病变，有分辨软组织的能力，不受骨骼、内脏遮盖的影响，应用价值较 X 线高。但 CT 也有一定的局限性，可出现假阳性和假阴性。如在 CT 上不易区分椎间盘膨出或突出。CT 可以应用于以下情况。

一、骨折

脊柱、骨盆、髋部等深部损伤。CT 能使脊柱爆裂骨折等显示骨块突入椎管压迫脊髓的情况，对手术有一定的指导意义。可显示髋关节骨折移位的程度，是否需要复位与内固定等。CT 是诊断跟骨骨折的重要工具，它能清晰显示距下关节面粉碎和不连续的程度，可为术前计划提供有价值信息。CT 还常用于桡骨远端骨折，以详细了解关节面，骨折片数量以及桡腕关节或远端尺桡关节是否受到波及。在某些依据 X 线诊断骨折非常困难的病例，CT 可提供精确的信息。如用于评估不明显或复杂舟状骨骨折，了解骨折的愈合评价术后的情况。与 X 线不同，不论有无石膏，CT 均能提供满意的影像。

二、关节病变

CT 能显示关节内、软骨、韧带、肌肉及关节囊等软组织的病变。对于髋关节主要用于诊断先天性髋关节脱位、股骨头缺血坏死、髋关节内游离体、骨关节炎等。对于膝关节可于屈曲 30°、60°时行髌骨横扫描用于诊断髌骨半脱位、髌骨软化症。半月板损伤 CT 下可见半月板有裂缝，呈低密度的横形、纵形或斜形条状影，边界一般清楚。关节腔内造影时，可见撕裂的半月板间隙内有造影剂渗入，呈高密度条状影，还可以诊断盘状半月板、半月板囊肿、十字韧带撕裂等，但不如 MRI 显示清楚。对于肩关节用于脱位后关节不稳，主要观察关节盂唇的病变。尤其是应用空气和碘水造影剂双对比造影时（CTA），更能清楚看到肩关节盂唇的损伤、撕裂骨折等病变。

三、软组织与骨骼的肿瘤

CT 可以测量出软组织病变范围；诊断帮助骨与软组织良恶性肿瘤，了解骨破坏程度、肿瘤周围组织情况、与血管和神经的关系等；可以引导活检，随访有无复发等。

四、脊柱病变

CT 可以显示椎间盘突出、椎管狭窄、后纵韧带骨化、脊髓畸形等。CT 能测出骨化灶的横径、矢状径和脊髓受压的程度。对于椎管狭窄的患者可以区分中央型狭窄或侧隐窝狭窄，可以看到硬膜囊及神经根受压的程度。对于腰椎间盘突出症的扫描，应尽量薄层扫描（1～5 mm），每个椎间盘可扫描 5 个层面，上下终板处各 1 个层面，中间 3 个层面。扫描平面尽量与椎间盘平行。CT 检查时，注入造影剂称为造影增强法。用于普通 CT 检查难以显示的组织病变、损伤及血管疾病等，可以增加病变与正常组织之间的对比度，血运丰富区增强作用最为显著。脊髓造影后 1～4 小时做 CT 检查称为 CTM。椎间盘造影后 1～4 小时做 CT 检查称为 CTD。可以提高诊断准确率，也可以显示各种脊髓病变如脊髓空洞症、肿瘤及脊膜脊髓膨出等先天性发育畸形。

五、脊柱畸形

通过相关软件对CT采集到信息进行三维重建，可清晰显示全脊柱形态。

六、感染

CT可用于发现感染、结核等的骨质破坏、增生硬化、死骨形成和软组织影等。脊柱等感染与肿瘤难以区别时可以行CT检查帮助鉴别。

（仲学文）

第三节 MRI 检 查

磁共振成像（MRI）是目前检查软组织的最佳手段，在骨科领域用途广泛。MRI信号的强弱一方面与组织类型有关，另一方面与所采用的成像序列有密切关系。磁共振现象是指具有磁性的原子核处在外界静磁场中，使用一个适当频率的射频电磁波来激励这些原子核，在关闭电磁场时，原子核产生共振释放能量向外界发出电信号的过程。通过测定组织中运动质子的密度差进行空间定位以得到运动中的原子核分布图像。因为MRI能反映疾病的病理生理基础，较CT更具有开拓性。T_1加权像是指短TE（回波时间，一般＜30毫秒）、短TR（重复时间，一般＜700毫秒），主要表现组织解剖结构。T_2加权像是指长TE（一般＞60毫秒）、长TR（一般＞1 500毫秒），主要表现组织本身的特点。质子密度是指短TE（＜30毫秒）、长TR（＞1 500毫秒）。CT反映的是组织密度，而MRI反映的是组织信号。信号一般分高信号、中信号、低信号和无信号。皮质骨属于无信号（黑色），脂肪组织在T_1加权像呈高信号（白色），水及含水液体在T_2加权像呈高信号（白色）。

一、磁共振的特点

（一）MRI的优点

（1）无辐射、无放射性、无明确的损伤性，但较大磁场所产生的生物效应却不能忽视，如静磁场引起眩晕、头痛等。

（2）突破了仅以解剖学为基础的局限性，从分子水平提供诊断信息。

（3）一个位置可以多平面（超三维）成像，有利于立体观察病变。

（4）空间分辨率或反差分辨率高，尤其是对软组织较CT有更强的分辨率。能反映炎症灶、肿瘤周围被侵犯的情况。对于中枢神经系统疾病和关节内病变优于CT。

（5）成像敏感性强，能检出X线片看不到的疲劳性骨折、股骨头缺血性坏死等。

（6）通过不同序列，可获得脂肪抑制技术，无需造影即可获得类似的脊髓造影，即磁共振液体（水化）成像技术。

（7）无骨性尾影，流动的液体不产生信号（流动空白效应）。

(二)MRI 的不足与禁忌

(1)皮质骨病变、钙化(骨化)的观察不如 CT 清楚。

(2)空间分辨力不如 CT 或超声检查。

(3)设备昂贵,检查费用高。

(4)凡体内带有不可取的金属异物,如起搏器、人工关节、血管夹、钢板螺钉等为 MRI 相对禁忌。

(5)危重患者和不自主活动患者不宜行此检查。

二、磁共振检查在骨科领域的应用

(一)脊柱疾病

MRI 用于检查人体脊柱,特别是对脊髓神经组织、椎间盘等所提供的影像资料优于其他检查方法。适用于脊柱骨与软组织肿瘤、椎管内肿瘤、椎间盘病变、脊柱脊髓损伤、脊柱感染、脊髓空洞等。T_1加权像适用于评价髓内病变、脊髓囊肿、骨破坏病变,T_2像则适用于评价骨唇增生、椎间盘退行性病变与急性脊髓损伤。

1.退行性病变

退行性脊椎病变包括椎管狭窄、小关节病、韧带增生及脊柱失稳。可以从冠状位、矢状位、横截面的 T_2像观察出退行性脊椎变化的各种病变。椎间盘的白色信号表示含水分充足之髓核,而周边的低信号则为纤维环。传统的 T_2影像仍是评价椎间盘内部结构最好的选择。当正常椎间盘开始呈退行性变时,椎间盘所含的水分即会逐渐减少,T_2影像上椎间盘的高信号部分开始减少,表示椎间盘开始脱水。当椎间盘变形时,即可表现出膨出型、突出型、脱出型或游离型改变。椎管狭窄则表现为椎管竹节状狭窄,同时腰椎脑脊液内所含的马尾神经也呈发束状,但磁共振的影像可能会强化其狭窄的程度,所以应用横断面评估椎管狭窄。小关节的退变则表现为 T_2像上有滑液存在于小关节中。

2.脊髓病变

脊髓空洞症、软组织纤维瘤、脊膜膨出、脂肪瘤、囊型星形细胞瘤、室管膜瘤与脊髓转移瘤等均可在 T_1像上检出。MRI 还有助于鉴别髓内或髓外病变。

3.脊柱外伤

MRI 是脊柱脊髓外伤的重要检查手段,尤其是能显示脊髓本身的创伤、椎管与椎旁软组织的改变,MRI 血管造影也可诊断椎动脉损伤。但对骨折的敏感性和特异性较 CT 检查差。

4.脊柱感染性疾病

如化脓性脊髓炎、脊柱结核与椎间盘炎。脊柱化脓性感染在 T_1像为低信号、T_2像为高信号。MRI 冠状位常可看到椎旁软组织有无脓肿影。对于化脓性脊柱炎和椎间盘炎 MRI 可以早期诊断。

5.脊柱肿瘤

原发性骨肿瘤、肿瘤样疾病、转移瘤与感染等骨结构改变在 MRI 可有特殊表现。MRI 能显示椎体血管瘤,T_1、T_2像均呈现亮信号。MRI 显示转移瘤也非常敏感,溶骨性椎体转移灶在 T_1加权像上信号比正常骨髓要低。质子密度像上呈中等信号,在 T_2加权像呈高或中信号。成骨性骨转移瘤 T_1及 T_2像瘤灶比正常椎体信号低。

(二)关节病变

1.髋关节疾病

MRI 能早期发现股骨头缺血性坏死、关节唇的撕裂、骨关节病与肿瘤。目前只有 MRI 能对股骨头坏死做出早期诊断,首先是脂肪组织的变形和坏死,而 MRI 在脂肪发生坏死时即有阳性所见。

2.膝关节疾病

大多数膝关节半月板损伤(包括盘状半月板)、交叉韧带的损伤 MRI 诊断率均较高,半月板损伤可见半月板表面高信号线性影像(撕裂)或纵形影像(断裂)。

3.肩关节疾病

肩关节疾病常以软组织病变为主。MRI 能准确显示肩袖撕裂的部位,还能显示其他相关组织的病理改变。此外,对于相对小的关节盂、关节囊、二头肌腱病变等均能显示异常改变。

4.骨与关节感染

借助 MRI 可早期发现感染,T_2像显示高信号。

(三)骨与软组织肿瘤

对于不能应用 X 线等诊断的骨或软组织肿瘤,MRI 可以帮助诊断,特别是对于骨髓的病变特别敏感。

(四)磁共振造影技术

磁共振造影技术又称磁共振增强技术。脊柱化脓性感染、脊柱结核等 MRI 增强后均显示有改变,有助于鉴别诊断。

(五)磁共振液体成像技术

磁共振液体成像技术包括磁共振胆管成像(MRCP)、磁共振椎管成像(MRM)。但分辨率差、无法动态观察。MRM 以腰段最佳,显示良好的对比和空间分辨率。

(汪步兴)

第四节　超声检查

超声检查方法有超声示波诊断、二维超声显像诊断、超声光点扫描和超声频移诊断法,骨科常用超声诊断方法是超声显像诊断法,以光点的多少区分为暗区、液性暗区、衰减暗区、稀疏光点、致密光点及密集光点。骨科常用二维超声成像和多普勒血流成像方法。二维超声成像通过获得检查对象的不同二维切面图,直接显示病变的声学特征变化。彩色多普勒血流图需叠加在二维图像上才具有结构和方位信息。

根据声阻相差大小与组织结构内部的均匀程度等,可将人体组织器官声学类型分为无反射、少反射、多反射和全反射四种。

B 超是一种无创的检查方法,可测定血流、检查血管,可在 B 超引导下行肿瘤活检或介入治疗。但因不能用超声显影、不能经空气传递,清晰度和分辨率不高。

一、骨折

正常骨骼显示一条致密骨回声带,表面光滑,可达数毫米厚,骨折时,纵切面骨回声带分离或重叠，多在骨折后方有声影。但对骨折的确切形态不如X线片。正常骨回声带前方紧贴一狭窄的线状低回声骨膜反射带区，骨折后骨膜连续性中断或局部低回声区范围显著增大变宽，以后随骨痂的形成可以见到回声增强。

二、骨肿瘤

超声显示边界较清楚，形态呈半圆、椭圆或弧形光带隆起于骨表面，也可不规则或分叶状。骨肿瘤的类型、大小等不同瘤体实质内可见回声均匀程度不一、强度不等。恶性骨肿瘤基底和骨质破坏，骨回声带不平整或缺损。周围软组织受压、浸润或粘连而使结构不清。

三、脊椎退行性变

超声不能透过椎体，但却可透过椎间盘，超声可以探查到椎管内的病变、硬膜囊的宽度、椎管的内径等。椎间盘突出则表现为椎管内增强的光点、光团或光带，后方多无声影。

四、关节疾病

超声可以诊断关节积液。表现为在髌上间隙、股骨远端前方和股四头肌后方见到液性暗区。关节积液结合临床可以诊断相应的关节炎性疾病，B超定位穿刺出脓液即可确诊。滑膜增厚时，则有不规则实体回声突入暗区内。B超可以诊断X线显示不清的小于6个月的婴幼儿先天性髋关节脱位，B超可显示此时期髋关节的解剖结构。超声可以诊断膝关节半月板损伤，根据声像图上半月板区内出现异常回声，如等信号状回声结构、线状强回声结构、液性暗区或水平位低回声等即可诊断。合并半月板囊肿时还可见到囊肿图像。此外，对于腘窝囊肿、侧副韧带损伤、肩袖撕裂等超声均能给予诊断。

五、血管疾病

利用多普勒等超声可以诊断颈动脉、椎动脉以及四肢血管的病变。可诊断动脉损伤、动脉硬化性闭塞症、动脉瘤、深静脉血栓、动静脉瘘等疾病。

六、感染

急性血源性骨髓炎可见骨膜下脓肿液性暗区，骨膜被掀起、抬高并增厚，周围软组织水肿，回声降低等。慢性骨髓炎显示骨皮质表面粗糙不平、骨膜增生、骨皮质连续性中断并出现缺损、软组织脓肿、有窦道或死骨等。

（韩志华）

第三章

骨科物理学检查

第一节　脊柱检查

脊柱由 7 个颈椎、12 个胸椎、5 个腰椎、5 个骶椎、4 个尾椎构成。常见的脊柱疾病多发生于颈椎和腰椎。

一、视诊

脊柱居体轴的中央，并有颈、胸、腰段的生理弯曲。先观察脊柱的生理弧度是否正常，检查棘突连线是否在一条直线上。正常人 C_7 棘突最突出。如有异常的前凸、后凸和侧凸则应记明其方向和部位。脊柱侧凸如继发于神经纤维瘤病，则皮肤上常可见到咖啡斑，为该病的诊断依据之一。腰骶部如有丛毛或膨出是脊椎裂的表现。常见的脊柱畸形有角状后凸（结核、肿瘤、骨折等）、圆弧状后凸（强直性脊柱炎、青年圆背等）、侧凸（特发性脊柱侧凸、先天性脊柱侧凸、椎间盘突出症等）。还应观察患者的姿势和步态。腰扭伤或腰椎结核的患者常以双手扶腰行走；腰椎间盘突出症的患者，行走时身体常向前侧方倾斜。

二、触诊

颈椎从枕骨结节向下，第 1 个触及的是第 2 颈椎棘突。颈前屈时第 7 颈椎棘突最明显，故又称隆椎。两肩胛下角连线，通过 T_7 棘突，约平 T_8 椎体。两髂嵴最高点连线通过 L_4 棘突或 L_4、L_5 椎体间隙，常依此确定胸腰椎位置。棘突上压痛常见于棘上韧带损伤、棘突骨折；棘间韧带压痛常见于棘间韧带损伤；腰背肌压痛常见于腰肌劳损；腰部肌肉痉挛常是腰椎结核、急性腰扭伤及腰椎滑脱等的保护性现象。

三、叩诊

脊柱疾病如结核、肿瘤、炎症，以手指（或握拳）、叩诊锤叩打局部时可出现深部疼痛，而压痛不明显或较轻。这可与浅部韧带损伤进行区别。

四、动诊和量诊

脊柱中立位是身体直立，目视前方。颈段活动范围：前屈后伸均 45°，侧屈 45°。腰段活动：

前屈 45°,后伸 20°,侧屈 30°。腰椎间盘突出症患者,脊柱侧屈及前屈受限;脊椎结核或强直性脊柱炎的患者脊柱的各个方向活动均受限制,失去正常的运动曲线。腰椎管狭窄症的患者主观症状多而客观体征较少,脊柱后伸多受限。

五、特殊检查

(一)Eaton 试验

患者坐位,检查者一手将患者头部推向健侧,另一手握住患侧腕部向外下牵引。如出现患肢疼痛、麻木感为阳性。见于颈椎病(图 3-1)。

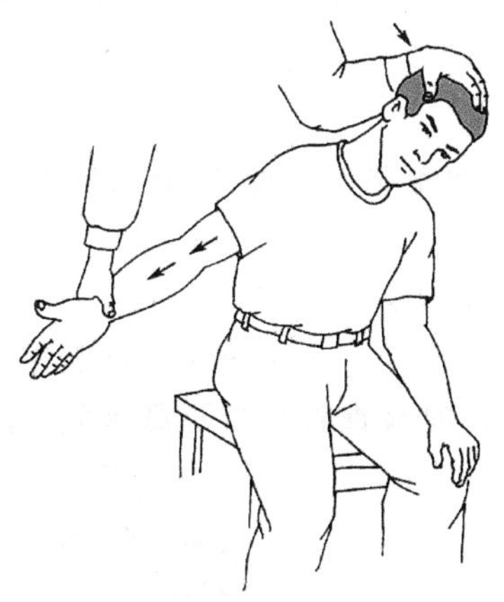

图 3-1　Eaton **试验**

(二)Spurling 试验

患者端坐,头后仰并偏向患侧,检查者用手掌在其头顶加压,出现颈痛并向患侧手放射为阳性。颈椎病时,可出现此征(图 3-2)。

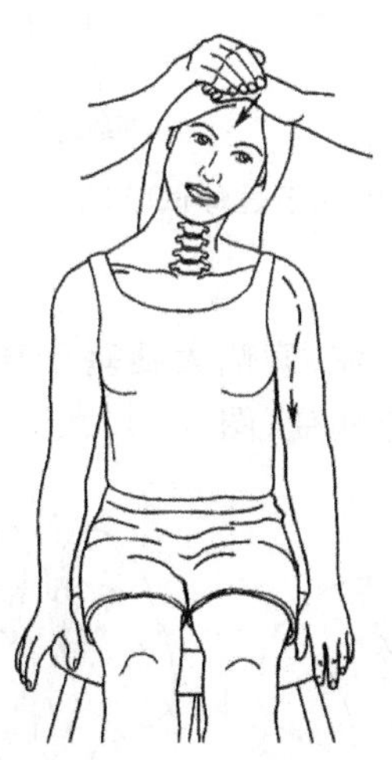

图 3-2　Spurling **试验**

(三)幼儿脊柱活动检查法

患儿俯卧,检查者双手抓住患儿双踝上提。如有椎旁肌痉挛,则脊柱生理前凸消失,呈板样强直为阳性,常见于脊柱结核患儿(图 3-3)。

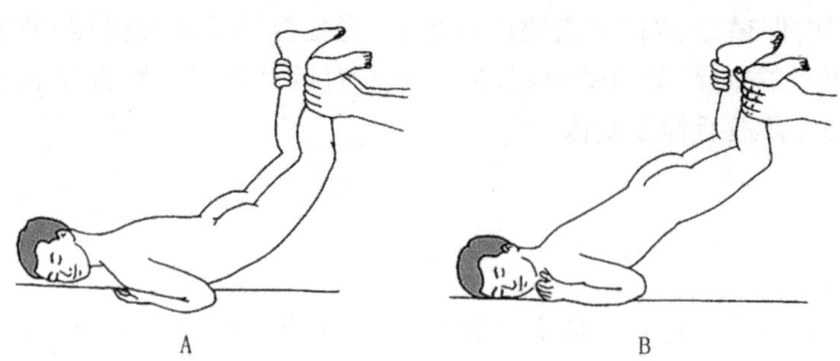

图 3-3 幼儿脊柱活动检查法

A.正常;B.阳性

(四)拾物试验

在地上放一物品,嘱患儿去拾,如骶棘肌有痉挛,患儿拾物时只能屈曲两侧膝、髋关节而不能弯腰,多见于下胸椎及腰椎病变。

(五)髋关节过伸试验(Yeoman 试验)

患者俯卧,一手将患侧膝关节屈至 90°,握住踝部,向上提起,使髋过伸,此时必扭动骶髂关节,如有疼痛即为阳性。此试验可同时检查髋关节及骶髂关节的病变(图 3-4)。

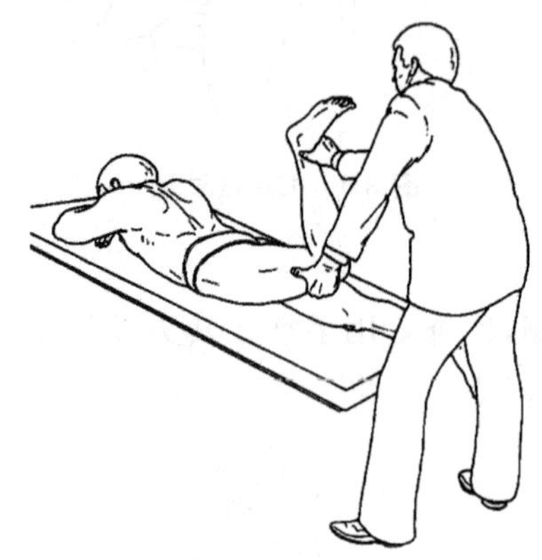

图 3-4 髂关节过伸试验(Yeoman 试验)

(六)骶髂关节扭转试验

患者仰卧,屈健侧髋、膝,让患者抱住;病侧大腿垂于床沿外。检查者一手压病侧膝,出现骶髂关节疼痛者为阳性,说明腰骶关节有病变(图 3-5)。

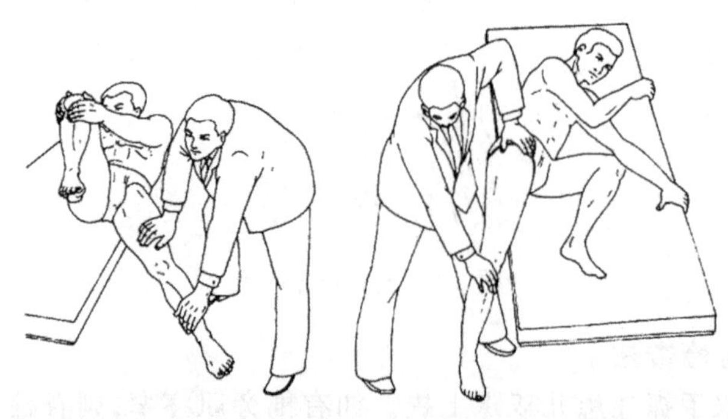

图 3-5 骶髂关节扭转试验(Gaenslen 征)

(七)腰骶关节过伸试验

患者俯卧,检查者的前臂插在患者两大腿的前侧,另一手压住腰部,将患者大腿向上抬。若骶髂关节有病变,即出现疼痛(图 3-6)。

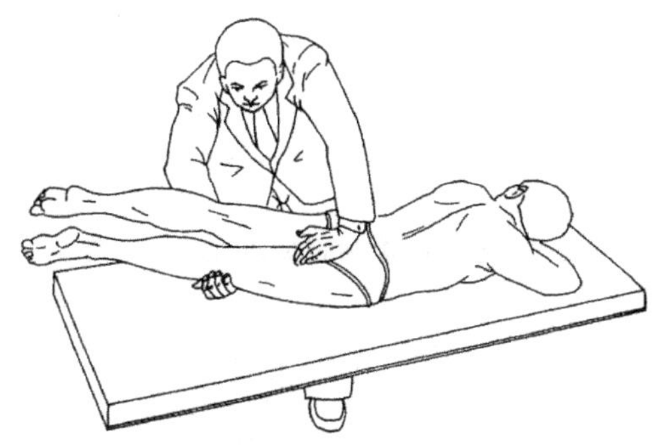

图 3-6 腰骶关节过伸试验(Naoholos 征)

(八)Addison 征

患者坐位,昂首转向患侧,深吸气后屏气,检查者手摸患侧桡动脉。动脉搏动减弱或消失,则为阳性,表示血管受挤压,常见于前斜角肌综合征等(图 3-7)。

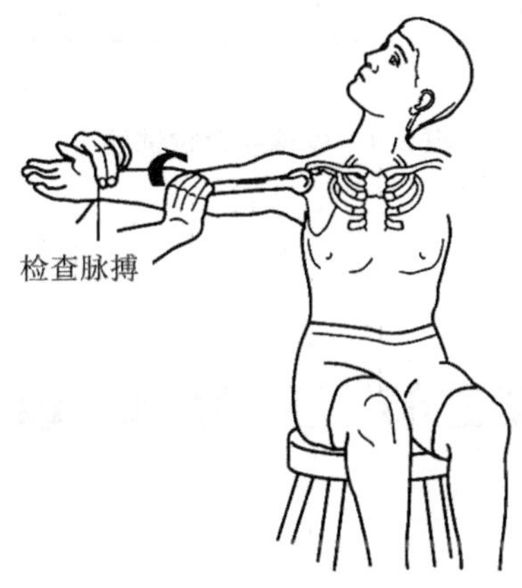

图 3-7 Addison 征

(九)直腿抬高试验(Bragard 征)

患者仰卧,检查者一手托患者足跟,另一手保持膝关节伸直,缓慢抬高患肢,如在 60°范围之内即出现坐骨神经的放射痛,称为直腿抬高试验阳性。在直腿抬高试验阳性时,缓慢放低患肢高度,待放射痛消失后,再将踝关节被动背伸,如再度出现放射痛,则称为直腿抬高加强试验(Bragard 征)阳性(图 3-8)。因个体差异,直腿抬高时,疼痛出现的角度可能不同,应与健侧对比,更有意义。

(十)股神经牵拉试验

患者俯卧、屈膝,检查者将其小腿上提或尽力屈膝(图 3-9),出现大腿前侧放射性疼痛者为阳性。见于股神经受压,多为 $L_{3\sim4}$ 椎间盘突出症。

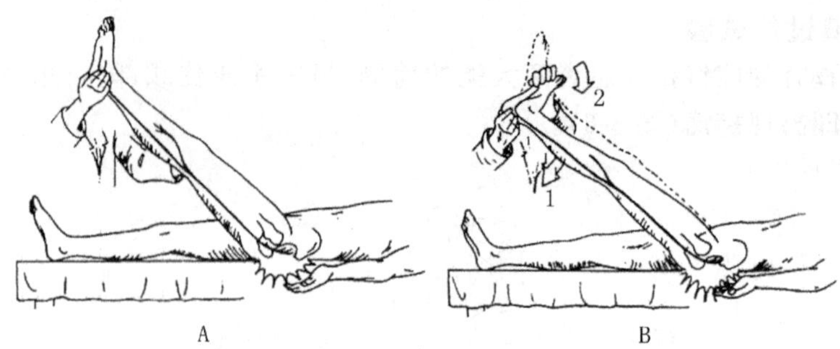

图 3-8 直腿抬高加强试验(Bragard 征)

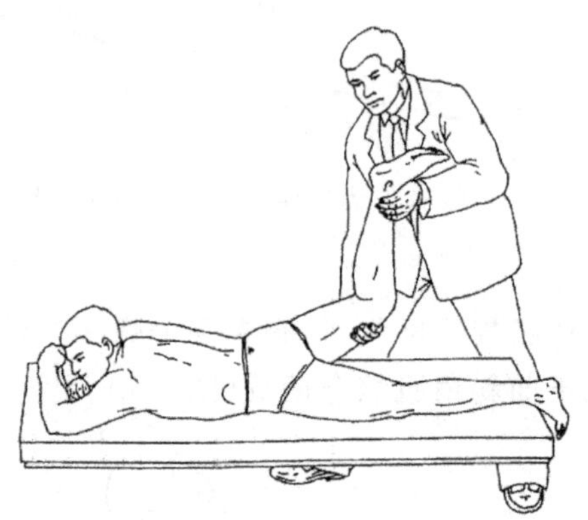

图 3-9 股神经牵拉试验

(郝全学)

第二节 上肢检查

一、肩部检查

肩关节也称盂肱关节，是全身最灵活的关节。它由肩胛骨的关节盂和肱骨头构成。由于肱骨头大而关节盂浅，因而其既灵活又缺乏稳定性，是肩关节易脱位的原因之一。肩部的运动很少是由肩关节单独进行的，常常是肩关节、肩锁关节、胸锁关节及肩胛骨-胸壁联接均参与的复合运动，因此检查肩部活动时须兼顾各方面。

(一)视诊

肩的正常外形呈圆弧形，两侧对称。三角肌萎缩或肩关节脱位后弧度变平，称为“方肩”。先天性高肩胛患者患侧明显高于健侧。斜方肌瘫痪表现为垂肩，肩胛骨内上角稍升高。前锯肌瘫痪向前平举上肢时表现为翼状肩胛。

(二)触诊

锁骨位置表浅，全长均可触到。喙突尖在锁骨下方肱骨头内侧，与肩峰和肱骨大结节形成肩等边三角称为肩三角。骨折、脱位时此三角有异常改变。

(三)动诊和量诊

检查肩关节活动范围时,须先将肩胛骨下角固定,以鉴别是盂肱关节的单独活动还是包括其他两个关节的广义的肩关节活动。肩关节的运动包括内收、外展、前屈、后伸、内旋和外旋。肩关节中立位为上臂下垂屈肘 90°,前臂指向前。正常活动范围:外展 80°～90°,内收 20°～40°,前屈 70°～90°,后伸 40°,内旋45°～70°,外旋 45°～60°。

肩外展超过 90°时称为上举(160°～180°),须有肱骨和肩胛骨共同参与才能完成。如为肩周炎,仅外展、外旋明显受限;关节炎则各个方向运动均受限。

(四)特殊检查

1.Dugas 征

正常人将手搭在对侧肩上,肘部能贴近胸壁。肩关节前脱位时肘部内收受限,伤侧的手搭在对侧肩上,肘部则不能贴近胸壁,或肘部贴近胸部时,则手搭不到对侧肩,此为 Dugas 征阳性(图 3-10)。

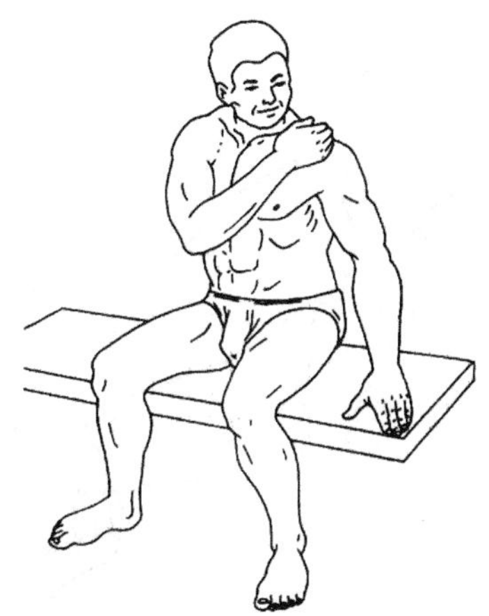

图 3-10　Dugas 征

2.疼痛弧

冈上肌腱有病损时,在肩外展 60°～120°范围内有疼痛,因为在此范围内肌腱与肩峰下面摩擦、撞击,此范围以外则无疼痛。常用于肩周炎的检查判定。

二、肘部检查

肘关节包括肱尺关节、肱桡关节、上尺桡关节 3 个关节。除具有屈伸活动功能外,还有前臂的旋转功能。

(一)视诊

正常肘关节完全伸直时,肱骨内、外上髁和尺骨鹰嘴在一直线上;肘关节完全屈曲时,这 3 个骨突构成一等腰三角形(称肘后三角)。肘关节脱位时,3 点关系发生改变;肱骨髁上骨折时,此 3 点关系不变。前臂充分旋后时,上臂与前臂之间有 10°～15°外翻角,又称提携角。该角度减小时称为肘内翻,增大时称为 肘外翻。肘关节伸直时,鹰嘴的桡侧有一小凹陷,为肱桡关节的部位。桡骨头骨折或肘关节肿胀时此凹陷消失,并有压痛。桡骨头脱位在此部位可见到异常骨突,旋转前臂时可触到突出的桡骨头转动。肘关节积液或积血时,患者屈肘从后面观察,可见鹰嘴之上肱三头肌腱的两侧胀满。肿胀严重者,如化脓性或结核性关节炎时,肘关节成梭形。

(二)触诊

肱骨干可在肱二头肌与肱三头肌之间触知。肱骨内、外上髁和尺骨鹰嘴位置表浅容易触知。肘部慢性劳损常见的部位在肱骨内、外上髁处。外上髁处为伸肌总腱的起点,肱骨外上髁炎时,局部明显压痛。

(三)动诊和量诊

肘关节屈伸运动通常以完全伸直为中立位0°。活动范围:屈曲135°～150°,伸0°,可有5°～10°过伸。肘关节的屈伸活动幅度取决于关节面的角度和周围软组织的制约。在肘关节完全伸直位时,因侧副韧带被拉紧,不可能有侧方运动,如果出现异常的侧方运动,则提示侧副韧带断裂或内、外上髁骨折。

(四)特殊检查

Mills征:患者肘部伸直,腕部屈曲,将前臂旋前时,肱骨外上髁处疼痛为阳性。常见于肱骨外上髁炎,或称网球肘(图3-11)。

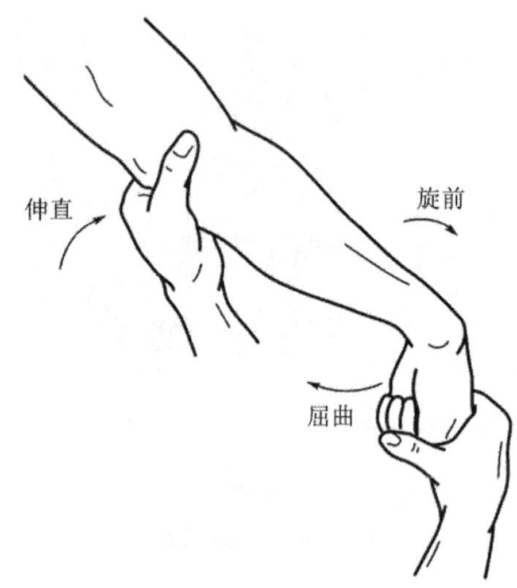

图3-11 网球肘Mills征

三、腕部检查

腕关节是前臂与手之间的移行区,包括桡尺骨远端、腕骨掌骨基底、桡腕关节、腕中关节、腕掌关节及有关的软组织。前臂的肌腱及腱鞘均经过腕部。这些结构被坚实的深筋膜包被,与腕骨保持密切的联系,使腕部保持有力并容许广泛的运动以适应手的多种复杂功能。

(一)视诊

微屈腕时,腕前区有2～3条腕前皮肤横纹。用力屈腕时,由于肌腱收缩,掌侧有3条明显的纵行皮肤隆起,中央为掌长肌腱,桡侧为桡侧腕屈肌腱,尺侧为尺侧腕屈肌腱。桡侧腕屈肌腱的外侧是扪桡动脉的常用位置,皮下脂肪少的人可见桡动脉搏动。解剖学"鼻烟窝"是腕背侧的明显标志,它由拇长展肌和拇短伸肌腱、拇长伸肌腱围成,其底由舟骨、大多角骨、桡骨茎突和桡侧腕长、短伸肌组成。其深部是舟骨,舟骨骨折时该窝肿胀。腕关节结核和类风湿关节炎表现为全关节肿胀。腕背皮下半球形肿物多为腱鞘囊肿。月骨脱位后腕背或掌侧肿胀,握拳时可见第3掌骨头向近侧回缩(正常时较突出)。

(二)触诊

舟骨骨折时“鼻烟窝”有压痛。正常时桡骨茎突比尺骨茎突低 1 cm。当桡骨远端骨折时,这种关系有改变。腱鞘囊肿常发生于手腕背部,为圆形、质韧、囊性感明显的肿物。疑有舟骨或月骨病变时,让患者半握拳尺偏,叩击第 3 掌骨头时腕部近中线处疼痛。

(三)动诊和量诊

通常以第 3 掌骨与前臂纵轴成一直线为腕关节中立位 0°。正常活动范围:背屈 35°～60°,掌屈50°～60°,桡偏 25°～30°,尺偏 30°～40°。腕关节的正常运动对手的活动有重要意义,因而其功能障碍有可能影响到手的功能,利用合掌法容易查出其轻微异常。

(四)特殊检查

1.Finkelstein 试验

患者拇指握于掌心,使腕关节被动尺偏,桡骨茎突处疼痛为阳性,为桡骨茎突狭窄性腱鞘炎的典型体征(图 3-12)。

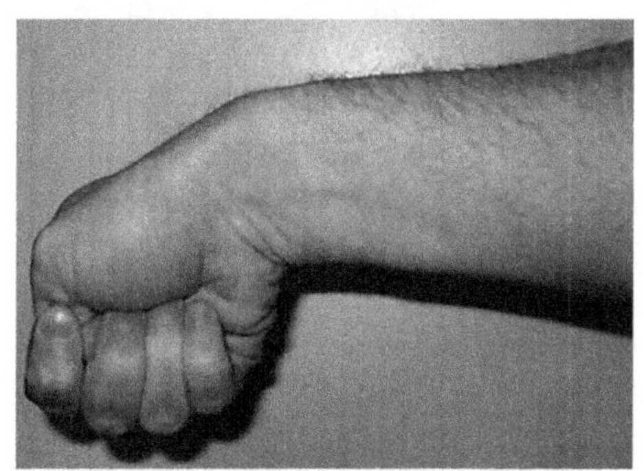

图 3-12　桡骨茎突狭窄性腱鞘炎(Finkelstein 试验)

2.腕关节尺侧挤压试验

腕关节中立位,使之被动向尺侧偏并挤压,下尺桡关节疼痛为阳性。多见于腕三角软骨损伤或尺骨茎突骨折。

四、手部检查

手是人类劳动的器官,它具有复杂而重要的功能,由 5 个掌骨和 14 个指骨组成。拇指具有对掌功能是人类区别于其他哺乳动物的重要特征。

(一)视诊

常见的畸形有并指、多指、巨指(多由脂肪瘤、淋巴瘤、血管瘤引起)等。钮孔畸形见于手指近侧指间关节背面中央腱束断裂;鹅颈畸形系因手内在肌挛缩或作用过强所致;爪形手是前臂肌群缺血性挛缩的结果;梭形指多为结核、内生软骨瘤或指间关节损伤。类风湿关节炎呈双侧多发性掌指、指间和腕关节肿大,晚期掌指关节尺偏。

(二)触诊

指骨、掌骨均可触到。手部瘢痕检查需配合动诊,观察是否与肌腱、神经粘连。

(三)动诊和量诊

手指各关节完全伸直为中立位 0°。活动范围掌指关节屈 60°～90°,伸 0°,过伸 20°;近侧指间关节屈 90°,伸 0°,远侧指间关节屈 60°～90°,伸 0°。手的休息位:是手休息时所处的自然静止的姿势，即腕关节背伸10°～15°，示指至小指呈半握拳状，拇指部分外展，拇指尖接近示指远侧指间关节。手的功能位：腕背屈20°～35°，拇指外展、对掌，其他手指略分开，掌指关节及近侧指间关节半屈曲，而远侧指间关节微屈曲，相当于握小球的体位。该体位使手能根据不同需要迅速做出不同的动作，发挥其功能，外伤后的功能位固定即以此为标准。

手指常发生屈肌腱鞘炎，屈伸患指可听到弹响，称为弹响指或扳机指(图3-13)。

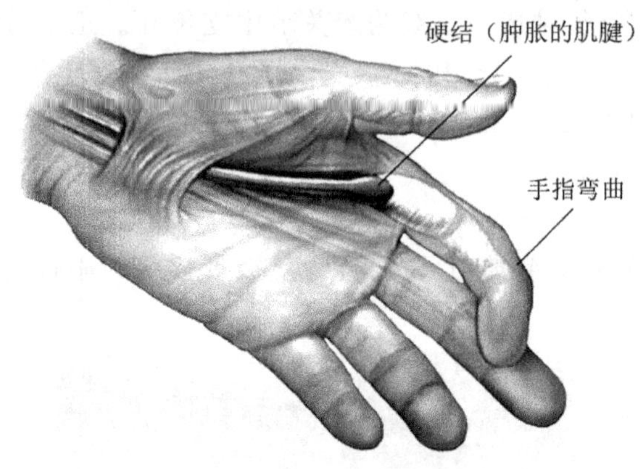

图3-13 示指狭窄腱鞘炎

(杨铁群)

第三节 下肢检查

一、骨盆和髋部检查

髋关节是人体最大、最稳定的关节之一，属典型的球窝关节。它由股骨头、髋臼和股骨颈形成关节，下方与股骨相连。其结构与人体直立所需的负重与行走功能相适应。髋关节远较肩关节稳定，没有强大暴力一般很少脱位。负重和行走是髋关节的主要功能，其中负重功能更重要，保持一个稳定的髋关节是各种矫形手术的原则。由于人类直立行走，髋关节是下肢最易受累的关节。

(一)视诊

应首先注意髋部疾病所致的病理步态，常须行走、站立和卧位结合检查。特殊的步态，骨科医师应明确其机制，这对诊断疾病十分重要。髋关节患慢性感染时，常呈屈曲内收畸形；髋关节后脱位时，常呈屈曲内收内旋畸形；股骨颈及转子间骨折时，伤肢呈外旋畸形。

(二)触诊

先天性髋关节脱位和股骨头缺血性坏死的患者，多有内收肌挛缩，可触及紧张的内收肌。骨折的患者有局部肿胀压痛；髋关节感染性疾病局部多有红肿、发热且有压痛。外伤性脱位的患者可有明显的局部不对称性突出。挤压分离试验对骨盆骨折的诊断具有重要意义。

(三)叩诊

髋部有骨折或炎症，握拳轻叩大转子或在下肢伸直位叩击足跟部时，可引起髋关节疼痛。

（四）动诊

髋关节中立位0°为髋膝伸直，髌骨向上。正常活动范围：屈130°～140°，伸0°，过伸可达15°；内收20°～30°，外展30°～45°；内旋40°～50°，外旋30°～40°。除检查活动范围外，还应注意在双腿并拢时能否下蹲，有无弹响。臀肌挛缩症的患者，双膝并拢不能下蹲，活动髋关节时，挛缩的纤维带从大转子部滑过，会出现弹响，常称为弹响髋。

（五）量诊

发生股骨颈骨折、髋脱位、髋关节结核或化脓性关节炎股骨头破坏时，大转子向上移位。测定方法有（图3-14）：①Shoemaker线。正常时，大转子尖与髂前上棘的连线延伸，在脐上与腹中线相交；大转子上移后，该延长线与腹中线相交在脐下。②Nelaton线。患者侧卧并半屈髋，在髂前上棘和坐骨结节之间画线。正常时此线通过大转子尖。③Bryant三角。患者仰卧，从髂前上棘垂直向下和向大转子尖各画一线，再从大转子尖向近侧画一水平线，该3线构成一三角形。大转子上移时底边比健侧缩短。

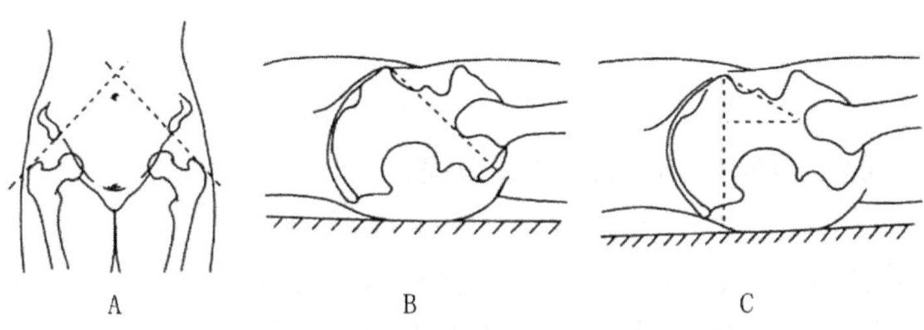

图3-14　股骨大转子上移测量方法

A.Shoemaker线；B.Nelaton线；C.Bryant三角

（六）特殊检查

1.滚动试验

患者仰卧位，检查者将一手掌放患者大腿上轻轻使其反复滚动。急性关节炎时可引起疼痛或滚动受限。

2.“4”字试验（Patrick征）

患者仰卧位，健肢伸直，患侧髋与膝屈曲，大腿外展、外旋将小腿置于健侧大腿上，形成一个“4”字，一手固定骨盆，另一手下压患肢，出现疼痛为阳性。见于骶髂关节及髋关节内有病变或内收肌有痉挛的患者。

3.Thomas征

患者仰卧位，充分屈曲健侧髋膝，并使腰部贴于床面，若患肢自动抬高离开床面或迫使患肢与床面接触则腰部前凸时，称Thomas征阳性。见于髋部病变和腰肌挛缩。

4.骨盆挤压分离试验

患者仰卧位，从双侧髂前上棘处对向挤压或向后外分离骨盆，引起骨盆疼痛为阳性。见于骨盆骨折。须注意检查时手法要轻柔以免加重骨折端出血。

5.Trendelenburg试验

患者背向检查者，健肢屈髋、屈膝上提，用患肢站立，如健侧骨盆及臀褶下降为阳性。多见于臀中、小肌麻痹，髋关节脱位及陈旧性股骨颈骨折等（图3-15）。

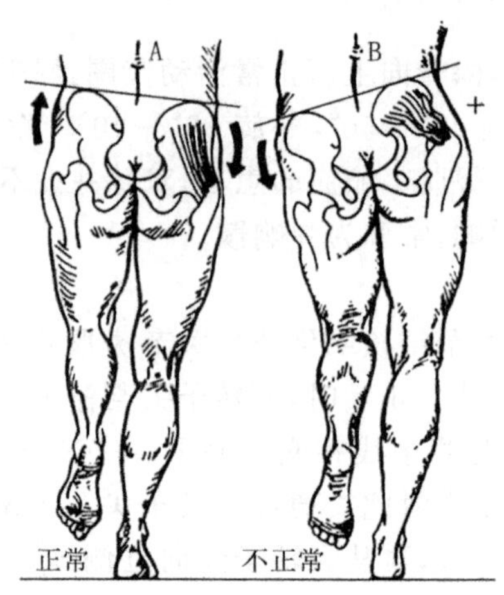

图 3-15　Trendelenburg 征

6.Allis 征

患者仰卧位，屈髋、屈膝，两足平行放于床面，足跟对齐，观察双膝的高度，如一侧膝比另一侧高时，即为阳性。见于髋关节脱位、股骨或胫骨短缩。

7.望远镜试验

患者仰卧位，下肢伸直；检查者一手握住患侧小腿，沿身体纵轴上下推拉，另一手触摸同侧大转子。如出现活塞样滑动感为阳性，多见于儿童先天性髋关节脱位。

二、膝部检查

膝关节是人体最复杂的关节，解剖学上被列为屈戌关节。主要功能为屈伸活动，膝部内外侧韧带、关节囊、半月板和周围的软组织保持其稳定。

(一)视诊

检查时患者首先呈立正姿势站立。正常时，两膝和两踝应能同时并拢互相接触，若两踝能并拢而两膝不能互相接触则为膝内翻，又称“O 形腿”。若两膝并拢而两踝不能接触则为膝外翻，又称“X 形腿”。膝内、外翻是指远侧肢体的指向。在伸膝位，髌韧带两侧稍凹陷。有关节积液或滑膜增厚时，凹陷消失。比较两侧股四头肌有无萎缩，早期萎缩可见内侧头稍平坦，用软尺测量更为准确。

(二)触诊

触诊的顺序为先检查前侧，如股四头肌、髌骨、髌腱和胫骨结节之间的关系等，然后再俯卧位检查膝后侧，在屈曲位检查腘窝、外侧的股二头肌、内侧的半腱肌半膜肌有无压痛或挛缩。

髌骨前方出现囊性肿物，多为髌前滑囊炎。膝前外侧有囊性肿物，多为半月板囊肿(图 3-16)；膝后部的肿物，多为腘窝囊肿。考虑膝关节积血或积液，可行浮髌试验。膝关节表面软组织较少，压痛点的位置往往就是病灶的位置，所以，检查压痛点对定位诊断有很大的帮助。髌骨下缘的平面正是关节间隙，关节间隙的压痛点可以考虑是半月板的损伤处或有骨赘之处。

内侧副韧带的压痛点往往不在关节间隙，而在股骨内髁结节处；外侧副韧带的压痛点在腓骨小头上方。髌骨上方的压痛点代表髌上囊的病灶。另外，膝关节的疼痛，要注意检查髋关节，因为髋关节疾病可刺激闭孔神经，引起膝关节牵涉痛。如果膝关节持续性疼痛、进行性加重，可考虑股骨下端和胫骨上端肿瘤的可能性。

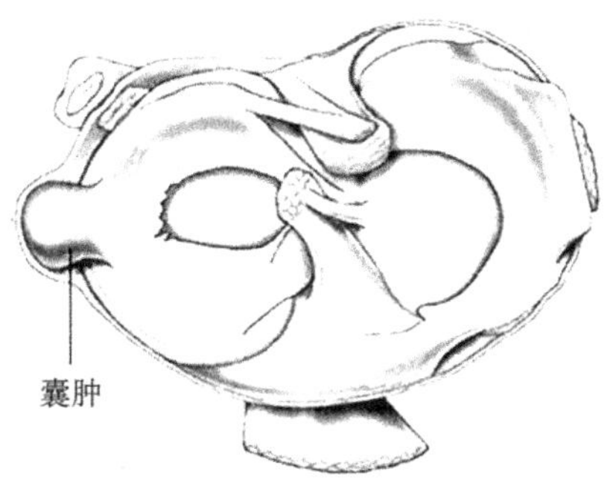

图 3-16　半月板囊肿示意图

(三)动诊和量诊

膝伸直为中立位 0°。正常活动范围：屈 120°～150°，伸 0°，过伸 5°～10°。膝关节伸直时产生疼痛的原因是由于肌肉和韧带紧张，导致关节面的压力加大所致。可考虑为关节面负重部位的病变。如果最大屈曲时有胀痛，可推测是由于股四头肌的紧张，髌上滑囊内的压力增高和肿胀的滑膜被挤压而引起，这是关节内有积液的表现。总之，一般情况下伸直痛是关节面的病变，屈曲痛是膝关节水肿或滑膜炎的表现。

当膝关节处于向外翻的压力下，并做膝关节屈曲动作时，若产生外侧疼痛，则说明股骨外髁和外侧半月板有病变。反之，内翻同时有屈曲疼痛者，病变在股骨内髁或内侧半月板。

(四)特殊检查

1.侧方应力试验

患者仰卧位，将膝关节置于完全伸直位，分别做膝关节的被动外翻和内翻检查，与健侧对比。若超出正常外翻或内翻范围，则为阳性。说明有内侧或外侧副韧带损伤(图 3-17)。

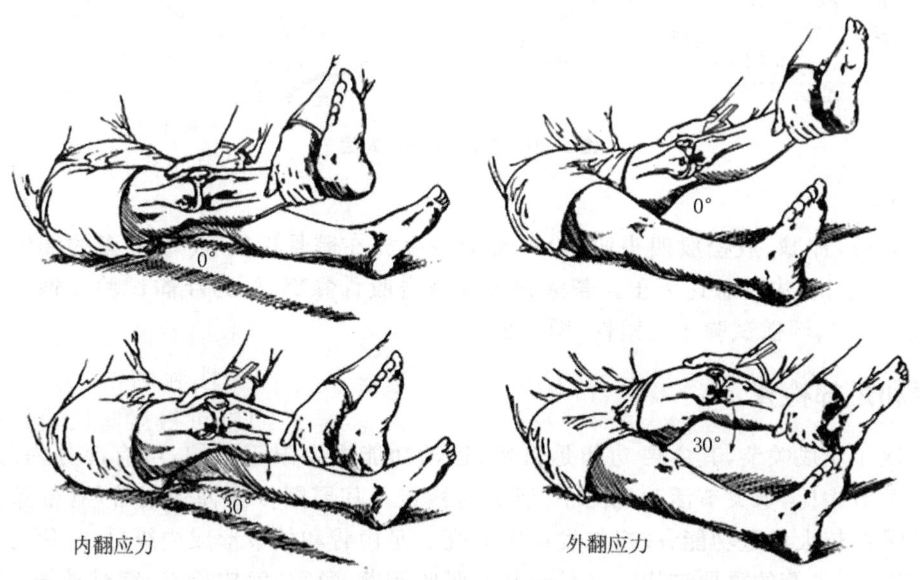

图 3-17　侧方应力试验

2.抽屉试验

患者仰卧屈膝90°,检查者轻坐在患侧足背上(固定),双手握住小腿上段,向后推,再向前拉。前交叉韧带断裂时,可向前拉0.5 cm以上;后交叉韧带断裂者可向后推0.5 cm以上。将膝置于屈曲20°～30°进行Lachman试验(图3-18),则可增加本试验的阳性率,有利于判断前交叉韧带的前内束或后外束损伤(图3-19)。

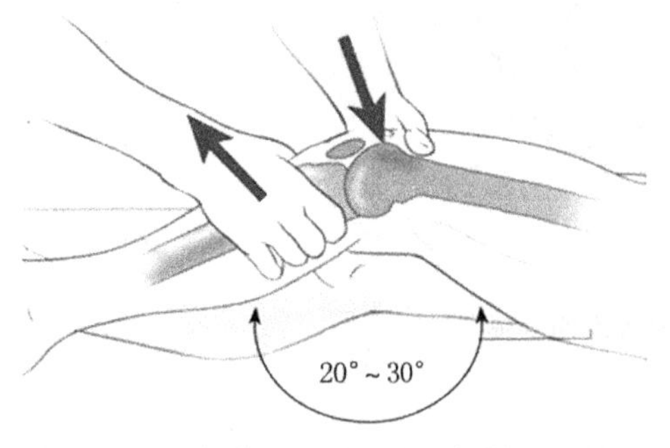

图3-18 Lachman试验

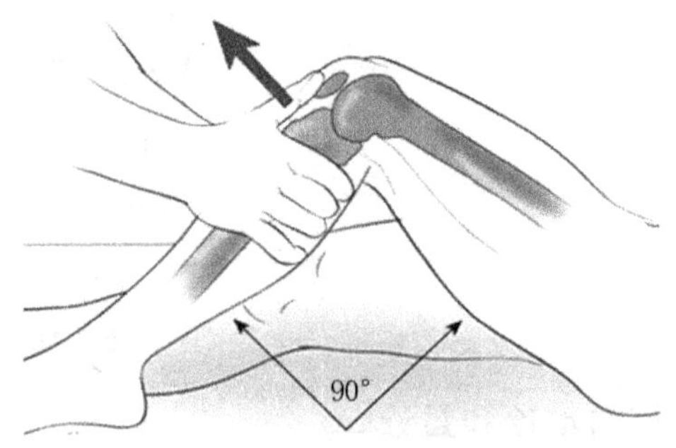

图3-19 抽屉试验

3.McMurray试验

患者仰卧位,检查者一手按住患膝,另一手握住踝部,将膝完全屈曲,足踝抵住臀部,然后将小腿极度外展外旋,或内收内旋,在保持这种应力的情况下,逐渐伸直。在伸直过程中,若能听到或感到响声,或出现疼痛为阳性,说明半月板有病变(图3-20)。

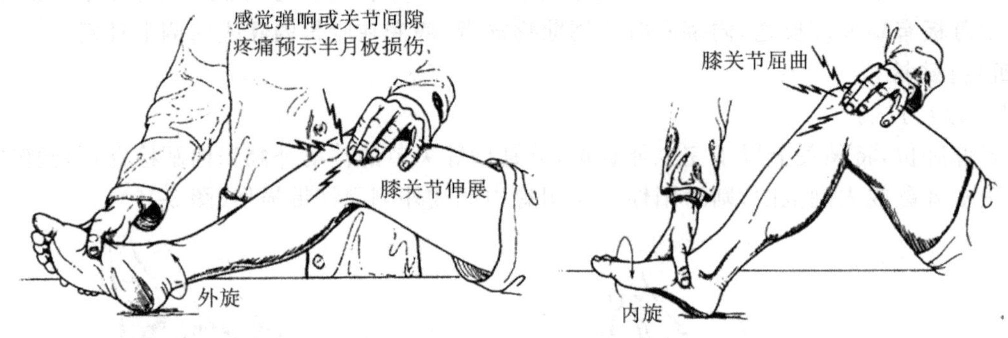

图3-20 McMurray试验

4.浮髌试验

患者仰卧位,伸膝,放松股四头肌;检查者的一手放在髌骨近侧,将髌上囊的液体挤向关节腔,同时另一手示指、中指急速下压。若感到髌骨碰击股骨髁部时,为浮髌试验阳性。一般中等量积液时(50 mL),浮髌试验才呈阳性(图3-21)。

三、踝和足部检查

踝关节属于屈戌关节,其主要功能是负重,运动功能主要限于屈伸,可有部分内外翻运动。与其他负重关节相比,踝关节活动范围小,但更为稳定。其周围多为韧带附着,有数条较强壮肌腱。由于其承担较大负重功能,故扭伤发病率较高。足由骨和关节形成内纵弓、外纵弓及前部的横弓,是维持身体平衡的重要结构。足弓还具有吸收震荡,负重,完成行走、跑跳动作等功能。

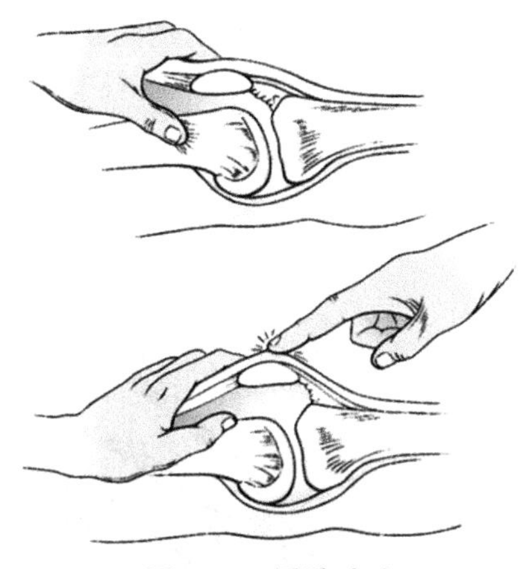

图 3-21　浮髌试验

(一)视诊

观察双足大小和外形是否正常一致。足先天性、后天性畸形很多,常见的有马蹄内翻足、高弓足、平足、踇外翻等。检查足弓、足的负重点及足的宽度时,脚印具有重要意义。外伤时踝及足均有明显肿胀。

(二)触诊

主要注意疼痛的部位、性质,肿物的大小、质地。注意检查足背动脉,以了解足和下肢的血液循环状态。一般可在足背第 1、2 跖骨之间触及其搏动。足背的软组织较薄,根据压痛点的位置,可估计疼痛位于某一骨骼、关节、肌腱和韧带。然后再根据主动和被动运动所引起的疼痛,就可以推测病变的部位。例如,跟痛症多在足跟跟骨前下方偏内侧,相当于跖腱膜附着于跟骨结节部。踝内翻时踝疼痛,而外翻时没有疼痛,压痛点在外踝,则推断病变在外踝的韧带上。

(三)动诊和量诊

踝关节中立位为小腿与足外缘垂直,正常活动范围:背伸 20°～30°,跖屈 40°～50°。足内、外翻活动主要在胫距关节;内收、外展在跖跗和跖间关节,范围很小。跖趾关节的中立位为足与地面平行。正常活动范围:背伸 30°～40°,跖屈 30°～40°。

(四)特殊检查

Thompson 试验或腓肠肌挤压试验:正常情况下,挤压腓肠肌肌腹将使跟腱张力增加,使足发生跖屈运动。急性跟腱断裂时,此跖屈运动消失,称为 Thompson 试验或腓肠肌挤压试验阳性。

(杨轶群)

第四节　四肢神经检查

一、上肢神经检查

上肢的神经支配主要来自臂丛神经,它由 C_5～T_1 神经根组成。主要有桡神经、正中神经、尺神经和腋神经(图 3-22)。通过对神经支配区感觉运动的检查可明确病变部位。

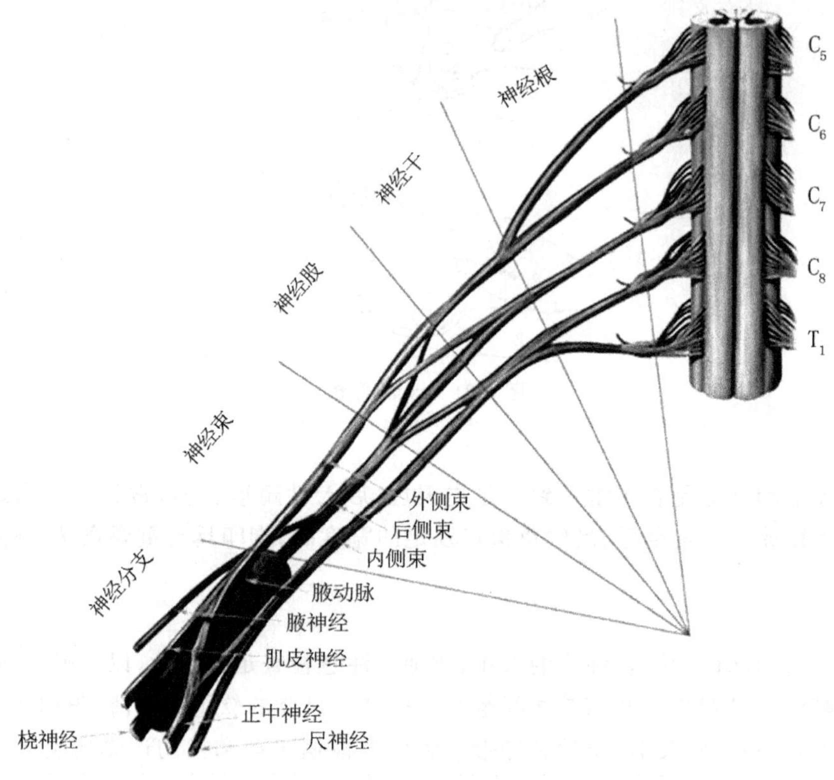

图 3-22 臂丛神经组成与主要分支

(一)桡神经

发自臂丛后束,为臂丛神经最大的一支,在肘关节水平分为深、浅 2 支。根据损伤水平及深、浅支受累不同,其表现亦不同,是上肢手术中最易损伤的神经之一。在肘关节以上损伤,出现垂腕畸形,手背"虎口"区皮肤麻木,掌指关节不能伸直。在肘关节以下,桡神经深支损伤时,因桡侧腕长伸肌功能存在,所以无垂腕畸形。单纯浅支损伤可发生于前臂下 1/3,仅有拇指背侧及手桡侧感觉障碍。

(二)正中神经

由臂丛内侧束和外侧束组成。损伤多发生于肘部和腕部,在腕关节水平损伤时,大鱼际瘫痪,桡侧三个半手指掌侧皮肤感觉消失,不能用拇指和示指捡起一根细针;损伤水平高于肘关节时,还表现为前臂旋前和拇指、示指的指间关节不能屈曲。陈旧损伤还有大鱼际萎缩,拇指伸直与其他手指在同一水平面上,且不能对掌,称为"平手"或"猿手"畸形。

(三)尺神经

发自臂丛内侧束,在肘关节以下发出分支支配尺侧腕屈肌和指深屈肌尺侧半;在腕以下分支支配骨间肌、小鱼际、拇收肌、第 3、4 蚓状肌。尺神经在腕部损伤后,上述肌麻痹。查 Froment 征可知有无拇收肌瘫痪。肘部尺神经损伤,尺侧腕屈肌瘫痪(患者抗阻力屈腕时,在腕部掌尺侧摸不到肌肉收缩)。陈旧损伤出现典型的"爪形手"——小鱼际和骨间肌萎缩(其中第 1 骨间背侧肌萎缩出现最早且最明显),小指和环指指间关节屈曲,掌指关节过伸。

（四）腋神经

发自臂丛后束，肌支支配三角肌和小圆肌，皮支分布于肩部和上臂后部的皮肤。肱骨外科颈骨折、肩关节脱位或使用腋杖不当时，都可损伤腋神经，导致三角肌瘫痪，臂不能外展、肩部感觉丧失。如三角肌萎缩，则可出现方肩畸形。

（五）腱反射

1.肱二头肌腱反射（$C_{5\sim6}$）

患者屈肘 90°，检查者手握其肘部，拇指置于肱二头肌腱上，用叩诊锤轻叩该指，可感到该肌收缩和肘关节屈曲。

2.肱三头肌反射（$C_{6\sim7}$）

患者屈肘 60°，用叩诊锤轻叩肱三头肌腱，可见到肱三头肌收缩及伸肘。

二、下肢神经检查

（一）坐骨神经

损伤后，下肢后侧、小腿前外侧、足底和足背外侧皮肤感觉障碍，不能屈伸足踝各关节。损伤平面高者尚不能主动屈膝（图 3-23）。

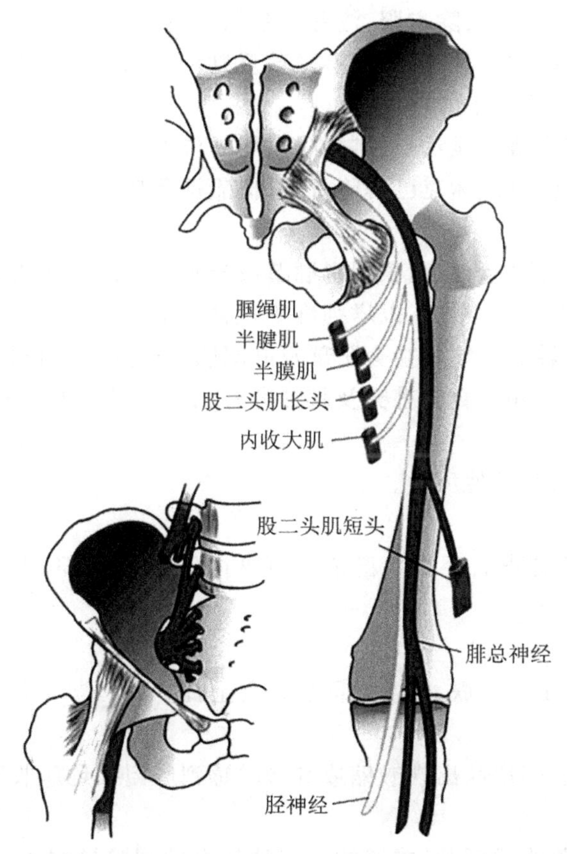

图 3-23　坐骨神经走行与分支

（二）胫神经

损伤后，出现仰趾畸形，不能主动跖屈踝关节，足底皮肤感觉障碍。

(三)腓总神经

损伤后,足下垂内翻,不能主动背伸和外翻,小腿外侧及足背皮肤感觉障碍。

(四)腱反射

1.膝(腱)反射($L_{2\sim4}$)

患者仰卧位,下肢肌肉放松。检查者一手托腘窝部使膝半屈,另一手以叩诊锤轻叩髌腱,可见股四头肌收缩并有小腿上弹。

2.踝反射或跟腱反射($S_{1\sim2}$)

患者仰卧位,肌肉放松,两髋膝屈曲,两大腿外展。检查者一手掌抵足底使足轻度背屈,另一手以叩诊锤轻叩跟腱,可见小腿屈肌收缩及足跖屈。

三、脊髓损伤检查

脊柱骨折、脱位及脊髓损伤的发病率在逐年升高,神经系统检查对脊髓损伤的部位、程度的初步判断及进一步检查和治疗具有重要意义。其检查包括感觉、运动、反射、交感神经和括约肌功能等。

(一)视诊

检查时应尽量不搬动患者,去除衣服,注意观察以下内容。

(1)呼吸:若胸腹式主动呼吸均消失,仅有腹部反常活动者为颈髓损伤。仅有胸部呼吸而无主动腹式呼吸者,为胸髓中段以下的损伤。

(2)伤肢姿势:上肢完全瘫痪显示上颈髓损伤;屈肘位瘫为 C_7 损伤。

(3)阴茎可勃起者,反映脊髓休克已解除,尚保持骶神经功能。

(二)触诊和动诊

一般检查躯干、肢体的痛觉、触觉,根据脊髓节段分布判断感觉障碍平面所反映的损伤部位,做好记录;可反复检查几次,前后对比,以增强准确性并为观察疗效作依据。麻痹平面的上升或下降表示病情的加重或好转。不能忽视会阴部及肛周感觉检查。检查膀胱有无尿潴留。肛门指诊以检查肛门括约肌功能。触诊脊柱棘突及棘突旁有无压痛及后凸畸形,判断是否与脊髓损伤平面相符。

详细检查肌力、腱反射和其他反射。

1.腹壁反射

用钝针在上、中、下腹皮肤上轻划。正常者可见同侧腹肌收缩,上、中、下各段分别相当于 $T_{7\sim8}$、$T_{9\sim10}$、$T_{11\sim12}$。

2.提睾反射

用钝针划大腿内侧上 1/3 皮肤,正常时同侧睾丸上提。

3.肛门反射

针刺肛门周围皮肤,肛门皮肤出现皱缩或肛诊时感到肛门括约肌收缩。

4.球海绵体反射

用拇、示指两指挤压龟头或阴蒂,或牵拉插在膀胱内的蕈状导尿管,球海绵体和肛门外括约肌收缩。肛门反射、肛周感觉、球海绵体反射和屈趾肌自主运动的消失,合称为脊髓损伤四征。

(周佳鑫)

第四章

人工关节置换术

第一节 人工髋关节置换术

一、术前准备

(一)患者的选择

最早,英国 Charnley 指出,全髋关节置换术仅适合于那些 65 岁以上、伴有不可忍受疼痛、髋关节功能严重丧失、又不能用非手术方法来缓解的类风湿性关节炎患者。随着假体设计不断更新、手术经验不断积累,特别是生物学固定假体的应用,避免了骨水泥固定的缺点,使该手术病种得到扩大,手术患者的年龄也逐步下降,使关节置换手术成为髋关节重建的标准化手术。但是,要保证手术获得预期目的,患者的选择仍是手术成功的关键。但凡全身性病变、多关节病变,手术患者的年龄可适当放宽。例如,类风湿性关节炎、强直性脊柱炎,这类患者患病年龄一般较轻,但是多关节受累,因此只要全身情况允许、病情稳定,即使年龄较轻,也可考虑手术。其次,要重视患者条件,指患者的全身条件与局部条件。尽管全髋关节置换术是一个十分成熟的标准化手术,但毕竟是一个手术创伤较大的选择性手术。因此,应正确评估患者术前状况。对于患者全身条件是否能承受手术创伤和麻醉打击应有一个明确结论。除了心、肺、肝、肾、神经等系统功能处于一个健全状态外,还必须了解手术患者是否已存在或潜在某些棘手的问题,如糖尿病、甾体类或非甾体类药物的应用、骨质疏松、慢性感染病灶或酒精中毒等。局部条件主要指髋关节本身畸形与活动功能,此外,对侧髋关节或两侧膝关节以及脊柱功能如何也应了解。除了上述条件外,还有一些因素需考虑,如体重、患者生理活动量、患者职业等。这些因素与全髋关节置换术长期疗效有着密切的相关性。

(二)假体选择

目前在市场上可购得国内外不同厂家、采用不同材料设计的髋关节假体,这些产品各有其优势,但也有不足之处。正确地选择质量优良的合格假体是手术成功的关键。因此,对骨科医师来说应该了解假体设计的一般知识,并根据患者一般状况、年龄大小、骨骼形态与质量、本单位所具有的器械,正确地选用假体。

(三)手术准备和要求

术前应对患者进行严格全面检查,除完成全身检查、相应的生化检查,以排除糖尿病、全身重要脏器疾病外，还应检查患者有无身体其他部位感染灶，如呼吸系感染、泌尿系统感染、尿潴留、胃肠炎、前列腺炎等，这些感染灶在患者经受大手术后抵抗力降低的情况下，往往成为术后发生感染的主要因素，所以术前应根治。对患有糖尿病，近期服用激素者不宜勉强手术。术中应严格无菌操作，熟练的手术技巧是缩短手术时间的关键。还要求彻底止血并严密缝合各层组织。人工关节置换后在假体周围易形成无效腔，为减少无效腔应将关节囊、外旋肌群、臀大肌逐层严密缝合。对深筋膜也应严密缝合，以防止浅层发生感染时向深部扩散，伤口内应放置负压吸引器。

(四)术前锻炼

行关节置换术前最好的准备工作就是锻炼。虽然有的患者不需要减少体重，但在术前需开始锻炼。为了准备手术，按照医师的指示锻炼肌肉、关节，学会使用步行器、拐杖。鉴于疾病到了需要做手术的患者，可能锻炼更困难。有 3 种训练方式。①耗氧训练：用以加强患者的心血管功能，例如骑自行车和游泳；②受累关节附近肌肉的力量性训练；③活动范围的训练：应尽可能活动关节至最大范围。简单训练增加伸展性，加强膝关节周围的肌肉，能够有效减少各种问题。在很多病例中，功能训练可以促进膝关节手术后恢复。提到的锻炼可从理疗师那里获得，有助于加强腿部和肌肉的力量，可以在晚上或早晨进行，也可以在白天任何时间进行。第一步是让踝关节做上下和旋转运动；第二步是躺平，将膝部用力往下压同时收紧大腿；第三步是抬起一条腿约 15 cm，保持伸直并数到 5，再换一条腿，重复 10 次；第四步是侧身躺在健侧，让有病的腿伸直，尽量抬高，数到 5，再放下，做 5 次。

二、术后并发症防治

人工髋关节置换术是人体矫形外科中较大的重建手术。术后容易发生多种全身和局部并发症，其中部分并发症是施行大手术后常见的，如伤口感染、神经和血管损伤等。但也有些并发症是置换术本身所特有的，如假体断裂、松动等。某些并发症，如血栓形成和栓塞、心肌梗死常可带来致命的后果；另有一些并发症，如假体松动、感染、关节不稳定，则可造成严重、持久的关节病变，最终不得不再次手术治疗。全髋关节置换术的合并症按发生部位，可分为局部性和全身性两种；按发生时间先后，又可分为早期和晚期两类。前者如神经、血管损伤、血肿、血栓形成等，晚期并发症为术后数月至数年发生，如假体松动、骨溶解等。也有一些并发症可出现在术后任何时间，如骨折、脱位和感染等。

(一)神经、血管的损伤

1.神经损伤

由全髋关节置换术引起的神经损伤较为少见，坐骨神经、股神经、闭孔神经和腓神经均可受损，其中以坐骨神经受损最为常见。神经损伤的处理较为棘手，神经的恢复过程和预后缺乏可预测性。损伤机制包括如下。①直接损伤：如电凝造成的神经灼伤、骨水泥固化过程中的热烧伤；②压迫损伤：多见于术中拉钩使用不当或局部血肿等对神经的挤压，损伤程度取决于挤压力大小、持续时间、神经周围软组织厚度及弹性；③牵拉性损伤：常发生在术后有患肢延长时，或股骨向外侧过度牵拉所致，一般来说如果过牵距离达神经长度的 6%时即可造成神经损伤。坐骨神经损伤多发生在显露髋臼，后板拉钩拉髋臼后方软组织，以髋关节后侧或后外侧切口入路更易损伤，但术中没有必要常规显露坐骨神经。在髋臼内凸畸形、股骨极度外旋、股骨头颈部严重骨缺失和翻修术等髋关节解剖结构破坏严重的病例，坐骨神经可能从正常位置偏移，并与髋臼后方的瘢痕组织粘连，神经损伤的机会大大增加，因此切除髋臼后关节囊时，需要十分小心。必要时，术中显露，保护坐骨神经。松解股骨近端后方软组织时，应尽量贴近股骨操作。如果髋臼壁上的骨水泥固定孔钻得过深，穿透内、后侧皮质时，应部分植骨以阻挡骨水泥由此进入坐骨切迹，烧伤或挤压神经。臀下血肿压迫也是引起坐骨神经损伤的原因之一。脱出的股骨头可直接挫伤坐骨神经。迅速复位可防止和减少神经的损伤程度。孤立的腓神经损伤多因术后下肢安放不当，造成腓骨小头处受压所致，例如肢体在牵引支架、CPM 机上外旋致腓骨小头处的腓总神经直接受压。腓总神经损伤主要是引起运动障碍，而坐骨神经干和胫神经的损伤除运动障碍外，其主要症状在于皮肤感觉营养性变化。下肢石膏托固定，防止足下垂或马蹄畸形，大部分患者神经功能会有部分恢复。如果伤后 6 周没有神经恢复迹象或有充分的证据说明骨水泥、螺钉等压迫神经，可行手术探查。

2.血管损伤

在人工髋关节置换术中大的血管如髂外动静脉、股动静脉、股深动静脉、闭孔动静脉以及臀上、臀下动静脉的损伤不是很常见，报道的发生率在 0.2%～0.3%，且大多发生在翻修术中。与神经系统一样，血管损伤的机制主要表现如下。①直接损伤：如骨水泥侵蚀、热损伤等；②压迫损伤：如拉钩压迫、肢体延长或反复脱位等。动脉粥样硬化症患者更易出现术后血管并发症。通常情况下，凡是能够避免神经损伤的措施都可同样保护伴行的血管束。对血管栓塞，造成下肢严重缺血症状者，可行血栓摘除术。术中损伤血管导致大出血时，如常见的髂外血管损伤，应在后腹膜处显露髂总血管，并暂时阻断以减少致命性的大出血，然后修复血管损伤。

(二)血肿

血肿可造成骨质愈合障碍和增加感染的机会。预防的重要方法是术中仔细止血，其次是伤口内常规放置引流管。术前应停用非甾体类抗炎药、激素等药物，减少术中、术后出血，术中尽量不做大粗隆截骨。伤口血肿形成者容易继发感染，因此有必要常规予以预防性的抗生素治疗。血肿多出现在老年患者和术后 48～72 小时内，髋关节活动较多的患者，也有少数病例血肿出现在术后 7 天左右，其表现类似于皮下囊肿形成，需与炎症鉴别。较小的血肿可保守治疗。如果血肿持续性增大、表面皮肤张力高、局部剧痛，甚至出现坐骨神经麻痹的患者，应行急诊血肿切开引流和血管结扎。对血肿自发引流者，可经过常规的无菌换药的方法，等待伤口愈合。如果血肿表面皮肤坏死，强调及时清除，闭合伤口，必要时采用植皮术。否则一旦出现窦道，则假体与外界相通，反复换药必然引起感染，这时假体就无法保留了。

(三)出血

人工全髋关节置换术中最容易损伤的大血管：①在切断圆韧带、横韧带或髋臼下方骨赘时，伤及闭孔血管分支；②臀大肌股骨附着部附近的血管损伤；③髂腰肌小转子止点部远侧的旋股内侧血管损伤；④髋关节前方股动静脉分支；⑤臀上、臀下血管分支。除大血管损伤外，术中出血主要来源于肌肉断面、股骨颈和髋臼的截骨面等处。由于 THR 术中损伤大血管的机会较少，术中出血量在 400～800 mL。大部分患者依靠术前预存的自体血和自血回输技术能安全渡过围术期，无需输入异体血。个别患者如 Paget 病、代谢病患者，术中出血量大。为减少术中出血，术前应仔细询问有无家族出血倾向、既往出血病史、肝病史及最近水杨酸类药物、激素、抗凝药物的应用情况等。一般情况下，术前应停用非甾体类抗炎药至少 2 周。对甲型或乙型血友病患者，还需与内科医师合作，术前积极调整凝血酶原活性，术后 2 周内每天补充凝血因子。

(四)疼痛

疼痛是术后最常见的症状。除造成患者痛苦不安外，重者还可以影响各器官的生理功能及术后髋关节功能的正常恢复，必须予以有效解决。早期疼痛多因手术创伤引起，可用常规剂量麻醉止痛剂。注意除外局部压迫、感染、下肢深静脉血栓等病因，部分患者与术后关节康复强度过大、康复计划操之过急有关。大多数患者随着手术区域瘢痕的成熟及关节功能的逐渐恢复，疼痛都能缓解。

对少部分患者出院后，在无明显原因情况下重新出现的下肢疼痛症状，需要引起重视并注意临床鉴别。这种疼痛的原因主要有两类：一类是由假关节本身引起，包括松动、感染、微动、异位骨化、假体断裂和骨折等；另一类为关节外病变引起的髋关节、腹股沟和臀区疼痛，这类疾病有脊柱疾病、滑囊炎、粗隆不连接和神经性病变等。采集病史时，一定要详细询问疼痛出现的时间、诱因、部位、疼痛性质、加重或减轻的因素、有无放射性疼痛等。不同原因髋部疼痛具体表现形式上会有所区别，如疼痛在活动、负重时加重，休息时缓解，提示无菌性松动；活动性疼痛也可出现在肌腱炎、异位骨化患者。休息和夜间痛，负重时加重提示有感染的可能。急性疼痛多出现在假体断裂、骨折等。实验室检查也有助于区分疼痛的原因，常规检查项目包括白细胞计数与分类、尿常规、生化、血沉和 C 反应蛋白等。对怀疑感染的患者，可穿刺关节液作细菌培养。观察普通 X 线片上是否有假体移位、骨溶解、骨水泥透亮线等情况，并与以前 X 线片相比较。核素扫描对区分感染性、非感染性假体松动十分有价值。

对因治疗多能取得较好的效果，治疗时应注意：①不要轻易施行关节翻修术，除非假体松动、感染或位置不当诊断明确，并且能肯定髋关节疼痛症状与这些因素明确相关；②对术后 1～2 天内疼痛严重者可适当加大止痛药物剂量或使用强效止痛剂；③寻求心理医师的合作。极少数病例术后疼痛由反应性交感神经营养不良所致，可行腰交感神经阻滞术。

(五)双下肢不等长

人工髋关节置换术后能保持双下肢等长当然是最理想的，但临床上这一要求往往很难达到，术后双下肢不等长现象十分常见。综合文献，术后双下肢不等长的发生率一般在 60%～80%，术后患肢平均增长1 cm。出现这个问题的主要原因是由于术中手术医师缺乏准确性高、可重复性好的测定方法，来确保双下肢术后等长。术后更多见的表现是术侧肢体延长，而不是缩短。下肢长度差异在 2 cm 以上时，可引起许多临床症状(如跛行、继发性腰骶部疼痛等)，也可改变人工关节的受力特征，影响假体使用寿命。下肢过度延长还可引起坐骨神经麻痹，尤其当延长超过 2 cm时，发生率明显增加。相反，如术后肢体短缩则造成关节周围软组织松弛、外展肌乏力、关节容易脱位等。

为克服这一现象，尽可能地恢复双下肢长度，要求术者重视下列几点。①术前仔细评估患者双下肢长度差异，认真分析病因、术中纠正方法以及可能纠正的程度等；②术中测量：手术成功取决于医师在术中对下肢延长或短缩程度的准确判断；③术后处理：如果肢体短缩是由于股骨头颈部骨质缺失造成，可以通过尽量保留残余股骨颈，选用长颈假体解决。如果股骨近端骨质严重缺失，可同时采用大块异体植骨术。恢复肢体长度并不是绝对的，如在关节切除成形术或关节融合术患者改行人工髋关节置换术时，由于这些患者肢体多明显短缩，关节周围形成大量瘢痕组织，如要增加肢体长度，势必会扩大软组织的剥离范围，造成术中较多的失血，并且临床上一定程度的肢体短缩是完全能够接受的。

绝大多数双下肢不等长的患者，不需要特殊治疗。随着时间的延长，许多患者感觉上会逐渐适应，必要时可调节鞋跟高度。少数症状明显者，如反复脱位，可行翻修术。

(六)脱位和半脱位

术后髋关节脱位是全髋置换术常见的并发症之一,可随手术技术的改进而明显减少。若无过度的人工关节位置失当,一般不造成长期的影响。此术后并发症发生率为 0.5%~3.0%。原因包括同一髋关节既往有手术史,特别是人工髋关节置换术,既往手术引起的髋关节广泛软组织松解和术侧肢体长度恢复不当可能是造成这一现象的主要原因。常用手术入路有 3 种,即后侧、外侧和前方切口,三者各有利弊。前入路易引起前脱位,后入路易引起后脱位,外侧入路脱位率较低。手术技术错误是导致术后关节不稳的重要环节,主要为假体位置不当。髋关节周围肌肉萎缩,关节囊松弛,以往多次髋关节手术造成周围大量瘢痕组织,这些都会增加髋关节的不稳定性,容易引起术后脱位。外伤或术后下肢放置在两个不稳定位(过度的屈曲、内收和内旋可引起关节后脱位,通常见于患者坐在低凳,试图站立时;伸直位过度内收和外旋引起前脱位,多见于前方入路,或假体位置过于前倾者)也可引起关节脱位。

对髋关节活动性疼痛,关节主被动运动受限,下肢异常内旋、外旋或缩短,即应怀疑髋关节半脱位或脱位的可能。X 线检查可以得到确诊。术后 4~5 周内发生的脱位称为早期脱位。早期脱位多因髋关节周围肌肉、关节囊的力量还没有恢复到正常,而患者又将下肢放置在容易发生关节脱位的危险体位所致,晚期脱位较少,也有少数患者可在术后 2~3 年发生,常因剧烈暴力(如摔倒或车撞伤)引起。个别病例可伴有股骨骨折。预防术后髋关节脱位的关键是准确的手术操作和稳定的假体位置。术后髋关节不稳者,适当延长外制动。

对术中髋关节稳定性欠佳的患者,术后立即予以外展支架固定,防止患者在随后的搬动或麻醉苏醒过程中躁动引起髋关节脱位。术后一经发现髋关节脱位,即应立刻整复。脱位超过数小时后,由于组织肿胀、肌肉紧张等原因复位变得较为困难。多数早期脱位病例,可在麻醉、使用肌松剂下手法复位。有时甚至不需麻醉,只将下肢牵引外展内旋后即可复位。复位前后均应摄 X 线片,以帮助了解脱位原因。复位后将髋关节人字石膏固定在屈曲 20°,外展 10°~20°,4~6 周。如果整复失败,或虽能整复但反复脱位,或假体位置明显错误,可考虑手术治疗。

(七)下肢静脉血栓形成

深静脉血栓(DVT)是 THR 术后最常见的并发症,发生率 40%~70%,DVT 继发的肺栓塞发生率在 4.6%~19.7%,如不采取积极的防治措施,0.5%~2%的肺栓塞患者有致死的危险。虽然 DVT 的各种监测手段和防治方法都有了很大进展,但 DVT 并发的静脉功能不全以及可能并发肺栓塞,仍然严重地影响着患者的术后疗效及其生命安全,因而人工关节置换术后的 DVT 防治一直受到重视。静脉血栓形成的三大因素是血流滞缓、静脉壁损伤和高凝状态。大部分 DVT 发生在小腿腓肠肌静脉丛,部分通过繁衍扩展而向上侵犯股静脉。但也有直接发生在盆腔静脉、股静脉血栓的报道。一般认为,THR 术后深静脉血栓发生的高峰在术后 1~4 天内,术后 17~24 天后 DVT 很少发生。

大部分患者症状轻微,少数患者可有疼痛、腓肠肌或大腿肌肉的压痛、患侧小腿水肿、低热、脉搏加快等,但这些轻微的症状,容易被手术创伤性反应或伤口疼痛所掩盖,所以常常漏诊。有的经过吸收消散或者机化,始终未被发现;有的一直到血栓侵犯主干静脉,产生血流回流障碍的典型症状,或者并发肺栓塞,才被发现。Homans 征阳性有助于 DVT 诊断。将踝关节急剧背屈,使腓肠肌及比目鱼肌迅速伸长,可以激发血栓所引起的炎症性疼痛,主要用于检查深静脉。静脉造影是确诊 DVT 最有效、最可靠的方法。其他方法还有核素静脉造影、多普勒超声和放射性核素检查等。

在预防性治疗的问题上，目前有两种处理意见。一种认为，由于 THR 术后深静脉血栓发生率较高，而一旦血栓形成，再行处理多较为困难，效果也不确定，故所有 THR 术后患者均应作预防性的抗血栓治疗。另一种认为，因为抗血栓治疗本身有引起多种并发症如出血、血肿等的可能，预防性抗血栓治疗只限于有 DVT 高危因素的患者。但随着药物性能的改善和临床经验的不断积累，目前逐渐倾向于将预防性抗血栓治疗视作常规方法。预防性药物主要是干扰血小板活性和凝血因子的产生，对抗血液的高凝状态。如右旋糖酐-40、华法林、普通肝素、低相对分子质量肝素、阿司匹林。

治疗第一步首先抬高患肢，卧床休息 10 天。对下肢静脉血栓形成的急性期，往往还需应用镇静止痛药，以缓解疼痛。有血管痉挛者，可应用交感神经阻滞药物，来改善肢体的血液循环。其次进行抗凝治疗，抗凝治疗是治疗 DVT 的关键所在，虽不能溶解已经形成的血栓，但可通过延长凝血时间，来预防血栓的滋长、繁衍和再发，有利于促进早期血栓的自体消溶。常用的抗凝药物为肝素和华法林。再次可考虑应用溶栓治疗、辅助祛聚疗法(辅助祛聚疗法有阿司匹林、丹参等，常作为辅助治疗而不单独应用)。手术治疗主要是静脉血栓取出术，但其适应范围局限，只适用在病期不超过 48 小时的原发性髂股静脉血栓，必要时需行下腔静脉滤网成形术，以预防致命的肺栓塞发生。

(八)骨折

骨折作为人工髋关节置换术后的一个并发症，不是十分常见，由于其延长术后康复过程、影响假体固定效果，因此应尽量予以避免。骨折部位以股骨最为好发，其次为髋臼。骨折可发生在术中，也可见于术后；前者与手术操作有关，后者多因外伤、假体松动引起。术中最容易造成骨折的环节是在手法将髋关节脱位时、股骨髓腔准备和股骨柄假体的插入时、髋关节复位时这三个过程。术中彻底的软组织松解十分重要。另外，扩大股骨髓腔不当，也可引起股骨骨折。在击入髓腔锉、试模或假体遇到阻力时，必须仔细检查，切忌强行锤入。对近端假体周围骨折患者，股骨柄在远、近两个骨折块的髓腔内，起着良好的内固定作用，这类骨折一般无错位，稳定性良好，因此不用下肢牵引，可卧床休息，早期下地，但免负重，一般8～12 周后骨折自行愈合。对不稳定型的远、近端假体周围骨折，用钛合金捆绑带将骨折端束紧后，用长柄假体固定。术后骨折多在术后数月至数年内发生。原因大致为：术后肢体活动量增加引起的应力性骨折；皮质骨缺陷如术中皮质穿透、螺钉孔道等，或骨水泥填塞不匀，导致股骨干某些部位应力集中；足以导致正常肢体骨折的外力；广泛的异位骨化；假体松动和假体周围骨溶解；感染因素；病理性因素，如代谢性骨病、肿瘤、放疗术后等。术后骨折大多发生在股骨柄远端附近，处理有些困难，术后效果欠理想。治疗方法包括牵引、切开复位、保留假体的内固定、假体翻修术等。

(九)假体松动

假体松动是人工髋关节置换术后最常见的并发症，直接影响假体的使用寿命，并成为术后翻修术的主要原因。当假体固定界面承受的载荷超过其界面结合强度时，即可引起松动。研究表明，周围骨组织完整性受到破坏是造成假体松动最重要的原因。金属、聚乙烯和骨水泥磨损碎屑在假体远期松动的发生中起着十分关键的作用。应力遮挡也是引起假体松动的可能原因之一。如果出现假体移位或下沉、固定螺钉断裂、股骨柄变形断裂、多孔层脱落等情况，诊断假体松动并不困难。毫无疑问，只要能够获得假体-骨水泥-骨组织或假体-骨组织界面间的最大结合力，同时减少作用在界面上的应力强度，有些假体松动是可以避免的。非骨水泥假体要求安置时与骨髓腔紧密配合，达到最大的初始界面固定强度。通过选择合适的假体和假体的正确植入，可以减少假体撞击现象的发生。控制体重、减少大运动量活动也有利于延长假体的使用寿命。

三、术后康复

随着人工全髋关节置换术(THR)的广泛应用,术后康复日益受到重视,精湛的手术技术只有结合完美的术后康复治疗,才能获得最理想的效果。THR术后康复是很复杂的问题,它不但与疾病本身有关,也与手术操作技术、患者的信心、精神状态以及对康复治疗配合程度密切相关。THR术后康复治疗的目的在于促进患者恢复体力,增强肌力,增大关节活动度,恢复日常生活动作的协调性。康复计划的制订必须遵循个体化、渐进性、全面性三大原则。

(一)康复前的评价

由于手术本身直接影响术后康复计划,康复人员必须了解手术的详细情况。假体应按正常解剖位置放入,只有了解假体位置的优劣,才能很好地指导患者活动,因而能避免训练时发生脱位等并发症。手术入路对关节稳定性影响:后入路很少出现髋关节伸展内收外旋位的不稳。前入路较少引起髋关节屈曲时不稳。正侧方入路特别是关节囊完整者,在髋关节屈伸活动时最为稳定。

(二)康复过程

1.术后当天晚上

在术侧肢体外下方垫入适当厚度的软垫,使髋、膝关节稍屈曲,穿防旋鞋避免下肢外旋,并减轻疼痛。

2.术后第1天

撤除软垫,尽量伸直术侧下肢,以防屈髋畸形。

3.术后第2天

术后第2天即可开始功能锻炼。早期锻炼的主要目的是保持关节稳定性和肌肉的张力,防止出现关节僵硬和肌肉萎缩。具体方法如下。①踝关节主动屈伸练习,促进下肢血液回流,减少深部静脉血栓发生机会;②股四头肌、腘绳肌和臀大肌、臀中肌的等长收缩练习,保持肌肉张力;③深呼吸练习。

4.术后第3天

拔除引流管,拍摄X光片,判断假体的位置。如无特殊问题,开始下列练习。①髋、膝关节屈伸练习,并逐渐由起初的被动,向主动加辅助、到完全主动练习过渡;②髋关节旋转练习,包括伸直位和屈髋位两种练习。屈髋位练习时双手拉住床上支架,作上身左右摇摆,注意臀部不能离床;③髋关节伸直练习,屈曲对侧髋、膝关节,做术侧髋关节主动伸直动作,充分伸展屈髋肌及关节囊前部;④股四头肌的等张练习,上肢肌力练习,目的是恢复上肢力量,使患者术后能较好地使用拐杖。

在术后早期康复过程中,应注意下列几点:避免术侧髋关节置于外旋伸直位,为防止患者向对侧翻身,床头柜应放在手术侧;抬高对侧床脚,或保持术侧肢体的外展,或在双腿间置入三角垫,但须防止下肢外旋;术后早期进行关节的活动度锻炼,否则6～8周后关节囊血肿机化后就非常困难;如有术侧髋关节中度屈曲位不稳定,在坐位行髋关节旋转练习时,应避免上身向术侧倾斜。

5.术后1周

患者体力有所恢复,使用骨水泥型假体的患者已可以下地进行功能康复练习。因此,该阶段的主要目的是恢复关节的活动度，同时进一步提高肌力。康复锻炼必须在医师的直接指导下进行，结合术前髋关节病变程度、假体类型、手术过程和患者全身情况，有选择性地制订各自的康复计划。锻炼方法如下。

(1)床上练习：锻炼屈髋肌力量的最好办法是作髋关节半屈位的主动或主动抗阻力屈髋练习。术后早期进行主动直腿抬高练习，不仅对屈髋肌锻炼的意义不大；相反，却经常引起髋臼承受过高压力，不利于非骨水泥固定的髋臼假体的骨组织长入，同时术侧腹股沟区疼痛，影响患者的康复。术后7天，如无特殊情况，可允许患者翻身。正确的翻身姿势应是：伸直术侧髋关节，保持旋转中立位，伸直同侧上肢，手掌垫在大粗隆后面，向术侧翻身，防止患肢外旋。俯卧位，有利于被动伸展髋关节。具体练习方法包括如下。①吊带辅助练习：通过床架上的滑轮装置，依靠绳索和大腿吊带的向上牵引力量，同时作主动辅助屈髋练习、抗阻力伸髋练习、主动伸膝练习和髋关节外展、内收练习；②仰卧、俯卧位髋关节内外旋练习：锻炼时，需保持双下肢外展。如术中有髋关节伸直外旋位不稳定，则避免外旋髋关节练习。

(2)坐位练习：除非特殊需要，术后一般不宜久坐，否则容易使髋关节疲劳，髋关节屈曲畸形也不能得到很好的矫正。术后6～8周内，患者以躺、站或行走为主，坐的时间尽量缩短。值得强调的是与站立、平卧位相比，坐位是髋关节最容易出现脱位、半脱位的体位，如果患者术中关节稳定性欠佳，应放弃坐位功能练习。有下列几项练习内容。①伸髋练习：坐于床边，双手后撑，主动伸直髋、膝关节；②屈髋练习：注意髋关节适当外展，并置于旋转中立位；③屈髋位旋转练习：双足分开，双膝合拢，用于练习髋关节内旋；反之，则为髋关节外旋练习。

(3)立位练习适用于开始下地活动的患者。练习内容包括如下。①髋关节伸展练习：后伸术侧下肢，对侧髋、膝关节半屈，抬头挺胸，作骨盆前移动作，拉伸髋关节前关节囊和挛缩的屈髋肌群。②骨盆左右摇摆练习：可用来练习髋关节的内收、外展，伸直下肢，左右摇摆骨盆，使双侧髋关节交替外展、内收，如患者靠墙固定双肩、双足，那么练习的效果会更佳。常见的畸形为髋关节的内收位挛缩，因此，应针对性地多练习髋关节的外展动作。③髋内外翻畸形矫正练习：伸直健侧下肢，适当垫高，而患肢直接踩在地上。这样可以保持患肢处于外展位。多用于术前有髋关节内收畸形的患者。④屈髋练习：抬高患肢，搁在一定高度的凳子上，上身用力前倾，加大髋关节屈曲。通过调节凳子高度来控制患侧髋关节的屈曲程度。⑤旋转练习：固定术侧下肢，通过对侧下肢前后移动，练习术侧髋关节的内、外旋。

(4)步行练习：术后何时开始下地行走受手术假体类型、手术操作和患者体力恢复情况等影响。如使用的是骨水泥型假体，又是初次髋关节置换术，术中也没有植骨、骨折等情况，患者在术后第3天即可步行练习。如果属生物型假体，则至少术后6周才能开始步行练习。有大粗隆截骨、术中股骨骨折的患者，行走练习更应根据X线片情况，推迟到术后至少2个月。先用步行器辅助行走，待重心稳定、信心充足后，改用双侧腋杖。步行练习时，术侧下肢至少负重20～30 kg。

(5)踏车练习：踏车练习开始时间多在患者步行练习之后，一般术后2～3周开始。也可根据患者的具体情况进行适当调整。开始时，稍用力，保持车速20公里/小时，术后6～8周，逐渐加快，以骑车10～15分钟后出现疲劳感为宜。上车有两种方法：第一种是一手握车把中央，一手支撑座垫，术侧下肢部分负重，健腿跨横档踩住车踏板。上车坐稳后，将另一侧车踏板放置在最低点，方便患肢踩踏。第二种是先坐于床边，健侧下肢跨车横档，以后步骤同上。后种方法适用于双髋置换术者或对侧髋、膝关节同时活动受限者。双足踩住车踏板后，尽可能升高车座垫，能骑满圈后，逐渐调低座垫以增加髋关节屈曲度。先练后蹬，熟练后改练前蹬。身体前倾，可增加髋关节屈曲，双膝并拢或分开可使髋关节内、外旋。

住院期间患者一般能在医师的指导下，按针对不同患者制定的康复程序，得到有步骤的康复治疗。然而多数患者住院时间是十分有限的，人工髋膝关节置换术病例术后住院时间一般在2～3周。对初次人工髋关节置换术患者，要求出院时达到：①扶双拐能自己行走，能独立坐起，这两个动作能否完成直接影响患者出院后的生活自理能力；②没有任何术后早期并发症迹象；③患者、家属已经掌握或了解出院后的康复计划，并能较好地实行。

6.术后6～8周

第一次随访，根据复查的髋关节正侧位片结果及体检情况，提出下一步的康复计划。此阶段功能锻炼重点是在提高肌肉的整体力量，指导患者恢复日常活动能力。对髋关节某些活动仍受限者，应加强针对性的功能练习。除翻修术或个别有特殊问题患者外，一般患者可进入下列康复内容。

(1)髋关节伸展练习：俯卧位，后伸髋关节。如膝关节保持伸直，则可同时训练臀大肌与腘绳肌肌力。

(2)髋关节外展练习：侧俯卧，身体向腹侧倾斜，与床面成60°，以充分锻炼臀中、小肌外展髋关节。侧俯卧时如身体朝背侧偏斜，外展下肢时更多锻炼的是阔筋膜张肌。

(3)直腿抬高：锻炼屈髋肌群的力量。

(4)残余屈髋挛缩拉伸练习：对侧髋、膝关节尽量屈曲贴向胸部，主动伸直术侧髋关节，牵拉屈髋肌和关节囊。

(5)单腿平衡练习：术侧单腿站立，对侧上肢支撑桌面，保持平衡。逐渐减少手指用力，最终完全离开桌面。每天10～15次，每次练习1～2分钟，直至术侧下肢能单腿站立。

对是否继续使用支具，视假体的固定形式、大粗隆截骨和手术复杂性而定。一般来说，使用骨水泥型假体者，恢复最快，特别是术中没有施行大粗隆截骨术者，术后持续使用双拐6周，然后改用单拐或单手杖4周。如有粗隆截骨，可适当延长双拐使用时间，一般为8周，具体延长时间要根据X线片复查的粗隆愈合情况来决定。使用非骨水泥型假体者，假体依靠生物固定，假体更是需要骨组织的长入才能获得最终固定。如果早期活动，会影响假体的固定效果。因此，对表面多孔型假体术后不易早期负重。双拐使用时间一般为12周，再改用单拐或单手杖4周。对使用紧压配合型假体的患者，处理方法上可类同骨水泥固定者。使用羟基磷灰石喷涂型假体一般术后扶双拐6周，再改为单拐或单手杖4周即可。翻修术患者，骨质、软组织条件差，大部分患者存在不同程度的骨缺损，需要自体或异体骨移植，手术难度较大。同时许多医师在翻修术中，喜欢使用非骨水泥固定型假体。为保证骨组织的良好愈合，要求患者术后更长时间内使用双拐，多为6个月。如果翻修术时，仅置换了髋臼的聚乙烯内衬，或者只是对失败的髋关节表面置换术进行翻修，改为常规带髓内柄髋关节假体置换术，对这些翻修患者的康复进程可按常规处理。

除特殊功能锻炼外，患者可以参加一些户外活动，如游泳、打球等。但须注意：控制活动量，不易过大；保持术侧髋关节外展位，特别是髋臼假体过于垂直，股骨柄假体外翻位安置者；屈髋不应超过90°。功能锻炼时应注意运动量的控制，一般认为功能锻炼后如局部出现疼痛、肌肉僵硬，经休息30分钟或服用消炎镇痛药仍不能缓解，应考虑活动过量。

7.术后4个月

复查，需髋关节X线片，检查患者关节活动度、肌力及Trendelenburg征。评定的内容包括：肌力是否恢复正常；患者能否独立行走而无需支具辅助，且无跛行，能行走较长距离；关节活动范围是否能够满足日常的生活需要，如无疼痛、跛行，可弃拐。这一阶段功能锻炼重点在于提高肌肉的耐力。方法包括抗阻力的直腿抬高练习、侧卧髋关节外展和俯卧伸髋练习等。在逐渐提高患者抗阻力强度同时，延长锻炼时间，提高肌肉耐力。

(三)康复治疗中的注意事项

(1)必须使用拐杖至无疼痛及跛行时，方可弃拐。外出旅行或长距离行走时建议使用单手杖，减少术侧关节的磨损。

(2)注意预防并及时控制感染。对拔牙、扁桃体摘除、插尿管等有可能造成感染的任何手术或治疗措施，都应及时预防，防止细菌血运传播造成关节感染。

(3)术后6～8周内避免性生活。性生活时要防止术侧下肢极度外展，并避免受压。

(4)避免重体力活动以及参加诸如奔跑、跳远等需要髋关节大范围剧烈活动的运动项目，以减少发生术后关节脱位、半脱位、骨折、假体松动等问题。

(5)避免将髋关节放置在易脱位的体位。这些体位包括：①髋关节内收、内旋、半屈位，此时最易出现假体撞击脱位，日常生活中应避免在髋关节内收内旋位时自坐位站起的动作，避免在双膝并拢双足分开情况下，身体向术侧倾斜去取东西、接电话等。②髋关节过度屈曲、内收、内旋位也是假体易于撞击脱位的姿势，这种体位多出现在翘“二郎腿”或女性的穿鞋动作。因此，要培养患者术后正确的穿鞋姿势。另外，厕所坐桶不宜过低，防止出现身体前倾、双足分开、双膝并拢的不良姿势。③容易出现假体撞击脱位的第三种姿势，是术侧髋关节处于伸直、内收外旋位。因此患者向健侧翻身时务必小心。

(6)避免在不平整、光滑路面行走。

(7)保持下肢经常处于外展位或中立位，6～8周内屈髋不要超过90°。

(8)出现术侧髋关节任何异常情况，均应及时与手术医师联系。

(9)第三次复查在术后一年时，以后可每年复查一次，复查内容包括髋关节正侧位、人工髋关节功能评分等。

(王宝滨)

第二节　人工膝关节置换术

人工全膝关节置换术(total knee replacement，TKR)即用人工膝关节假体取代已严重损坏而不能行使正常功能的膝关节表面，从而达到消除疼痛、矫正畸形、恢复其稳定性和活动度、提高生活质量的目的。

一、手术目的

通过全膝关节置换，不仅可以解除关节疼痛、矫正关节畸形，同时还能改善膝关节的活动范围，恢复膝关节的运动功能和稳定性，保持关节活动的稳定，提高患者的生活质量。

二、适应证

由于假体的长期耐用问题尚未完全解决，因此人工膝关节置换术主要用于年龄较大、活动较少的患者。年轻患者应慎用，限于多关节病变，或因某种原因日常活动量小的患者。

（一）绝对手术指征

膝关节骨关节炎、类风湿关节炎、创伤性关节炎、骨缺血坏死或肿瘤等病变所致的严重疼痛和（或）功能障碍。

（二）相对指征

膝关节不稳、僵硬或畸形及日常生活严重障碍，经保守治疗无效或效果不显著的病例。

三、禁忌证

（一）绝对禁忌证

（1）活动性感染。

（2）屈肌功能障碍，不能主动屈膝。

（3）无症状的膝关节强直。

（4）多数医师认为神经性关节炎亦属禁忌证。

（二）相对禁忌证

（1）既往股骨、胫骨有骨髓炎病史。

（2）膝关节明显血供不足。

（3）患者有过高的生理或职业要求。

（4）一般情况差，严重骨质疏松，过度肥胖。

四、固定方法

假体的固定方法有骨水泥、多孔表面和压配合三种。临床资料显示，至少在短时间内，三种固定方法在老年人和活动少的年轻人中均能获得满意效果。许多医师选用多孔表面假体时，胫骨假体仍用骨水泥固定，而股骨和髌骨假体不用骨水泥。这是因为胫骨多孔表面假体常发生松动。一般认为，用骨水泥固定的假体适用于老年患者，而不用骨水泥固定的假体主要适用于相对年轻的患者。

五、手术原则和基本步骤

膝关节假体品种繁多，目前在临床上应用者即有数十种，每种均有其独特的设计和专用安装器械，因此只能介绍膝关节置换术中的一些原则和共有的问题等。以下以全膝关节置换术为例，介绍基本操作程序。

（一）麻醉

手术采用硬脊膜外阻滞麻醉，也可根据需要做全身麻醉。

（二）显露

（1）膝前正中纵行切口，起于髌骨近侧 7.5 cm，向下经髌骨前方，止于胫骨结节内侧缘。

（2）依次切开皮肤、皮下组织和筋膜，沿股四头肌肌腱中线，切开肌腱至髌骨上极，然后转沿髌骨内侧缘切开，继续向下沿髌韧带内侧缘止于胫骨结节内侧。

（3）将髌骨向外翻开，从关节内侧面切除脂肪垫，完全显露膝关节前部。屈膝 90°，沿附着部锐性剥离关节囊，从而广泛显露膝关节内部（图 4-1）。

（4）清理关节腔，切除半月板、增生的骨赘以及可能影响人工膝关节活动的过度增生的滑膜。

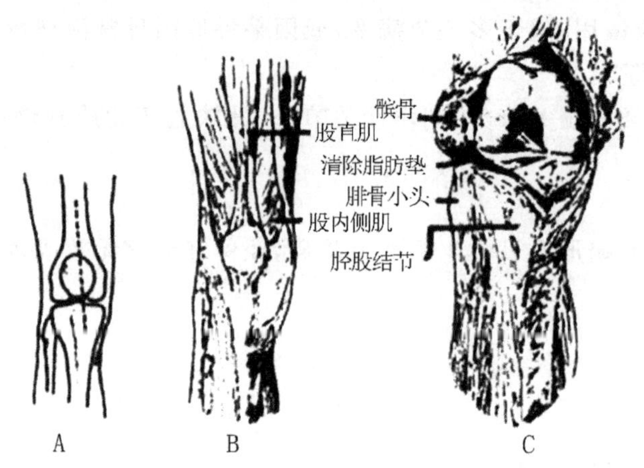

图 4-1　膝前入路

A.皮肤切口:股前正中,经髌骨前方中内 1/3,达胫骨粗隆内侧;B.股直肌、髌骨内缘和髌韧带内缘切口;C.屈膝 90°,外翻髌骨

(三)股骨截骨

(1)屈膝 90°,于股骨髁间窝处钻一通向股骨髓腔的骨洞(图 4-2)。

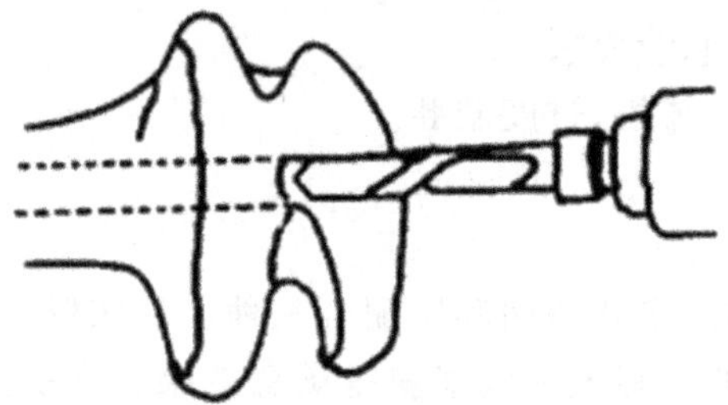

图 4-2　股骨开髓的位置

(2)将股骨切割导引杆通过该骨洞插入股骨髓腔,并将其适当外旋,使其后缘恰好与上胫骨关节面平行。然后将股骨切割导引杆固定于股骨远端。将股骨前面切割导引器装在股骨切割导引杆上,以股骨前面切割导引器为依托,用摆动锯截除股骨前面骨质(图 4-3、图 4-4)。

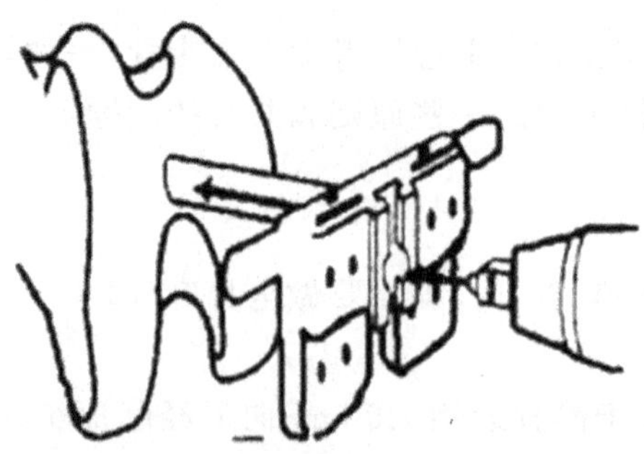

图 4-3　安装股骨切割导引器

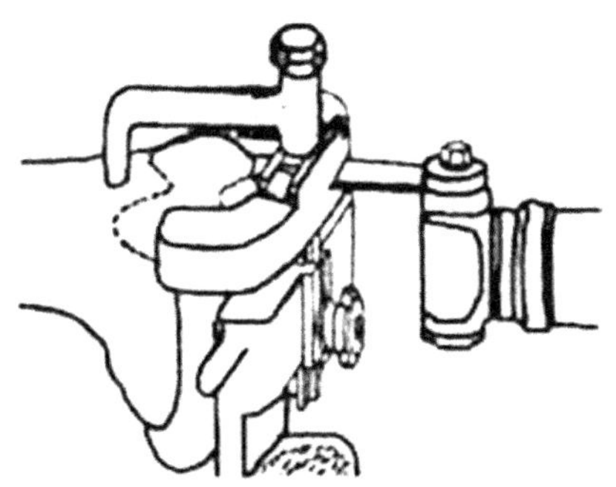

图 4-4　截除股骨前面骨质

(3)将股骨远端切割导引器(注意有左、右之分)装在股骨切割导引杆上后,用钉固定于股骨上,移去股骨切割导引杆,以股骨远端切割导引器为依托,截除股骨髁远端骨质(图 4-5)。

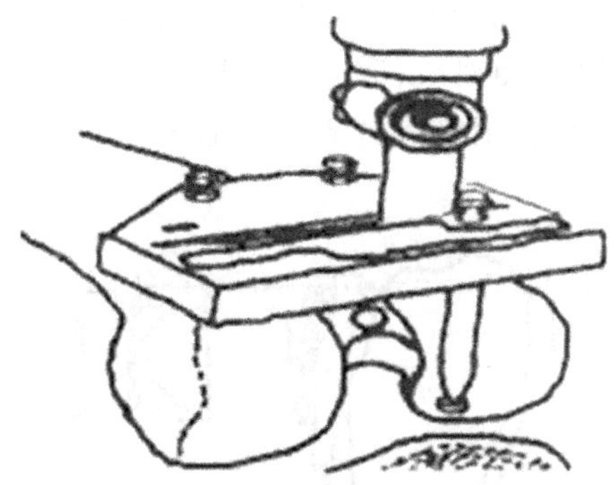

图 4-5　截除股骨远端骨质

(4)将 A/P 测量器紧贴于股骨髁远端截骨面上,使其后足突紧贴于股骨后髁关节观察标尺的刻度即可确定股骨假体大小(如标尺位于两刻度之间,应选较小规格的股骨假体)。用钉将股骨 A/P 切割导引器固定于股骨髁远端截骨面上,用摆动锯截除股骨髁前、后骨质。将股骨髁楔形切割导引器放在股骨远端截骨面上,以其为引导,截除股骨髁前、后两个楔形骨块(图 4-6)。

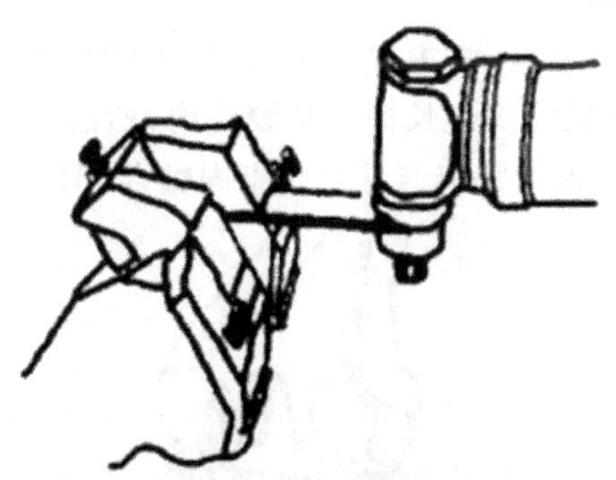

图 4-6　截除股骨髁前后的骨质

(5)屈膝 90°,先将最薄的间隙填充器插入膝关节间隙,将对线杆插入间隙填充器柄上的小孔内,以观察胫骨近端截骨面与胫骨干是否在一直角平面上,然后将最厚的间隙填充器插入膝关节间隙,伸直膝关节,以检查膝关节周围软组织的张力是否合适。如果需要,可再次修整股骨远端截骨面(图 4-7、图 4-8)。

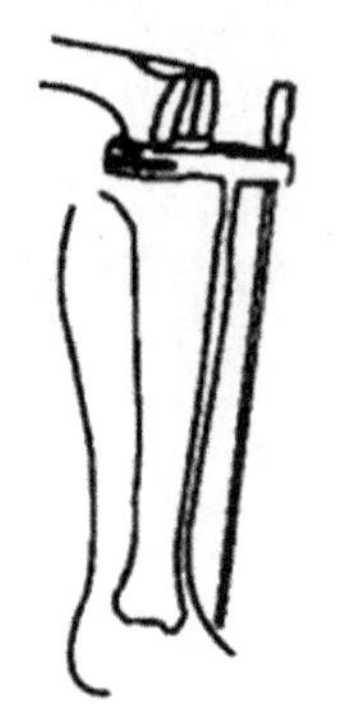

图 4-7　安装间隙填充器

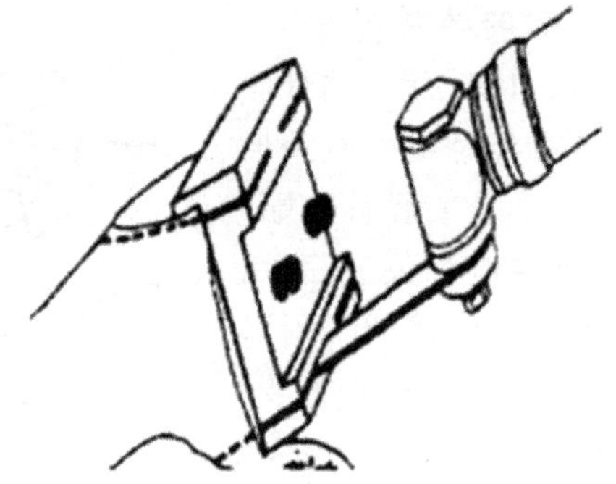

图 4-8　再次修整股骨远端

(四)胫骨截骨

屈膝 90°或以上,将胫骨切割导引器(注意有左、右之分)连接到股骨对线杆上,保持对线杆的外缘恰好在胫骨结节中心的外侧,使对线杆与胫骨纵轴成直线。调整胫骨切割导引器,使其位于胫骨近端关节面下方5 mm处,然后用钉将其固定于胫骨上。以胫骨切割导引器为依托,用摆动锯截除胫骨近端关节面(图 4-9)。

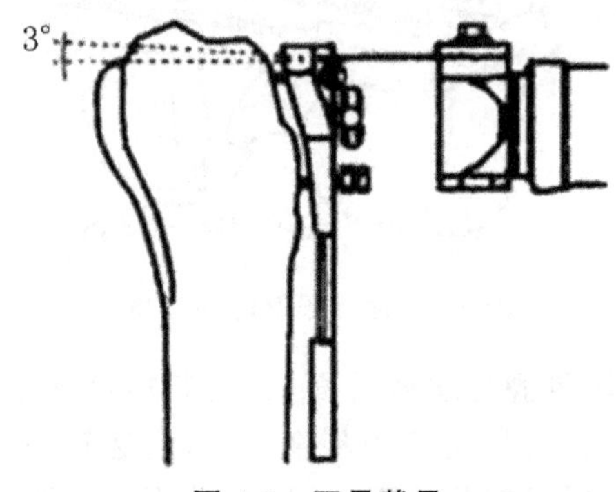

图 4-9　胫骨截骨

(五)股骨、胫骨假体的安装

将已备好的骨水泥揉搓至团粒状,拧捏成长团状,塞入股骨及胫骨的骨髓腔内,将膝关节尽量屈曲,再插入股骨部件长柄及胫骨部件长柄于骨髓腔内,然后将膝关节伸直,将多余的骨水泥刮掉,5～10 分钟后骨水泥干固,人工关节与骨之间牢固黏合(图 4-10)。

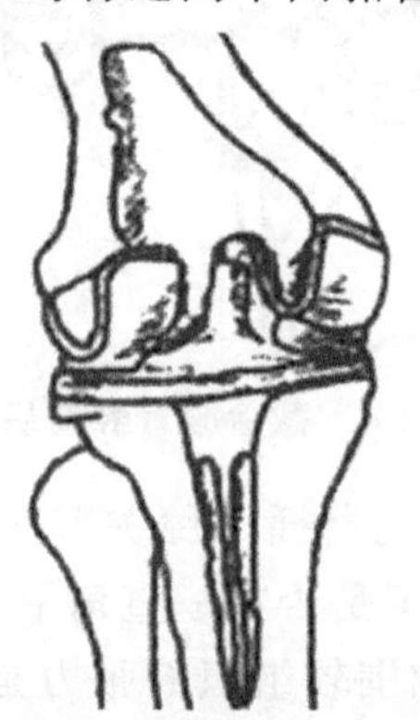

图 4-10　股骨、胫骨假体安装完毕

(六)髌股关节重建

(1)软组织松解,髌骨假体在膝关节屈伸运动时,应始终位于股、胫骨假体中线上。如患者术前膝关节有外翻或外旋畸形,常导致髌骨向外半脱位,此时可采取以下措施纠正:①松解髌骨外侧支持带;②分离胫骨近端的软组织以消除旋转畸形。

(2)准备髌骨关节面,用骨锯去除关节面,切割面应平坦,留下的髌骨厚度不能太薄。在髌骨切割面中央依假体的锚固脚开出相应的孔槽。安放假体试样,观察屈伸运动时各假体的配合情况、肢体的轴心线和膝关节稳定性。如髌骨假体不在正确的轨迹上,应施行外侧支持带松解,获得满意的对线后,去除假体试样。

(3)髌骨假体植入,冲洗髌骨切骨面,用少量骨水泥固定髌骨假体,稍加压迫,使假体与髌骨紧密对合。

(七)关闭切口

去除多余骨水泥,并将膝关节伸直,维持股骨和胫骨假体上压力。彻底冲洗伤口,移除所有碎骨片和游离骨水泥碎片,安放负压吸引管,逐层关闭伤口。

六、手术注意事项

(一)切口选择与显露

应首先考虑选择经过髌骨内 1/3 的前方纵行直切口,切口应直达髌上囊,避免过多的皮下分离。做前内侧关节囊切开术,屈膝 90°,翻开髌骨。术中应仔细辨认后交叉韧带在股骨的止点,股骨对线导引器插入髓腔处应恰在该止点之前。

(二)下肢对线

要求下肢的对线情况通常用胫股角来描述。关节成形术后的正确胫股对线应为 5°～10°外翻。下肢的力学轴为股骨头中心到距小腿关节中心的连线,全膝关节置换术后下肢的力学轴线应通过膝关节中心。

(三)假体组件的方向

术中应注意观察假体各组件在三维空间的方向,假体植入方向不正确将导致严重后果。

(四)软组织平衡

在人工膝关节运动的过程中,软组织应始终保持平衡。软组织不平衡可造成假体的过度磨损、松动以及不稳。

1.基本原则

(1)股骨远端切骨范围决定伸膝时软组织张力。

(2)股骨后侧切骨范围决定屈膝时软组织张力。

(3)胫骨切骨范围决定屈膝和伸膝时软组织张力。

如胫骨假体在屈伸运动时均较紧,则应切除更多的胫骨。如屈伸运动时膝关节均较松,则应选择较厚的胫骨侧假体,如屈膝时正常,伸膝时较紧张,则应再行股骨远端切骨。

2.内翻畸形

长期的内翻畸形造成内侧软组织挛缩,松解时应从胫骨近端开始,顺序如下。

(1)切除胫骨平台内侧和内侧副韧带股骨附着处下方的骨赘。

(2)内侧副韧带深层(关节囊韧带)。

(3)内侧副韧带表层。

(4)Pesanserine 腱(鹅足)。

(5)半膜肌在胫骨平台后侧的附着部。术中应随时判断软组织的松解情况,以防软组织的过度松解。

3.外翻畸形

外侧挛缩组织的松解从股骨开始,步骤如下。

(1)关节线近侧 10 cm 处的髂胫束。

(2)腘肌腱。

(3)腓侧副韧带。

(4)腓肠肌外侧头。

(5)股二头肌。股二头肌松解后应仔细修复,否则将导致晚期膝关节不稳。长期的膝关节屈曲畸形通常需切除短缩的后交叉韧带,20°以内的屈曲畸形可依次通过切除股骨后方骨赘、后关节囊横断和切除2 mm以上股骨远端来解决。

4.前移术

有时需行软组织前移术,通常与对侧软组织松解术同时施行。软组织前移术在理论上具有防止广泛软组织松解引起的关节不稳的作用,但实际操作时有许多困难,如软组织的愈合和韧带的固定,特别是伴有骨质疏松时更显困难。

(五)骨储备的利用

最大限度地利用骨储备有利于载荷从假体向骨的传导,保留骨储备为再手术提供条件。利用骨储备时应注意使植入物最大限度覆盖骨端,并尽量减少骨的切除。股骨的力学强度高于胫骨,胫骨的力学强度随骨切除的增加而减小,因此,胫骨切骨时应十分谨慎。

七、术后处理

(一)抗生素

术日早晨使用广谱抗生素,术后应持续应用 24～48 小时。如有明显应用指征,如留置导尿管,可继续使用。

(二)引流管

引流管于术后 48 小时拔除。

(三)持续被动活动(CPM)

持续被动活动一般于术后即刻开始,但推迟至术后 1～2 天使用并不影响效果。患者卧床时应持续被动活动,除非患者处于俯卧位。最初活动幅度从完全伸直到屈曲 30°,屈曲活动幅度逐日增加到 90°。

(四)主动活动及下床时间

术后第 1 天即可开始股四头肌锻炼和距小腿关节纵向叩击,术后第 2～3 天即可离床坐轮椅。如患者能自如地进行直腿高举活动,即可扶腋杖行走。用骨水泥固定的患者可早期部分负重,多数患者术后 6 周可弃杖行走。不用骨水泥的患者,术后 6 周扶拐下地活动。

(五)预防性抗凝药物

术后可以常规使用抗凝药物,并且鼓励患者早期活动。

八、并发症及其防治

(一)感染

全膝关节成形术最严重的局部并发症为感染，可分急性手术后伤口感染和细菌血行播散性晚期感染。

(二)关节不稳

关节不稳发生率为1%～6%，多数因假体选择不当所致，如不纠正，最后将致假体松动或过度磨损。处理应根据不稳程度，选用行走辅助支架、膝-踝-足支架直至再手术更换假体。

(三)骨折

骨折可发生于骨干，也可发生于髁部，前者多为使用有髓腔柄的假体置换病例。骨折常发生在髓腔柄尖端周围，多发生在非制约性或半制约性表面置换假体病例，骨折线常穿越骨结构薄弱部位。假体植入手术中纠正一些技术上的错误可防止某些骨折发生，多数病例可通过保守治疗获得骨折愈合，切开复位内固定仅对保守治疗失败的患者方作考虑。

(四)血栓形成和栓塞

敏感的诊断技术显示，全膝关节成形术后深静脉栓塞和肺栓塞的发生率较高，虽然多数患者并不表现有临床症状。对高危患者应行术前预防性抗凝治疗，如采用低于治疗剂量的肝素或水杨酸类药物。预防用药应在手术前1天晚上开始，直至患者可下床活动为止。

(五)髌韧带断裂

髌韧带断裂的发生率不到1%，断裂部位通常在胫骨结节止点附近。断裂原因不清，但几乎都发生在使用制约性假体和翻修术的病例。典型病例于术后数天发生自发性断裂，患者自述疼痛，局部压痛，偶可扪及断裂的凹陷部位，伸膝功能丧失。中度或轻度伸膝功能障碍可行保守治疗，严重伸膝困难，影响患者行走时，应行手术修补。

(六)腓总神经损伤

腓总神经损伤发生率为1%～5%，多为畸形矫正过程中过度牵拉所致。术后一旦出现症状，应立刻完全解除所有敷料，屈膝20°，以减少对神经的牵拉和压迫。多数患者为暂时性，经上述处理后可逐渐恢复。

(七)髌骨并发症

髌骨并发症发生率为8%～35%，包括髌骨半脱位、脱位、关节面侵蚀骨折、假体松动或无明显原因的疼痛。改进假体设计、提高手术技术是防止髌骨并发症的关键，应特别注意髌骨轴线是否恢复以及股四头肌对防止髌骨脱位的重要作用。

(八)假体松动

假体松动目前的发生率为3%～5%。非制约性和半制约性假体出现胫骨聚乙烯假体松动是手术失败的最常见原因之一，而金属股骨假体很少发生松动。在制约性假体，胫骨和股骨假体松动发生率大致相等。假体松动时，明显的临床表现是负重时出现疼痛，X线平片表现为假体周围出现宽度超过2 mm的透亮区，在追踪回顾分析X线平片时，可见X线平片透亮区进行性增宽。放射性核素^{99m}Tc扫描可见松动假体周围放射性核素密集区。

(九)其他

假体断裂的报道仍时有出现，断裂可发生在假体任何部位，发生后应行翻修术。假体的磨损与变形也是膝关节翻修术的原因之一，目前日益受到重视。　(王宝滨)

第五章

骨科常用中药

第一节　骨伤科常用单味中药

一、三七

(一)别名

参三七,田三七,见肿消,田七。

(二)化学成分

本品含有三七皂苷。

(三)性味归经

甘、苦,温。归肝、胃经。

(四)用量用法

3～10 g,多做丸剂、散剂,入汤剂宜研末冲服。

(五)功效

散瘀止痛,消肿定痛,生肌散结。

(六)临床应用

三七能散瘀和血,瘀散则血自归经,血和则肿消痛止,故有止血定痛之杰效。用以止吐血、衄血、便血、血痢、崩漏等一切血证,功效甚佳,不论内服外用,均有殊效。用以止痛,无论是气滞瘀阻还是风湿诸痛,用之奏效均捷。古人有谓“一味三七,可代《金匮要略》之下瘀血汤,而较下瘀血汤,大为稳妥也”之说。用以活化瘀血,有特殊之功效,是骨伤科要药,以消肿解毒止痛。外用可止外伤出血。

(七)现代研究

三七能直接扩张冠状血管,增加冠状动脉血流量,减低心肌耗氧量,改善心肌缺血状态。可减慢心率,降低血压。能缩短凝血时间及凝血酶原时间,收缩血管,并使血小板增加,故有止血作用。三七中所含皂苷甲、乙均有溶血作用,但较迟缓。三七浸剂能降低实验小白鼠毛细血管的通透性,增加毛细血管的抗力。对实验性关节炎有防治作用;体外抑制新城疫病毒及多种皮肤真菌。

二、丹参

(一)别名

赤参、紫丹参、红根、活血根、红参。

(二)化学成分

含丹参酮甲、丹参酮乙、丹参酮丙、丹参新酮、丹参醇甲,丹参醇乙、维生素 E 等。

(三)性味归经

微寒,苦。归心、肝经。

(四)用量用法

9～15 g,最大剂量可用到 30～60 g,水煎服。

(五)功效

活血通脉,破瘀生新,除烦清心,镇惊安神,止痛生肌。

(六)药理作用

(1)促进骨折愈合的作用。

(2)镇静、镇痛作用:丹参能抑制丘脑后核内脏痛放电,表明其有一定的镇痛作用。

(3)抗肿瘤作用:丹参酮抗肿瘤的机制可能是诱导肿瘤细胞分化成熟,最终走向凋亡。

(七)禁忌证

月经过多而无瘀血者禁服,孕妇慎服。不宜与藜芦同用。

(八)临床应用

(1)促进骨折愈合:丹参能促进骨细胞样细胞成熟,分泌胶原性物质的碱性磷酸酶,并使钙盐在胶原基质上沉积。朱世博等应用丹参注射液治疗 37 例胫骨中下段 1/3 处骨折,无 1 例骨折不愈合,说明丹参对骨折的修复和愈合有良好的促进作用。

(2)缓解腰腿痛。

(3)治疗颈椎病:在脊髓型颈椎病的治疗上,通过丹参液穴位治疗,可发挥穴位刺激和活血化瘀双重作用,能改善局部血液循环,解除颈项肌肉痉挛,较针刺、牵引等疗法见效快,复发率低。

(4)治疗股骨头坏死;以大转子下斯氏针钻孔减压结合注入复方丹参注射液的方法,治疗股骨头缺血性坏死 104 例,患侧髋关节疼痛及功能恢复一般在 7 周左右即有明显的改善。

(九)现代研究

(1)对脊髓损伤的保护:刘世清等将成年大鼠随机分为正常组、脊髓损伤后应用复方丹参组和应用生理盐水对照组,用 HE 染色观察损伤脊髓组织的病理变化,用免疫组化染色检测 iNOS 的表达,结果发现脊髓组织病理学改变,丹参组明显轻于生理盐水对照组,两组均可检测到 iNOS 的表达,但生理盐水对照组多于丹参组,说明复方丹参能抑制大鼠脊髓损伤细胞 iNOS 的表达。

(2)预防手术后深静脉血栓形成:丹参具有预防骨折后深静脉血栓形成,促进骨折恢复的作用。

三、木瓜

(一)别名

宣木瓜,尖皮木瓜,陈木瓜,木桃。

(二)化学成分

含皂苷、黄酮类、维生素C、苹果酸、酒石酸、枸橼酸。此外尚含鞣质、果胶等。

(三)性味归经

酸,温。归肝、脾经。

(四)用量用法

6～12 g,水煎服,或水煎熏洗伤肿痛处。

(五)功效

舒筋活络,化湿和胃。

(六)临床应用

本品味酸入肝,能益筋与血,有较强的舒筋活络化瘀消肿的作用,且能治湿阻下部所致下肢关节及腰膝疼痛。为治风湿痹痛常用之药,筋脉拘挛者尤为适用。又肝平则脾胃自和,且性温化湿,故又有化湿和胃之效,适用于吐泻转筋。配没药、生地黄、乳香,即木瓜煎,用于治疗筋急项强,不可转动;配威灵仙、牛膝,用以治疗风湿痹痛,手足麻木,腰膝疼痛,筋骨无力;配蚕砂、黄连、薏苡仁等同用,可治吐利过度所致的足腓挛急;配密陀僧、苍术,各等分为末,入面少许,调作糊贴痛处,能定痛消肿,治仆打伤损;配陈艾叶、茴香、南星,煎水熏洗,治双足冷气转筋。

(七)现代研究

木瓜对小鼠蛋清性关节炎有明显的消肿作用。

四、自然铜

(一)别名

制然铜,然铜,煅自然铜。

(二)化学成分

主含二硫化铁,还有丰富胶原、钙盐和微量元素。

(三)性味归经

辛,平。归肝经。

(四)炮制

自然铜需炮制入药,有“铜非煅不可入药”之说,大多采用煅淬法,用火煅,用童子小便浸7次,醋淬7次。

(五)用法用量

多入丸散服;外用研末调敷。

(六)功效

散瘀,接骨,止痛。

(七)临床应用

本品性辛味酸,入血行血,为骨伤科接骨续筋首选之要药。治疗跌打损伤,瘀肿胀痛,用自然铜以酒磨服,能活血止痛续筋。而接骨续筋是其所长,各类筋骨折伤形成的创伤性血瘀疼痛也常用之。对于创伤骨折之症,伴有瘀血阻滞经络,用时亦须佐以养血益血之药,接骨之后,即宜理气活血,中病即止,不可过服。自然铜与苏木相近,配伍能加强行血散瘀止痛作用,自然铜偏于续筋接骨,苏木长于行瘀、消肿止痛。自然铜经醋淬后,能入肝益肾,又能散未尽之瘀,但没有直接破瘀之功。

(八)现代研究

(1)在骨折修复中的作用:含有自然铜的方剂能通过某些酶的激活作用,在酶的活性基因上结合铜离子,从而促进骨细胞的活跃,有助于骨基质的形成和钙盐的沉积,因此促进骨折愈合。

(2)生成,从而加快骨折愈合。

五、地龙

(一)别名

白蚯蚓,龙子,蛐蟮,地龙肉。

(二)化学成分

参环毛蚓含蚯蚓解热碱、蚯蚓素、蚯蚓毒素、胆固醇、胆碱及氨基酸等。

(三)性味归经

咸,寒。归肝、脾、胃、肾、膀胱经。

(四)用量用法

5～15 g,水煎服。鲜品 10～20 g。研末冲服 1～2 g,外敷适量。

(五)功效

清热息风,凉血止痛,舒筋通络,化瘀除痹,平肝利水。

(六)临床应用

本品性味咸寒,其性能降而走窜,可清热除风通络消肿,骨伤科用以治疗跌打损伤所致肌肉、关节肿胀热痛,关节屈伸不利等症。亦可与川乌、草乌、南星等相配,治疗寒湿痹痛,肢体屈伸不便等症。还可与桑枝、络石藤、忍冬藤、赤芍等配伍,治疗热痹的关节红肿热痛,屈伸不利等症。本品尚有降压作用,可用治肝阳上亢型的高血压症。外用活蚯蚓与白糖捣碎,涂敷治疗急性腮腺炎、慢性下肢溃疡、烫伤等症。

(七)现代研究

蚯蚓解热碱有退热作用。蚯蚓素有溶血作用。蚯蚓毒素能引起痉挛。蚯蚓酊有缓慢而持久的降血压作用。蚯蚓中提出之含氮物质对支气管有显著扩张作用。蚯蚓还有使子宫、肠管兴奋收缩作用。

六、鸡血藤

(一)别名

血风藤。

(二)化学成分

香花岩豆藤含鸡血藤醇和铁质。

(三)性味归经

温,苦、甘;归肝、肾经。

(四)用量用法

内服:煎汤,10～15 g(大剂量 30 g);或浸酒,或熬膏。

(五)功效

补血活血,舒筋通络。

(六)临床应用

本品苦泄温通，微甘能补，故有活血补血，舒筋通络之功。多用于骨伤科跌打损伤，瘀肿疼痛，风湿痹痛，月经不调，腰膝酸软，手足麻木，贫血，瘀血作痛等症。鸡血藤活血之力胜于补血，熬膏名鸡血藤膏，补血之功胜于活血，对血虚之证尤为适用。

(七)现代研究

研究表明，鸡血藤有补血作用，能使红细胞增加，血红蛋白升高；能兴奋在位子宫，增强子宫的节律性收缩，有降低血压作用；体外能抑制金黄色葡萄球菌。

七、补骨脂

(一)别名

补骨脂、黑故子。

(二)化学成分

含补骨脂素，异补骨脂素，补骨脂甲素，补骨脂乙素等。

(三)性味归经

辛、苦，温。归肾、脾经。

(四)用量用法

内服：煎汤，5～12 g(大剂量 30 g)；或入丸散。外用：适量，酒浸涂。

(五)功效

补骨助阳。

(六)禁忌证

阴虚火旺及大便燥结者忌服。

(七)临床应用

本品能补肾助阳，又兼收敛固涩，补肾以温运脾阳，为脾肾阳虚及下元不固之要药。用以治疗骨折后期的骨痂迟缓愈合。效胜益智、丁香。本品与益肾养阴药相配能阴中生阳，增强补益力，骨伤科选用此药主要取其健骨助阳摄精之功力。亦可用于治疗肾阳不足之阳痿不举，腰膝冷痛；下元不固的滑精早泄、遗尿、尿频等。阳虚火旺及大便燥结者忌用。

(八)现代研究

现代药理实验研究显示，该药有扩张心冠状动脉及增加末梢血管血流量的作用，能兴奋心脏，提高心脏作功率。对能对青霉素耐药的金黄色葡萄球菌及对其他抗生素产生抗药性的金黄色葡萄球菌有抑制作用，并能促进皮肤色素新生。对离体与在位肠管有兴奋作用，对离体豚鼠子宫有松弛作用。

大剂量服用会引起乏力头晕，呼吸急促，呕吐，甚则呕血，昏迷，变态反应。

八、骨碎补

(一)别名

毛姜、石岩姜、申姜。

(二)化学成分

含橙皮苷、淀粉、葡萄糖等。

（三）性味归经

苦，温。归心、肝、肾经。

（四）用量用法

9～15 g，水煎服，外用适量。

（五）功效

补肾强骨，续筋止痛，活血化瘀。

（六）临床应用

骨碎补苦温性降，既能补肾，又能壮骨，还能活血化瘀而疗折伤，接骨续筋止痛，主治各种损伤，骨折、肌肉和韧带创伤，是骨伤首选要药之一。

（七）现代研究

(1)骨碎补具有一定的改善软骨细胞的功能，推迟细胞退行性变，降低骨关节病变率的作用。

(2)骨碎补提取液对小鸡骨发育生长有显著的促进作用，能显著抑制醋酸可的松引起的骨丢失。防治激素引起的大鼠骨质疏松。

(3)骨碎补有促进骨对钙的吸收作用，提高血钙和血磷水平，有利于骨钙化和骨盐形成。

九、海风藤

（一）化学成分

茎、叶含细叶青蒌藤素、细叶青蒌藤烯酮、细叶青蒌藤醌醇、β-谷甾醇、豆甾醇、挥发油，挥发油中主要成分为α及β蒎烯、莰烯、香桧烯、柠檬烯、异细辛醚等。

（二）性味归经

辛、苦，微温。归肝经。

（三）用量用法

6～12 g，水煎服。外用适量研末调敷伤痛处，或煎水熏洗伤痛处。

（四）功效

祛风湿，通经络。

（五）临床应用

本品辛散、苦燥、温通，既可散风湿，又可通经络，所以善治风寒湿痹，跌打损伤，疼痛拘挛，肿胀青瘀不散等症。配木香、桂心、羌活、甘草、独活、乳香、桑枝、川芎、秦艽、当归，煎服，为程氏蠲痹汤。用于跌打损伤后风寒湿乘虚侵入而致风寒湿痹，关节屈伸不利，腰、髋、膝疼痛，筋骨痉挛，得热则痛减，阴雨寒冷则加剧，局部无红肿发热等症；配大血藤，泡酒服之，治跌打损伤。

（六）现代研究

本品含细叶青蒌藤素、细叶青蒌藤烯酮、细叶青蒌藤醌醇、细叶青蒌藤酰胺、β-谷甾醇、豆甾醇及挥发油等。海风藤能对抗内毒素性休克；能增加心肌营养血流量，降低心肌缺血区的侧支血管阻力；可降低脑干缺血区兴奋性氨基酸含量，对脑干缺血损伤具有保护作用；能明显降低小鼠胚卵的着床率。酮类化合物有抗氧化作用，并拮抗血栓形成，延长凝血时间；醇类化合物有抗血小板聚集作用。

十、海桐皮

(一)别名

丁皮、刺痛皮、木棉树。

(二)化学成分

含生物碱刺桐灵碱、氨基酸、有机酸。

(三)性味归经

苦、辛,平。归肝、胃经。

(四)用量用法

6～12 g,水煎服。外用适量,研末调敷伤肿痛处,或水煎熏洗。

(五)功效

祛风除湿,通络止痛。

(六)临床应用

本品辛散苦降,能祛风除湿通络,直达病所,善治风湿痹痛,常用于治疗热痹及湿热下注,脚部热痛之症。骨伤科应用本品,主要取其辛散苦燥,解除风湿而能化瘀通络之功。本品功能与防己相近,配伍应用对下半身之痹症,无论偏湿与偏热,均能加强祛风湿止痹痛之功效。

本品配苍耳、防己,治疗各类神经痛效果较好。配萆薢治疗关节风湿酸胀,效果尤佳。配川芎、牛膝、五加皮等祛风湿药同用,用以治疗风湿痹痛,腰膝疼痛,四肢麻木。配赤芍、姜黄、独活、陈皮、防风、秦艽、牡丹皮、生地黄、牛膝、加皮、归尾、川续断,童便,酒,食远服,为海桐皮汤,治足伤者。

(七)现代研究

水浸剂对堇色毛藓菌、许兰黄藓菌等多种皮肤真菌有抑制作用。

十一、接骨木

(一)别名

接骨丹,续骨木,扦扦插。

(二)化学成分

含黄酮苷、酚类、鞣质、还原糖等。茎、叶含绿原酸,叶尚含乌素酸、α-香树精、β-谷甾醇。

(三)性味归经

甘、苦,平。归肝、肾经。

(四)用量用法

10～30 g,水煎服。

(五)功效

逐瘀止痛,续筋接骨,行气通络,疗伤止痛。

(六)临床应用

接骨木确有续筋接骨之效,是骨伤科治疗跌打损伤,伤筋动骨,瘀血肿胀疼痛常用要药。无论是煎汤内服或外洗熏蒸均有较好之效验。故治疗筋骨跌打致伤之瘀肿胀痛,常用接骨木煎汤熏洗之,要注意的是:接骨要与富有胶质及营养药物配伍,才能增强效果。续筋要与软性药物配伍,以防软组织硬化。亦可用以治疗风湿痹痛等症。

(七)现代研究

现代药理研究表明该药对小白鼠有显著利尿作用,有抗乙型脑炎病毒及抗心肌炎病毒作用。有加速骨折愈合作用,能促进磷在骨痂中的沉积。此外,对兔耳血管有显著收缩作用,并可减少毛细血管的通透性。

十二、续断

(一)别名

接骨草、川续断、和尚头、山萝卜。

(二)化学成分

含有生物碱,挥发油及维生素 E 等成分。

(三)性味归经

苦,微温。归肝、肾经。

(四)用量用法

内服:煎汤 9～15 g;或入丸散。酒续断多用于风湿痹痛,跌仆损伤;盐续断多用于腰膝酸软。

(五)功效

补益肝肾,强壮筋骨,接骨疗伤。

(六)临床应用

本品甘而微温,能舒通血脉,活血止痛,并有行而不泄,补而不滞之特点。所以用本品治疗腰痛脚弱,具有补而不滞,行中有止之效。用以治疗筋骨、关节、肌肉损伤的早期和晚期疼痛,关节软弱无力,筋伤骨折等,均有较好的疗效。本品还可通行血脉。补益肝肾之功与杜仲相近,但杜仲补肾力较强,为治肾虚腰痛及固胎之要药;而续断通脉功胜,为骨伤科治疗跌打损伤的要药之一。亦可用于治疗痈疽溃疡等症。

(七)现代研究

(1)有研究显示,续断对雄性大鼠切除睾丸造成骨质病变后的影响,发现续断能显著增加其血清钙磷、25-羟基维生素 D 的含量。

(2)魏峰等实验表明,50%乙醇提取物对大鼠实验性骨损伤愈合有促进作用。

(3)顾氏等以续断水提液给大鼠灌胃,结果显示,续断能够促进骨折断端毛细血管的开放量,纠正局部的血液壅滞,促进血肿的吸收、机化,加速胶原合成,从而加速骨折愈合。

十三、淫羊藿

(一)别名

仙灵脾、牛角花、阴阳合、三枝九叶草、三叉骨、肺经草。

(二)化学成分

淫羊藿茎、叶含淫羊藿苷,叶尚含挥发油、卅一烷、油脂等。

(三)性味归经

辛、甘,温。入肝、肾经。

(四)用量用法

内服:煎汤,3～10 g;浸酒,熬膏或入丸散。外用:煎水洗。

(五)功效

补肾助阳,强筋壮骨,祛除风湿。

(六)临床应用

淫羊藿性味辛温,功能补命门、助肾阳,是临床上治肾阳不足的常用药物,其功能与鹿茸相似,但补肾强阳之力不及鹿茸,补肾益髓生血之力更弱。本品性温不燥,久用亦无不良反应。如有口干、手足心发热、潮热、盗汗等症状,属阴虚而相火易动者忌服。

(七)现代研究

(1)淫羊藿具有促进骨骼生长,阻止钙质流失,预防骨质疏松的作用。

(2)淫羊藿可抑制骨吸收和促进骨形成等途径,使机体骨代谢处于骨形成大于骨吸收的正平衡状态,抑制骨量丢失,防治骨质疏松。

(3)淫羊藿的提取液对分化成熟的破骨细胞无明显影响,但可抑制骨髓细胞诱导破骨细胞的形成,从而减少破骨细胞的产生。

(4)淫羊藿通过保护性腺组织而维持性激素水平,增加关节软骨厚度。

十四、莶草

(一)别名

疏毛莶,莶,毛莶。

(二)化学成分

本品含生物碱、酚性成分、莶苷、莶苷元、氨基酸、有机酸、糖类、苦味质等。

(三)性味归经

苦,寒。归肝、肾经。

(四)用量用法

10～15 g,水煎服。或煎汤熏洗伤痛处。

(五)功效

祛风湿,通经络,利筋骨,化湿热。

(六)临床应用

本品辛散苦燥,为祛风湿之品,善祛筋骨间风湿;性寒兼有清热解毒之功。用于治疗四肢麻痹,跌打筋骨,肿胀疼痛,全身风湿寒痛,腰膝无力,中风瘫痪以及痈肿疮毒,湿疹瘙痒等症。本品作用缓慢,久服方效。配当归、蕲蛇、川芎等,治疗手足不遂,口眼歪斜。配防风、熟地黄、川乌、羌活,名莶丸,治四肢麻木筋骨疼痛。配桑枝、地龙、臭梧桐、忍冬藤、防己,治痹症属于湿热者,关节红肿疼痛,风湿性关节炎,疼痛严重者加乌头、细辛。

(七)现代研究

莶草的水浸液和30%乙醇浸出液,有降低麻醉动物血压的作用。据报道,莶草可用治尿酸性痛风。

十五、雷公藤

(一)别名

黄藤根、黄藤草。

(二)化学成分

主要是生物碱类,二萜类、三萜类,倍半萜类及多糖,其中二萜类是主要毒性成分,其次是生物碱类。

(三)性味归经

苦,寒。归心、肝经。

(四)用量用法

内服:煎汤,10～25 g,需文火煎 1～2 小时;研粉装胶囊,每天 1.5～4.5 g;或制成糖浆,浸膏片。外用:适量,研粉或捣烂敷;或制成酊剂,软膏涂擦。

(五)功效

活血化瘀,清热解毒,消肿散结。

(六)临床应用

由于治疗类风湿关节炎。雷公藤可通过抑制前列腺素 E_2 的产生,抑制周围单核细胞产生免疫球蛋白和类风湿因子,从而使症状得以改善。凡内脏有器质性病变及白细胞减少者慎服。

(七)现代研究

主要有以下不良反应。

(1)造血系统:主要表现为白细胞、粒细胞、红细胞及全血细胞减少。

(2)消化系统:这是最常见的不良反应,表现为恶心、呕吐、腹痛、腹泻、便秘、食欲缺乏等,严重者可致消化道出血。

(3)生殖系统:连续服用雷公藤 2～3 个月可致男子精子活力下降或少精、无精造成生育力下降或不育。

(4)皮肤变态反应:主要有皮肤糜烂、溃疡、斑丘疹。

(蔡俊毅)

第二节　骨伤科常用方剂

一、一盘珠汤

(一)药物组成

续断 15 g,生地黄、川芎、泽兰、当归、赤芍、苏木、乌药各 12 g,制乳香、制没药各 9 g,木香、红花、桃仁、大黄、甘草各 5 g。

(二)用法

水煎服。每天 1 剂,煎 2 次,早晚各服 1 次。

(三)方解

方中当归补血、活血,生地黄、赤芍清热凉血,川芎、泽兰、桃仁、红花活血祛瘀,续断祛风除湿,木香行气止痛,乳香、没药活血、止痛、生肌,苏木活血定痛,大黄攻积导滞、泻火凉血、活血祛瘀。本方中 9 味中药具有活血化瘀功效,再配大黄增强了诸药的散瘀消肿之作用,佐木香、乌药行气止痛,配续断以接骨续损,甘草调和诸药,对急性损伤血肿疼痛良效。

(四)功效

活血祛瘀,消瘀止痛,接骨续损。

(五)适应证

骨折后 1～2 周内,血瘀经络,气血不利之疼痛、肿胀,关节屈伸不利。

(六)按语

本方可促进局部瘀血消散,加快损伤的肌纤维修复,宜用于损伤早期肿痛较重者。方中活血祛瘀之品较多,故不宜久服,孕妇忌服。

二、十全大补汤

(一)药物组成

党参 10 g,茯苓、白术、熟地黄、黄芪、白芍各 12 g,肉桂(焗,冲服)0.6 g,川芎 6 g,当归 10 g,炙甘草 5 g。

(二)用法

水煎服。每天 1 剂,煎 2 次,早晚各服 1 次。

(三)方解

本方是由四物汤和四君子汤加黄芪、肉桂而成的,方中以四君子汤补气,以四物汤补血,更与补气之黄芪和少佐温煦之肉桂组合,则补益气血之功更著。唯药性偏温,以气血两亏而偏于虚寒者为宜。

(四)功效

益气补血。

(五)适应证

治损伤后期气血虚弱,溃疡脓水清稀。自汗,盗汗,萎黄消瘦,不思饮食,倦怠气短等症。

(六)按语

损伤疼痛之补,因人、因时而异,本方宜用于气血虚弱的患者。

三、三号止血汤

(一)药物组成

菊叶三七,竹节三七,地榆,小蓟,茜草,侧柏。

(二)用法

用量适当,内服外敷均可。

(三)方解

方中均为活血、止血、凉血类药物,合而成方,内外均可使用。

(四)功效

凉血止血。

(五)适应证

伤后各部出血。

(六)按语

创伤出血,手术包扎为首选,配合使用本方,既可活血、止血,又可防止邪毒侵犯。

四、上肢续骨汤

(一)药物组成

当归、松节、川续断、鸡血藤各 9 g,桑枝 15 g,赤芍 6 g,红花、陈皮、川芎、枳壳、伸筋草各 4.5 g。

(二)用法

水煎服。每天 1 剂,煎 2 次,早晚各服 1 次。

(三)方解

方中当归、川芎、赤芍、红花、鸡血藤可活血通络止痛,陈皮、松节、桑枝祛风行气,伸筋草舒筋活络,枳壳引药上行,川续断补肝肾续筋脉,合而成方,治疗上肢损伤所致的疼痛、活动不利等症。

(四)功效

和营续骨,舒筋通络。

(五)适应证

上肢扭挫伤,骨折及脱臼中期。

(六)按语

骨折严重者,加接骨木 6 g、骨碎补 4.5 g。

五、下肢续骨汤

(一)药物组成

当归、桑寄生、牛膝、五加皮、鸡血藤、陈皮各 9 g,红花、川芎各 4.5 g,松节、川续断、赤芍各 6 g。

(二)用法

水煎服。每天 1 剂,煎 2 次,早晚各服 1 次。

(三)方解

方中当归、川芎、赤芍、红花、鸡血藤可活血化瘀止痛,川续断、牛膝、桑寄生补肝肾、续筋脉,牛膝引药下行,五加皮、松节、陈皮祛风行气,合而成方,治疗下肢损伤所致的疼痛、活动不利等症。

(四)功效

和营续骨,舒筋通络。

(五)适应证

下肢扭挫伤,骨折及脱臼中期。

(六)按语

本方最适合用于损伤中期,筋脉粘连、行走不便所致的疼痛、活动受限。

六、乌附麻辛桂姜汤

(一)药物组成

乌头、附子、麻黄、桂枝、干姜、甘草、细辛。

(二)用法

水煎服。剂量依病情轻重而酌情加减,每天 1 剂,煎 2 次,早晚各服 1 次。

(三)方解

方中乌头温经通络,祛风止痛,附子干姜温经散寒止痛,麻黄、细辛、桂枝散寒祛风除湿,诸药合用,对于肢体关节疼痛麻木、活动障碍等感受风寒湿邪的创伤患者有良效。

(四)功效

舒筋止痛。

(五)适应证

损伤后期,筋肉拘痛者。

(六)按语

损伤失治,再感受风寒湿邪,闭阻筋脉,气血运行不畅,使用本方祛寒除湿,温经通络可收到良效。

七、邓氏接骨续筋汤

(一)药物组成

鸡血藤 15 g,赤芍、川续断、苏木各 12 g,骨碎补、自然铜、土鳖虫各 9 g,乳香、没药、血竭各 6 g。

(二)用法

水煎服。每天 1 剂,煎 2 次,早晚各服 1 次。

(三)方解

骨折经过 2 周的治疗后,局部的气滞血瘀大部已消,局部肿胀明显减轻或消退,骨折处初步连接,疼痛明显缓解,但终因瘀血尚未尽祛,经脉尚未尽复,气血仍欠充旺,故见筋骨酸软,时而疼痛。治疗当活血止痛,接骨续筋。方用乳香、没药、血竭活血行气,善能止痛;骨碎补、自然铜、土鳖虫、苏木活血续筋;鸡血藤、赤芍、川续断活血补血通络。合而成方,有活血止痛,接骨续筋之效。

(四)功效

活血止痛,接骨续筋。

(五)适应证

骨折 2 周后,筋骨酸软,时有作痛。

(六)按语

下肢伤者加牛膝、木瓜各 12 g;上肢伤者加老桑枝 18 g;腰背伤者加杜仲 15 g。

八、四物汤

(一)药物组成

生地黄 12 g,当归、川芎、白芍各 9 g。

(二)用法

水煎服,每天 1 剂,分 2 次服。

(三)方解

本方为补血之主方,方用当归、川芎为血中之气药,芍药、生地黄为血中之血药,故本方不仅适用于血虚,亦适用于血滞。损伤之后,脾胃虚弱,生化不足,阴不敛阳,故午后发热,内有虚火,故烦躁不安,血少气弱,故肿痛不消;脾胃虚弱,故纳少神疲。本方以生地黄、当归养阴活血,白芍和营止痛,川芎行血祛滞,合用有补血行血之力。

(四)功效

补血行血。

(五)适应证

素体血虚，跌仆损伤，亡血较多者，烦躁不安，均宜服之，为血症通用方。

(六)按语

瘀血较多者，可加桃仁、红花称桃红四物汤；痛甚者，可加乳香、没药。春季多风加防风倍川芎以散之；夏季多湿加黄芩倍白芍以燥之；秋季多燥加天冬倍地黄以润之；冬季多寒加桂枝倍当归以温之。

九、归脾汤

(一)药物组成

白术、黄芪、酸枣仁、茯苓各 10 g，炙甘草、龙眼肉各 4.5 g，当归、党参、远志各 3 g，木香 1.5 g。

(二)用法

水煎服，日 1 剂，亦可制成丸剂服用。

(三)方解

血不归脾则妄行，党参、白术、黄芪之甘温，所以补脾；茯苓、远志、枣仁、龙眼之甘温酸苦，当归滋阴而养血，木香行气而舒脾，既行血中之滞，又助党参、黄芪而补气。气壮则能摄血，血自归经而诸症自可除矣。

(四)功效

养心健脾，补益气血。

(五)适应证

骨折后期气血不足，神经衰弱等。

(六)按语

伤后焦虑、气血不足，心脾两虚，本方可补脾养心，治疗心悸、失眠、食欲缺乏等。

十、仙鹤草汤

(一)药物组成

仙鹤草 60 g，侧柏炭、丹参、干藕节、炒蒲黄、车前子、荆芥炭、茯苓各 9 g，参三七 2 g。

(二)用法

水煎服。每天 1 剂，煎 2 次，早晚各服 1 次。

(三)方解

方中仙鹤草、侧柏炭、干藕节、炒蒲黄、荆芥炭一派功专止血之品，目的是增强止血效力，而且有散瘀之功；止血须防瘀，故以丹参、三七止血化瘀，使血止而无留瘀之弊；车前子、茯苓利水消肿，与活血止血药配伍，其消肿止血之力更增，故本方可用于各种急性出血症。

(四)功效

止血祛瘀。

(五)适应证

创伤后肺胃出血不止，以及头部内伤血肿、水肿。

(六)按语

现代研究，仙鹤草有明显的抗体外血栓作用，是一味活血止血药，临床广泛用于各种出血症，用于呕血、咯血、尿血、便血等。

十一、生血补髓汤

(一)药物组成

生地黄 12 g,芍药、当归、黄芪、杜仲、续断、五加皮各 9 g,川芎 6 g,红花 5 g。

(二)用法

水煎服,每天 1 剂。

(三)方解

方中黄芪、当归、芍药、生地黄、川芎补气养血;续断、杜仲、牛膝、五加皮强筋壮骨;红花合川芎、当归、牛膝、五加皮活血祛瘀,以促筋骨愈合。

(四)功效

益气补血,补髓壮骨。

(五)适应证

损伤中后期,气血两虚,肝肾不足者。症见骨折修复缓慢,筋骨软弱,肌肉萎缩,关节不利,行动无力,腰膝酸软,舌淡脉弱者。

(六)按语

本方用于扭挫伤筋及脱位骨折,经早期治疗,瘀去骨接,已近愈合,但筋骨未坚,气血已虚者,治当补肝肾以强筋骨,养气血以壮肌肉。欲增生血补髓之力,可将生地黄改为熟地黄,并加入枸杞、鹿角胶。

十二、加速接骨汤

(一)药物组成

当归 15 g,续断 14 g,毛姜 13 g,土鳖虫、自然铜各 10 g。

(二)用法

水煎服。每天 1 剂,煎 2 次,早晚各服 1 次。

(三)方解

方中土鳖虫、自然铜、当归活血逐瘀、接骨续筋,续断、毛姜补肝肾、续筋骨,合而成方,以接骨续筋为主,治疗各种骨折。

(四)功效

活血祛瘀,接骨续筋。

(五)适应证

陈旧性骨折迟缓连接。

(六)按语

本证需辨证施治。或活血化瘀,筋脉和畅,瘀去则新生;或益气养血,气血充沛,筋骨得以温养;或补益肝肾,精血旺盛,才能补骨生髓。

气滞血瘀型加生地黄 14 g,赤芍 13 g,川芎、泽兰、红花、制乳香、制没药各 10 g,川牛膝 15 g;气血虚弱型加熟地黄、黄芪各 30 g,白芷、白术、炙甘草各 10 g,怀牛膝、黄精各 15 g;肝肾不足型加杜仲 12 g,寄生 14 g,枸杞、白芍、菟丝子、茯苓各 10 g,黄芪 60 g。

十三、加味桃核承气汤

(一)药物组成

桃仁、大黄(后下)、枳实各 10 g,厚朴 8～10 g,芒硝(冲服)6～8 g,桂枝、炙甘草各 6 g。

(二)用法

浓煎 300 mL,分 1～2 次口服,两次间隔时间为 4～6 小时。

(三)方解

方中大黄生用,破血逐瘀,攻下燥结之力更猛;桃仁破血通经,与大黄合用,以增强破瘀攻下之力;芒硝软坚,助大黄泻实下瘀;枳实、厚朴行气消滞,以增泻下燥实之功;配桂枝通利血脉,以增强活血化瘀之效。炙甘草调和诸药。合而成方,使瘀血去,腑气通,诸症可愈。

(四)功效

破血逐瘀,攻下燥结。

(五)适应证

胸腰椎骨折早期合并肠麻痹。腰痛,不能转侧,两下肢麻木,活动受限。全腹疼痛,腹胀难忍,恶心呕吐,腹部叩之如鼓,肠鸣音消失,二便不通,舌红苔黄,脉弦实者。

(六)按语

跌打损伤,络损血溢,瘀血蓄结,阻滞于中下焦,气机不畅,腑气不通使然。治当破血通经,攻下燥结之法。

十四、壮骨强筋汤

(一)药物组成

熟地黄 12 g,怀牛膝、当归、续断、补骨脂、骨碎补、煅自然铜各 9 g,川芎、桃仁各 6 g,制乳香、红花、甘草各 3 g。

(二)用法

水煎服。每天 1 剂,煎 2 次,早晚各服 1 次。

(三)方解

本方以四物汤活血养血为主,配合桃仁、红花、乳香活血化瘀,怀牛膝、续断、补骨脂、骨碎补、自然铜补肝肾、续筋骨,甘草调和诸药,合而成方,治疗伤后气滞血瘀,肝肾亏虚所致的骨折延迟愈合、四肢虚弱无力、疼痛不适等症。

(四)功效

舒筋活络,补肾壮骨。

(五)适应证

筋伤、骨折中后期筋骨痿软,愈合较缓者。

(六)按语

骨折伤筋中、后期,常因气血亏损或卧床少动,而致筋骨痿弱无力,如伤在上肢则手臂不能活动,伤在下肢则步履无力,伤在躯干则俯仰受阻,伤在关节则屈伸不利,此时,可予以壮骨强筋汤治之。

十五、壮腰健肾汤

(一)药物组成

熟地黄、杜仲、山萸、枸杞、补骨脂、红花、羌活、独活、苁蓉、菟丝子、当归。

(二)用法

药量适中,水煎服。每天1剂,煎2次,早晚各服1次。

(三)方解

方中熟地黄、山萸、枸杞补益肝肾,补骨脂接骨续筋,从蓉、菟丝子强腰壮骨,当归、红花活血通络,羌活、独活、杜仲祛风除湿通络,纵观全方,具有补益肝肾,壮骨舒筋,祛风除湿,活血通络之功效。

(四)功效

调肝肾,壮筋骨。

(五)适应证

骨折及软组织损伤。

(六)按语

对于老年骨质疏松的患者,可加龟甲 15 g,鹿角霜 15 g。

十六、当归鸡血藤方

(一)药物组成

当归、熟地黄、鸡血藤各 15 g,白芍、丹参各 9 g,桂圆肉 6 g。

(二)用法

水煎服。每天1剂,煎2次,早晚各服1次。

(三)方解

方中当归、熟地黄、桂圆补益肝肾,益气养血,白芍解痉镇痛、滋阴补血,丹参、鸡血藤活血化瘀、行气止痛,诸药合用,补益气血,活血化瘀,舒筋通络止痛。

(四)功效

益气补血。

(五)适应证

用于骨伤患者后期气血虚弱者,或肿瘤经放疗或化疗,有白细胞及血小板减少者。

(六)按语

兼寒湿者,加秦艽、姜黄、五加皮散寒行湿,温经通络;兼肝肾阴虚者,加枸杞、女贞子以滋阴补肾;气虚者加黄芪、白术、山药健脾益气。

十七、化瘀息痛膏

(一)药物组成

桑枝 12 g,丹参、泽兰、延胡索各 9 g,防风、独活、赤芍、苏木、姜黄、桃仁、桂枝、土鳖虫各 6 g,制乳香 3 g。

(二)用法

水煎服。每天1剂,煎2次,早晚各服1次。

(三)方解

方中丹参为君,赤芍、泽兰、制乳香、苏木、姜黄、桃仁、土鳖虫、延胡索为臣药,有活血通络,祛瘀止痛之功效。佐以独活、防风祛风胜湿,通痹止痛。桑枝、桂枝祛风通络,引药旁达四肢为使药,故肿痛渐消。

(四)功效

活血化瘀,通经活络。

(五)适应证

脱位或筋伤初期,患处肿痛者。

(六)按语

脱位或者筋伤初期,患部血离经脉,气滞血瘀,肿痛显著。治疗原则以活血化瘀,通经活络。

十八、补肾壮筋汤

(一)药物组成

熟地黄、当归、山茱萸、茯苓、续断各 12 g,杜仲、怀牛膝、白芍、五加皮各 10 g,青皮 5 g。

(二)用法

水煎服,或制成丸剂服。

(三)方解

方中熟地黄、当归、白芍药、山茱萸滋补精血;杜仲、怀牛膝、川续断、五加皮强壮筋骨;茯苓、青皮理气益脾,以助运化。诸药合用,可使肝肾得养,则筋骨强壮,而痿软无力可愈。

(四)功效

补益肝肾,强壮筋骨。

(五)适应证

肾气虚损,习惯性关节脱位等。

(六)按语

临床可加龟甲、枸杞以增强壮骨之效;气虚可加党参、黄芪、白术。

十九、健筋壮骨汤

(一)药物组成

续断、伸筋草、狗脊各 12 g,党参、骨碎补、当归、白术、白芍各 9 g,独活、陈皮、姜黄各 6 g,红花、桂枝各 3 g。

(二)用法

水煎服。每天 1 剂,煎 2 次,早晚各服 1 次。

(三)方解

方中党参补气,白术养血,柔肝止痛,当归、红花、姜黄活血化瘀,续断、狗脊、骨碎补补益肝肾,强壮筋骨。独活、桂枝、伸筋草祛风除湿,舒筋活络。白术、陈皮入脾经,养胃固本共奏健筋壮骨之目的。

(四)功效

补益肝肾,舒筋活络。

(五)适应证

脱位后期,筋骨失健,关节活动障碍者。

(六)按语

脱位后期,由于肝肾亏虚,筋骨欠健,导致关节活动功能障碍者,应补益肝肾,舒筋活络。

二十、上肢损伤方

(一)药物组成

当归头、川芎各 12 g,党参、首乌、桑枝各 10 g,威灵仙、田七各 9 g,桂枝(后下)、甘草各 6 g,陈皮 3 g。

(二)用法

水煎服。每天 1 剂,煎 2 次,早晚各服 1 次。

(三)方解

肢体损伤,瘀血阻络,血运不畅,气机阻滞,证见局部瘀肿疼痛明显,固定不移,如针刺刀割,肢端血运欠佳,脉细涩。治宜活血逐瘀,益气止痛。本方以当归头活血行瘀为主药。辅以田七止血散瘀、消肿定痛,川芎活血行气、祛风止痛;党参补气养血生津,陈皮理气,以推动血行;首乌补肝肾、益精血,以充盈血脉。佐以威灵仙祛风除湿、通络止痛。桂枝解表镇痛,桑枝祛风通络,引药上行,甘草调和诸药为使。

(四)功效

行瘀止痛。

(五)适应证

适用于上肢损伤。

(六)按语

上肢损伤,常因血肿而致局部肿胀,疼痛难忍,肢端血运受阻,使用本方可祛瘀消肿,有利于肢端血液循环的改善。

二十一、下肢损伤方

(一)药物组成

赤芍、牛膝各 12 g,桃仁、归尾、五灵脂、独活、杜仲各 10 g,田七 8 g,木香(后下)6 g,红花 5 g。

(二)用法

水煎服。每天 1 剂,煎 2 次,早晚各服 1 次。

(三)方解

方中桃仁、红花活血祛瘀,共为主药;赤芍清热凉血、祛瘀止痛,归尾破血,五灵脂活血散瘀、止痛,助桃仁、红花行瘀止痛,为辅药;杜仲补肝肾、强筋骨,田七止血、散血、定痛,木香行气止痛为佐药;牛膝活血祛瘀、引药下行,独活“专身半以下”,共为使药,使药直达病所。

(四)功效

散瘀止痛,下行通络。

(五)适应证

适用于下肢损伤。

（六）按语

本方活血散瘀止痛效果明显，用于治疗下肢软组织损伤等所致的下肢疼痛、肿胀，其止痛消肿作用较强。年老体弱者慎用。

二十二、壮骨舒筋汤

（一）药物组成

熟地黄 15 g，杜仲、怀牛膝、当归、党参、枸杞、穿山龙、续断、木通、木瓜各 9 g，防风、川厚朴、泽兰、白芷各 6 g，川芎 4.5 g，西红花 1.5 g。

（二）用法

酒水各半煎服。每天 1 剂，煎 2 次，早晚各服 1 次。

（三）方解

方中川芎、红花、泽兰活血通经，祛瘀止痛；枸杞、杜仲、续断补肝肾，强筋骨；党参补中益气；当归、熟地黄补血和血；穿山龙、木瓜、川厚朴祛风胜湿，舒筋活络；白芷、防风辛温升阳，解表发汗，使湿气随汗而解，以风药胜湿；更添牛膝、木通引药下行，瘀阻停湿自然下降，随气而化，则阳气上升，顽疾解除。

（四）功效

活血祛瘀，强筋壮骨，温经通络。

（五）适应证

腰部慢性伤筋，瘀阻作痛。

（六）按语

慢性腰部伤筋，多因经常持续损伤或急性损伤迁延日久所致，此外先天性腰骶部缺陷也可诱发。治疗宜活血祛瘀，强壮筋骨，温经通络。

二十三、白虎五味汤

（一）药物组成

生石膏、蒲公英、紫花地丁各 30 g，怀山药 20 g，金银花、紫背天葵、知母、菊花、苍术、丹参各 15 g，牡丹皮 12 g。

（二）用法

每天 1 剂，水煎取汁 500 mL，分 3 次温服。

（三）方解

本方使用白虎加苍术汤清热祛湿，五味消毒饮清热解毒，消肿止痛，配合丹参、牡丹皮活血散瘀，清热凉血，加怀山药益气养阴，诸药合用，共奏清热解毒，化瘀散结，消肿止痛之功。

（四）功效

清热解毒，通脉行瘀。

（五）适应证

痛风性关节炎。

（六）按语

本方乃白虎加术汤合五味消毒饮加味而成，诸药共奏清热解毒，利湿祛邪，通脉行瘀之功。用之得当则热毒可清，湿邪得除，瘀滞即消，肿痛全无。

二十四、生精壮骨汤

(一)药物组成

党参 15 g,黄芪、当归、骨碎补、补骨脂、川续断各 9 g,白术、白芍、赤芍、川芎各 6 g,乳香、没药各 5 g,鹿茸片 0.15 g。

(二)用法

每天 1 剂,水煎取汁分 4 次温服,1 个月为 1 个疗程。同时配合外用中药熏洗患部,以增强气血运行,方为麝香 2 mg,海桐皮、透骨草各 9 g,川芎、红花、威灵仙各 6 g。

(三)方解

根据本病的病因病机,使用强补生精壮骨汤滋养肾阳,生精养血,是治本之法则。方中鹿茸、骨碎补、补骨脂可补血生精,温肾壮阳,为强筋健骨的主药;当归、白芍、乳香、没药补血活血,川芎能引药归经;党参、黄芪、白术益气健脾以加强主药的功效。再外用中药熏洗促进血气畅通,加速骨破坏的愈合。

(四)功效

温补肾阳,补血生精,活血通络。

(五)适应证

股骨头无菌性坏死。

(六)按语

肝肾不足,筋骨失养,骨骼失去气血温煦和濡养,导致坏死。本方阴阳双补,生精壮骨养血,促进坏死之骨块进行修复。

二十五、补肾通络汤

(一)药物组成

黄芪 30 g,茯苓 25 g,熟地黄、山药、泽泻各 20 g,山萸肉、杜仲、牛膝各 15 g,鸡血藤、桃仁、田三七、附子各 10 g,延胡索 5 g。

(二)用法

每天 1 剂,水煎取汁分 2～3 次温服。

(三)方解

本方以熟地黄、山药、泽泻、山萸肉、杜仲、牛膝、附片等大剂补肾药物为主,补肾填精壮骨;田三七、桃仁、鸡血藤等活血通络止痛;黄芪补气益血;延胡索理气止痛。诸药为伍则瘀血可消,疼痛即止。

(四)功效

补肾壮骨,活血通络。

(五)适应证

中老年骨折后期断端骨质疏松。

(六)按语

痛剧者加大三七用量。

二十六、独活寄生汤

(一)药物组成

当归 12 g,独活 9 g,桑寄生、杜仲、牛膝、秦艽、茯苓、防风、川芎、人参、甘草、芍药、干地黄各 6 g,细辛、肉桂心各 3 g。

(二)用法

水煎服。每天 1 剂,煎 2 次,早晚各服 1 次。

(三)方解

方中独活辛散苦燥,善祛深伏骨节之风寒湿邪,并有止腰膝痹痛之长;桑寄生能补肝肾、壮筋骨,祛风湿,亦有止腰腿疼痛之功,共为君药;细辛、肉桂心辛散寒湿,温通经脉而止痛;防风疏风胜湿,透邪外出;秦艽善搜筋肉之风湿,通经止痛;杜仲、牛膝补肝肾,强筋骨,止痹痛,共为臣药。地黄、当归、川芎、芍药补血调血;人参、茯苓益气健脾,则气血两补,扶正祛邪。此五味为佐药,甘草益气和中,亦为佐使之用。全方合用,使风湿得除,气血得充,肝肾得补,诸症自愈。

(四)功效

祛风湿,止痹痛,补肝肾,益气血。

(五)适应证

痹证日久,肝肾不足,气血两亏。腰膝冷痛酸软,腿足屈伸不利或痹着不仁。畏寒喜温,舌淡苔白,脉细弱。现常用于治疗骨质增生症、强直性脊柱炎、慢性风湿性关节炎、坐骨神经痛等。

(六)按语

风寒湿三气痹着日久,肝肾不足气血两亏则腰膝冷痛、肢节屈伸不利。治宜祛风湿、止痹痛、补肝肾、益气血。如疼痛甚者,可加红花、川乌、地龙、白花蛇;寒湿偏甚,腰腿冷痛重着者,加附子、干姜、防己、苍术。湿热痹证者,本方忌用。忌生冷食物,防风寒,避潮湿。

二十七、大成汤

(一)药物组成

大黄(后下)、枳壳各 20 g,芒硝(冲服)、木通、苏木、当归、厚朴各 10 g,川红花、陈皮、甘草各 6 g。

(二)用法

水煎,温酒送服,醋汤亦可。药后得下即停。

(三)方解

方中重用大黄活血下瘀,攻逐阳明为君。朴硝咸寒软坚,润燥泻下,以助大黄、枳壳、厚朴破气通闭,共为臣药。当归、苏木、红花活血祛瘀,陈皮行气,木通利水,共为佐药。使以甘草调和诸药。

(四)功效

活血化瘀,通腑泻下。

(五)适应证

跌打损伤气分受伤,瘀血内蓄,昏睡,二便秘结者,或腰椎损伤后伴发肠麻痹腹胀者。

(六)按语

疼痛较重者,可加延胡索、川楝子;气滞较重者,可加木香、香附;肾功能不全者去木通。本方药性峻烈,用量及方法必须因人、因病情而异。体弱多病者慎用,孕妇禁用。

二十八、血府逐瘀汤

(一)药物组成

桃仁 12 g,红花、当归、生地黄、牛膝各 9 g,枳壳、赤芍各 6 g,川芎、桔梗各 5 g,柴胡、甘草各 3 g。

(二)用法

水煎服。每天 1 剂,煎 2 次,早晚各服 1 次。

(三)方解

本方由桃红四物汤加四逆散加桔梗、牛膝而成。方中当归、川芎、赤芍、桃仁、红花活血化瘀,牛膝祛瘀血,通血脉,引血下行,柴胡疏肝解郁,桔梗开宣肺气,载药上行,又可合枳壳一升一降,开胸行气,使气行则血行,生地黄清热凉血,合当归又能滋阴润燥,使祛瘀不伤阴血,甘草调和诸药,合而用之,使瘀去气行,则诸症可愈。

(四)功效

活血化瘀,行气止痛。

(五)适应证

胸中血瘀证。胸痛、头痛日久,痛如针刺而有定处、或呃逆日久不止,或内热烦闷,或心悸失眠,急躁易怒,入暮潮热,唇暗或两目黯黑,舌黯红或有瘀斑,脉涩或弦紧。

(六)按语

本方经加减可通治多种血瘀气滞证。如创伤骨折,胸部挫伤,颅脑损伤,冠心病,高血压病等。方中活血祛瘀药较多,故孕妇忌服。

二十九、桃仁承气汤

(一)药物组成

桃仁(去皮尖)、大黄各 12 g,桂枝、甘草、芒硝各 6 g。

(二)用法

水煎,芒硝溶入,食前温服。每天 1 剂,一天 3 次。

(三)方解

方中重用桃仁破血逐瘀,大黄荡涤邪热,二者合用,以增强破血下瘀之力,桂枝通行血脉,与大黄共为臣药,既不能使大黄直泻胃肠,又能制约桂枝辛散走表,共同发挥攻逐瘀热,芒硝软坚散结为佐,助主药化瘀,甘草为使,调和诸药,以成其功。

(四)适应证

下焦蓄血证。少腹急结,小便自利,其则谵语烦躁,其人如狂,至夜发热,以及血瘀经闭,痛经,脉沉实而涩。

(五)按语

若瘀血深结,加水蛭、虻虫、三棱、莪术;气滞腹胀痛者,加枳实、厚朴;清热解毒者加金银花、连翘。本方能破血下瘀,故孕妇和有出血倾向者忌用;若表证未解者,当先解表,而后再用本方。

三十、理气散瘀汤

(一)药物组成

归尾、生地黄、续断各 9 g,红花、川芎、制陈皮、枳壳、泽兰、槟榔各 6 g,甘草 3 g。

(二)用法

水酒各半煎服。

(三)方解

方中归尾、红花、泽兰、川芎活血祛瘀;生地黄清热凉血;陈皮、枳壳、槟榔理气健脾;续断补肝肾、续筋骨;甘草调和诸药。故本方具有理气和伤、散瘀活血之功用。

(四)功效

理气和伤,散瘀活血。

(五)适应证

新伤气逆不顺,瘀阻作痛。

(六)按语

新伤者,由于损伤导致气血运行失常,常感气逆不顺,瘀阻作痛,此时可予以理气散瘀汤治之。

(曹金虎)

第六章

骨科常用中医疗法

第一节　脱位复位手法

一、原理及目的

脱位复位手法是指用指、掌、腕、臂或身体其他部位的劲力，结合器械，随症运用各种手法技巧，作用于患者患部及穴位，以达治病疗伤、整复骨折、脱位、强壮身体的一种治疗方法。

二、适应证

(1)新鲜外伤性脱位。
(2)全身情况较好，无昏迷或其他脏器损伤和危重休克患者。
(3)经X线确诊为关节脱位者。

三、禁忌证

(1)开放性关节脱位，创口未经清创手术者。
(2)复合性创伤，患者有进行性出血，生命体征有危象的危重患者。
(3)精神病患者，不能与医师合作时。
(4)诊断未明确，未摄X线检查确诊者。
(5)陈旧性脱位超过3个月，关节严重粘连，或已明显有骨化性肌炎的患者。

四、物品准备

(1)复位治疗床，备宽布带。
(2)麻醉药物，如普鲁卡因等。
(3)外敷药物和固定器材，如夹板、绷带等。

五、操作方法

(一)一般方法

(1)拔伸牵引，欲合先离，术者与助手顺势对抗牵引，力度适中恰当。

(2)让脱出之远端从原路返回,在足够的牵引后,用端提等手法,徐徐屈曲关节使其入臼。

(3)利用杠杆原理,以脱位肢体的远端为力点,脱位关节囊为支点,通过旋转、内收、外展或伸屈等活动,利用杠杆作用使其入臼。

(4)入臼后认真检查关节的外形,关节活动功能是否完好,并借助关节的特殊检查体征,确认已入臼,如肩关节之搭肩试验(Duga's 征)。

(二)常见关节脱位复位法

(1)颞颌关节脱位口腔内复位法:患者低坐,术者面向患者,用双手拇指伸入患者的口腔内,按于两侧下臼齿上,其余四指在外面托住下颌,两拇指先往下按,待下颌骨移动时再往里推之,余指同时协调地将下颌骨向上端送,听到滑入关节的响声,说明脱位已复位,此时拇指速向两旁滑开,随即从其口腔内退出(图 6-1)。

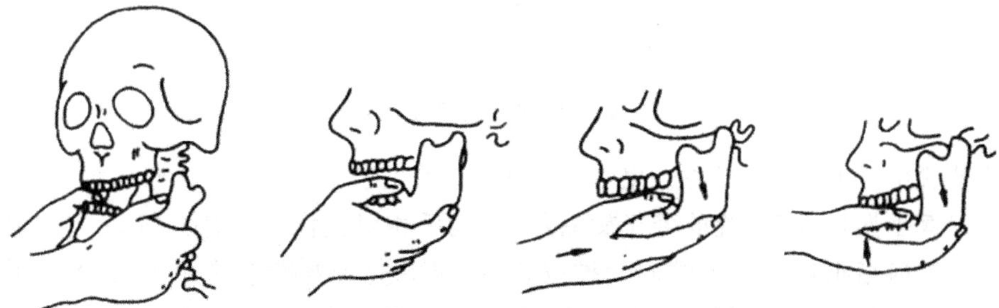

图 6-1　颞颌关节脱位口腔内复位法

(2)肩关节脱位拔伸足蹬复位法:患者仰卧,用拳大的软布垫于患侧腋下,以保护软组织,术者立于患侧,用两手握住患肢腕部,并用足(右侧脱位用右足,左侧脱位用左足)抵于腋窝内,在肩外旋、稍外展位置沿伤肢纵轴方向缓慢而有力地牵引,继而徐徐内收、内旋,利用足跟为支点的杠杆作用,将肱骨头挤入关节盂内,当有回纳感觉时,复位即告完成。在足蹬时,不可使用暴力,以免引起腋窝血管神经损伤。若用此法肱骨头尚未复位,可能系肱二头肌长头腱阻碍,可将患肢内、外旋转,使肱骨头绕过肱二头肌长头腱,然后再按上法进行复位(图 6-2)。

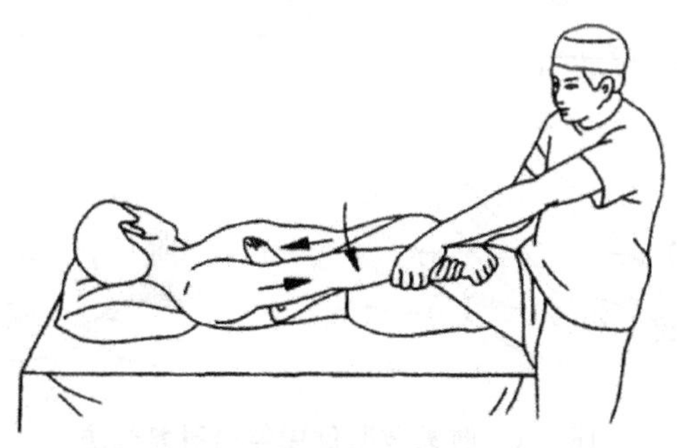

图 6-2　肩关节脱位拔伸足蹬复位法

(3)肩关节脱位拔伸托入复位法:患者坐位,术者站于患肩外侧,以两手拇指压其肩峰,其余四指插入腋窝(左侧脱位,术者右手握拳穿过腋下部,用手腕提托肱骨头;右侧脱位,术者用左手腕提托)。第一助手站于患者健侧肩后,两手斜形环抱固定患者,第二助手一手握患侧肘部,一手握腕上部,外展外旋患肢,由轻而重地向前外下方作拔伸牵引。与此同时,术者插入腋窝的手将肱骨头向外上方钩托，第二助手逐渐将患肢向内收、内旋位继续拔伸，直至肱骨头有回纳感觉，复位即告完成(图 6-3)。

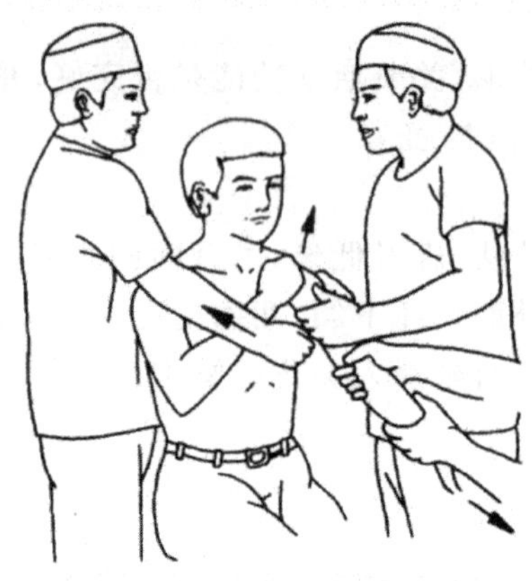

图 6-3 肩关节脱位拔伸托入复位法

(4)肘关节脱位拔伸屈肘复位法：患者取坐位，助手立于患者背后，以双手握其上臂，术者站在患侧前面，以双手握住腕部，置前臂于旋后位，与助手相对拔伸，然后术者以一手握腕部继续保持牵引，另一手的拇指抵住肱骨下端向后推按，其余四指抵住鹰嘴向前端提，并慢慢将肘关节屈曲；若闻入臼声，说明脱位已整复。或平卧位，患肢上臂靠床边，术者一手按其下段，另一手握住患肢前臂顺势拔伸，有入臼声后，屈曲肘关节(图 6-4)。

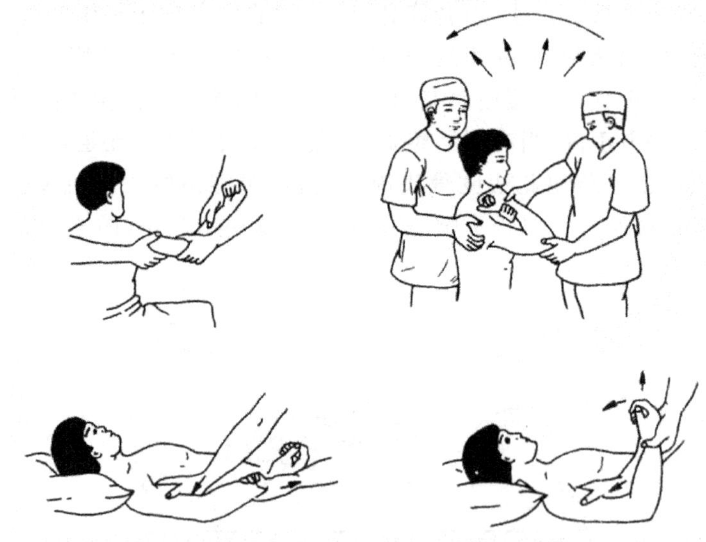

图 6-4 肘关节脱位拔伸屈肘复位法

(5)小儿桡骨小头半脱位复位法：不需麻醉，家长抱患儿正坐，术者与患儿相对。以右侧为例，术者左手拇指放在桡骨头外侧处，右手握其腕上部，并慢慢地将前臂旋后，一般半脱位在旋后过程中常可复位。若不能复位，则右手稍加牵引至肘关节伸直旋后位，左手拇指加压于桡骨头处，然后屈曲肘关节，常可听到或感到轻微的入臼声。或可屈肘 90°向旋后方向来回旋转前臂，也可复位(图 6-5)。

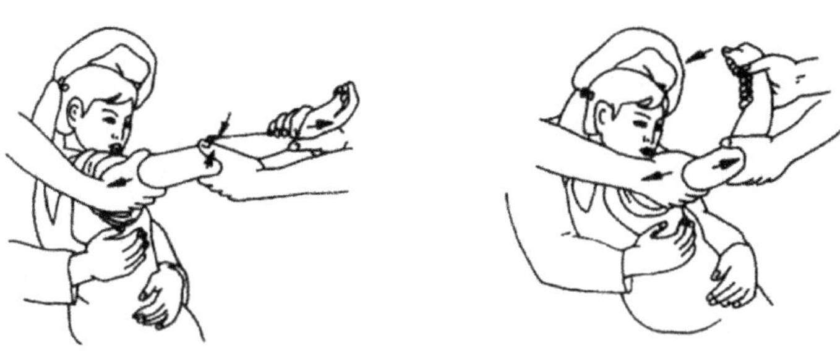

图 6-5　小儿桡骨小头半脱位复位法

(6)月骨脱位拇指整复法：患者在麻醉下(如臂丛麻、局麻)，取坐位，肘关节屈曲，两助手分别握住肘部和手指对抗牵引，在拔伸牵引下前臂旋后(即仰掌)，腕关节背伸(四指向上一拗)，使桡骨与头状骨之间的关节间隙加宽，术者两手握住患者腕部，两手拇指用力推压月骨凹面的远端(捺在骨陷之所)，迫使月骨进入桡骨和头状骨间隙，然后逐渐使腕掌屈(掌往下捺，微带拽势)，当月骨有滑动感，中指可以伸直时，多数表明已复位(图 6-6)。

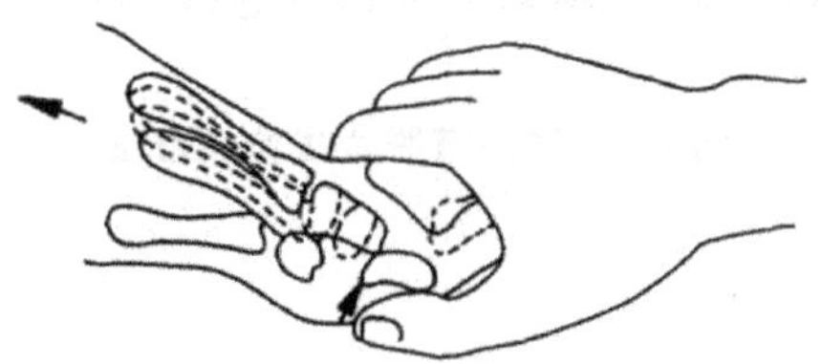

图 6-6　月骨脱位复位法

(7)髋关节脱位回旋复位法：患者仰卧，助手以双手按压双侧髂嵴固定骨盆，术者立于患侧，一手握住患肢踝部，另一手以肘窝提托其腘窝部，在向上提拉的基础上，将大腿内收、内旋，髋关节极度屈曲，使膝部贴近腹壁，然后将患肢外展、外旋、伸直。在此过程中，其髋有响声者，复位即告成功(图 6-7)。因此法的屈曲、外展、外旋、伸直是一连续动作，形状恰似一个反问号"?"，亦称划问号复位法。

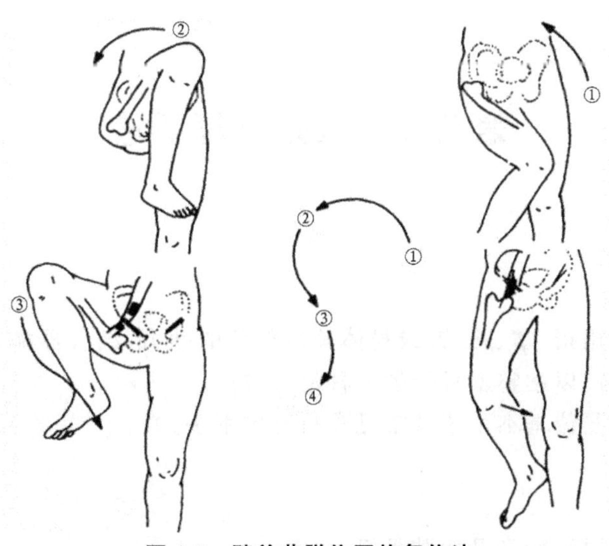

图 6-7　髋关节脱位回旋复位法

回旋法应用杠杆原理整复脱位，当屈髋牵引、内收内旋髋关节时，使股骨头与髋臼上缘分离，然后继续屈髋屈膝，使股骨头向前下方滑移，再外展外旋髋关节，利用髂股韧带为支点，依靠杠杆作用使股骨头移至髋臼下缘，最后伸直大腿，使股骨头向上滑入髋臼。由于回旋法的杠杆作用力较大，施行手法时动作要轻柔，不要使用暴力，以免导致骨折或加重软组织的损伤。

(8)髋关节脱位拔伸足蹬复位法：患者仰卧，术者两手握患肢踝部，用一足外缘蹬于坐骨结节及腹股沟内侧(左髋脱位用左足，右髋脱位用右足)，手拉足蹬，身体后仰，协同用力，两手可略将患肢旋转，即可复位(图 6-8)。

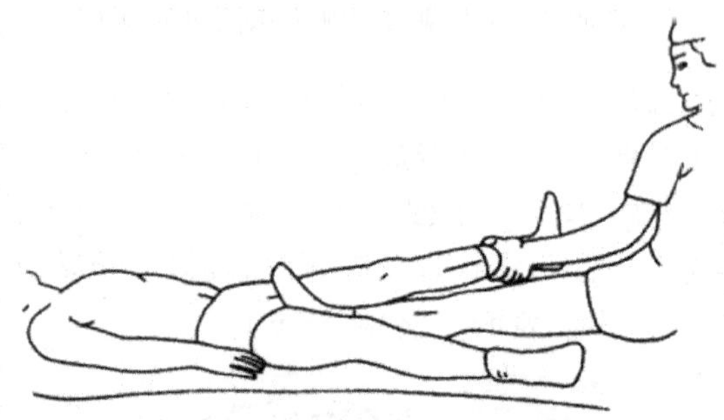

图 6-8　髋关节脱位拔伸足蹬法

六、注意事项

(1)在整复时牵引未充分，关节重叠未牵开，切勿过急屈曲关节，易造成人为的骨折损伤，尤其老年骨质疏松患者。

(2)利用杠杆原理复位法，切忌用力粗暴，以免引起骨折和加重损伤。

(3)一般新鲜脱位，整复操作适当，可不须麻醉，若患者肌肉发达，或复杂性脱位，或患者疼痛难受，可用针麻、臂丛麻醉、硬膜外麻醉等，以减轻患者痛苦。

(4)脱位合并近关节骨折者，原则上先整复脱位，再处理骨折。

(曹金虎)

第二节　骨折整复手法

一、原理及目的

骨折整复手法是指用指、掌、腕、臂或身体其他部位的劲力，结合器械，随症运用各种手法技巧，作用患者患部及穴位，以达整复骨折的一种治疗方法。

通过学习掌握骨折复位基本手法及常见骨折复位手法。

二、适应证

(1)绝大多数闭合骨折，特别是四肢骨折。

(2)部分开放骨折，如伤口较小或伤口经清创关闭。

(3)没有手法复位禁忌证者。

(4)估计手法整复效果良好者。

三、禁忌证

(1)年老体弱,对骨折功能恢复要求不高者。

(2)病危或复合伤者,应以抢救生命为首要目的,暂不宜复位。

(3)较严重的开放骨折(包括伤口污染严重者)。

(4)估计手法整复难以成功,或成功后难以维持固定者,如股骨干骨折严重缩短移位,某些斜形的不稳定骨折。

四、物品准备

准备骨折固定器具(如夹板、石膏、绷带、压垫等)、外用药、复位床,麻醉用品等。

五、操作方法

(一)常用骨折复位手法

1.拔伸

主要用于矫正患肢的重叠移位,一般是由术者和助手分别握住患肢的远端近端,对抗用力牵引(图 6-9)。

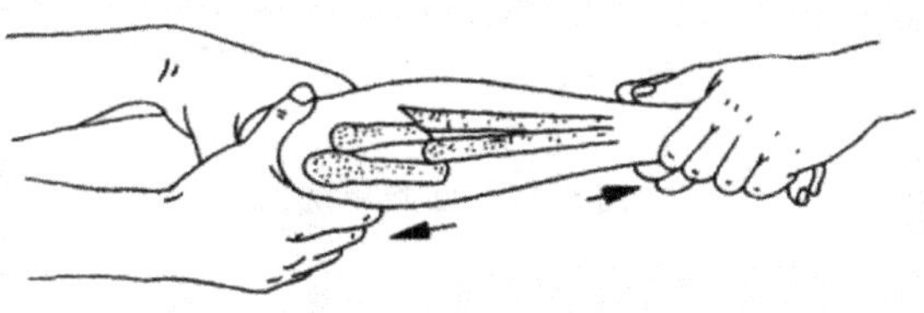

图 6-9　拔伸手法

2.旋转

主要用于矫正骨折的旋转移位,一般是由术者手握骨折远段在拔伸下,围绕肢体纵轴向内或向外旋转以恢复肢体的正常生理轴线。

3.折顶

主要用于单靠牵引不易完全矫正的重叠移位。要点是先做加大骨折成角拔伸,至两断端同侧骨皮质相遇时,骤然将成角矫直,使断端对正。本法要慎用,操作要仔细,以免骨锋损伤重要的软组织(图 6-10)。

4.回旋

主要用于有背向移位(即两骨折面因旋转移位而反叠)的斜形骨折。一般是术者一手固定近端,另一手握住远端,按移位途径的相反方向回旋复位(图 6-11)。

5.分骨

主要用于尺、桡骨、掌、跖骨骨折,骨折端因成角移位及侧方移位而相互靠拢时。方法是术者用两手拇指及示、中、环指,分别挤捏骨折处背侧及掌侧骨间隙,使靠拢的骨折端分开(图 6-12)。

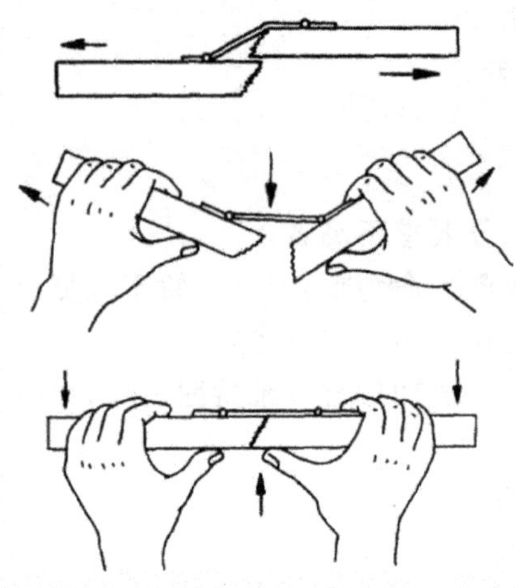

图 6-10　折顶手法

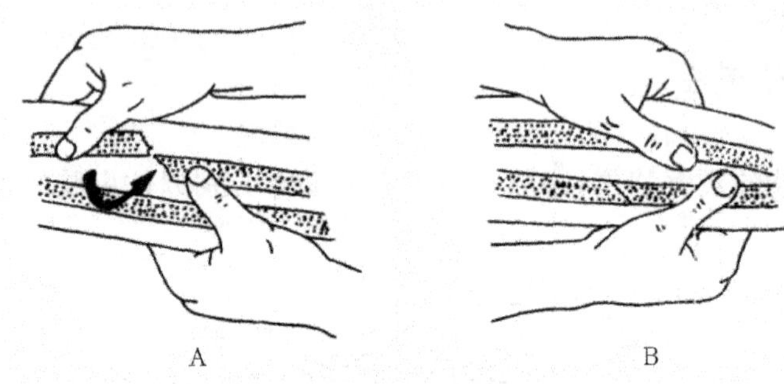

图 6-11　回旋手法

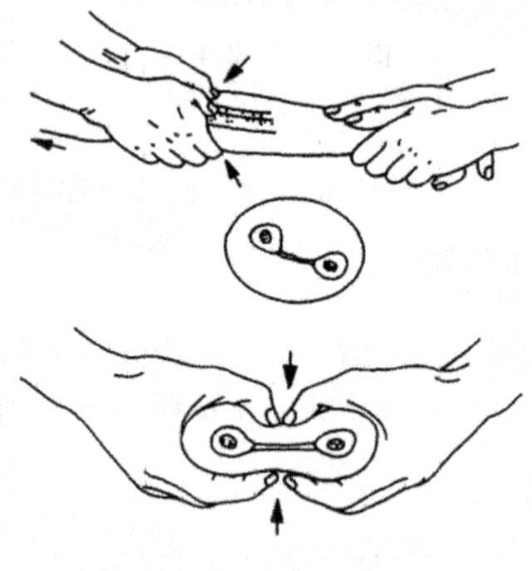

图 6-12　分骨手法

6.屈伸

用于骨折脱位的整复。方法是术者一手固定关节的近端,另一手握住远端沿关节的冠轴摆动肢体以复位(图 6-13)。

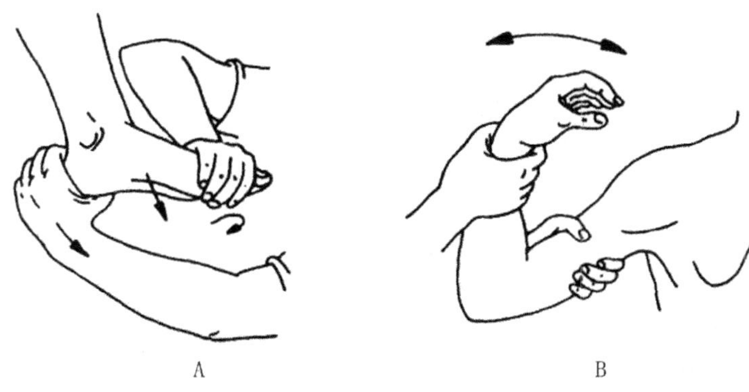

图 6-13 屈伸手法

7.端提捺正

主要用于重叠成角及旋转移位矫正后还有侧方移位者。方法是在持续手力牵引下,术者两手拇指压住突出的远端,其余四指捏住近侧骨折端,向上用力使“陷者复起,突者复平”。或术者借助掌、指分别按压远端和近端,横向用力夹挤以矫正之(图 6-14、图 6-15)。

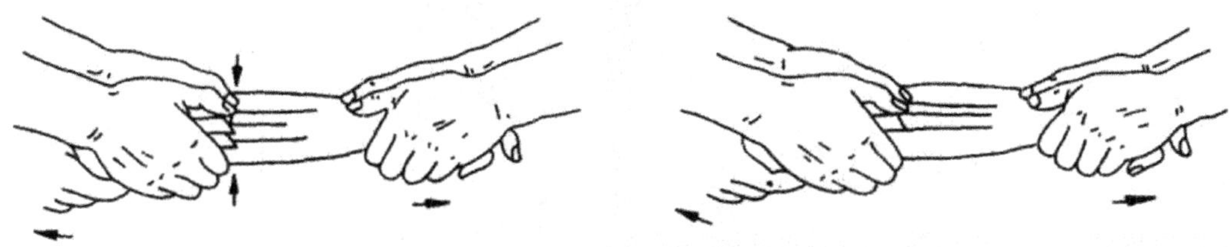

图 6-14 端提手法

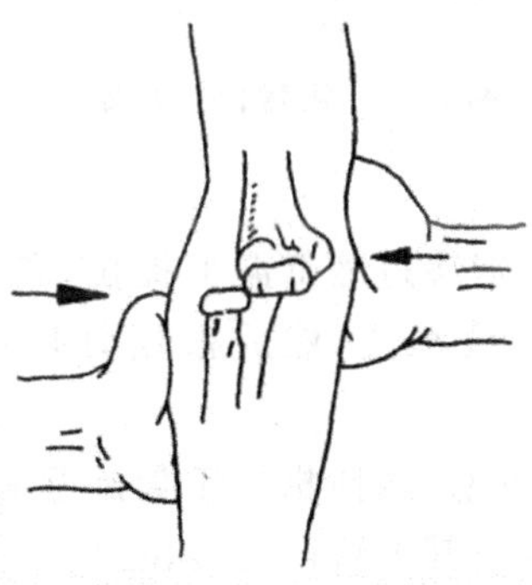

图 6-15 捺正手法

8.纵压

主要用于检查横形骨折的复位效果。方法是术者两手固定骨折部,让助手在维持牵引下稍稍向左、右、上、下摇摆远端,术者双手可感觉到骨折的对位情况,然后沿纵轴挤压,若骨折处不发生缩短移位则说明骨折对位良好(图 6-16)。

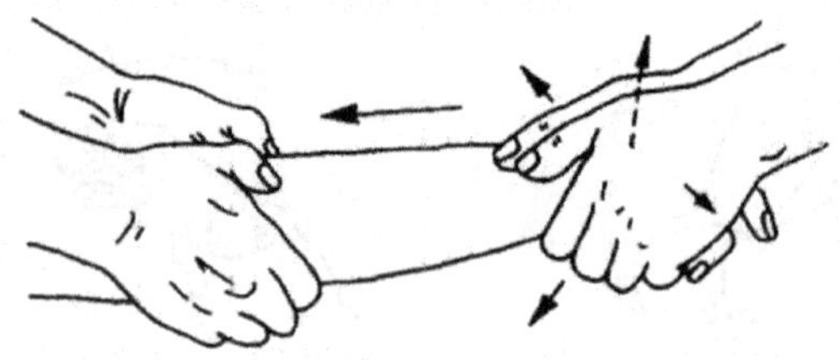

图 6-16　纵压手法

(二)常见骨折复位手法

1.锁骨骨折整复方法

患者坐位,挺胸抬头,双手叉腰,术者将膝部顶住患者背部正中,双手握其两肩外侧向背部徐徐牵引,使之挺胸伸肩,此时骨折移位即可改善,如仍有侧方移位,可用捺正手法矫正。但此类骨折不必强求解剖复位,稍有移位对上肢功能也妨碍不大(图 6-17)。

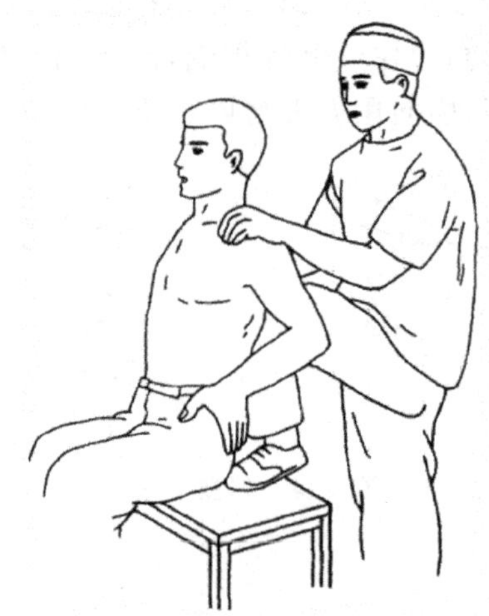

图 6-17　锁骨骨折整复法

2.肱骨外科颈骨折整复方法

患者坐位或仰卧位,一助手用布带绕过腋窝向上提拉,屈肘 90°,前臂中立位,另一助手握其肘部,沿肱骨纵轴方向牵拉,纠正缩短移位,然后根据骨折不同类型再采用不同的复位方法(图 6-18)。

(1)外展型骨折:术者双手握骨折部,两拇指按于骨折近端的外侧,其他各指环抱骨折远端的内侧向外捺正,助手同时在牵拉下内收其上臂即可复位。

(2)内收型骨折:术者两拇指压住骨折部向内推、其他四指使远端外展,助手在牵引下将上臂外展即可复位。如成角畸形过大,还可继续将上臂上举过头顶,此时术者立于患者前外侧,用两拇指推挤远端,其他四指挤按成角突出处,如有骨擦感,断端相互抵触,则表示成角畸形矫正。

3.肱骨干骨折整复方法

患者坐位或平卧位。一助手用布带通过腋窝向上,另一助手握持前臂在中立位向下、沿上臂纵轴对抗牵引,一般牵引力不宜过大,否则易引起断端分离移位。待重叠移位完全矫正后,根据骨折不同部位的移位情况进行整复(图 6-19)。

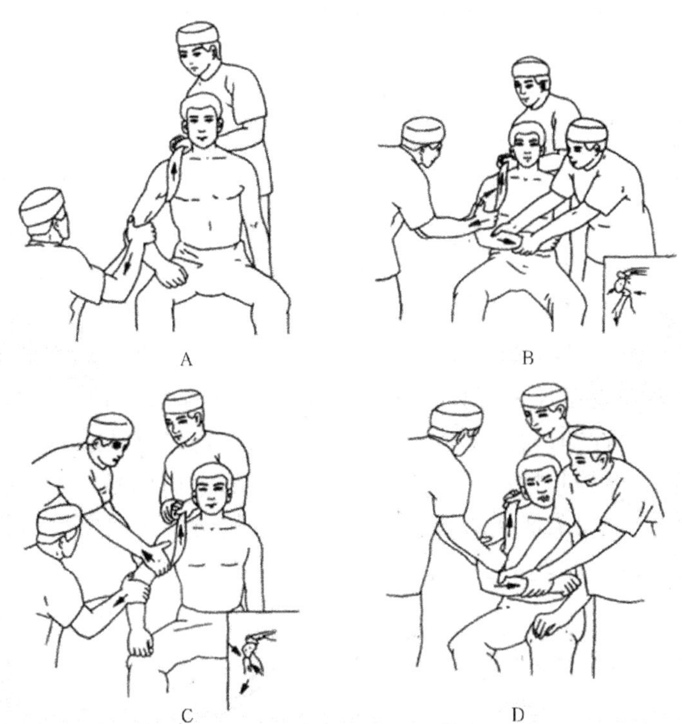

图 6-18　肱骨外科颈骨折复位法

A.纵轴牵引;B.外展型整复法;C、D.取内收型的整复

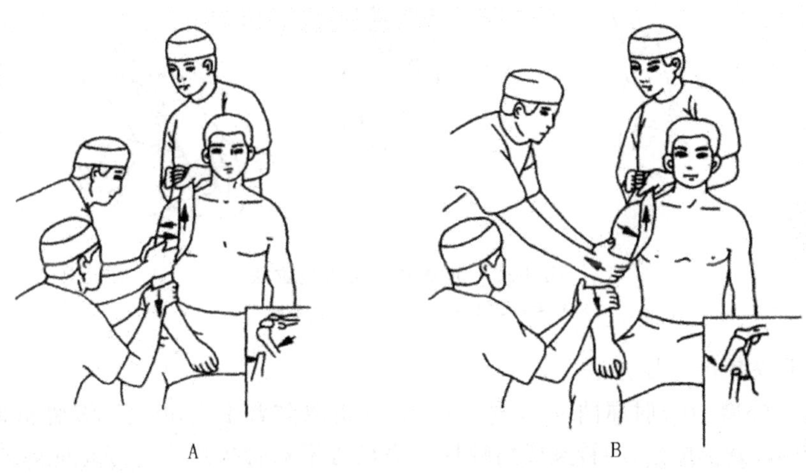

图 6-19　肱骨干骨折复位法

A.上 1/3 骨折复位法;B.中 1/3 骨折复位法

(1)上 1/3 骨折:在维持牵引下,术者两拇指抵住骨折远端外侧,其余四指环抱近端内侧,将近端托起向外,使断端微向外成角,继而拇指由外推远端向内,即可复位。

(2)中 1/3 骨折:在维持牵引下,术者以两手拇指抵住骨折近端外侧推向内,其余四指环抱远端内侧拉向外,纠正移位后,术者捏住骨折部,助手徐徐放松牵引,使断端互相接触,微微摇摆骨折远端或从前后内外以两手掌相对挤压骨折处,可感到断端摩擦音逐渐减小,直至消失,骨折处平直,表示已基本复位。

(3)下 1/3 骨折:多为螺旋或斜形骨折,仅需轻微力量牵引,矫正成角畸形,将两斜面挤紧捺正。

4.肱骨髁上骨折整复方法

(1)患者仰卧,两助手分别握住其上臂和前臂,做顺势拔伸牵引,术者两手分别握住近段相对挤压,纠正重叠移位。若远段旋前(或旋后),应首先纠正旋转移位,使前臂旋后(或旋前)。纠正上述移位后,若整复伸直型骨折,则以两拇指从肘后推远端向前,两手其余四指重叠环抱骨折近端向后拉,同时用捺正手法矫正侧方移位,并令助手在牵引下徐徐屈曲肘关节,常可感到骨折复位时的骨擦感;整复屈曲型骨折时,手法与上述相反,应在牵引后将远端向背侧按压,并徐徐伸直肘关节。

(2)患者仰卧,助手握患肢上臂,术者两手握腕部,先顺势拔伸,再在伸肘位充分牵引,以纠正重叠及旋转移位。整复伸直型尺偏型骨折时,术者以一手拇指按在内上髁处,把远端推向桡侧,其余四指将近端拉向尺侧,同时用手掌下压,另一手握患肢腕部,在持续牵引下徐徐屈肘。这样,桡偏或尺偏和向后移位可以同时矫正。尺偏型骨折容易后遗肘内翻畸形,是由于整复不良或尺侧骨皮质遭受挤压,而产生塌陷嵌插所致。因此,在整复肱骨髁上骨折时,应特别注意矫正尺偏畸形,以防止发生肘内翻(图 6-20)。

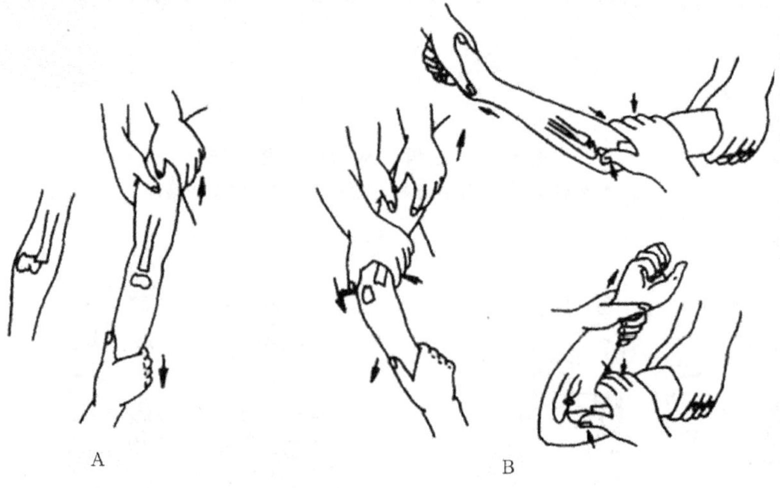

图 6-20 肱骨髁上骨折复位法

A.先矫正侧移位;B.再矫正前后移位

5.桡、尺骨干双骨折整复方法

患者平卧,肩外展 90°,肘屈曲 90°,中、下 1/3 骨折取前臂中立位,上1/3 骨折取前臂旋后位,由两助手拔伸牵引,矫正重叠、旋转及成角畸形。桡尺骨干双骨折均为不稳定时,如骨折在上 1/3,则先整复尺骨;如骨折在下 1/3,则先整复桡骨;骨折在中段时,应根据两骨干骨折的相对稳定性来决定。若前臂肌肉比较发达,加之骨折后出现血肿,虽经牵引后重叠未完全纠正者,可行折顶手法加以复位。若斜行骨折或锯齿形骨折有背向侧方移位者,应用回旋手法进行复位。若桡尺骨骨折断端互相靠拢时,可用挤捏分骨手法,术者用两手拇指和示、中、环 3 指分置骨折部的掌、背侧,用力将尺、桡骨间隙分到最大限度,使骨间隙恢复其紧张度,向中间靠拢的桡、尺骨断端向桡、尺侧各自分离。

6.桡骨下端骨折整复方法

患者坐位,老年人则平卧为佳,肘部屈曲 90°,前臂中立位。整复骨折线未进入关节、骨折段完整的伸直型骨折时，一助手把住上臂，术者两拇指并列置于骨折远端背侧，其他四指置于其腕部，扣紧大小鱼际肌，先顺势拔伸2～3分钟，待重叠移位完全纠正后，将远端旋前并利用牵引力骤然猛抖，同时迅速尺偏掌屈，使之复位；若仍未完全整复，则由两助手维持牵引，术者用两拇指迫使骨折远端尺偏掌屈，即可达到解剖对位；整复骨折线进入关节或骨折块粉碎的伸直型骨折时，则在助手和术者拔伸牵引纠正重叠移位后，术者双手拇指在背侧按压骨折远端，双手余指置于近端的掌侧端提近端向背侧，以矫正掌背侧移位，同时使腕掌屈、尺偏，以纠正侧方移位。整复屈曲型骨折时，由两助手拔伸牵引，术者可用两手拇指由掌侧将远段骨折片向背侧推挤，同时用示、中、环3指将近段由背侧向掌侧压挤，然后术者捏住骨折部，牵引手指的助手徐徐将腕关节背伸，使屈肌腱紧张，防止复位的骨折片移位(图6-21)。

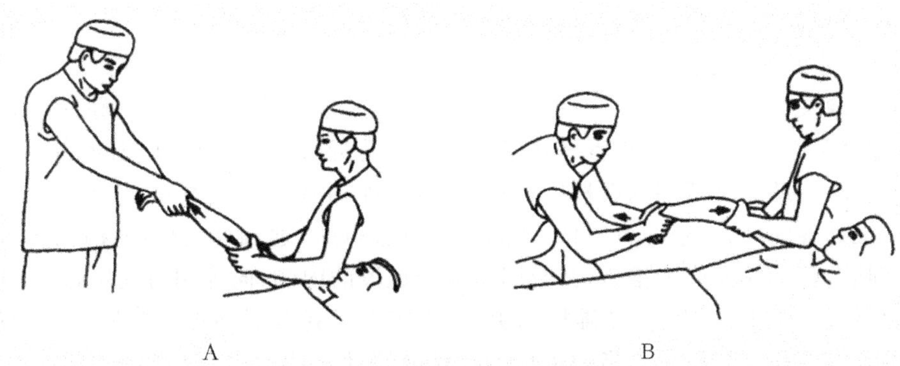

图6-21　桡骨下端伸直型骨折复位法

A.拔伸；B.尺偏掌屈

7.股骨干骨折整复方法

患者取仰卧位，一助手固定骨盆，另一助手用双手握小腿上段，顺势拔伸，并徐徐将患肢屈髋90°，屈膝90°，沿股骨纵轴方向用力牵引，矫正重叠移位后，再按骨折不同部位分别采用下列手法。

(1)上1/3骨折：将患肢外展，并略加外旋，然后由一助手握近端向后挤按，术者握住远端由后向前端提。

(2)中1/3骨折：将患肢外展，同时以手自断端的外侧向内挤压，然后以双手在断端前、后外夹挤。

(3)下1/3骨折：在维持牵引下，膝关节徐徐屈曲，并以紧挤在腘窝内的两手做支点将骨折远端向近端推按(图6-22)。

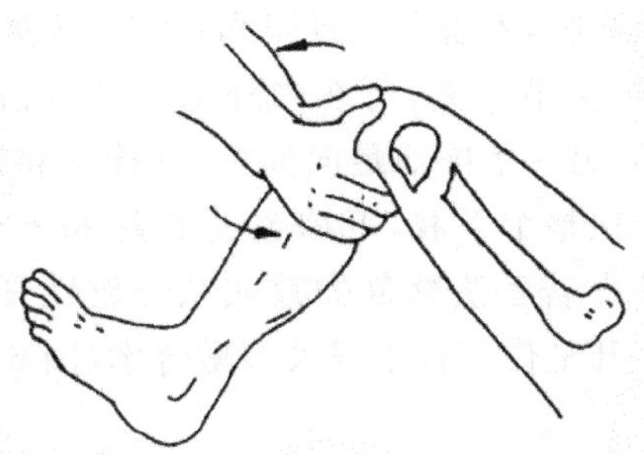

图6-22　股骨干下1/3骨折复位法

若股骨干骨折重叠移位较多，手法牵引未能完全矫正时，可用反折手法矫正。若斜行、螺旋骨折背向移位，可用回旋手法矫正，往往断端的软组织嵌顿亦随之解脱。若有侧方移位，可用两手掌指合抱或两前臂相对挤压，施行端提捺正。

8.髌骨骨折整复方法

(1)无移位的髌骨骨折：其关节面仍保持光滑完整，筋膜扩张部及关节囊亦无损伤者，在患肢后侧(由臀皱纹至足跟部)用单夹板固定膝关节于伸直位。

(2)有轻度分离移位的骨折：可在局麻下，先将膝关节内的积血吸干净，患肢置于伸直位，术者用两手拇、示、中指捏住断端对挤，使之相互接近，然后用一手的拇、示指按住上下两断端，以另一手，触摸髌骨，以确定是否完整，如完整者可用抱膝环固定或弹性抱膝兜固定，后侧长夹板将膝关节固定在伸直位四周，外敷活血祛瘀、消肿止痛药物。

9.胫腓骨干骨折整复方法

患者平卧，膝关节屈曲20°～30°，一助手用肘关节套住患者腘窝部，另一助手握住足部、沿胫骨长轴作拔伸牵引3～5分钟，矫正重叠及成角畸形。若近端向前内移位，则术者两手环抱小腿远端并向前端提，一助手将近端向后按压，使之对位。如仍有左右侧方移位，可同时用捺正手法推近端向外，推远端向内，一般即可复位。螺旋、斜形骨折时，远端易向外侧移位，术者可用拇指置于胫腓骨间隙，将远端向内侧推挤；其余四指置于近段的内侧，向外用力提拉，并嘱助手将远端稍稍内旋，可使完全对位。然后，在维持牵引下，术者两手握住骨折处，嘱助手徐徐摇摆骨折远段，使骨折端紧密相插。最后以拇指和示指沿胫骨前嵴及内侧面来回触摸骨折部，检查对线、对位情况(图6-23)。

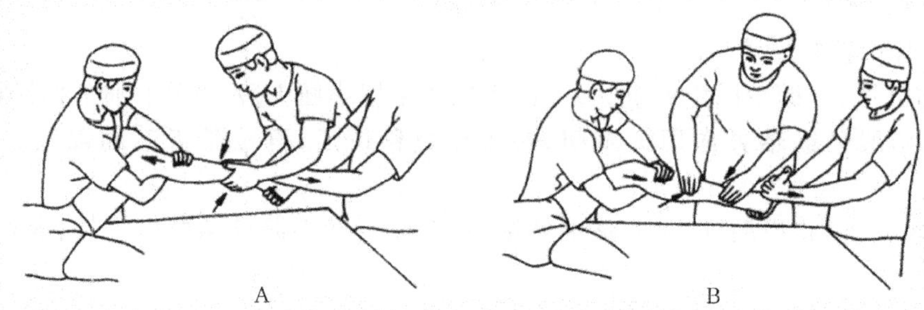

图6-23　胫腓骨干骨折整复方法

A.拔伸下端提按压；B.捺正手法矫正左右侧方移位

10.踝部骨折整复方法

患者平卧屈膝，助手抱住其大腿，术者握其足跟和足背作顺势拔伸，外翻损伤使踝部内翻，内翻损伤使踝部外翻。如有下胫腓关节分离，可在内外踝部加以挤压；如后踝骨折合并距骨后脱位，可用一手握胫骨下段向后推，另一手握前足向前提，并徐徐将踝关节背伸。利用紧张的关节囊将后踝拉下，或利用长袜套套住整个下肢，下端超过足尖20 cm，用绳结扎，作悬吊滑动牵引，利用肢体重量，使后踝逐渐复位。若手法整复失败或系开放性骨折脱位，可考虑切开复位内固定，陈旧性骨折脱位则可考虑切开复位植骨术或关节融合术(图6-24)。

11.肋骨骨折整复方法

单纯肋骨骨折，因其有肋间肌的保护和其余肋骨的支持，所以多无明显移位，且较稳定，一般无需手法整复。

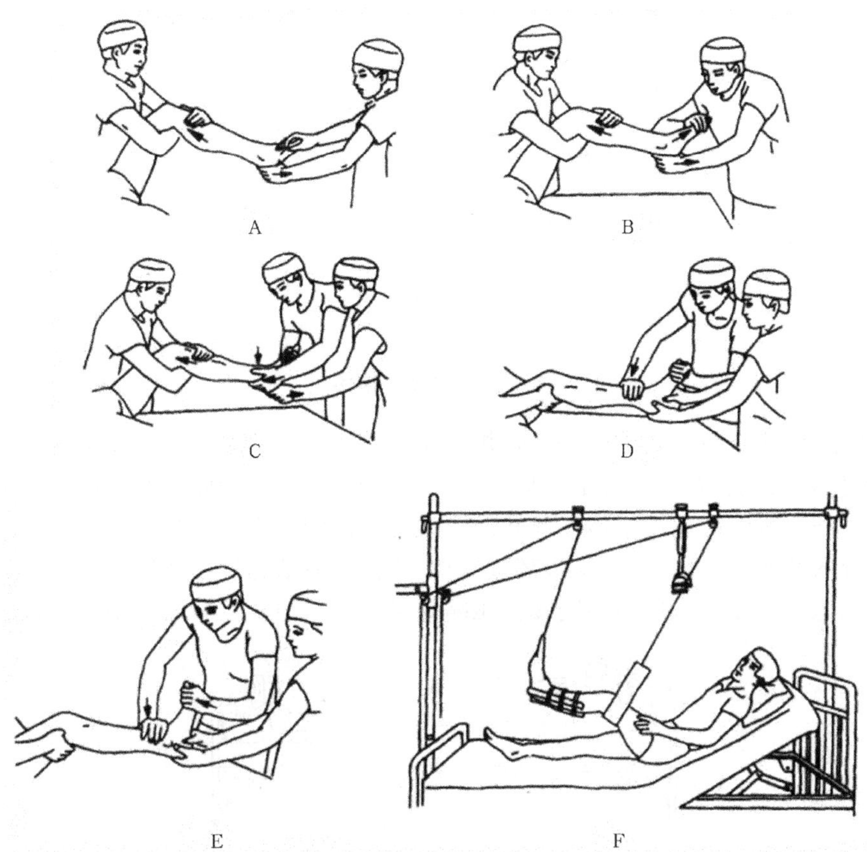

图 6-24　踝部内外翻骨折合并距骨脱位复位方法

A.拔伸；B.翻转；C.挤压；D.推提；E.背伸；F.袜套悬吊牵引

(1)立位整复法：此法令患者站立靠墙，医者与患者相对，并用双足踏患者双足，双手通过患者腋下，相叉抱于背后，然后双手扛起肩部，使患者挺胸，骨折断端自然整复。

(2)坐位整复法：根据上法原理，嘱患者正坐，助手在患者背后，将一膝顶住患者背部，双手握其肩，缓缓用力向后方拉开，使患者挺胸，医者一手扶健侧，一手按定患侧，用推按手法将高凸部分按平。若后肋骨骨折，助手扶住胸前，令患者挺胸，医者立在患者背后，用推按手法将断骨矫正。

(3)卧位整复法：用于胸前肋骨骨折，且患者身体衰弱时。患者仰卧，背部垫高，医者仍按坐位时的手法进行整复。

12.脊柱骨折脱位整复方法

(1)屈曲型脊椎骨折：屈曲型脊椎压缩骨折时，椎体前部坚强有力的前纵韧带往往保持完整，但发生皱缩。通过手法整复，加大脊柱背伸，前纵韧带由皱缩变为紧张，附着于韧带的椎体前部及椎间盘有可能膨胀，恢复其压缩前的外形。

双踝悬吊法：此法复位前可给止痛剂(哌替啶 100 mg 肌内注射)或局部麻醉(1%普鲁卡因 40～60 mL注入椎板附近)。患者俯卧，两踝部衬上棉垫后用绳缚扎，将两足徐徐吊起，使身体与床面约成 45°角。术者用手掌在患处适当按压，矫正后凸畸形。复位后患者仰卧硬板床，骨折部垫软枕(图 6-25)。

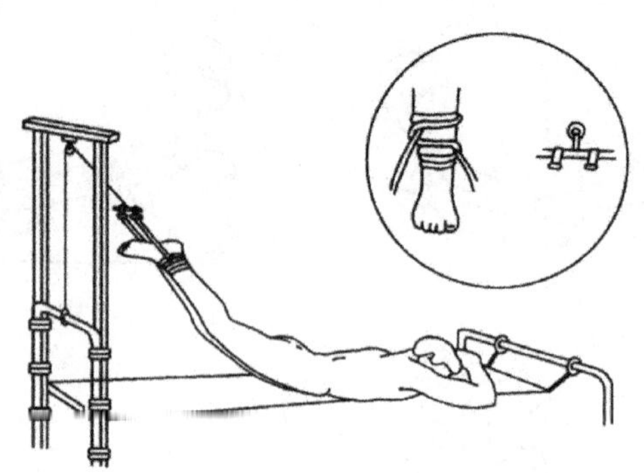

图 6-25　双踝悬吊法

攀索叠砖法:此法是一种过伸位脊椎骨折复位法。先令患者双手攀绳,以砖 6 块,分左右各叠置 3 块,双足踏于砖上,然后抽去足下垫砖,让身体悬空(足尖触地),脊柱呈过伸位,医者在患者腰后,将后凸畸形矫正。适用于体格健壮屈曲型单纯性胸腰椎压缩骨折患者。

垫枕法:此法患者仰卧硬板床,骨折部置软枕,垫枕可逐渐加压,使脊柱过伸。此法配合练功疗法效果更好,适用于屈曲型单纯性胸腰椎压缩骨折以及过伸复位后维持整复效果(图 6-26)。

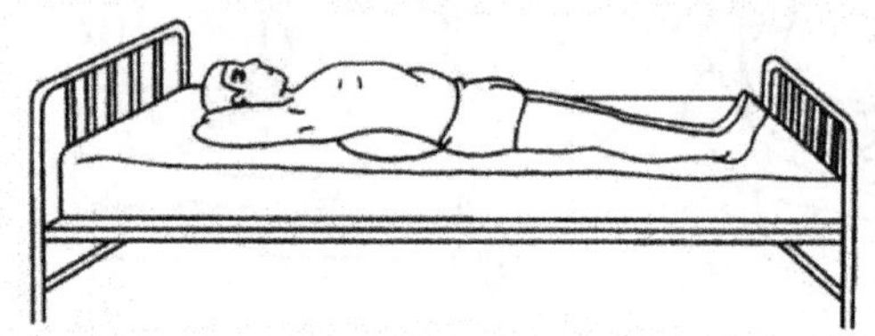

图 6-26　垫枕法

攀门拽伸法:此法令胸腰椎骨折患者俯卧在硬木板上,患者双手攀住木板上缘,用 3 个人在下腰部与双下肢拔伸牵引,医者用手按压骨折部进行复位。这是一种非过伸位脊柱骨折复位法,适用于不稳定性的屈曲型胸腰椎压缩或粉碎骨折以及年老体弱的患者。

持续牵引法:这是我国古代整复颈椎骨折的拔伸牵引法。近代对于轻度移位、无关节交锁的颈椎骨折,一般采用枕颌布托牵引(图 6-27)。将枕颌布托套住枕部与下颌部,通过滑车进行牵引,头颈略后伸,牵引重量 2～3 kg,持续牵引 4～6 周。若颈椎骨折伴有关节交锁者,需用颅骨牵引。牵引重量应逐步增加,并及时摄片了解复位情况,一般采用 5～10 kg 即可将交锁整复,牵引方向先略加前屈,复位后,牵引方向改为后伸,后换带颈托或石膏围领保护。

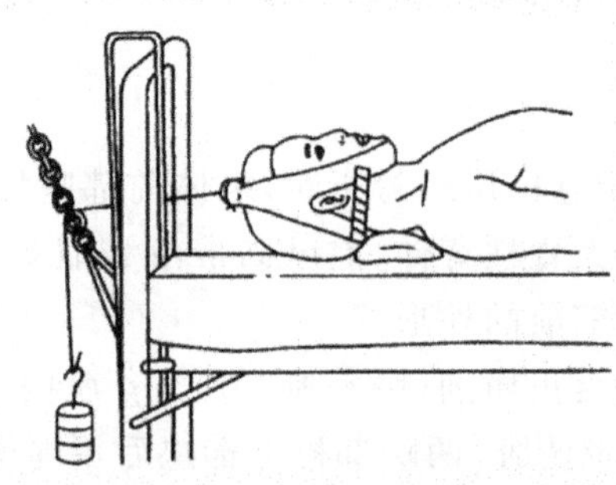

图 6-27　枕颌布托牵引法

(2)伸直型脊椎骨折:伸直型脊椎骨折极少见。颈椎部损伤时,可采用颈椎中立位枕颌布托牵引,必要时可使颈椎稍向前屈曲。无脊髓损伤者,持续牵引4～6周后,换带颈托或石膏围领保护。腰椎部损伤时,应避免脊柱后伸,根据需要将脊柱安置于伸直或略屈曲的位置。

13.股骨颈骨折屈髋屈膝整复方法

患者仰卧,助手固定骨盆,术者握其腘窝,并使膝、髋均屈曲90°向上牵引,纠正缩短畸形,然后伸髋内旋外展以纠正成角畸形,并使折面紧密接触。复位后可做手掌试验,如患肢外旋畸形消失,表示已复位(图6-28)。

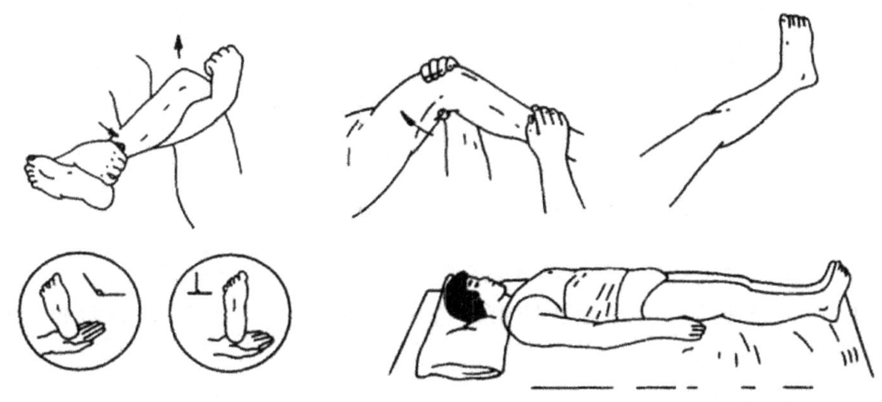

图6-28　股骨颈骨折复位手法

六、注意事项

(1)复位前应充分了解病情(特别是认真阅读X线片),研究确立最佳整复方法,预计和考虑整复过程及整复后可能遇到的困难、问题和相应处理措施。

(2)手法要及时、稳妥、准确、轻巧,避免因反复整复而加重损伤。

(3)复位后监视:①观察体形,触摸肢体轮廓,与健侧对比,初步确认复位满意度。②X线摄片复查,鉴定复位标准。③血液循环检查。④感觉活动等神经检查。

(蔡俊毅)

第三节　筋伤理筋手法

理筋手法按部位、作用及操作的不同,分为舒筋通络法和活络关节法两大类。

一、舒筋通络法

舒筋通络法是医者利用一定手法作用于肌肉较为丰满的部位,从而达到疏通气血、舒筋活络、消肿止痛之目的。现将临床常用的基本手法、动作要领、作用及其适应证介绍如下。

(一)按摩法

根据手法轻重一般可分为轻度按摩和深度按摩两种。

1.轻度按摩法(或称浅表摸法)

(1)动作要领:用单手或双手的手掌或指腹,放在患处用力轻柔缓慢地做来回直线或圆形的按摩动作(图 6-29)。

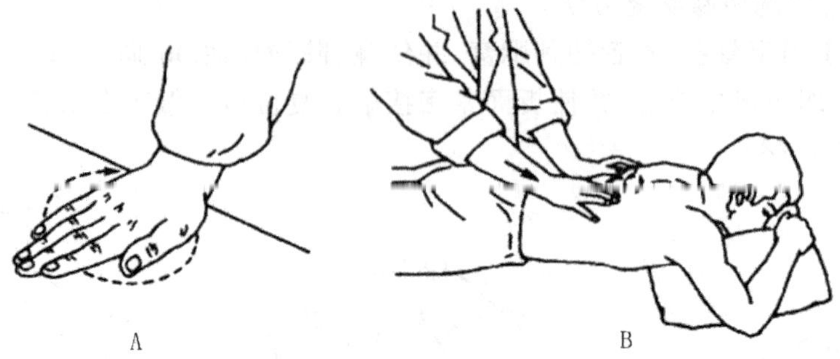

图 6-29 按摩法

A.单手按摩法;B.双手按摩法

(2)功用:有消瘀退肿、镇静止痛的功效,并能缓解肌肉紧张疼痛。

(3)适应证:在一般理筋手法开始和结束时应用,适用全身各部位,以胸腹胁肋处损伤较为常用。

2.深度按摩法(或称推摩法)

(1)动作要领:用手指、掌根及全掌进行推摩的理筋手法,也可用双手重叠在一起操作,按摩力量较轻度按摩法要大,要求力的作用直达深部软组织(图 6-30),摩动的频率快慢可根据病情、体质而决定,动作要协调,力量要均匀。在深部按摩法中还有捋顺法和拇指推法。①捋顺法:由肢体的近端向远端推摩的手法称为捋顺(图 6-31)。俗称"推上去、捋下来",或"捋下来、顺上去",其手法劲力较大,但有向心与离心方向上的区别。②拇指推法:又称一指禅推法,是用拇指单独进行的摆动性推法,用拇指端掌面或偏桡侧,着力于一定部位或经络穴位上,通过腕部的摆动和拇指关节的屈伸活动,使力持续作用于患部或穴位上,推动局部之筋肉,要求沉肩、垂肘、悬腕(图 6-32)。

(2)功用:本法能舒筋活血、祛瘀生新,对消肿及缓解局部伤痛很有效。可以解除痉挛,使粘连的肌腱、韧带、瘢痕组织软化分离。

(3)适应证:本法在轻度按摩法使用后应用,或结合点穴进行,并可运用在各个手法中,是治伤最基本的手法之一。对肢体各部位的损伤、各种慢性劳损、风湿痹证等均可采用。

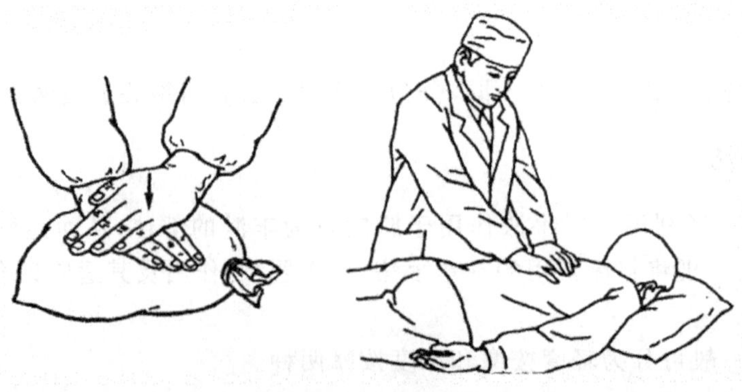

图 6-30 推摩法

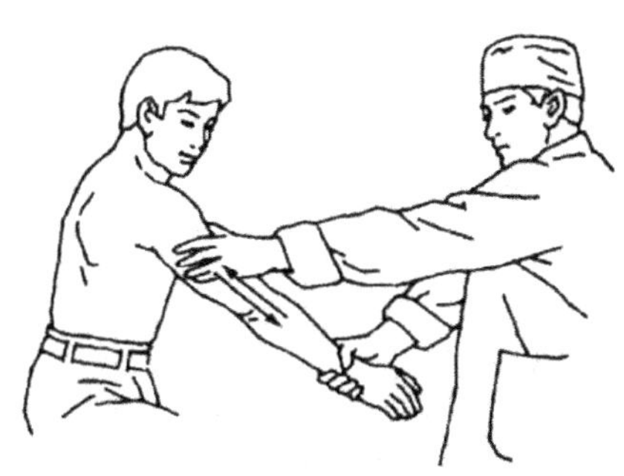

图 6-31　捋顺法

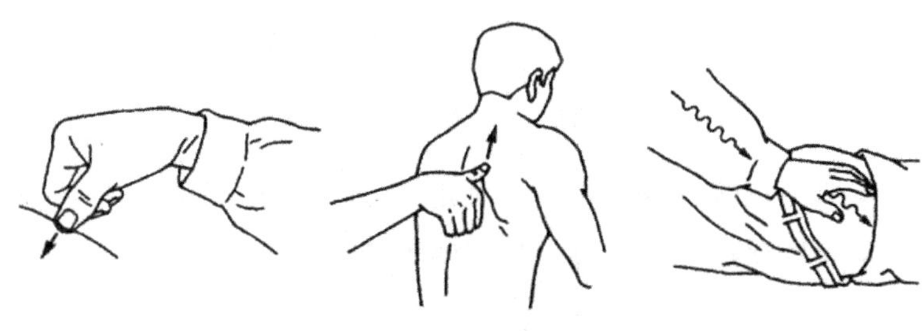

图 6-32　拇指推法

(二)揉擦法

揉、擦两法是理伤常用手法。

1.揉法

(1)动作要领:用拇指或手掌在皮肤上做轻轻的回旋揉动的一种手法,也可用拇指与四指成相对方向揉动,揉动的手指或手掌一般不移开接触的皮肤,仅使该处的皮下组织随手指或手掌的揉动而滑动(图 6-33)。

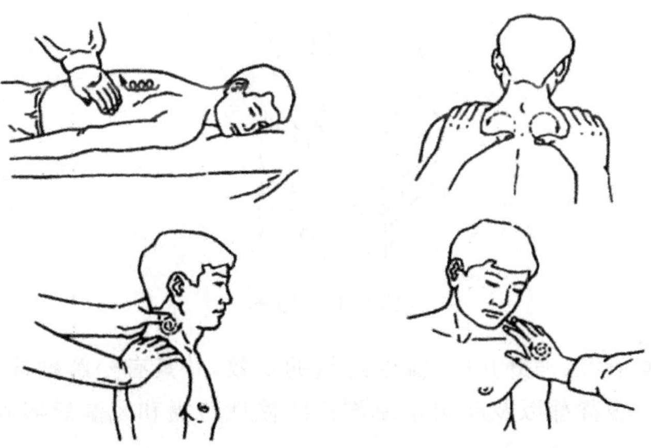

图 6-33　揉法

(2)功用:揉法比较柔和,具有放松肌肉,缓解症状,活血祛瘀,消肿止痛的作用。

(3)适应证:适应于肢体各部位损伤,慢性劳损、风湿痹痛等。

2.拨络法

(1)动作要领:用拇指加大劲力与筋络循行方向横行拨动,或拇指不动,其他四指取与肌束、肌腱、韧带的垂直方向,单向或反复揉拨(图 6-34),起到类似拨动琴弦一样的拨动筋络的作用,手法力量与频率快慢,可根据病情而定。

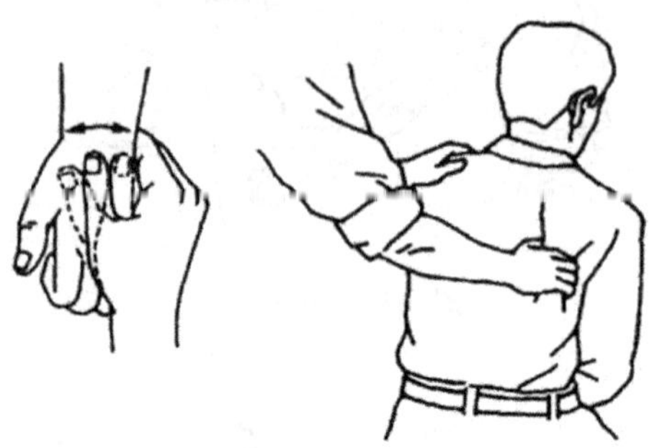

图 6-34 拨络法

(2)功用:具有缓解肌肉痉挛、松解粘连、活血化瘀、通络止痛等作用。

(3)适应证:适用于急慢性伤筋而致肌肉痉挛或粘连等。

3.擦法

擦法是用手掌、大小鱼际、掌根或手指在皮肤上摩擦的一种手法。

(1)动作要领:用上臂带动手掌,力量大而均匀,动作要灵巧而连续不断,使皮肤有红热舒适感。施行手法时要用润滑剂,防止擦伤皮肤(图 6-35)。

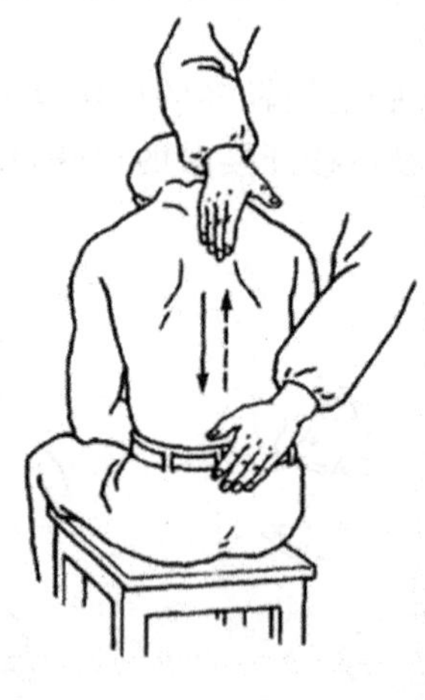

图 6-35 擦法

(2)功用:具有活血散瘀、消肿止痛、温经通络的功效,并具有松解粘连、软化瘢痕的作用。

(3)适应证:适用于腰背部以及肌肉丰厚部位的慢性劳损和风湿痹痛等。

(三)㨰法

1.动作要领

用手的小鱼际尺侧缘及第 3、第 4、第 5 掌指关节的背侧按于体表,沉肩、屈肘约 120°,手呈半握拳状,手腕放松,利用腕力和前臂的前后旋转,反复㨰动,顺其肌肉走行方向自上而下或自左而右,按部位顺序操作(图 6-36),压力要均匀,动作要协调而有节律。

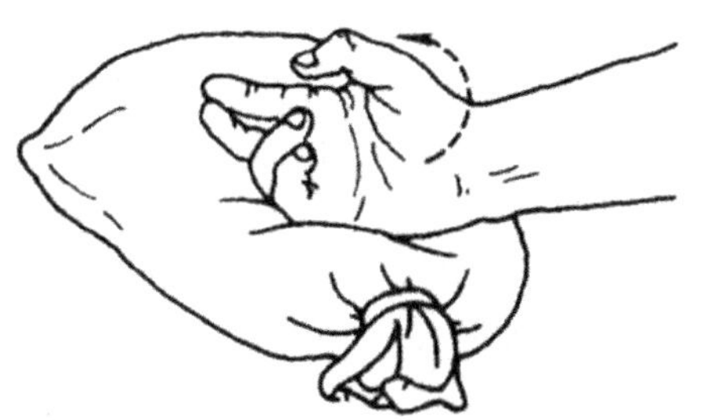

图 6-36　擦法

2.功用

具有调和营卫、疏通经络、祛风散寒、解痉止痛的作用。

3.适应证

适用于陈伤及慢性劳损和颈肩、腰背、四肢等肌肉丰厚部位的筋骨酸痛、麻木不适、肢体瘫痪等。

(四)击打法

用拳捶击肢体的手法称为捶击法,用手掌拍打患处的手法称为拍打法,两法并称击打法。用掌侧击打又称劈法。头部可用指尖及指骨间关节叩打。

1.动作要领

击打时要求蓄劲收提,即用力轻巧而有反弹感,避免产生震痛感。动作要有节奏、快慢要适中,腕关节活动范围不宜过大,以免手掌接触皮肤时用力不均(图 6-37)。

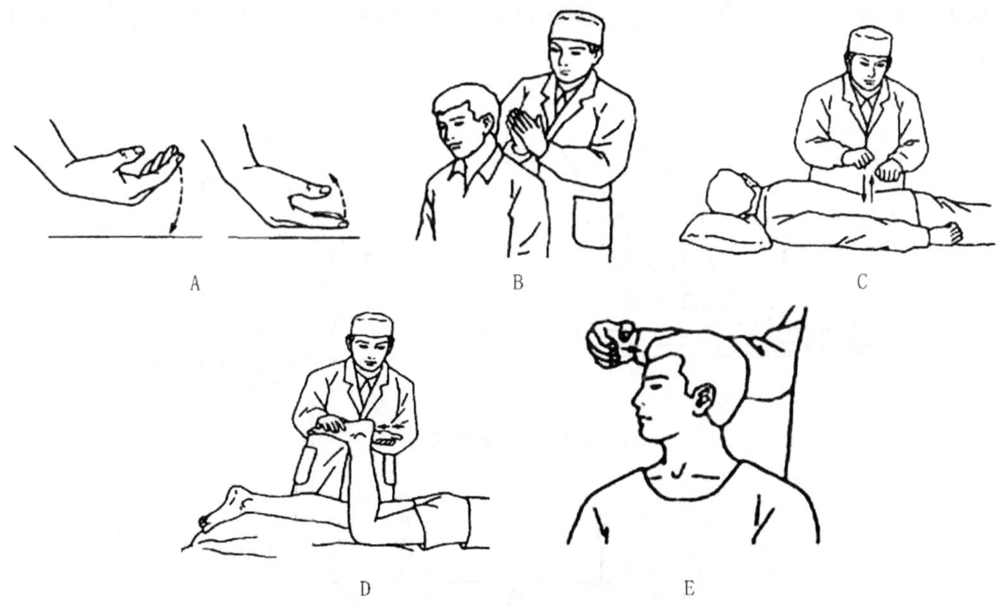

图 6-37　击打法

A、B 击打法;C 捶击法;D 劈法;E 叩打法

2.功用

能疏通周身气血、消除外伤瘀积及疲劳酸胀,又有祛风散寒的作用。

3.适应证

击打法适用于胸背部因用力不当而致的内部迸伤岔气，亦适用于腰背部、大腿及臀部肌肉肥厚的区域，对陈旧性损伤兼有风寒湿证者有较好的疗效。

(五)拿捏法

本法是用拇指与其他四指作相对钳形的用力，一紧一松地拿捏，以挤捏肌肉、韧带等软组织的一种手法(图 6-38)。本法在临床上有很多变化，可与擦法结合在一起，使其兼有揉捏两种作用。

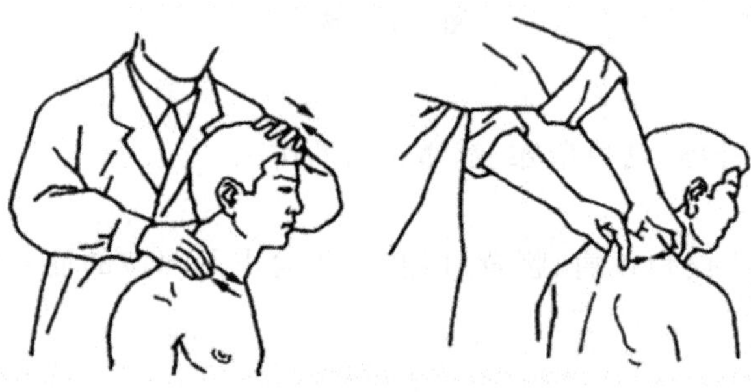

图 6-38 拿捏法

1.动作要领

腕要放松，用指面着力，逐渐用力内收，并作连续不断的揉捏动作，用力由轻到重、再由重到轻，不可突然用力。若是将肌肉、肌腱捏拿起来，然后迅速放开，像射箭时拉弓放弦动作一样，让其在指间滑落弹回(图 6-39)，称为弹筋法。从劲力上看有提、弹两种作用，临床上常与拨络法综合应用，称为弹筋拨络法。若拿捏手指等指骨间关节变为对称地稍用力灵活捻动的手法，称为捻法(图 6-40)。

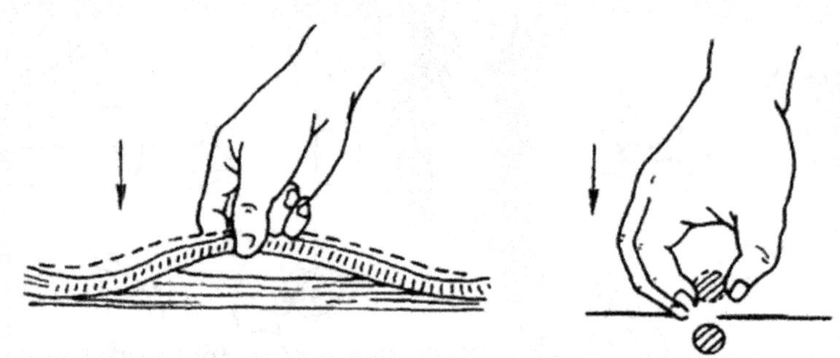

图 6-39 弹筋法

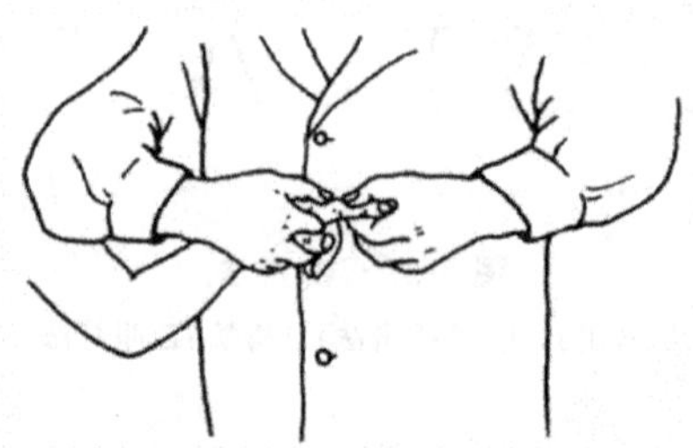

图 6-40 捻法

2.功用

具有缓解肌肉痉挛、松解粘连、活血消肿、祛瘀止痛等作用。

3.适应证

适用于急慢性伤筋而致痉挛或粘连者。

(六)点压法

点压法是根据经络循行路线,选择适当穴位,用手指在经穴上点穴按摩,又称穴位按摩,是中医正骨按摩特色之一(图 6-41)。因用手指点压刺激经穴,与针刺疗法颇为相似,故又称指针疗法,近年来,又在点穴按摩的基础上发展成为指压按摩麻醉。点压法的取穴基本与针灸学相同,在治疗外伤时,除以痛为腧的取穴方法外,还可以循经取穴。

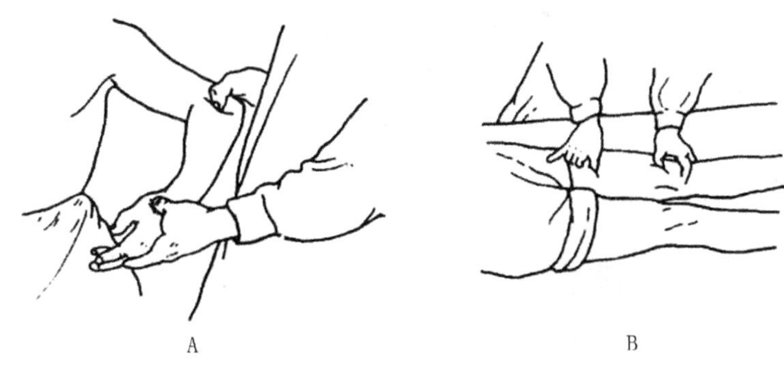

图 6-41 点压法

A.上肢点压法;B.下肢点压法

1.动作要领

用中指为主的一指点法,或用拇、示、中三指点法,或用五指捏在一起,组成梅花状的五指点法。医者应用点压法治疗时,应将自身的气力运到指上,以增强指力。指与患者的皮肤成 60°~90°。用力大小可分为轻、中、重三种。所谓轻点,是以腕关节为活动中心,主要以腕部的力量,与肘和肩关节活动协调配合。其力轻而有弹性,是一种轻刺激手法,多用小儿及体弱患者。中点,是以肘关节为活动中心,主要用前臂的力量,腕关节固定,肩关节协调配合,是一种中等刺激手法。重点,以肩关节为活动中心,主要用上臂的力量,腕关节固定,肘关节协调配合,刺激较重,多用于青壮年及肌肉丰厚的部位。

2.功用

本法是一种较强的刺激手法,具有疏通经络、宣通气血、调和脏腑、平衡阴阳的作用。但对重要脏器的部位慎用,如用时力量要适当减轻。

3.适应证

多用于胸腹部内伤,腰背部劳损,截瘫及神经损伤,四肢损伤及损伤疾病伴有内伤者。

(七)搓抖法

1.搓法

用双手掌面相对放置患部两侧,用力作快速的搓揉,并同时作上下或前后往返移动的手法,称为搓法(图 6-42)。

(1)动作要领:双手用力要对称,搓动要快,移动要慢,动作要轻快、协调、连贯。

(2)功用:具有调和气血、舒筋活络、放松肌肉的作用,能消除肌肉疲劳。

(3)适应证:多用于四肢、肩、肘、膝关节,也可以用于腰背、胁肋部的伤筋。

2.抖法

用双手握住患者的上肢或下肢的远端,稍微用力作连续的小幅度上下快速的抖动,使关节有松动感,称为抖法(图 6-43)。

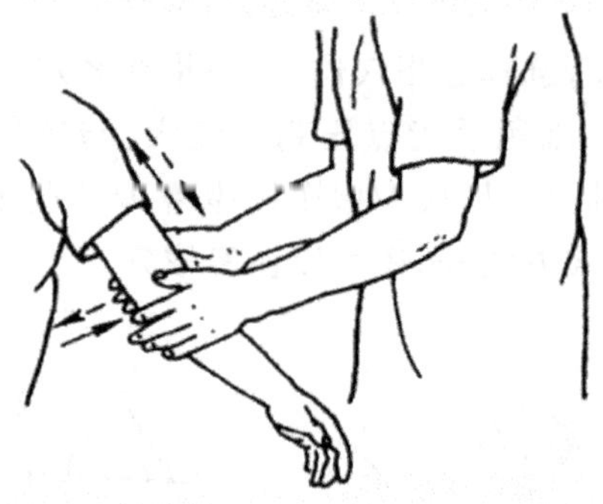

图 6-42 搓法

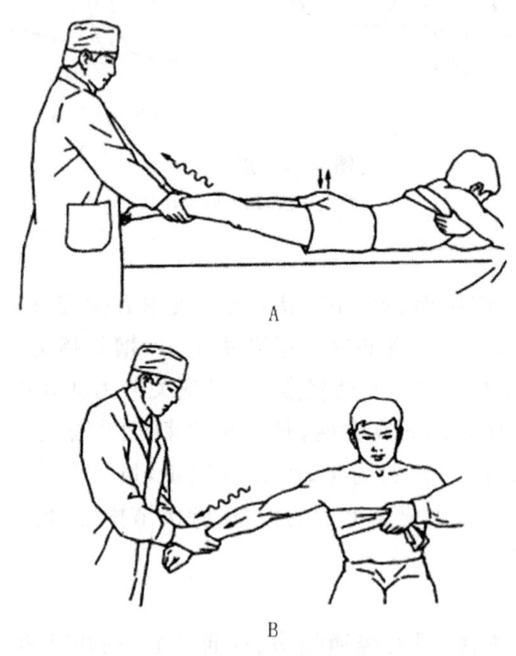

图 6-43 抖法

A.下肢抖法;B.上肢抖法

(1)动作要领:抖动幅度要小,频率要快,轻巧舒适,嘱患者要充分放松肌肉。

(2)功用:本法能松弛肌肉关节,缓解外伤所引起的关节功能障碍,并能减轻施行重手法的反应,增加患肢的舒适感。

(3)适应证:多用于四肢关节,但以上肢为常用,常配合按摩与搓法,一般用于理筋手法的结束阶段。

二、活络关节法

活络关节法是医者用一个或数个手法，作用于关节处，从而达到活络和通利关节的作用，一般在理筋手法施行后的基础上再应用。适用于组织粘连、挛缩和关节功能障碍、活动受限，或伤后关节间微有错落不合缝者。通过活络关节手法，逐步使肢体功能恢复正常。

（一）屈伸法

本法是针对有屈伸功能活动障碍的关节，做被动屈伸活动的一种手法。如内收、外展功能受限，可加用被动外展、内收的手法。

1.动作要领

一手握肢体的远端，另一手固定关节部，然后缓慢、均匀、持续有力地做被动屈伸或外展、内收活动（图 6-44），在屈伸关节时，要稍微结合拔伸或按压力。在特殊情况下工作过度的屈伸或外展手法来分离粘连，但应防止粗暴的推扳而造成骨折等并发症，用力应恰到好处，刚柔相济。

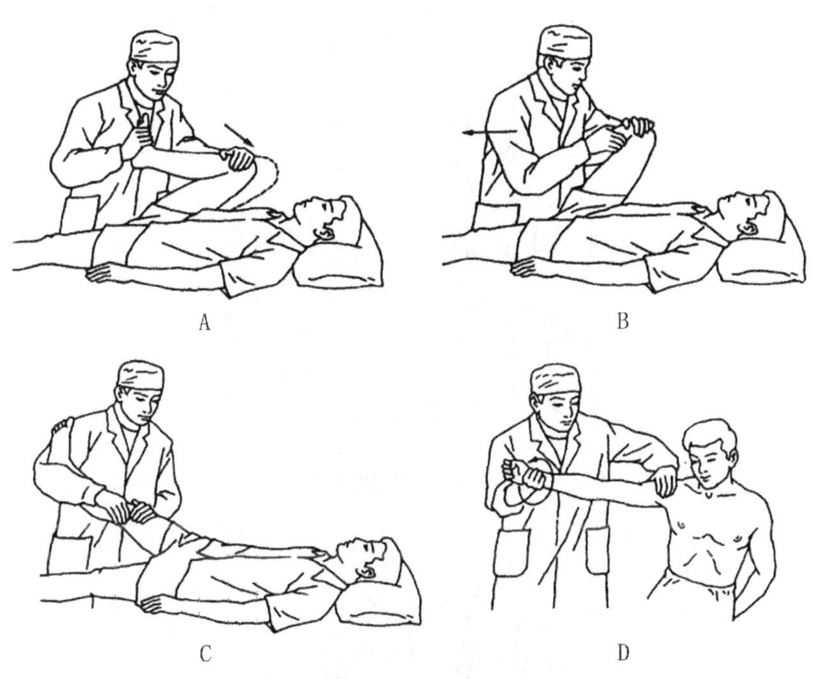

图 6-44　屈伸关节法

A、B、C 下肢屈伸法；D 上肢屈伸法

2.功用

本法对各种损伤后的关节屈伸、收展活动障碍和筋络挛缩、韧带及肌腱粘连、关节强直均有松解作用。

3.适应证

本法适用于肩、肘、髋、膝、踝等关节伤后所致的关节功能障碍。

（二）旋转摇晃法

本法是针对关节旋转功能障碍，做被动旋转摇晃活动的一种手法，临床与屈伸法配合使用。

1.动作要领

一手握住关节的近端,另一手握住肢体的远端,做来回旋转及摇晃动作(图 6-45)。要按关节功能活动的范围,掌握旋转及摇晃的幅度。本法应轻柔、循序渐进,活动的范围由小到大,以不引起剧痛为原则。若操作时一手托住下颌,另一手按扶头后;或一手托住下颌,另一手按住颈椎患部棘突上,做旋转动作(图 6-46),可听到“格”的响声,称为颈部旋转法,又称扳颈手法。若使患者侧卧位,操作时一手扳肩、一手扳臀,向相反方向用力,使腰部产生旋转(图 6-47),称为腰部旋转法,腰部旋转法又称斜扳法。本法也可采取坐位。

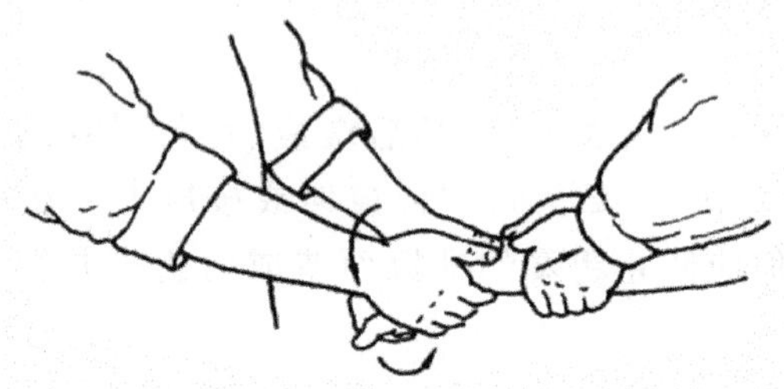

图 6-45 四肢旋转摇晃法

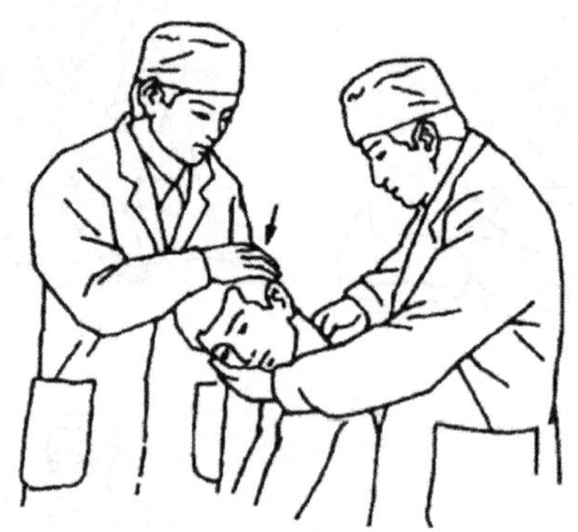

图 6-46 颈部旋转法

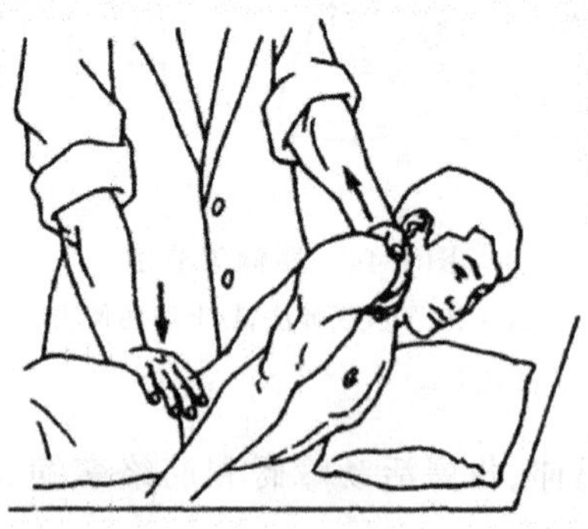

图 6-47 腰部旋转法

2.功用

本法具有松解关节滑膜、韧带及关节囊的粘连,促进和恢复关节功能的作用。

3.适应证

多用于四肢关节及颈椎、腰椎部的僵硬、粘连及关节突关节的滑脱错位等。本法与屈伸关节手法均被列为活络关节解决主要矛盾的手法。然而对骨折尚未愈合、脱位患者虽经复位，但关节囊尚未修复者忌用。

(三)腰部背伸法

本法含有拔伸与背伸两种作用力，分立位、卧位两式。

1.动作要领

立位法又名背法。医者略屈膝、背部紧贴患者背部，使其骶部抵住患者的腰部，患者与医者双肘屈曲反扣，将患者背起，使其双足离地，同时以臀部着力晃动牵引患者腰部。臀部的上下晃动要和两膝的屈伸协调(图 6-48)。

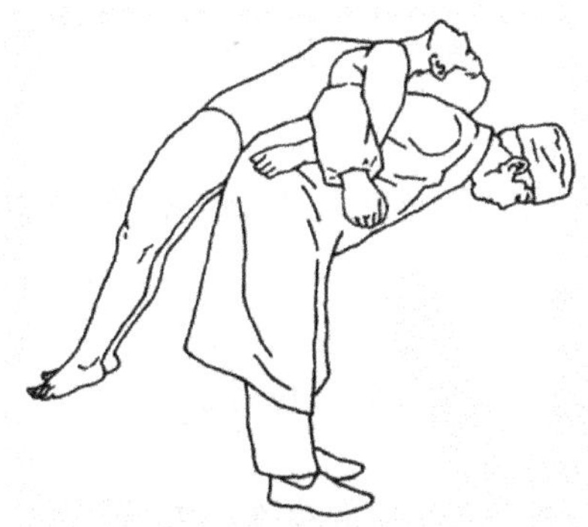

图 6-48　腰部背伸法

卧位法又称扳腿法或推腰扳腿法。俯卧、侧卧位均可，医者一手扳腿，另一手推按于腰部，迅速向后拉腿而达到腰部过伸的目的(图 6-49)。

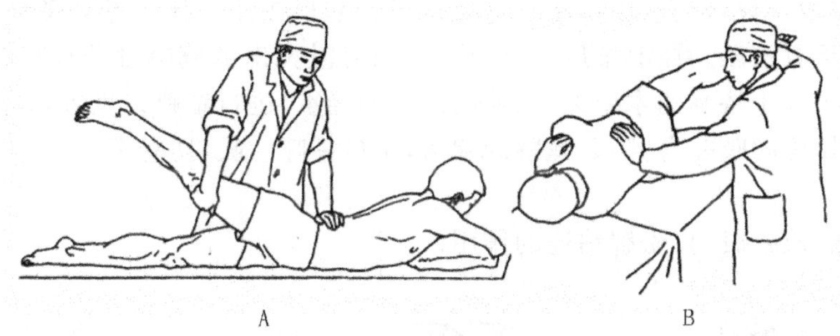

A　　B

图 6-49　扳腿手法

A.俯卧位；B.侧卧位

2.功用

使腰部脊柱及两侧背伸肌过伸，松弛肌紧张，使扭错的关节突关节复位，有助于腰椎间盘突出症状缓解，还可使压缩性椎体骨折的楔形得以改善。

3.适应证

用于急性腰扭伤、腰椎间盘突出症以及稳定性腰椎压缩性骨折。

(四)拔伸牵引法

本法是由医者和助手分别握住患肢远端和近端，对抗用力牵引。

1.动作要领

手法开始时，先按肢体原来体位顺势用力牵引，然后再沿肢体纵轴对抗牵引，用力轻重适宜，持续稳准(图 6-50)。

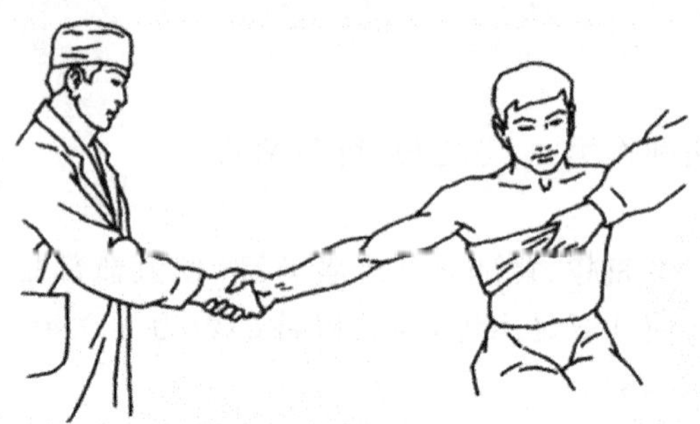

图 6-50 拔伸牵引法

2.功用

本法有疏通筋脉、行气活血的作用，能使痉挛、缩短、僵硬的筋脉松弛，或使挛缩的关节囊松解。

3.适应证

多用于肢体关节扭伤、挛缩及关节突关节错位等。

(五)按压踩蹻法

按压法是以拇指、手掌或掌根部，或双手重叠在一起向下按压，使力作用于患部。必要时医者可前倾身体，用上半身的体重加强按压力，在腰臀部肌肉丰厚处可用肘尖按压(图 6-51)。如需要更大的按压力，可用足部踩蹻法(图 6-52)。

1.动作要领

拇指按压应握拳，拇指伸直，用指端或指腹按压。掌根按压应用单掌或双掌掌根着力，向下按压，也可用双掌重叠按压。屈肘按压(肘压法)用屈肘时突出的鹰嘴部分按压。踩蹻法是医者双足踏于患处，双手撑于特制的木架上(以控制用力的轻重)进行踏跳。患者躯体下需垫软枕，以防损伤，并嘱患者做深呼吸配合，随着弹跳的起落，张口一呼一吸，切忌屏气。

2.功用

具有通络止痛、放松肌肉、松解粘连的作用。

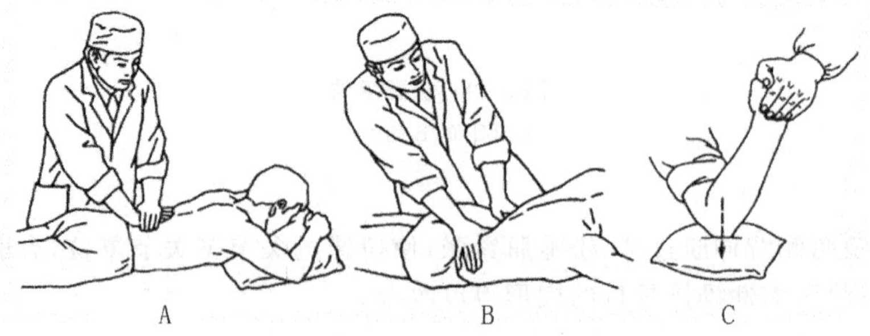

图 6-51 按压法

A、B 双手按压法；C 肘尖按压法

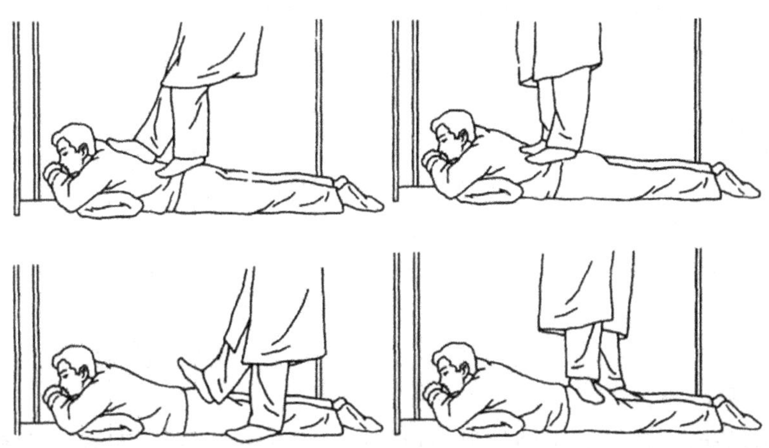

图 6-52　踩蹻法

3.适应证

本法是一种较强的刺激手法，常与揉法结合应用。适应于肢体麻木、酸痛和腰肌劳损及腰椎间盘突出症等。拇指按压法适应于全身各个穴位，掌根按压法适应于腰背及下肢部；屈肘按压法和踩蹻法压力较大，用于腰臀部肌肉丰厚处。

以上理筋手法基本上将各家手法加以整理归纳而成，求同存异，避免过于烦琐。各家手法整理方法上均有其特点，如《魏指薪治伤手法与导引》中将手法分“摸、推、拿、按、揉、点、挤、拉、杵、扣、背、捻、搓”单式手法，和由几个动作组成的复式手法，如扩胸法、双手抢肩法、屈膝分腿法等。而《刘寿山正骨经验》则把理筋手法分为舒筋十法，即摇、晃、拔、戳、捻、散、捋、顺、归、合十法。

（郭　震）

第四节　小针刀疗法

小针刀集中医针刺疗法和西医手术治疗之优点，其形似针柄，但尖端有刃，对治疗软组织疾病及关节损伤有一定作用，它使用方便、简捷，避开了针灸针的局限性及手术刀的创伤性，对于某些慢性损伤性疾病引起的疼痛性病症可取得较好的效果，是疼痛治疗中的一个新疗法。

一、小针刀的治疗机制

当人体的正常活动方向和范围受到破坏、限制，不能维持活动状态下的正常力学状态和生理功能时，软组织发生损伤和病变，由此产生的粘连、瘢痕使肌肉、韧带、筋膜、腱鞘、滑囊的位置和运动时的方向发生改变，运动范围受到限制，破坏了机体的动、静平衡，引起疼痛和功能障碍。小针刀的主要治疗机制为松解、剥离软组织疤痕粘连，达到缓解疼痛和恢复功能的目的。机体受到外伤、劳损或炎症等影响时，引起大量组织细胞破裂、坏死、渗出，使组织水肿，释放缓激肽类和5-羟色胺类致痛物质。在组织修复过程中产生疤痕和粘连，又形成新的病理因素，使局部疼痛，功能障碍。小针刀剥离粘连组织、切碎硬结疤痕，使局部循环得以改善或重新恢复，降低局部致痛物质的含量，由于小针刀刺激穴位产生的刺激量比针灸针大，体内生成的抗病物质增加明显，疏通经络作用强，提高局部组织的氧分压，达到解除疼痛、恢复功能的目的。

二、小针刀

小针刀是一种兼有针和刀两种性能的治疗器械，具有一定的质量要求，由^{13}Cr和^{14}Cr做成，弹性大，韧性好，硬度适宜，不易弯曲或折断，能切割疤痕粘连。

现有小针刀分为Ⅰ型、Ⅱ型、Ⅲ型。每种型号根据长短又分4种。其长度自12～15 cm，刀刃0.8 mm。

Ⅰ型：针柄扁平葫芦形，针身圆柱形，直径1 mm，针头呈楔形，末端扁平带刀，末端刀口线为0.8 mm，刀口为齐平口和斜口两种。

Ⅱ型：针柄梯形葫芦状，针身呈圆柱形，直径3 mm，针头呈楔形，末端刀口线为0.8 mm。

Ⅲ型：小针刀形状同Ⅱ型。针长150 mm，针头长10 mm，针柄长30 mm。

Ⅱ型、Ⅲ型主要用于治疗骨性病变。

三、小针刀操作方法

（一）术前准备

（1）详细询问病史，全面查体，确定诊断，弄清部位。完成各种化验如血常规、出凝血时间、尿常规、普鲁卡因试验。

（2）明确手术适应证，除外手术禁忌证。

（3）确定进针部位及治疗方法。

（4）选取手术的小针刀，进行消毒，分别消毒空针及敷料。

（二）手术操作

（1）用甲紫标记进针点。

（2）2.5%碘酒消毒皮肤，75%酒精脱碘，铺无菌巾单。

（3）取小针刀刺入皮肤，直达病毒部位，根据病变性质，采用不同手术方法。

1）针刀进入：是针刀治疗的第一步，掌握针刀进入的技术和技巧。根据定点部位和病变层次以及周围解剖关系找准进针点。针刀和刀口线与大血管、神经及肌纤维走向平行。若血管、神经和肌纤维走向不一致，则优先考虑刀口线与血管、神经走向一致。在定点、定向的基础，快速刺入皮肤，尽量减少进皮时的痛苦。在复杂而有重要结构的进针处，应缓慢地试探进针到位，以免损伤结构。在层次少、结构简单的进针处，可快速一次进针到位，以减少进针时的痛感。

2）针的运行：中医针灸对疼痛具有良好的止痛效果，可疏通经络、调理气血。小针刀具有针灸针的上述功效，同时其较针灸针的刺激量大，调节作用强，可达到较针灸针难以达到的治疗效果。其运行方法如下：①提插法。适用于体质较好的实证患者。是针刀到达穴位后，由深层提到浅层，再由浅层插向深层的方法。而提插的幅度大、频率快、力度大、刺激量大者，适用于体质较好的实证患者；提插的幅度小、频率慢、力度小、刺激量小，适应于体质较差的虚证患者。②纵运法。在针刀提插的同时，沿经络走行的方向平行运行针刀数次，增强针感。③横运法。在针刀提插的同时，与经络走行的方向垂直运行针刀数次，多用于留针前和出针前。④留针。在进行上述刺激后，将针刀留置于穴位内，进行其他部位的操作后再出针，目的是加强针感和针刺的持续作用。

3)刀的运行：其运行方法如下。①纵行剥离法：适用肌腱、韧带附着处发生的粘连疤痕。其方法是将刀口按肌肉韧带走行方向平行刺入患处，当刀口接触骨面时，沿刀口线方向疏剥。若附着部位较宽，可分几条线纵行剥离，不可横行剥离，以免将肌腱附着点撬起。②横行剥离法：适用于肌肉、韧带与骨骼发生粘连者。方法将刀口按肌肉、韧带走行方向平行刺入患处。当刀口接触骨面时，做与肌肉、韧带走行方向垂直铲剥，将肌肉、韧带从骨面上铲起，感到松弛时拔出小针刀。③通透剥离法：适用于范围较大、病变组织较厚的粘连、瘢痕。在病变范围内取数点进刀，进刀点在肌间隙或其他软组织间隙处，达骨面时将软组织从骨面上铲起，并将病变处的粘连、疤痕切透疏通。④铲除削平法：适用于关节边缘或骨干有骨刺。其方法是将刀口线与骨刺轴竖线垂直进皮，达骨面后，将骨刺尖部或锐利的边缘铲去磨平。⑤切开疏通法：适用于瘢痕、粘连发生在软组织之间，范围较小，但病变坚硬或钙化、骨化的部位，刀口线与肌纤维走向平行进皮，针刀达病变处将其切开疏通或切碎，以便逐渐吸收。⑥纤维切割法：适用于肌纤维紧张或挛缩引起的病变。其方法是刀口线与肌纤维走向垂直进皮，切开少量紧张或挛缩的肌纤维。⑦疤痕刮除法：适用于发生在腱鞘壁或肌肉附着点处的疤痕的治疗。其方法是刀口线与腱鞘或肌纤维走向平行进皮，沿其纵轴切开数刀，反复疏通至刀下有柔韧感，再将其从附着点处刮除。

(三)针刀术后处理

用无菌纱布包扎刺针处，因针孔很小，不必缝合。术后适当休息，可口服抗生素，预防感染。如配合理疗、按摩效果更好。

四、小针刀治疗的适应证和禁忌证

(一)适应证

1.顽固性痛点或痛性结节、条索

因外力损伤、劳累损伤和病理损伤所引起的软组织粘连以及由此产生的痛性结节、条索或久治遗留的顽固性痛点。

2.肌筋膜炎，纤维织炎，韧带炎

对于各种炎症引起的疼痛，应用小针刀可松解压迫，改善局部血液循环，降低痛性物质，解除疼痛。

3.外伤性肌痉挛、关节囊挛缩

应用小针刀可疏通剥离、解除痉挛，甚至切除部分痉挛的肌纤维，以缓解疼痛，恢复和维持原有的运动功能。

4.骨化性肌炎、韧带钙化

应用小针刀将骨化或钙化块切碎，促进其慢慢吸收，以消除症状和恢复功能。

(二)禁忌证

(1)手术部位皮炎、皮肤感染、软组织炎症。

(2)手术局部有难以避开的重要血管、神经和脏器。

(3)有全身感染或重要脏器炎症。

(4)有出血性疾病如血友病、血小板减少性紫癜等凝血机制障碍者。

(5)严重内脏病的发作期，如高血压、心脏病、活动性肺结核。

(6)定性、定位诊所不明确者。

五、小针刀疗法的注意事项

(1)熟悉局部解剖，切勿损伤神经、血管，在颈部不可进针过深，防止脊髓损伤。

(2)严格消毒，无菌操作，防止感染。

(3)严格掌握适应证及禁忌证。

(4)对思想紧张和体弱患者，防止晕针休克。

(5)小针刀使用前仔细检查，发现裂纹、生锈不宜使用，防止针体折断或卷刃。

(6)小针刀使用后清洗干净，包裹后高压消毒，置干燥处备用。消毒备用期限不可超过1周。

(7)小针刀使用期不得超过2年，2年后应更换。

（郭　震）

第五节 针灸疗法

针灸疗法是运用针刺或艾灸使人体相应的穴位得到适当的刺激，从而达到治疗疾病的一种方法。针灸具有调和阴阳、舒筋活络、活血祛瘀、行气止痛、祛风除湿等作用。

一、应用范围

我国古代运用针灸治疗损伤性疾病早已有记载，如《素问·缪刺论》说：“人有所堕坠，腹中满胀……刺足内踝之下。”近年来，针灸在骨伤科疾病的治疗中应用的范围逐渐扩大，广泛用于骨折、脱位、筋伤、骨病等的治疗，临床效果良好。

二、取穴规律

针灸治病是利用针刺、艾灸某些腧穴来完成的。腧穴的选用和组成与疗效关系密切。损伤初期一般“以痛为腧”取穴，或结合近部取穴，在疼痛剧烈处进针可收到止痛、消肿、舒筋、活络等功效；损伤中、后期，以循经取穴为主，辨证论治，可收到消肿止痛，通经活络，使血脉通畅，肌肉、关节的功能恢复正常。总之，针灸的腧穴选取是以经络学说为指导，根据病证，以循经取穴为主，其中分为近部取穴、远部取穴和随证取穴，三法在临床上既可单独选取，也可联合应用，组成针灸的治疗方案。

(一)近部取穴

近部取穴是根据每一腧穴都能治疗所在部位的局部和邻近部位的病症这一普遍规律提出，是选取病痛的局部或邻近部位的腧穴。多用于治疗体表部位明显和较局限的症状。如《灵枢·厥病》载：“头痛……有所击堕，恶血在于内；若肉伤，痛未已，可则刺，不可远取也”。

(二)远部取穴

远部取穴是取距病痛处较远部位的腧穴。是根据阴阳脏腑经络学说等中医理论和腧穴的主治功能提出的。是在病痛较远的部位取穴。如《灵枢·终始》所说：“病在上者，下取之；病在下者，高取之；病在头者，取之足，痛在腰者取之腘”。

(三)随证取穴

随证取穴是指对某些全身症状或针对病因病机而取穴,又称辨证取穴。是根据中医理论和腧穴功能主治而提出的。前两种取穴不能完全概括,就应随证取穴。如治疗肢体活动不灵,酸楚拘急,可配筋会、阳陵泉治之。

三、常用穴位

人体穴位很多,但损伤的常用穴位大约60多个。临床可根据不同情况选择应用,也可根据具体情况酌加一些阿是穴。常用各部位穴位如下。

头部:承浆、人中、印堂、百会、风府、太阳、风池、天柱等。

肩臂部:肩井、巨骨、肩髎、臂臑、肩髃、肩前、肩中俞、肩外俞、曲垣、天宗、臑俞等。

上肢:肘髎、曲池、手三里、合谷、支沟、内关、外关、养老、列缺、大陵、落枕、腰痛穴、上八部、后溪、腕骨等。

腰股部:命门、腰阳关、风门、肝俞、肾俞、气海俞、大肠俞、小肠俞、志室、腰眼、夹脊、云门等。

髋及下肢部:居髎、环跳、秩边、殷门、委中、承山、昆仑、京骨、悬钟、丘墟、伏兔、梁丘,膝眼、足三里、条口、解溪、太冲等。

四、禁忌证

骨痈疽、骨痨、骨肿瘤、血友病性关节炎,以及工业性骨中毒等,禁忌针灸。

五、常用的针灸方法

针灸的内容和方法很多。常用的针刺法有毫针法、三棱针、皮肤针、电针法、火针,水针法和耳针法等;灸法有艾炷灸、艾条灸、针柄灸和温针灸等。此外还有灯火灸、光灸(用激光或红外线照射)以及药灸(用刺激性药物敷贴)等。在应用时应根据临床病证的不同选择使用。

六、行针手法

(一)提插法

本法是将针刺入腧穴的一定深度后,使针在穴内进行上下进退的操作方法。至于提插幅度的大小、层次的有无,频率的快慢以及操作时间的长短等,应根据患者的体质、病情灵活掌握。

(二)捻转法

本法是将针刺入腧穴的一定深度后,以右手拇指和中、示二指持住针柄,进行一前一后的来回旋转捻动的操作方法。至于捻转角度的大小、频率的快慢、操作时间的长短等,也应根据患者的体质、病情等灵活掌握。

(三)循法

本法是以左手或右手所刺腧穴的四周或沿经脉的循行部位,进行缓和的循按或循摄的方法。此法在未得气时用之可以通气活血,有行气、催气之功。

(四)刮柄法

本法是将针刺入腧穴的一定深度后,使拇指或示指的指腹抵住针尾,用拇指、示指或中指的指甲部,由上而下的频频刮动针柄的方法。此法在不得气时用之可激发经气,促使得气。

(五)弹柄法

本法是将针刺入腧穴的一定深度后,以手指轻轻叩弹针柄,使针产生轻微的震动,而使得气速行。

(六)搓柄法

本法将针刺入腧穴的一定深度后,以右手拇、示、中三指持针柄向单方向捻转,此法有行气、催气和补虚泻实的作用。

(七)摇柄法

本法将针刺入腧穴的一定深度后,手持针柄进行摇动,此法若直立针身而摇,多自深而浅的随摇随提,用以出针泻邪;若卧针斜刺或平刺而摇,一左一右,不进不退,如青龙摆尾,可使针感单向传导用以行气。

七、针刺补泻的作用

针刺手法是产生补泻作用的主要手段。补法是指能鼓舞人体正气,使低下的功能恢复旺盛的方法。泻法是指能疏泄病邪,使亢进的功能恢复正常的方法。采用适当的手法激发经气以补益正气,疏泄病邪而调节人体脏腑经络功能,促使阴阳平衡而恢复健康。

(一)捻转补泻

针下得气后,捻转角度小,用力轻,频率慢,操作时间短者为补法。反之为泻法。也有以左转时角度大,用力重为补法;右转时角度大,用力重者为泻法。

(二)提插补泻

针下得气后,先浅后深,重插轻提,幅度小,频率慢,操作时间短者为补法,反之为泻法。

(三)疾徐补泻

进针时徐徐刺入,少捻转,疾速出针为补法,反之为泻法。

(四)迎随补泻

进针时针尖随着经脉循行去的方向刺入为补法,针尖迎着经脉循行来的方向刺入为泻法。

(五)开阖补泻

出针后迅速揉按针孔为补法,出针时摇大针孔而不立即揉按为泻法。

(六)呼吸补泻

患者呼气时进针,吸气时出针为补法。患者吸气时进针,呼气时出针为泻法。

(七)平补平泻

进针后得气,均匀地提插,捻转后即可出针。

八、注意事项

由于人的生理功能状态和生活环境条件等因素,在针灸时还应注意以下几个方面。

(1)患者在过于饥饿、疲劳、精神过度紧张时,不宜立即进行针灸。

(2)妇女孕期不宜针灸,特别是一些通经活血的穴位。

(3)有继发性出血倾向的患者和损伤后出血不止的患者,不宜针灸。

(4)有皮肤感染、溃疡、瘢痕或肿痛的部位,不宜针灸。

(5)对胸、胁、背、腰等脏腑所居之处的腧穴,不宜直刺、深刺,以防损伤脏腑。

(郭　震)

第七章

骨科疾病的中医治疗

第一节　肩袖撕裂

肩袖是由冈上肌、冈下肌、肩胛下肌及小圆肌组成。肩袖肌群起自肩胛骨不同部位，经盂肱关节的前、后、上、下，止于肱骨近侧的大、小结节部位，形成袖套样结构，冈上肌起自肩胛骨冈上窝，经盂肱关节上方，止于肱骨大结节近侧，由肩胛上神经支配。主要功能是上臂外展，并固定肱骨头于肩盂上，使肩肱关节保持稳定。冈下肌起自肩胛骨冈下窝，经盂肱关节的后方止于大结节外侧面中部，也属肩胛上神经支配，其功能是使肩关节外旋。肩胛下肌起自肩胛下窝，经盂肱关节前方止于肱骨小结节前内侧，受肩胛下神经支配，具有内旋肩关节的功能。小圆肌起自肩胛骨外侧缘后面，经盂肱关节后方止于肱骨大结节的后下方，属腋神经支配。其功能也是使臂外旋。

冈上肌和肩胛下肌由于其解剖上的特点，容易受到损伤。肩关节内收、外展、上举及后伸等活动，冈上肌、肩胛下肌的肌腱在肩喙突下往复移动，易受夹挤、冲撞而致损伤。冈上肌腱在大结节止点近侧的终末端 1 cm 范围内是多血管区，即危险区域，是退变和肌腱断裂的好发部位。

一、病因病理与分类

肩袖断裂的病因除了解剖及病理上的因素以外，肩袖的损伤以及肩袖本身的退变也是其主要原因。损伤包括急性创伤和慢性累积性损伤二类。前者多见于青壮年，往往在体育运动或劳动作业中发生。后者则多发生于老年患者，在肌腱退变的基础上，累积性损伤同样导致肌腱断裂。

肩袖损伤按其损伤程度可分为挫伤、不完全断裂及完全断裂 3 类。

挫伤：指肩袖受到挤压、撞击、牵拉造成肩袖肌腱水肿、充血，乃至纤维变性，此种损伤一般是可复性的。其表面的肩峰下滑囊可伴有相应的损伤性炎症反应，滑液囊有渗出性改变。

不完全性肌腱断裂：是肩袖肌腱纤维的部分断裂。可发生于冈上肌腱的滑囊面(上面)、关节面(下面)以及肌腱内。不完全性肌腱断裂如处理不当将发展为完全性断裂。

完全性肌腱断裂：指肌腱的全层断裂，是肌腱的贯通性破裂。可发生于冈上肌、肩胛下肌、冈下肌。小圆肌较少发生，以冈上肌最为多见，冈上肌和肩胛下肌腱同时被累及也不少见。

根据肌腱断裂范围可分成 3 型：①广泛断裂：范围累及 2 个或 2 个以上的肌腱。②大型断裂:单一肌腱断裂,长度大于肌腱横径的 1/2。③小型断裂:单一肌腱,范围小于肌腱横径 1/2。

上述肩袖断裂,其裂口方向与肌纤维方向呈垂直,称作肩袖的横形断裂。若裂口方向与肌纤维方向一致,则属于纵形断裂。肩袖间隙分裂也属于纵形撕裂,是肩袖损伤的一种特殊类型。

一般认为 3 周以内的损伤属于新鲜损伤,3 周以上属于陈旧性损伤。新鲜的断裂肌腱断端不整齐,肌肉水肿,组织松脆,肩肱关节腔内有渗出。陈旧性断裂则肌腱残端已形成瘢痕,光滑圆钝,比较坚硬,关节腔有少量纤维素样渗出物,大结节近侧的关节面裸区被血管翳或肉芽组织覆盖。

二、临床表现与诊断

(一)临床表现

有急性损伤史或重复的损伤及累积性劳损史。肩前方痛,累及三角肌前方及外侧。急性期疼痛剧烈,持续性;慢性期为自发性钝痛。疼痛在肩部活动后或增加负荷后加重。屈肘 90°使患臂作被动外旋及内收动作,肩前痛加重。往往夜间症状加重。压痛位于肱骨大结节近侧或肩峰下间隙。

(二)临床检查方法

(1)上举功能障碍:有肩袖大型断裂的患者,上举及外展功能均明显受限。外展及前举范围<45°。

(2)臂坠落试验(Arm drop sign)阳性。

(3)撞击试验(Impingement test)阳性:患肩被动外展 30°,前屈 15°~20°,向肩峰方向叩击尺骨鹰嘴,使大结节与肩喙穹之间发生撞击,肩峰下间隙出现明显疼痛为阳性。

(4)盂肱关节内摩擦音:盂肱关节在被动或主动运动中出现摩擦或砾轧音,常由肩袖断端瘢痕引起。少数病例在运动时可触及肩袖断端。

(5)疼痛弧征:患臂外展上举 60°~120°范围出现疼痛为阳性。但仅对肩袖挫伤及部分撕裂的患者有一定诊断意义。

(6)肌肉萎缩:病史超过 3 周,肩周肌肉出现不同程度的萎缩,以冈上肌、冈下肌及三角肌最常见。

(7)关节继发性挛缩:病程超过 3 个月以上,肩关节活动范围有程度不同的受限。以外展、外旋、上举受限程度较明显。

(三)诊断要点

对肩袖断裂作出正确的临床诊断并非易事。对凡有外伤史的肩前方疼痛伴大结节近侧或肩峰下区域压痛的患者,若合并存在下述 4 项中任何 1 项阳性体征,都应考虑肩袖撕裂的可能性。

(1)臂坠落试验阳性。

(2)撞击试验阳性。

(3)盂肱关节内摩擦音。

(4)举臂困难或 60°~120°阳性疼痛弧征。

如同时伴有肌肉萎缩或关节挛缩,则表示病变已进入后期阶段。

(四)辅助诊断

1.X 线诊断

(1)X 线平片对本病诊断无特异性(图 7-1):肩袖断裂可促使肱骨头上移,使肩峰下间隙狭窄。部分病例大结节部皮质骨硬化,表面不规则,松质骨萎缩,骨质稀疏。此外,X 线平片对是否存在肩峰位置异常,肩峰下关节面硬化、不规则,以及大结节异常等撞击征因素提供依据。在上举位摄取前后位 X 线片,可直接观察大结节与肩峰的相对关系。X 线平片检查还有助于排除和鉴别肩关节骨折、脱位及其他骨、关节疾病。

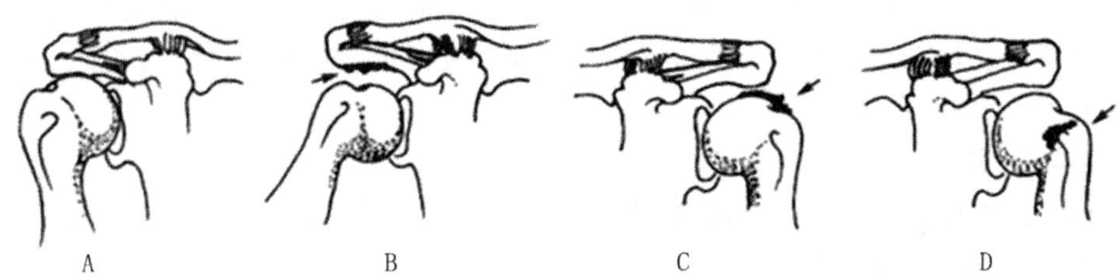

图 7-1 肩袖断裂的 X 线表现示意图

A.肩峰下间隙狭窄;B.肩峰下骨赘;C.大结节骨赘;D.大结节骨质增生

(2)关节造影(图 7-2):穿刺部位:喙突尖的外侧及下方各 1 cm 处,局部浸润麻醉后作盂肱关节腔穿刺。如针尖已进入盂肱关节间隙或注射 1 mL 造影剂,见造影剂均匀弥散于肱骨头及盂肱间隙,穿刺即告成功,把其余造影剂徐徐注入,直至盂肱关节囊的腋下皱襞、肱二头肌长头腱鞘及肩胛下肌下滑液囊均已显影为止。若发现造影剂外溢,出现于肩峰下间隙或三角肌下滑囊内侧说明肩袖存在破裂,造影剂通过肩袖破裂孔从盂肱关节腔溢出,进入肩峰下滑囊或三角肌下滑囊,即可证实肩袖的完全性破裂。该方法是比较直接与可靠的诊断方法。也可采用碘造影剂和空气混合的双重对比造影方法,一般注入造影剂5～6 mL,过滤空气 20～25 mL。双重对比造影对肩袖的关节面侧能更清晰的显示,对肩袖关节面侧部分肌腱断裂的诊断有一定帮助。关节造影术应严格遵循无菌操作,有碘过敏史者禁忌使用碘剂造影。

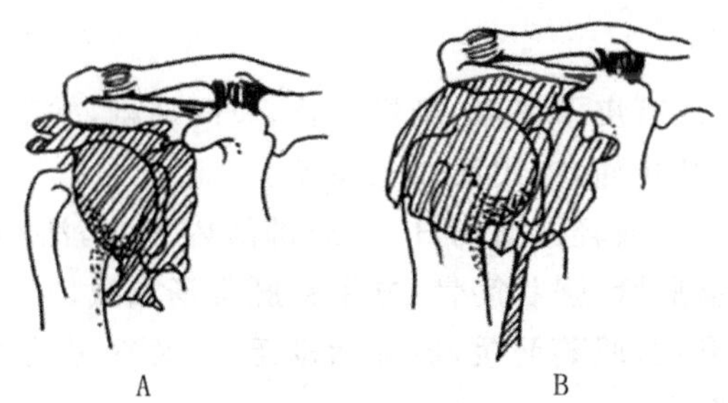

图 7-2 肩袖破裂造影剂外溢示意图

A.进入肩峰下滑囊;B.进入三角肌下滑囊

造影摄片一般摄取臂下垂位的盂肱关节内旋及外旋位,臂外展上举位的内旋、外旋位以及在轴位摄取盂肱关节内旋及外旋位,共 6 个位置。也可在上臂被动运动过程中发现最清晰、最典型的造影图像予以摄录。肩关节造影对确定肩袖完全性破裂,作出鉴别诊断是一种可靠、安全的方法。

2.超声诊断方法

超声诊断属于非侵入性诊断方法,简便、可靠,能重复检查。对肩袖损伤能作出清晰分辨。

肩袖挫伤可见肩袖水肿、增厚。部分断裂则显示肩袖缺损或萎缩变薄。完全性断裂能显示断端及裂隙以及缺损的范围。

3.关节镜检查

由后方入路能观察盂肱关节腔的前壁——肩胛下肌腱及上壁——冈上肌腱。能直接观察肩袖破裂的部位及范围,发现关节内的一些继发性病理变化,是一种直接的诊断方法。

三、治疗

对于新鲜和比较小的肩袖断裂采用非手术方法治疗极为有效。一般应以非手术方法治疗3周,肩部肌力和外展活动程度均有增加,可不必手术,应再继续治疗2个月。若3周后肌力和外展均不满意,可考虑手术治疗。

(一)手法与固定

治疗方法的选择取决于肩袖损伤的类型以及损伤时间。手法治疗用于肩袖挫伤,部分性肩袖断裂和完全性肩袖断裂的急性期。

1.肩袖挫伤的手法治疗方法

包括休息、三角巾悬吊、制动2～3周,同时进行局部物理治疗。疼痛剧烈的患者可采用1%利多卡因加激素作肩峰下间隙或盂肱关节腔内注射,有较好的止痛作用。疼痛减轻之后即开始做功能康复训练。

2.固定方法

肩袖断裂急性期采用卧位,上肢卧位牵引持续3周,牵引同时作床旁物理治疗。2周后,每天间断解除牵引2～3次,行肩、肘部功能练习,防止关节僵硬。也可在卧床零位牵引1周后,改用零位肩“人”字石膏固定,便于下地活动。零位牵引有利于冈上肌腱在低张力下得到修复和愈合,去除牵引之后也有助于利用肢体重力促进关节功能康复。

(二)医疗练功

早期宜做握拳和腕部练功,解除固定后应积极练习肩部功能。

(三)药物治疗

1.内服药

血瘀气滞证:肩部肿胀,或有皮下瘀血,刺痛不移,夜间痛剧,关节活动障碍。舌暗或瘀点,脉弦或沉涩,治以活血祛瘀、消肿止痛,方用活血止痛汤。

肝肾亏损证:无明显外伤史或轻微扭伤日久,肩部酸困无力,活动受限,肌肉萎缩。舌淡,苔薄白,脉细或细数。治以补益肝肾、强壮筋骨,方用补肝肾汤加减。

血不濡筋证:伤后日久未愈,肌萎筋缓,肩部活动乏力,面色苍白少华。舌淡苔少,脉细。治以补血荣筋,方用当归鸡血藤汤。

2.外用药

可外敷消瘀止痛药膏等。中后期可用外擦剂或腾洗剂。

(四)手术治疗

适应证是肩袖的大型撕裂及非手术治疗无效的肩袖撕裂。经4～6周非手术治疗或卧位牵引制动,肩袖急性炎症及水肿已消退,未能愈合的肌腱断端形成了坚强的瘢痕组织,有利于进行肌腱的修复和重建。

肩袖修复的手术方法很多,较常用的方法是Mclaughlin修复术(见图7-3)。在外展位使肩袖近侧断端缝合固定于大结节近侧的皮质骨上或在肩袖原止点部位的大结节近侧制成骨槽，使肩袖近侧断端埋入并缝合固定于该槽内。此方法适应证广泛，适用于大型及广泛型的肩袖断裂。

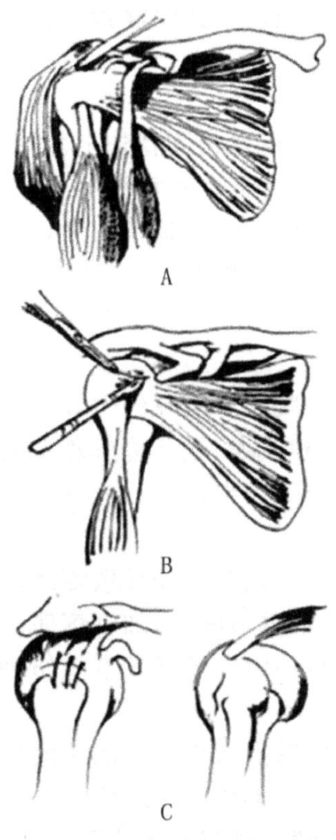

图 7-3　Mclanghlin 肩袖修补手术

A.肩袖修补手术；B.清除周围坏死组织；C.缝合裂口，将断端 重新固定于大结节近侧骨槽内

为防止术后第二肩关节的撞击和粘连，同时切断喙肩韧带、喙肱韧带，并作肩峰前、外侧部分切除成形术。对有第二肩关节撞击综合征者，第二肩关节成形术是绝对手术指征。此手术的远期效果比较满意，关节功能康复程度高。

此外对于冈上肌腱和冈下肌腱广泛撕裂造成的肩袖缺损，也可用肩胛下肌的上 2/3 自小结节附着部游离，形成肩胛下肌肌瓣，向上转移，覆盖固定于冈上肌与冈下肌位的联合缺损部位。

Debeyre 的冈上肌推移修复法对冈上肌腱的巨大缺损也是一种手术选择方法。在冈上窝游离冈上肌，保留肩胛上神经的冈上肌支及血管束，使整块冈上肌向外侧推移，覆盖肌腱缺损部位，重新固定冈上肌于冈上窝内。

对大型肩袖缺损还可以利用合成物移植进行修复。肩袖缺损修复的患者经过术后物理、康复治疗，肩关节功能也可达到大部分或部分恢复。若不进行手术修复，顺其自然发展，往往造成“肩袖性关节病”，肩关节出现不稳定或关节挛缩，导致关节功能的丧失。孙常太用新西兰家兔制作的肩袖缺损动物模型，证实较大范围的肩袖缺损，持续 3 个月以上即可造成关节软骨的营养障碍，滑膜的增生、退化等不可逆性病理变化。因此一旦肩袖撕裂确定，并符合手术指征，即应修复缺损，闭合盂肱关节腔，重建肩袖功能，方可避免关节功能的病变。

（郭　震）

第二节 肱骨外上髁炎

肱骨外上髁炎是指因急、慢性损伤而致的肱骨外上髁周围软组织的无菌性炎症。临床上以肘关节外侧疼痛，旋前功能受限为主要特征。本病为劳损性疾病，好发于右侧，并与职业工种有密切关系。常见于从事反复前臂旋前、用力伸腕作业者，如网球运动员、木工、钳工、泥瓦工等。因本病最早发现于网球运动员，故又名“网球肘”。

一、病因病理

肱骨外上髁为肱桡肌及前臂桡侧腕伸肌肌腱的附着处。在前臂旋前位做腕关节主动背位的突然猛力动作，使前臂桡侧腕伸肌强烈收缩，最易造成急性损伤。其病理表现为：

(1)桡侧腕伸肌肌腱附着处骨膜撕裂、出血、渗出、水肿，引起局部组织发生粘连、机化，或肌腱附着点钙化、骨化等病理改变。

(2)引起前臂腕伸肌群痉挛、挤压或刺激神经导致疼痛。

(3)肘关节囊的滑膜可能嵌入肱桡关节间隙，加剧疼痛。

(4)可能引起桡侧副韧带损伤，从而继发环状韧带损伤，而使疼痛范围扩大，甚至引起尺桡近侧关节疼痛。

(5)由于反复牵拉损伤，使肌腱附着点形成一小的滑液囊，渗出液积聚在囊内，致使囊内压力增高，反射性刺激局部组织和神经末梢，形成固定压痛。

本病属中医伤科“筋节损伤”范畴。肘节外廉为手阳明经筋所络结，其结络之处急、慢性劳伤，累及阳明经筋；或风寒湿邪客犯筋络，致使气血瘀滞，积聚凝结，筋络粘连，壅阻作痛，筋肌拘挛，则屈伸旋转失利。

二、诊断

(一)症状

(1)有急、慢性损伤史。

(2)肘关节桡侧疼痛，牵涉前臂桡侧酸胀痛。轻者症状时隐时现；重者反复发作，持续性疼痛。

(3)前臂旋转，腕背伸、提拉、端、推等活动时疼痛加剧，影响日常生活，如拧衣、扫地、端水壶、倒水等。

(二)体征

(1)肿胀：肱骨外上髁局部肿胀，少数患者可触及一可活动的小滑液囊。

(2)压痛：肱骨外上髁压痛，为桡侧腕短伸肌起点损伤；肱骨外上髁上方压痛，为桡侧腕长伸肌损伤；肱桡关节处压痛，为肱桡关节滑囊损伤；桡骨小头附近压痛，可能为环状韧带或合并桡侧副韧带损伤。可伴有前臂桡侧伸腕肌群痉挛、广泛压痛。

(3)前臂旋前用力时，肱骨外上髁处疼痛明显。

(4)前臂伸肌紧张试验阳性，网球肘试验阳性。

(三)辅助检查

X线检查一般无异常，可排除骨性病变。有时可见钙化阴影或肱骨外上髁处粗糙。

三、治疗

(一)治疗原则

舒筋活血,通络止痛。

(二)手法

㨰法、一指禅推法、按法、揉法、拿法、弹拨法、擦法等。

(三)取穴与部位

曲池、曲泽、手三里等穴,肱骨外上髁、前臂桡侧肌群。

(四)操作

(1)患者取坐位或仰卧位,将前臂旋前屈肘放于软枕上。术者站于患侧,用轻柔的㨰法从患肘部桡侧至前臂桡外侧往返治疗,可配合按揉法操作。时间 3～5 分钟。

(2)继上势,在肱骨外上髁部位用一指禅推法和弹拨法交替重点治疗,用拇指按揉曲池、手三里、曲泽、合谷等穴位,手法宜缓和,同时配合沿前臂伸腕肌往返提拿。时间 3～5 分钟。

(3)继上势,术者一手拇指按压肱骨外上髁处,其余四指握住肘关节内侧部,另一手握住其腕部做对抗牵引拔伸肘关节片刻,然后于肘关节完全屈曲位,前臂旋前至最大幅度时,快速向后伸直肘关节形成顿拉,连续操作 3 次。目的使滑液囊撕破,以利滑液溢出而吸收。

(4)继上势,在肱骨外上髁部用掌根或鱼际按揉,沿前臂伸腕肌群做按揉弹拨法治疗。时间约 3 分钟。施术后患者有桡侧三指麻木感及疼痛减轻的现象。

(5)最后,用拇指自肱骨外上髁向前臂桡侧腕伸肌推揉 8～10 次。以肱骨外上髁为中心行擦法,以透热为度。

四、注意事项

(1)疼痛剧烈者,手法宜轻柔缓和,以免产生新的损伤。

(2)治疗期间应避免做腕部用力背伸动作。

(3)注意保暖,可配合局部湿热敷。

(4)保守治疗无效时,可局部封闭治疗或小针刀治疗。

五、功能锻炼

患者屈患肘,用健侧手拇指按压肱骨外上髁痛点处,做患肢前臂向前向后的旋转活动,使旋转的支点落在肘外侧部。每天 2 次,每次 1～2 分钟。

六、疗效评定

(一)治愈

疼痛消失,持物无疼痛,肘部活动自如。

(二)好转

疼痛减轻,肘部功能改善。

(三)未愈

症状无改善。

(郭　震)

第三节 颈 椎 病

颈椎病又称颈椎综合征，是指因损伤或颈椎及其软组织退行性改变引起的颈脊髓或颈神经根以及颈血管的压迫和刺激，从而产生的颈、肩、臂、头及胸疼痛，甚至出现肢体功能失常等一系列症状。中老年人多见，男性发病略多于女性。临床上根据病变部位、范围以及受压组织不同而出现的不同症状，将其分为神经根型、脊髓型、椎动脉型、交感神经型和混合型5种类型。其中神经根型最常见，占颈椎病的60%～70%，交感神经型最为少见。

一、病因病理

各种急、慢性外伤可造成椎间盘、韧带、后关节囊等组织不同程度的损伤，从而使脊柱稳定性下降，促使颈椎发生代偿性增生，增生物直接或间接压迫神经、血管，即产生症状。颈椎间盘承受重量过大或活动频繁，可遭受过多的微小创伤，劳损而变性。早期表现为髓核的水分减少，逐渐失去弹性韧性，椎间关节松动不稳。椎小关节可紊乱、错位，椎间孔变小，椎间盘可膨出或脱出，椎体可发生微小滑动，颈椎后部附件骨质增生，黄韧带、项韧带可发生钙化或骨化。晚期形成明显的骨赘，椎间盘变性、膨出、脱出，周围软组织、前纵、后纵韧带及椎体边缘骨膜附着处可被掀起，出血、血肿机化，在张力性应力的刺激下，逐渐形成较大的骨刺。退变的颈椎间盘和骨刺向后突出，可产生脊髓受压症状；向后外侧突出、钩椎关节骨刺向后突出均可影响椎间孔，使之变小狭窄，神经根受到压迫刺激，缺氧、缺血，出现神经根型病变症状；椎间盘和骨刺向侧方突出，可使椎动脉受到挤压导致供血不足，出现以头晕为主的椎动脉受压症状；颈椎的不稳，常可刺激小关节和关节囊，影响交感神经，而产生一系列交感神经受刺激症状。

二、临床表现

患者自觉肩颈疼痛，可向头部、枕部及上肢放射，一侧面部发热，出汗异常；少数患者可出现头痛、眩晕、猝倒，甚则双下肢痉挛，举步艰难，瘫痪。根据受压组织的不同，其临床表现各不相同。具体可分为五型。

（一）神经根型

神经根型是椎管单侧或双侧的神经根受压迫或受刺激引起的症状，表现有颈肩痛，颈项强直，不能做点头、仰头及转头活动，疼痛沿神经根支配区放射至上臂、前臂、手及手指，伴有上肢麻木、活动不灵活，X线照片可显示椎间隙狭窄、椎间孔变窄、后缘骨质增生、钩椎关节骨赘形成。

（二）脊髓型

脊髓型是脊髓受压迫或受刺激所致，多发生于40～60岁的中年人，早期表现为单侧或双侧下肢发紫发麻，行走困难，继而一侧或双侧上肢发麻，持物不稳，严重时可发生四肢瘫痪，小便潴留，卧床不起。X线检查可显示颈椎间盘狭窄和骨赘形成。

（三）椎动脉型

椎动脉型是因上行的椎动脉被压迫、扭曲，造成颅内一过性缺血所致。表现为肩颈痛或颈枕痛，头晕、恶心、呕吐、位置性眩晕、猝倒、持物落地、耳鸣耳聋、视物不清等临床症状，并常因头部转动或侧弯到某一位置而诱发或加重。X线检查见正位片钩椎关节模糊、骨质硬化并有骨赘形成。

(四)交感型

交感型是颈椎旁的交感神经节后纤维被压迫或刺激所致。常见头痛、头晕、心慌、胸闷、四肢不温或是手足心热、四肢酸重等症状,一般无上肢放射痛或麻木感,可出现听、视觉异常。

(五)混合型

临床上常见同时存在两型或两型以上的各种症状,为混合型。

三、诊断要点

(一)神经根型

(1)颈、肩部疼痛,可沿受压的神经分布区放射,手指呈神经根性分布的麻木及疼痛,握力减弱。

(2)颈部僵直,活动受限,颈棘突旁常有压痛。颈神经牵拉实验阳性,压头试验可能阳性。

(3)受累神经支配区皮肤痛觉迟钝或消失,某些上肢肌力减弱,肌肉萎缩,肌腱反射减弱或消失。

(4)X线片见生理曲度消失,椎间隙狭窄,椎间孔变形,后缘骨质增生,钩椎关节骨赘形成。断层扫描(CT)和椎管核磁共振(MRI)更有助于诊断。

(二)脊体型

(1)颈肩痛伴四肢麻木,疼痛僵硬,发抖无力,步态不稳,似踩棉花状,步态笨拙。

(2)痛觉减弱或消失,严重者四肢瘫痪,小便潴留或失禁。手部肌肉萎缩,四肢肌张力增高,腱反射亢进。

(3)常可引出病理反射,如霍夫曼征、巴宾斯基征阳性,踝阵挛和髌阵挛阳性。

(4)具有典型的X线征象,即在椎间隙部位呈“L”或“U”状梗阻,侧位片可见相应部位的充盈缺损。

(三)椎动脉型

(1)症状的出现常与头、颈的转动有关,表现为头晕、恶心、呕吐、四肢麻木等。

(2)颈椎棘突部常有压痛,压头试验阳性,仰头或转头试验阳性。

(3)脑血流图检查可见左右椎动脉不对称,尤其在转头时患侧波幅明显下降。

(4)X线检查显示钩椎关节骨质增生,向侧方隆突,椎间孔变小。

(四)交感型

(1)患者常有头痛,枕部痛,头晕,头胀,视物模糊,手麻木发凉,心律不齐,心动过速等交感神经功能紊乱的临床表现。

(2)本型常不单独出现,而与其他型合并存在。

(五)混合型

根据以上四型表现而诊断。

四、针灸治疗

(一)毫针法

1.处方一

风池、肩井、天柱、肩髃、外关、曲池、颈夹脊。

操作：患者正坐，上肢曲肘置于桌上。穴位常规消毒后，用 1.5 寸 30 号毫针进针。施以泻法，得气留针 20 分钟。针刺颈郎穴位时，在上肢施揉、拿、搓等手法；针刺上肢穴位时，在颈部施㨰、拿、揉、按等手法。

2.处方二

颈夹脊、养老。

操作：根据症状判定受累神经根的节段选穴，一股取颈 5、颈 6 夹脊。患者正坐，微低头，医者以 30 号 1.5～2 寸毫针，以 75°角刺入，或旁开夹脊穴 0.5 寸处以 45°角刺入。有抵触感后，针尖向外退出 0.3 寸，有沉紧感后进行调气，施平补平泻法，使针感向项、肩、臂传导。针养老时，令患者手向胸，针向内关方向刺入，得气后使针感向腕与肩肘方向扩散。留针 20 分钟，每天 1 次，10 次为 1 个疗程。

3.处方三

中平穴(足三里穴下 1 寸，偏于腓侧)。

操作：患者取坐位，用 28 号 3 寸毫针行直刺法，左肩针刺右下肢中乎穴，右肩针刺左下肢中平穴，双肩针双下肢中乎穴。进针得气后，施以泻法。每次留针 30 分钟，5～10 分钟行针 1 次。每天 1 次，10 次为 1 个疗程。

4.处方四

第一组：阿是穴；第二组：太溪、太冲、复溜。

操作：实证取第一组穴，进针后提插捻转 2 分钟，施以泻法，不留针；虚证取第二组穴位，施以补法，留针 20 分钟，每 5 分钟行针 1 次。本法适用于椎动脉型颈椎病。

(二)电针法

处方一：天柱、曲垣，头痛者加风池，手臂发麻者加扶突。

操作：天柱取 2 寸毫针，针尖沿颈椎系列斜向下方分刺，使针感传至肩部。曲垣用 1.5 寸毫针，针尖向肩胛冈侧端斜刺，使针感向周围扩散。进针得气后，将 2 穴接通电针治疗仪，用连续波，留针 20 分钟。针风池时，针尖斜向内上方，使针感传至前额，留针 20 分钟。刺扶突时，针尖向臂丛方向，当针感传至手指之后，轻轻雀啄 3～5 次，随即出针。隔天治疗 1 次，本法除对脊髓型颈椎病无效外，对其他各型有良好效果。

处方二：双侧颈夹脊 5～7，神经根型配外关、曲池；颈动脉型配风池、风府。

操作：进针后，施以提插捻转手法，得气后接电针治疗仪，采用连续波，刺激强度以患者耐受为度。留针 20 分钟，隔天 1 次，5 次为 1 个疗程。

(三)温针法

处方。主穴：①天柱、百劳、大杼；②相应颈椎夹脊穴、大椎。配穴：合并肩周炎者加肩三针、肩井；头晕、头痛者加风池、四神聪；放射性上肢麻痛、握物无力者加天宗、曲池、三阳络；久病不愈者加百会、膈俞；腰痛者加肝俞、肾俞。

操作：用 2 寸毫针针刺各穴，得气后在针尾置上 1.5 cm 艾条，用火点燃，施灸。四神聪、百会只针不灸。隔天治疗 1 次，6 次为 1 个疗程。

(四)穴位注射法

1.处方一

肩中俞、颈部夹脊。头痛、头昏者配风池、百会、太阳；恶心、呕吐者配风池、内关、丰隆；肩胛、上臂、肘臂疼痛者配肩外俞、天宗、肩贞、臑俞、曲池；上肢及手指麻木者配肩贞、曲池、外关、合谷、后溪;下肢麻木、行走困难者加环跳、阳陵泉、委中、昆仑。

操作:用注射器抽取当归注射液、骨宁注射液、麝香注射液各等量,注入所选穴位,每穴注入1 mL,隔天注射1次。

2.处方二

颈夹脊、风池、大椎、天宗、臂臑、风池、内关、阿是穴。

操作:常规消毒后,用注射器吸入醋酸泼尼松混悬液25 mg,维生素B_1 100 mg,维生素B_{12} 250 μg,1%普鲁卡因溶液10 mL,654-2注射液10 mg混合均匀,然后注入所选穴位,每穴位入1.5～2.0 mL,每周1次,5次为1个疗程。

3.处方三

$C_{6\sim7}$棘突间、$C_7\sim T_1$棘突间。

操作:吸取醋酸泼尼松4 mL与2%普鲁卡因4.5 mL混合,在上述部位做封闭。7天封闭1次,3次为1个疗程。本法适用于各型颈椎病的治疗。

(五)头针法

处方:主穴取顶中线由前向后刺。颈肩部疼痛者配以络却向百会透刺;颈性眩晕者配额中线由上往下刺;四肢运动或感觉障碍者配病位对侧顶颞前斜线或顶颞后斜线。

操作:选用30号30 mm特制平柄毫针,与头面成15°～30°角快速进针,针尖达到腱膜下层后,将针体平卧,缓插25 mm左右,然后用力向外速提,提时针身不弯曲,行针2～3分钟,留针时间随病情而定,可稍长,但不宜超过24小时。

(六)穴位挑刺法

处方:颈、背部的“党参花样”皮损变部位。

操作:先用2%的普鲁卡因0.2 mL注射在花斑中央成一皮丘,然后常规消毒后挑破表皮,用特制挑刺针挑断浅表皮肤纤维丝。挑纤维丝时,针尖横贴皮肤平刺,先平行向前滑动,再将针轻轻上抬,把纤维丝挑起拨断,并把这个点的纤维丝挑净。每次选挑3～4个花斑。其中1个须选择在颈椎体上。每隔5天挑治1次。

(七)穴位埋线法

处方:双侧夹脊颈5和夹脊颈7。

操作:患者取俯伏坐位,局部常规消毒后,进行局部麻醉。选用0号络刺羊肠线3 cm,穿入9号腰椎穿刺管中,快速垂直进针,针尖达皮下组织及斜方肌之间时,立即将针以15°角向枕部透刺,产生较强针感后按常规将羊肠线埋入。出针后用于棉球压迫针孔片刻。埋1次即为1个疗程。15天后再行第二次埋线。

(八)耳压法

处方:脑、颈椎、枕、颈、神门、肝、肾。肩背酸困者加锁骨、肩关节;手指麻木者加腕、指。

操作:用王不留行籽,以小块胶布贴于上述耳穴,每穴按压1分钟,每天按压3～4次,3天贴1次,连贴1个月。

(九)火针法

处方:大椎、阿是穴,相应夹脊穴。肩周及上臂疼痛加肩髃、曲池;前臂痛或手指麻木加手三里、外关、合谷。

操作:将所选穴位做好标记,消毒后,将6～9号缝衣针用止血钳夹持,于酒精灯上将针尾部分烧红,然后快速点刺,出针后即用消毒棉球压迫针孔,阿是穴可每处刺2～4针,针距0.2寸,深度以 0.2～0.5 寸为宜，每次点刺不宜超过 12 针。本法适用于治疗神经根型颈椎病。

（十）磁圆针法

处方：①素髎沿督脉至命门；②攒竹向后沿膀胱经第 1 侧线至肾俞，再从攒竹处膀胱经第 2 侧线至志室；③瞳子髎沿头部胆经路线至肩井；④伴有手臂麻木、疼痛者，肩臂部诸经由上向下叩击。

操作：以磁圆针循经叩打，头部轻叩，颈、手臂、肩背重叩。每条线路叩击 5～7 遍，最后重叩颈部双侧臂丛 2 下，叩击时手臂就出现麻感。

五、推拿治疗

（一）提阳旋转法

操作：患者取坐位，医者立其背后，先用拇指和其余四指拿肩井数次，并用手指和掌根部按揉肩中俞数次，再令患者颈部前屈 15°～20°，医者双手分别置于患者枕骨两侧，将头部逐渐向上抬起，轻轻左右旋转，幅度不超过 45°，左右各 3 次。然后医者双手食中指分别置于患者颈部两侧，搓揉两侧项肌、前斜角肌、斜方肌和横肩胛肌等，先自上而下，后自下而上，后复 10～20 次，压痛点处适当加重力量。最后，医者立于患者前面，以双手拇指点揉双侧合谷、缺盆及天宗穴，伴头晕者加按风池、风府。以上手法连续 3 遍，每周2 次，4 周为 1 个疗程。治疗同时，可采用 DYC 自动牵引装置进行间歇性牵引。

（二）提伸法

操作：患者取坐位，医者施手法松解患者颈项部肌肉，并嘱患者放松，令其以双手抱住其后枕部，挺胸，然后医者双手从患者腋下穿过往上扶在患者双腕背部，患者头略向后仰，医者用力上提颈椎，一般可听到一串小关节响声。有些患者也可辅以传统斜扳手法，即以一手托住患者下颌，一手托住后枕部，头略后仰，下颌部向一侧略上旋，当医者觉得颈椎小关节已锁住，再轻轻用力向同侧旋转 10°，一般可听到小关节响声。左右两侧各做 1 次。最后用拿法放松颈部肌肉，搓肩关节，做梳头、擦汗动作，并按压其臂臑、曲池、手三里、内关、合谷穴。

（三）间歇牵引法

操作：患者取卧位，以颏枕吊带连接微电脑程控牵引床，牵引力线与垂线成 15°～30°夹角前屈，并输出牵引程序：牵引时间：20～30 分钟；牵引重量：9～14 kg；松弛重量：5～7 kg；牵引时间：15～20 秒；松弛时间：10 秒。每天治疗 1 次，10 次为 1 个疗程，3 个疗程后休息 2～3 周，进行肌力锻炼。

（四）按肩搬头法

操作：患者取坐位，两上肢反抱于背后。术者立于后侧，左手按其右肩，右手置于其头顶，用力将颈部向左侧手搬运。然后用同样手法，右手按其左肩，左手置其头顶将颈部向右侧搬运。两侧交替进行。每次搬 8～12 次，7 天为 1 个疗程。本法适用于椎动脉型。

（五）颈型捏揉扳转法

操作：让患者端坐于治疗凳上，施术者先用一手按扶于患者头顶固定，用另一手与其余四指相对着力，反复捏揉颈部两侧肌肉，对其风池穴，天柱穴进行重点捏揉，反复 3～5 遍。再用拇指端着力，反复点揉风府穴、哑门穴及大椎穴等。再用双手着力，反复捏揉两侧颈肩部，并拿揉两肩井穴。再用一手按于头顶，另一手托住下颌，双手协同用力，反复旋摇头颈部数次后，再用寸劲扳转颈椎；然后，双手交换位置，再以同样方法向对侧扳转。扳转手法应慎重，不可用力过猛，更不能勉强用力扳拧，以免发生意外。最后，再用放松手法捏揉颈肩部。

（六）根型点揉镇痛法

操作：让患者端坐于治疗凳上，施术者站其身旁，先用手捏揉颈项两侧肌肉，促使其放松，反复3～5遍。再用拇指端着力，反复点揉风府、风池、天柱、大杼、肩中俞、大椎等穴；再点揉天宗、曲垣、风门、肺俞等穴；再点揉缺盆、肩井、云门、肩髃等穴。再用中指着力，抠拨腋窝中极泉穴及青灵穴；再用拇指着力，抠拨曲池、曲泽等穴，同时用中指着力，抠拨少海穴等。再用拇指与中指相对着力，反复捏揉内外关穴，再掐合谷穴等。再反复捏揉颈肩及上肢部肌肉3～5遍，促使肌肉放松。再用双手合抱于患者颊部，用力向上端提牵拉颈椎，同时进行前屈，后仰，左右侧屈，和反复左右旋转摇动颈部。最后，用拍子拍打颈肩及上肢部，反复3～5遍，如无拍子也可用半握拳或虚拳进行拍打。

（七）提项旋转法

操作：先施准备手法，使患者局部放松，以一手托住患者下颌，一手托住患者后枕部，让患者头部呈自然位。先轻轻左右摇晃，然后托提头部向上并逐渐加大转动范围，先向一侧旋转，接近限度寸以适当力度继续旋转5°～10°，一般可闻及小关节弹响之声，患者多有一种解除绞锁的轻松感。施手法时，应尽量使患者肌肉放松，旋转速度不宜过快，并且在上提力量的基础上做颈项旋转。

（八）提端摇晃法

操作：患者正坐，术者立其背后，双手分开，拇指顶住枕部和风池穴，其余四指托下颌部，双手向上提端。同时手腕立起，使前臂用力下压患者肩部，而端提颈部双于腕做回旋运动6～7次，在持续端提下做颈前屈、后伸各1次，将患者头部在屈曲时旋转至左（右）侧。

（曹金虎）

第四节　颈肌痉挛

一、概述

颈肌痉挛俗称落枕，是急性单纯性颈项强痛、肌肉僵硬、颈部转动受限的一种病症，是颈部软组织常见的损伤之一，多见于青壮年，男多于女，冬春季发病率较高。轻者4～5天可自愈，重者疼痛严重并向头部及上肢部放射，迁延数周不愈，且易反复发作。此病针推疗效确切、迅速。颈肌风湿，颈肌劳损，颈椎病变等，均可引起颈肌疼痛与痉挛，落枕为单纯的肌肉痉挛，成年人若经常发作，常系颈椎病的前驱症状。

二、病因病机

本病多因颈部肌肉过度疲劳，或感受风寒，或夜间睡眠姿势不当，或枕头高低不适，使颈部肌肉遭受较长时间的牵拉而发生痉挛，部分由于颈部扭挫伤所致。而老年患者多与颈椎骨质增生或椎间盘变性有关。由于感受风寒，或筋脉挫伤，或夜卧过于熟睡，姿势不当，致使气血运行不畅，筋脉拘挛而成本病。

三、临床表现和体征

(一)症状

(1)颈项相对固定在某一体位,某些患者用一手扶持颈项部,以减少颈部活动,可缓解症状。

(2)颈部疼痛,动则痛甚。

(3)颈部活动明显受限,如左右旋转、左右侧弯、前屈与后伸等活动。

(二)体征

(1)项项活动受限,颈部呈僵硬态,活动受限往往限于某个方位上,强行使之活动,则症状加重。

(2)肌痉挛伴压痛,胸锁乳突肌痉挛者,在胸锁乳突肌处有肌张力增高感和压痛;斜方肌痉挛者,在锁骨外 1/3 处,或肩井穴处,或肩胛骨内侧缘,有肌紧张感和压痛;肩胛提肌痉挛者,在上四个颈椎棘突旁和肩胛骨内上角处,有肌紧张感和压痛。

四、鉴别诊断

落枕是一种急性发作的症状,多在睡眠后出现一侧颈项部疼痛,局部僵硬并有明显压痛,头颈活动受限。临床上常需与下列疾病加以区别。

(1)颈椎半脱位:往往有外伤史和肩部负重史,临床表现为颈项疼痛,颈椎旋转活动明显受限。可摄颈椎张口位片证实,常见有寰枢关节半脱位。

(2)颈椎病:反复落枕,起病缓慢,病程长。因颈椎关节不稳而引起,常伴有椎间隙狭窄,骨质增生,需摄颈椎双斜位片或正位片证实。

(3)颈椎结核:有结核病史和全身体征,如低热、消瘦、盗汗及疲乏无力等,多发于儿童及青壮年,需摄颈椎正侧位片证实。

五、针灸治疗

(1)治则:疏风散寒,活络止痛,以督脉及手足三阳经为主。

(2)主穴:天柱、后溪。配穴,外感风寒,配大椎、风池、外关,用泻法;筋脉损伤,配阿是穴,或相应夹脊穴。

(3)方义:颈项部为手足三阳经之所过,显露于体外,又是头部转动之枢机,极易为风寒所侵袭,或因姿势不当而伤筋。古人认为,太阳为开而主表,故以手足太阳经的天柱、后溪为主穴,以疏解在表的外邪,配合督脉经要穴大椎、手足少阳经的风池、外关,可以疏散风寒,使邪从表解;若因筋脉受损,使局部气血受阻,不通则痛,当按"以痛为俞"的原则,选取阿是穴或相应夹脊穴,可以通络止痛,使气血流畅,筋脉得舒。

六、推拿治疗

(1)治则:舒筋活血,温经通络,理顺肌筋。

(2)主要手法:一指禅推法、撩法、按法、揉法、拿法、拔伸法、擦法等。

(3)常用穴位及部位:风池、风府、风门、肩井、天宗、肩外俞等。

(4)操作:①患者取坐位,医者立于其后,用轻柔的㨰法、一指禅推法,在患侧颈项及肩部施术,3～5 分钟。②用拿法提拿颈椎旁开 2.5 寸处的软组织,以患侧为重点部位,并弹拨紧张的肌肉，使之逐渐放松。③嘱患者自然放松颈项部肌肉，术者左手持续托起下颌，右手扶持后枕部，使颈略前屈，下颌内收，双手同时用力向上提拉，并缓慢左右旋转患者头部10～15次，以活动颈椎小关节。摇动旋转之后，在颈部微前屈的状态下，迅速向患侧加大旋转幅度，手法要稳而快，手法的力度和旋转的角度必须掌握在患者可以耐受的限度内。④术者按揉风池、风府、风门、肩井、天宗、肩外俞等穴，每穴30～60秒，手法由轻到重；然后再轻拿颈椎棘突两侧肌肉，最后可在患部加用擦法治疗。

七、其他疗法

刺络拔罐：先在颈项部轻叩梅花针，使局部皮肤发红、充血，再拔火罐3～5个，每天1～2次。

（曹金虎）

第五节　外伤性截瘫

一、概述

外伤性截瘫是因脊髓受外界暴力袭击，引起骨折或脊椎间盘脱位，尤多见于胸椎、腰椎的压缩性骨折、粉碎性骨折或合并脱位后脊髓受损。

根据脊髓损伤平面的高低，分为高位和低位两种。损伤在颈膨大以上平面者，出现上肢和下肢均瘫痪，称为高位性截瘫。损伤在颈膨大以下者，仅出现下肢瘫痪，称为低位性截瘫。

由于损伤程度的差异，一般分为：①脊髓震荡，病损较轻，无器质性损害，预后良好。②脊髓挫裂伤，损伤较重，可部分恢复，部分成为永久性伤害，出现一系列继发性症状。③脊髓断裂，脊髓成为完全性横贯性损害者，其运动、感觉、反射及括约肌功能均丧失，很少有恢复的希望。

外伤性截瘫古代称为“体惰”(《灵枢经·寒热病》)。近代多根据其肢体无力，肌肉萎缩而按“痿证”论治。

二、病因病机

本病多因跌仆刀伤造成，开放性脊髓损伤多因战祸枪炮刀伤造成，闭合性损伤每因暴力袭击、土崩塌方、不慎跌仆、高处跌下、婴儿产伤等。脊髓位于督脉，督脉总督诸阳经，脊髓损伤，督脉瘀阻，气血不通，阳气不达四肢，故见四肢麻木不仁，萎废不用；若清阳不升，则浊阴不降，可致二便失调。

三、诊断要点

（一）病史

有明显的外伤史，应详细询问脊髓损伤的部位、暴力的性质、方向、大小，有否其他合并伤。

（二）脊髓不同节段损伤的诊断

1.上颈髓($C_{1\sim3}$)

病损平面以下感觉障碍，四肢呈上运动神经元性瘫痪，上肢可以肌肉萎缩，下肢为痉挛性，腱反射亢进，严重者可出现后颅窝症状，如眩晕、眼球震颤、共济失调、发音和吞咽困难，舌肌萎缩，甚至呼吸困难而危及生命。

2.中颈髓（$C_{4\sim6}$）

病损平面以下感觉障碍，肩胛带和上肢肌肉无力、萎缩，类似上干型臂丛神经麻痹，病损在 $C_{5\sim6}$ 时，肱二头肌反射消失，而肱三头肌反射正常或亢进。

3.下颈髓（$C_7\sim T_1$）

病损平面以下感觉障碍，上肢屈肌功能保存而伸肌瘫痪，手部小肌肉萎缩，腕部、手指伸肌麻痹，并肌肉萎缩而呈爪型手。$C_8\sim T_1$ 的损伤类似下干型臂丛神经麻痹，肱三头肌反射消失，而肱二头肌反射可正常。

4.上胸髓（$T_2\sim T_4$）

感觉障碍水平比实际病灶部位偏低，双下肢瘫痪，大小便障碍，下肢腱反射异常，由于肋间肌麻痹，病者呈腹式呼吸，言语费力。

5.中胸髓（$T_5\sim T_8$）

除感觉障碍水平比上胸髓低外，其余临床症状和体征与上胸髓病损大致相同。

6.下胸髓（$T_9\sim T_{12}$）

临床表现与上胸髓损伤大致相同，但感觉障碍水平较低。当病变在 T_8 以下、T_{11} 以上时，由于腹直肌上半部肌力正常而下半部无力，故检查时出现比弗氏征阳性（患者仰卧时用力抬起头部，检查者用手压住患者头部，则可见脐孔向上移动）。上腹部腹壁反射正常，而中、下腹壁反射消失。

7.腰髓（$L_1\sim S_2$）

当腰 1 损伤时，下肢呈痉挛性瘫痪，平面以下感觉完全丧失，二便失控；L_2 以下损伤则呈弛缓性瘫痪。当 $L_{2\sim3}$ 损伤时，引起髋部屈曲、内收和伸小腿运动麻痹。膝反射消失；$L_{4\sim5}$ 损伤时则屈髋、大腿内收及伸膝均有力，患者可以站立，但走路呈摇摆步态，下肢后部、小腿前部和鞍区感觉消失。当病变位于 $L_5\sim S_2$ 水平时，踝反射减低或消失，而膝反射可以正常，腰髓损伤不影响腹壁反射。

8.脊髓圆锥（S_3 至尾节）

病损时肛门和生殖器周围皮肤感觉减退或丧失，呈鞍状分布，臀肌可以萎缩，大小便功能障碍，阳痿，肛门反射及海绵体反射消失，但下肢运动可无明显障碍。

9.马尾神经损伤

双下肢可呈不完全性弛缓性瘫痪，下肢感觉和运动障碍多不对称。若马尾神经完全撕裂，则损伤平面以下感觉、运动和反射完全消失，膀胱不能自主排尿，可呈无张力性膀胱。

（三）辅助检查

1.X 线检查

X 线检查可见椎体移位、椎管变小、骨折征象，椎间隙变窄等。

2.肌电图检查

肌电图可见肌纤维震颤电位、丛形电位等。

3.脊髓 CT 检查

脊髓 CT 检查对本病诊断有重要意义。

四、针灸治疗

(一)治则

早期宜活血祛瘀,疏通经络;后期宜补益脾肾。以督脉、夹脊穴及手足三阳经为主。早期多用泻法,刺络法或刺络拔罐法,后期宜用灸法或温针灸。

(二)主穴

损伤脊髓邻近夹脊穴及相应督脉经穴。配穴:上肢瘫痪,配风池、天柱、大椎、肩髃、臂臑、曲池、合谷、手三里;下肢瘫痪,配环跳、髀关、伏兔、风市、阳陵泉、绝骨、足三里、丘墟、解溪;大小便失控,配八髎、关元、气海、中极、三阴交。

(三)方义

外伤性截瘫属督脉损伤,督脉为阳脉之海,故督脉受损常致肢体瘫痪,治疗当以督脉及与督脉相邻近的夹脊穴为主,以疏通督脉经气,若病损在上肢者取手三阳经穴位为主,病损致下肢瘫痪者取足三阳经为主,若阳损及阴,出现下焦气化功能失调,以致二便失司,则配用任脉及下腰部穴位,以调和下焦阴阳,疏通二便,升清降浊。

五、基本推拿治疗

(一)治则

活血通络,濡养经筋。

(二)主要手法

一指禅推法、㨰法、按法、擦法、拿法、揉法、搓法。

(三)常用穴位及部位

颈背部,多取颈夹脊穴、胸腰部夹脊穴、大椎、肺俞、肝俞、脾俞、肾俞以及膀胱经第 1 侧线;上肢部,多取肩髃、肩髎、曲池、尺泽、手三里、外关、合谷、肩关节、肘关节、腕关节、指关节等;下肢部,多取环跳、秩边、足三里、阳陵泉、委中、承山、解溪,髋关节、膝关节、踝关节以及下肢足阳明经循行部。

(四)操作

(1)颈背部:患者取俯卧位,先在颈背部脊柱两侧夹脊穴施以一指禅推法,自上而下操作 5～10 分钟;然后改用点按法操作,来回 2～3 遍,同时配合点按大椎、肺俞、脾俞、肝俞、肾俞;接着自颈向下至腰骶部,在脊柱两侧,用㨰法来回操作 2～3 遍;最后用擦法循颈背足太阳膀胱经第 1 侧线及夹脊穴操作,以透热为度。

(2)上肢部:患者取坐位,瘫痪严重者取仰卧位,用㨰法先施于肩关节周围组织;然后自上而下在上肢的内侧及外侧进行治疗,同时配合肩、肘、腕及指间关节的被动活动;接着点按肩髃、肩髎、曲池、曲泽、手三里、外关、合谷 3～5 分钟;最后用拿法或搓法自肩部施术至腕部,往返 2～3 遍。

(3)下肢部:患者先取俯卧位,用㨰法自臀部沿大腿后侧至小腿部,来回 2～3 遍,接着点按环跳、秩边、殷门、委中、承筋、承山、昆仑 3～5 分钟,以酸胀为度;患者再取仰卧位,用㨰法自双下肢髂前上棘向下沿大腿前缘至踝部操作 2～3 遍,同时配合髋、膝、踝关节的被动伸屈活动,并点按伏兔、足三里、阳陵泉、解溪3～5 分钟,最后用搓法从大腿至小腿部,来回 2～3 遍,结束治疗。

(五)随症加减

有小便失禁时,应加点按关元、气海、中极、肾俞、膀胱俞、三阴交。有大便障碍者,加点按天枢、气海、足三里、支沟等穴。

六、其他疗法

(一)艾灸

取脊髓损伤平面的督脉经穴及夹脊穴为主,直接灸或隔姜灸,每次 4～6 穴,每穴 3～5 壮。

(二)穴位注射

按上述取穴方法选穴,以丹参注射液、当归注射液、血栓通注射液或肌内注射液,每次选 2 穴,每穴注射 2 mL,每天或隔天 1 次,交替使用。

(曹金虎)

第六节 腰椎间盘突出症

腰椎间盘突出症又称腰椎间盘纤维环破裂髓核突出症。它是腰椎间盘退行性变之后,在外力的作用下,纤维环破裂髓核突出刺激或压迫神经根造成腰痛,并伴有坐骨神经放射性疼痛等症状为特征的一种病变。腰椎间盘突出症是临床常见的腰腿痛疾病之一,好发于 20～45 岁的青壮年,男性比女性多见,其好发部位多见于 $L_{4\sim5}$ 和 $L_5\sim S_1$ 之间。

根据本病的疼痛性质应属于中医痛痹范畴,根据本病的疼痛部位应归属于督脉、足太阳经及经筋和足少阳经及经筋的病变。

一、诊断要点

(1)有急、慢性腰部疼痛史。

(2)下腰部疼痛,疼痛沿着坐骨神经向下肢放射,当行走、站立、咳嗽、打喷嚏、用力大便、负重或劳累时疼痛加重,屈髋、屈膝卧床休息后疼痛缓解。

(3)坐骨神经痛常为单侧,也有双侧者,常交替出现,疼痛沿患肢大腿后面向下放射至小腿外侧、足跟部或足背外侧。

(4)检查:①腰部僵硬,脊柱侧弯,腰椎前凸减小或消失。②压痛点:腰椎间隙旁有深度压痛,并引起或加剧下肢放射痛(即腰椎间盘突出的部位);环跳、委中、承山、昆仑等部位压痛。③皮肤感觉异常:小腿外侧及足背部感觉减退或麻木表明第 5 神经根受压;外踝后侧、足底外侧和小趾皮肤感觉减退或麻木,表明 S_1 神经根受压。④直腿抬高试验阳性、屈颈试验阳性、颈静脉压迫试验阳性、踇趾背屈力减弱(L_5 神经根受压)或踇趾跖屈试验性(S_1 神经根受压)、腱反射减弱或消失(膝腱反射减弱或消失表示 L_4 神经根受压,跟腱反射或消失表示骶神经根受压)。⑤X 线摄片检查:X 线平片可见脊柱侧弯或生理前屈消失,椎间隙前后等宽,或前宽后窄,或椎间隙左右不等宽等。⑥CT、MRI 检查:可见腰椎间盘突的部位、大小及与椎管的关系。

二、病因病机

椎间盘是一种富有弹性的软骨组织,位于两个椎体之间。每个椎间盘有髓核、纤维环和软骨板组成。

椎间盘的主要功能是承担与传达压力；吸收脊髓的震荡；维持脊柱的稳定性和弹性。其中髓核是椎间盘的功能基础，纤维环和软骨板均有保护髓核的作用，而软骨板的膜具有渗透作用，可与椎体进行水分交换，以维持随和正常的含水量，保持髓核的半液体状态。

腰椎间盘容易突出有其生理和解剖的原因，后纵韧带具有保护椎间盘的作用，但下达腰部时逐渐变窄，而腰段椎管比颈段胸段粗大，所以腰部椎间盘的纤维环缺乏有力的保护；椎间盘中的髓核位置偏后外侧，而且纤维环前厚后薄，后面缺乏有力的保护；脊柱腰段是承受压力最大的部位，又是活动量最大的部分，所以椎间盘受到牵拉、挤压的力量较大，而保护的力量较小，所以容易突出。

（一）椎间盘退化变性是产生本病的病理基础

随着年龄的增长，以及不断的遭受挤压、牵拉和扭转等外力作用，使椎间盘发生退化变性，髓核含水量逐渐减少而失去弹性，继而使椎间隙变窄、周围韧带松弛或产生纤维环裂隙，形成腰椎间盘突出症的内因。在外力的作用下，髓核可向裂隙出移动或自裂隙处向外突出，刺激或压迫邻近的软组织（脊神经）而引起症状。中医认为“五八肾气衰”，或由于劳伤过度，肝肾亏损，筋骨失养，不在隆盛，易被外力所伤，易受外邪侵袭而发病。

（二）外力是引起本病的主要原因

腰在负重的情况下突然旋转，或向前外方的弯腰用力，使腰椎前屈，腹部压力增大，合力向后，推动髓核后移，靠近纤维环后缘。此时，如果向后的合力超过了脊柱后方韧带、肌肉的抵抗力，髓核可突破纤维环的薄弱处而凸出。此种情况多见于从事体力劳动的年轻人。中医认为扭挫闪伤筋脉，血溢脉外，瘀血闭阻，压迫阻滞经络气血的运行，不通而痛，发为本病。

（三）腰背肌劳损是引起本病的辅助条件

脊椎的后方主要有后纵韧带、棘上韧带和棘间韧带以及骶棘肌的保护，限制脊柱过度前屈，防止椎间盘后移。长期持续的弯腰工作，容易造成脊柱后侧肌肉韧带劳损和静力拉伤，使肌肉、韧带乏力，保护作用下降。再加上弯腰时髓核后移，长期挤压纤维环后壁而出现裂隙。在某种不大力的作用下，也可导致髓核从纤维环的裂隙处凸出。这种情况多见于40岁后的非体力劳动者，中医认为“五八肾气衰”，腰府失养，易受外力所伤，或劳累过度，耗伤气血，腠理空疏，易受外邪而发病。

（四）受寒是本病的主要诱因

寒冷刺激导致局部血液循环变慢，容易引起肌肉的不协调收缩，使椎间盘压力增大，为本整的发生提供了条件。中医认为感受风寒湿邪，痹阻经脉，气血不通而发病，如《素问·举痛论》曰：“寒气入经而稽迟泣而不行，……客于脉中则气不通，故卒然而痛”。

三、辨证与治疗

（一）辨经络治疗

1.主症

疼痛沿足太阳经放射或足少阳经放射。

2.治则

疏通经络，行气止痛。

3.处方

(1)足太阳经证:$L_{2\sim5}$夹脊穴、阿是穴、秩边、环跳、殷门、阳陵泉、委中、承山、昆仑。

(2)足少阳经证:$L_{2\sim5}$夹脊穴、阿是穴、环跳、风市、阳陵泉、悬钟、丘墟。

操作法:针刺夹脊穴时,针尖略向脊柱斜刺,深度在 40 mm 左右,捻转手法,有针感向下肢传导效果较好。针秩边、环跳进针 60 mm 左右,行提插捻转手法,得气时,有针感沿足太阳经或足少阳经传导为佳。其余诸穴均直刺捻转平补平泻手法或泻法。

4.方义

本方是根据疼痛的部位辨经论治,循经取穴,旨在疏通经气,达到通则不痛的目的。夹脊穴邻近病变部位,阿是穴是病变的部位,二穴是治疗本病的主穴。秩边、环跳是治疗腰腿痛的主要穴位,《针灸甲乙经》"腰痛骶寒,俯仰急难……秩边主之"。环跳是足少阳、太阳二脉之会,更是治疗腰腿疼痛、麻木、瘫痪的主要穴位,正如《肘后歌》云:"腰腿疼痛十年春,应针环跳便惺惺"。阳陵泉也是治疗本病不可缺少的穴位,因为本穴属足少阳经,为筋之会穴,主治腰腿痛,如《针灸甲乙经》说"髀痹引膝,股外廉痛,不仁,筋急,阳陵泉主之。"且阳陵泉处又有坐骨神经的重要分支腓总神经,本病在此处多有压痛,故阳陵泉是治疗本病的重要穴。其余诸穴均属于循经取穴,疏导经气,通经止痛。

(二)病因辨证治疗

1.瘀血阻滞

(1)主症:多有腰部外伤史,或腰腿痛经久不愈,疼痛如针刺、刀割,连及腰髋和下肢,难以俛仰,转侧不利,入夜疼痛加剧。舌质紫黯或有瘀点,脉涩。

(2)治则:活血化瘀,通络止痛。

(3)处方:腰椎阿是穴、环跳、阳陵泉、膈俞、委中。

(4)操作法:针阿是穴时,先在其正中刺 1 针,针尖略斜向脊柱,得气后行捻转泻法,然后在其上下各刺 1 针,针尖朝向第 1 针,得气后两针同时捻转,使针感向下肢传导。膈俞用刺络拔火罐法,委中用三棱针点刺出血,所出之血,由黯红变鲜红为止。环跳、阳陵泉直刺捻转泻法。阿是穴与阳陵泉连接电疗机,选择疏密波,强度以患者能忍受为度,持续 30 分钟。

(5)方义:阿是穴位于病变部位,属于局部取穴。膈俞是血之会穴,委中又称"穴郄",对于瘀血阻滞者有活血祛瘀,通络止痛的作用,正如《素问·刺腰痛论》:"解脉会令人腰痛如引带,常如折腰状,善恐。刺解脉在郄中结络如黍米,刺之血射,以黑见赤血而已。"

2.寒湿痹阻

(1)主症:腰腿疼痛剧烈,屈伸不利,喜暖畏寒,遇阴雨寒冷天气疼痛加重,腰腿沉重、麻木、僵硬。舌苔白腻,脉沉迟。

(2)治则:温经散寒,祛湿通络。

(3)处方:腰部阿是穴 肾俞 环跳 次髎 阳陵泉 阴陵泉 跗阳

(4)操作法:阿是穴的刺法同上,加用灸法或温针灸法。肾俞直刺平补平泻手法,加用灸法。其他诸穴均用捻转泻法。

(5)方义:本证是由于寒湿邪气痹阻经脉所致,治当温经散寒,阿是穴的部位是病变的部位,也是寒湿凝结的部位,故温针灸阿是穴除寒湿之凝结。灸肾俞温肾阳祛寒湿。次髎通经利湿,并治腰腿疼,《针灸甲乙经》曰"腰痛怏怏不可以俛仰,腰以下至足不仁,入脊腰背寒,次髎主之。"阴陵泉除湿利尿,疏通腰腿部经脉,足太阴经筋结于髀,著于脊,多用于治疗湿性腰腿痛的治疗,《针灸甲乙经》"肾腰痛不可俯仰，阴陵泉主之"。跗阳位于昆仑直上 3 寸，主治腰腿疼痛，《针灸甲乙经》跗阳主"腰痛不能久立，坐不能起，痹枢骨衍痛"，本病在跗阳穴处常有压痛、硬结或条索，针灸此穴对缓解腰腿痛有较好的效果。用此穴治疗腰腿痛在《黄帝内经》中即有记载，称之为"肉里脉"，《素问·刺腰痛论》"肉里之脉令人腰痛，不可以咳，咳则筋缩急。刺肉里之脉，为二痏，在太阳之外少阳绝骨之后。"

3.肝肾亏损

(1)主症：腰腿疼痛，酸重乏力，缠绵日久，时轻时重，劳累后加重，卧床休息后减轻。偏阳虚者手足不温，腰腿发凉，或有阳痿早泄，妇女有带下清稀，舌质淡，脉沉迟；偏阴虚者面色潮红，心烦失眠，下肢灼热，或有遗精，妇女可有带下色黄，舌红少苔，脉弦细。

(2)治则：补益肝肾，柔筋止痛。

(3)处方：腰部阿是穴、肾俞、肝俞、关元俞、环跳、阳陵泉、悬钟、飞扬、太溪。

(4)操作法：阿是穴针刺平补平泻法，并用灸法；肾俞、关元俞针刺补法并用灸法；环跳平补平泻法；其余诸穴均用捻转补法。偏阴虚者不用灸法。

(5)方义：腰为肾之府，肾精亏损，腰府失养而作痛；肝藏血而主筋，肝血不足，筋失血养而作痛。治取肾俞、肝俞、关元俞补益肝肾濡养筋骨而止痛。太溪配飞扬属于原络配穴，旨在补益肾精调理太阳、少阳经脉以止痛。在飞扬穴处又有小络脉分出，名曰飞扬脉，主治腰痛，《素问·刺腰痛论》"飞扬之脉，令人腰痛，痛上怫怫然，甚则悲以恐，刺飞阳之脉，……少阴之前与阴维之会。"所以说飞扬是治疗肾虚以及肝虚引起腰痛的重要穴位。环跳是足少阳、太阳经的交会穴，位于下肢的枢纽，悬钟乃髓之会穴，阳陵泉乃筋之会穴，三穴同经配合，协同相助，补益精髓濡养筋骨以止痛。

(曹金虎)

第七节　强直性脊柱炎

强直性脊柱炎是一种主要累及脊柱、中轴骨及四肢大关节，以椎间盘纤维环及其附近韧带纤维化和骨化、关节强直为病变特点的慢性疾病。过去对本病缺乏认识，认为它属于类风湿性关节炎。随着对本病了解的加深，特别是 70 年代后，类风湿因子和组织相容抗原 $HLA\text{-}B_{27}$ 的发现，确定了类风湿性关节炎和本病是两种不同的疾病。中医学将本病归入"骨痹"范畴，本病的临床征象主要在脊柱，脊柱出现严重畸形、功能障碍等临床变化。

一、病因病理

病因至今尚未完全明了，可能与基因遗传、感染、外伤、淋病等因素有关。病理变化以增生性肉芽组织为特点的滑膜炎开始，关节发生骨性强直的倾向性显著。本病的病变部位是肌腱、韧带在骨骼的附着处，又称之为"附着性关节炎"，附着处的骨质被炎性物质侵蚀破坏，由淋巴细胞和浆细胞的结缔组织所替代。病变沿韧带或肌腱血管扩展，临近病变周围的骨髓组织亦有水肿，淋巴细胞和浆细胞浸润，破坏区的骨部产生反应新骨。修复性新骨生成过多过盛，并向附着的肌腱或韧带延伸，形成骨赘。在关节滑膜炎后，关节囊逐渐骨化，关节亦趋强直，关节相邻的骨面被髓腔血管所侵蚀，逐渐被骨沉着所充填。在脊柱纤维环与椎体软骨附着部，椎间盘的前方和侧方，也同样形成韧带骨赘，使椎间盘形成骨性强直，以前韧带病变最明显。在椎体节段之间，韧带骨化形成骨桥，类似竹节，称之为“竹节样脊柱”，以后软骨板骨化，软骨内化骨，血管向椎间盘侵蚀，椎间盘逐渐骨化。

二、临床表现

病变首先发生于双骶髂关节、膝关节、腰椎或髋关节者多，也可以被发于其他关节或肌腱附着部。起病隐袭，表现为上述部位疼痛，发僵，阴天或劳累后加重，以后逐渐向上蔓延。病变扩大到胸椎。胸关节受受累时，胸廓活动受限，呼吸不畅，肋间神经痛。颈柱、头部转动和屈伸受限，整个脊柱强直，此种表现多呈上行性扩展，也可呈下行性扩展，常见于女性。病变常始于颈椎或胸椎，逐渐向下累及腰椎、骶髂关节及髋关节，患者有神经根性疼痛，四肢关节游走性疼痛，病程进展期有缓解。在中晚期患者，常可看见圆形性驼背畸形，多发生于胸椎或胸腰段。部分患者可出现关节强直或屈直及旋转畸形等。受累关节周围常可见到失用性萎缩。

三、诊断要点

(1)骶髂关节、腰背部反复疼痛。

(2)早、中期患者脊柱活动受限，晚期患者脊柱出现强直驼背固定，胸廓活动受限。

(3)实验室检查，血沉多增快，RF多阴性，$HLA\text{-}B_{27}$多呈阳性。

(4)X线检查，早期X线征呈骶髂关节间隙模糊，椎体小关节间隙改变；中期X线片显示骶髂关节踞齿样变，部分韧带钙化、方椎、小关节骨质破坏，关节间隙模糊；晚期X线片显示骶髂关节融合，脊柱呈竹节样变。

四、针灸治疗

(一)毫针法

处方一：大椎、气海、关元、神阙、身柱、腰阳关、相应病变局部的华佗夹脊穴。

操作：局部皮肤常规消毒，针刺得气后，用平补平泻法，留针20～30分钟，每天或隔天1次，7次为1个疗程。本方适用于风湿性的强直性脊柱炎。

处方二：大椎、身柱、曲池、腰阳关、相应病变局部的华佗夹脊穴。

操作：常规消毒后，先针大椎、身柱、曲池中强刺激泻法，不留针；后针华佗夹脊穴、腰阳关，用轻中等刺激，留针10～15分钟，出针时摇大其针孔，令其出血。每天1次，10次为1个疗程。本方适用于风热湿性的强直性脊柱炎。

处方三：肝俞、肾俞、足三里、相应病变局部的华佗夹脊穴。

操作：消毒后，肝俞、肾俞、足三里均用补法，不留针；局部华佗夹脊穴针刺得气后，先泻后补，留针5～10分钟。每天或隔天1次，7次为1个疗程。本方适用于正虚邪留性的强直性脊柱炎。

(二)穴位注射法

处方：大椎、腰阳关、阿是穴。

操作：将上述诸穴严格消毒后，用5 mL注射器及6号注射针头抽取威灵仙注射液，针刺得气后，回抽无血，即可推药，每次0.5～1.0 mL。每3天1次，6次为1个疗程。

(三)刺络拔罐法

处方:按病变关节取穴,或在肿胀强直明显处。

操作:严格消毒后,用皮肤针叩刺出血,然后加拔火罐,拔出血水,并使皮肤轻度青紫,每天或隔天1次,6次为1个疗程。本法适用于风湿热痹及痰瘀痹阻所致的强直性脊柱炎。

(四)灸法

处方:阿是穴、大椎、腰阳关。

操作:将燃着的艾条对准上述诸穴,距离为2～5 cm,进行回旋灸或雀啄灸,以患者能耐受。局部皮肤红晕为度。每天1次,10次为1个疗程。

(五)耳针法

处方:神门、交感、压痛点。

操作:严格消毒耳郭,捻转快速进针,得气后,强刺激,留针15～20分钟。每天或隔天1次,10次为1个疗程。

五、推拿治疗

(一)一指禅推法

操作:患者取俯卧位,医者用单手或双手拇指腹着力于脊柱的两侧,操作时,医者上肢肌肉放松,沉肩垂肘、悬腕,将力量贯注于着力指端,并且有节奏地往返做直线向前推进。注意要以肘关节为支点,用腕部的摆动带动拇指的摆动,使之产生持续均匀的推力。每天1次,每次20～30分钟,10次为1个疗程。

(二)擦法

操作:医者用指腹或掌指面紧贴于患者脊柱两侧的皮肤上,做直线往返摩擦,产生一定的热量,往返距离要长,不要跳跃、停顿:每天1～2次,每次20～30分钟,20次为1个疗程。

(三)㨰按法

操作:患者俯卧,上胸部和腹部分别垫2～3个枕头,使前胸悬空,两手臂肘关节弯曲,放于枕旁。医者站于旁,在患者腰背部沿脊柱及其两侧,用㨰法治疗,同时另一手掌按压患者背部进行揿按动作。并嘱患者呼吸,当呼气时向下揿按,吸气时放松。指按或肘按脊柱两侧膀胱经、秩边、环跳、居髎,每天1次,15次为1个疗程。

(四)牵引推拿法

操作:医者立于患者的一侧或前方,进行平行式对抗牵引推拿,在逐渐加大牵引力的同时,给予适当的推、揉、弹拔、闪颤和叠等推拿法,重点作用脊椎和脊椎两侧的软组织,使关节松动,尽量舒展肌肉和韧带,有时可听到明显的弹响声。每天1次,10次为1个疗程。

(五)踩跷法

操作:患者俯卧,医者双手扶住预先设置好的横木上,以控制自身体重和踩踏时的力量。同时用脚踩踏患者腰部并做适当的弹跳动作,弹跳时足尖不要离开患者皮肤。根据患者的体质和病情,可逐渐加重踩踏力量和弹跳幅度。每天1次,每次10～15分钟,10次为1个疗程。

(郭　震)

第八节　退行性脊柱炎

一、概述

退行性脊柱炎又称肥大性脊柱炎、增生性脊柱炎、老年性脊柱炎、脊椎骨关节炎等，是指椎间盘退变狭窄，椎体边缘退变增生及小关节因退变，使相应的神经根受压或受损而出现一系列功能障碍的病症。以椎体边缘增生和小关节肥大性变化为其主要特征。本病好发于中年以后，男性多于女性，长期从事体力劳动者易患此病。

本病属中医“腰痛”的范畴。

二、病因病机

(1)每因用力不慎，姿势不当，或负重过度，跌仆损伤，使经络受损，气血运行不畅，血脉瘀阻，不通则痛。

(2)年老肾气不足，精髓亏虚，或房劳过度，耗伤精血，使肾元虚惫，精血空虚，筋脉失养，致腰痛连腿，屈伸不利。

(3)因感受风寒，或久卧湿地，或冒雨涉水，或久居冷室，寒湿之邪，闭阻经络，使气血阻滞，骨节酸痛。

(4)素体阳气偏盛，内有蕴热，或嗜食辛热之品，积热于里；或感受时邪，误治失治，邪热传里；或感受寒湿之邪，久郁化火。使邪热浸淫腰脊，流注筋脉，痛及腰腿，灼热疼痛。

三、临床表现和体征

(一)症状

(1)患者多为40岁以上的体质肥胖者，有长期从事弯腰劳动和负重的工作史或有外伤史，起病缓慢。

(2)早期症状典型，患者常感腰背酸痛不适，僵硬板紧，不能久坐久站，晨起或久坐起立时症状较重，稍加活动后减轻，但过度活动或劳累后加重。

(3)腰部俯仰活动不利，但被动运动基本达到正常。

(4)急性发作时，腰痛较剧，且可牵制到臀部及大腿，若骨刺压迫或刺激马尾神经时，可出现下肢麻木无力、感觉障碍等症状。

(二)体征

(1)腰椎生理曲度减小或消失，甚或出现反弓。

(2)局部肌肉痉挛，有轻度压痛，一般无放射痛。

(3)下肢后伸试验常呈阳性，直腿抬高试验一般可接近正常。

(4)X线检查，可见椎体边缘有不同程度增生，或有椎间隙变窄，生理弧度改变。

四、鉴别诊断

根据患者的年龄、病史、症状、体征及X线所见，本病一般诊断不难。临床上主要是跟强直性脊柱炎(多在 40 岁以下发病,脊柱强直出现较早,椎体模糊呈竹节样改变,无关节间隙模糊,骶髂关节首先受累,急性期血沉、抗 O 均增高)相区别。

五、针灸治疗

(1)治则:通络止痛。

(2)主穴:相应脊椎夹脊穴。

(3)配穴:①劳损腰痛,宜活血化瘀,可刺血郄委中穴,放血,腹部可用刺络拔罐法治疗;②肾虚腰痛,宜补肾壮腰,配肾俞、命门、腰阳关、关元俞、太溪,补法、多灸;③寒湿腰痛,宜温通经络,散寒去湿,取肾俞、命门、大肠俞、腰阳关,用温针灸或直接灸;④湿热腰痛,宜清热祛湿,配三焦俞、大肠俞,用泻法或刺络法治疗。除此之外,若腰痛沿经脉向下肢放射,呈牵拉样疼痛,可配合足少阳及足太阳经脉的环跳、阳陵泉、委中、绝骨、昆仑等穴治疗。

(4)方义:腰椎两侧夹脊穴紧靠腰椎,是治疗椎关节病变有效而安全的穴位,具有通络止痛的功效,为临床所常用;委中为血之郄穴,有去瘀止痛之功;肾俞、命门、腰阳关、关元俞都是壮腰补肾之要穴,用温灸法,可温阳去湿而除寒;泻三焦俞、大肠俞有清利下焦湿热之功。古人认为,足太阳膀胱经是主筋所生病者,足少阳胆经是主骨所生病者,退行性脊柱炎病在骨而牵涉筋,故可沿经脉向下肢放射疼痛,针灸也常配合膀胱经及胆经穴位治疗,以舒筋理骨,上下结合,以提高疗效。

六、基本推拿治疗

(1)治则:舒筋通络,行气活血,解痉止痛。

(2)主要手法:㨰法、按法、揉法、点压法、弹拨法、扳法、擦法及被动运动。

(3)常用穴位及部位:肾俞、命门、腰阳关、腰夹脊、气海俞、关元俞、委中、阳陵泉、承山等。

(4)操作:①㨰揉腰背法。患者俯卧位,医者用深沉有力的㨰法施于腰背两侧骶棘肌,自上而下反复3～5 遍,然后用掌根按揉 3～5 遍,以缓解肌肉痉挛。②弹拨止痛法。医者用拇指在腰背疼痛的部位上,做与肌纤维垂直方向的弹拨,再结合局部痛点按压肾俞、大肠俞、腰阳关、居髎等穴。③腰椎扳法。患者俯卧位,医者先行腰椎后伸扳法扳动 3～5 次,然后用腰椎斜扳法,左右各 1 次。④活血通络法。患者俯卧位,医者以红花油或冬青膏为介质,在腰部督脉经及两侧膀胱经施擦法,再横擦腰骶部,以透热为度。⑤有下肢牵痛者,可用㨰法施于大腿后外侧和小腿外侧,随后拿委中、承山,按揉阳陵泉、昆仑等穴。

七、其他疗法

(一)耳针

耳穴选腰椎、骶椎、坐骨神经、神门、肝、肾。以患侧为主,每天针刺 1 次,每次留针 2～4 小时,或用微针埋针,每周 1～2 次。

(二)穴位注射

穴位仍按夹脊穴为主,药物选用丹参注射液、当归注射液,每次 4 mL,分 2 穴注射;或用10%葡萄糖10～20 mL穴位注射,每次 1～2 穴;疼痛明显者选用 2%普鲁卡因 4 mL 加泼尼松龙 1 mL,穴位注射,每天 1 次。

(三)敷贴

用双柏散和水加蜂蜜,煎热后湿敷腰部。每天1次,适用于湿热腰痛者。

(四)其他

治疗腰痛方法颇多,除上述方法外,其他如红外线照射、超短波治疗、低频磁疗、激光治疗、药物离子透入法、蜡疗等均有帮助,可配合选用。

(郭　震)

第九节　髋部扭挫伤

髋部扭挫伤是指髋关节在过度内收、外展、屈曲及过伸活动时,髋关节周围肌肉、韧带及关节囊等,在外力的作用下扭挫造成撕伤、断裂或水肿,引起髋关节功能不同程度的障碍疾病,以青壮年多见。如运动中过度伸展、摔跤、蹲伤或自高处坠下等。临床根据损伤时间分为新鲜性扭挫伤和陈旧性扭挫伤两种,早期诊断和治疗效果迅速良好。

一、病因病理

激烈运动时,髋关节活动范围大,致使肌肉、韧带造成撕裂或离断,局部组织水肿,甚至局部瘀血积滞,产生肿胀、瘀斑,脉络不通而疼痛,同时髋关节功能失调。高处坠落和蹲伤,多髋关节后侧臀部肌肉和腰部肌肉受挫伤,局部组织瘀血、疼痛,不能活动,甚至强迫体位。

二、临床表现与诊断

损伤后局部疼痛、肿胀,甚至产生瘀斑。被动活动时疼痛加剧。如蹲伤后臀部疼痛,轻度肿胀,压痛明显,屈髋时臀部疼痛而受限。腰部和臀部损伤,除局部症状外,偶可出现下肢不等长,也称长腿症或骨盆倾斜症,X线照片只见骨盆倾而无其他异常。患肢呈保护性姿态,如跛行、拖拉步态、骨盆倾斜等。

三、治疗

(一)药物治疗

髋部扭挫伤后患者应卧床休息,并应以内服中药治疗为主。早期因瘀血积滞,脉络不通,应活血化瘀,通络止痛。可选用复元活血汤、桃红四物汤、血府逐瘀汤等。根据多年临床经验,早期常规处方用药是丹参、红花、赤芍、土鳖虫、川膝、当归尾、青皮、丹皮、双花、蒲公英、甘草。体温高者可加紫花地丁、败酱草、臀部疼痛或骨盆倾斜者加桑寄生、川断。时间拖久者应活血通络、温经通络,上方去双花、蒲公英,加独活、鸡内金、木瓜。

(二)手法治疗

患者取俯卧位,术者在髋部痛点采用按揉、弹拨、拔伸等法及配合髋关节被动活动。患者仰卧,医师站在患侧,面对患者,于患处先用按、揉法舒筋,病情减轻后,再用弹拨手法拨理紧张之筋,以解除肌筋的痉挛。

(曹金虎)

第十节　股内收肌损伤

股内收肌损伤是指大腿过度用力或牵拉使内收肌遭受急性损伤，使大腿内侧疼痛，内收、外展活动时疼痛加剧，导致功能障碍的一种临床上较为常见的损伤。过去多见于骑马致伤，故又称之“骑士捩伤”。武术、跳高、跨栏、体操等运动最易造成此类损伤。

一、病因病理

股内收肌群为大腿内侧肌肉，包括大收肌、长收肌、短收肌和耻骨肌等，其作用为使大腿内收。当大腿过度内收，或大腿在外展时负重起立，内收肌强力收缩，超过了肌纤维的负荷能力，导致内收肌群的损伤；骑马、武术、跳高、跨栏、体操等运动，可由于内收肌遭受强力的牵拉而损伤。损伤常发生在肌腹或肌腹与肌腱交界处。其病理表现为肌纤维部分或大部分撕裂，或肌腱附着处损伤等，如股内收肌群的起、止点损伤，可造成创伤性骨膜炎；肌腹损伤，可造成肿胀、瘀血、肌肉痉挛与粘连。治疗失宜，或日久，可引起血肿机化，甚至成为骨化性肌炎，限制大腿外展和前屈的功能活动。炎性渗出刺激闭孔神经时，则引起反射性肌痉挛，疼痛加剧。

本病属中医伤科“筋肌伤”范畴。股内侧为足太阴经筋所过，过度收缩或强力牵拉，致髋节筋伤，气血瘀滞，拘挛掣痛而发为本病。

二、诊断

（一）症状

（1）有大腿过度用力收缩或强力牵拉损伤史。

（2）大腿内侧疼痛，尤以耻骨部位疼痛为甚，患部感觉僵硬，脚尖不敢着地，走路跛行，站立或下蹲时更痛。

（3）髋关节功能活动受限，不敢做大腿内收、外展活动，患肢常呈半屈曲位的保护性姿势。

（二）体征

（1）肿胀。大腿内侧肿胀，部分患者有皮下出血。

（2）压痛。内收肌广泛压痛，耻骨部内收肌起点处或肌腹部压痛明显，肌紧张，有时可在大腿内侧触摸到肌肉呈条束状痉挛。

（3）功能障碍。髋关节内收功能受限，被动外展时疼痛加剧。

（4）内收肌阻抗试验阳性。患者仰卧，屈膝屈髋，双足心相对平放在床上，术者双手放于膝内侧，压双膝外展，嘱患者内收髋部，疼痛加剧者为阳性。

（5）屈膝屈髋试验、“4”字试验呈阳性。

（三）辅助检查

X线摄片检查一般无明显异常。当有骨化性肌炎时，可显示其转化阴影。

三、治疗

（一）治疗原则

活血祛疲，解痉止痛。

(二)手法

推法、㨰法、按法、揉法、拿法、擦法等,并配合被动运动。

(三)取穴与部位

阴陵泉、阴廉、箕门、血海、委中等穴及患侧大腿内侧为主。

(四)操作

(1)患者仰卧位,患肢呈屈膝略外旋位。术者在大腿内侧用㨰法、按揉法上下往返治疗。以拇指在内收肌附着处重点按揉,手法宜轻柔缓和。时间5～8分钟。

(2)继上势,以拇指按揉阴陵泉、阴廉、箕门、血海诸穴,每穴1分钟。再沿内收肌用轻柔的拿法与弹拨法交替操作2～3分钟。

(3)继上势,患肢呈屈膝屈髋分腿位,足踝置于健侧膝上部。术者在其大腿内侧肌群用㨰法治疗,边滚动边按压患肢膝部,一按一松,使之逐渐完成“4”字动作。

(4)患者俯卧位,术者在大腿后侧用㨰法,并配合下肢后伸及外展内收的被动运动,继之拿委中穴,并用按揉法于臀部及坐骨结节处治疗。

(5)患者仰卧位,患侧下肢外展位,沿内收肌肌纤维方向施擦法,以透热为度。

四、注意事项

(1)急性损伤有皮下出血者,视出血量多少,在伤后24～48小时后才能推拿。

(2)治疗期间应避免大腿过度外展和内收活动。

(3)推拿治疗期间可根据病情需要,配合蜡疗、超声波疗法或中药外敷法治疗。

五、功能锻炼

适当进行功能锻炼,可做侧压腿及髋部外展练习。

六、疗效评定

(一)治愈

肿痛消失,局部无压痛,无硬结,髋关节外展、内收无疼痛,股内收肌抗阻试验阴性。

(二)好转

症状基本消失,髋外展、劳累或剧烈活动后仍有疼痛、乏力,股内收肌抗阻试验(±)。

(三)未愈

症状无改善。

(曹金虎)

第十一节　膝关节创伤性滑膜炎

膝关节创伤性滑膜炎主要是指膝关节遭受扭挫等外伤或劳损,导致关节囊滑膜层损伤,发生充血、渗出,关节腔内大量积液积血,临床以关节肿胀、疼痛、活动困难为主要特征的一种疾病。本病又称急性损伤性膝关节滑膜炎,可发生于任何年龄。

一、病因病理

膝关节的关节囊分纤维层和滑膜层，滑膜层包裹胫、股、髌关节。正常情况下，滑膜层分泌少量滑液，有利于关节活动和保持软骨面的润滑。当膝关节由于跌仆损伤、扭伤、挫伤、遭受撞击等急性损伤，或过度跑、跳、起蹲等活动及慢性劳损、关节内游离体等因素，使滑膜与关节面过度摩擦，挤压损伤滑膜，导致创伤性滑膜炎的发生。其病理表现为滑膜充血、水肿、渗出液增多并大量积液，囊内压力增高，影响组织的新陈代谢，形成恶性循环。若滑液积聚日久得不到及时吸收，则刺激关节滑膜，使滑膜增厚，纤维素沉积或机化，引起关节粘连，软骨萎缩，从而影响膝关节正常活动。久之可导致股四头肌萎缩，使关节不稳。

本病属中医伤科“节伤”“节粘证”范畴。膝为诸筋之会，多气多血之枢，机关之室。凡磕仆闪挫，伤及节窍；或过劳虚寒，窍隙受累，气血疲滞，瘀阻于窍则节肿，筋络受损则痛，拘挛则屈而不能伸，伸而不能屈，久之则节粘不能用。

二、诊断

(一)症状

(1)膝关节有明显的外伤史或慢性劳损史。

(2)膝关节呈弥漫性肿胀、疼痛或胀痛，活动后症状加重。

(3)膝软乏力、屈伸受限、下蹲困难。

(4)急性损伤者，常在伤后 5～6 小时出现髌上囊处饱满膨隆。

(二)体征

(1)膝关节肿大，屈膝时两侧膝眼饱胀。

(2)局部皮温增高，关节间隙广泛压痛。

(3)膝关节屈伸受限，尤以膝关节过伸、过屈时明显。抗阻力伸膝时疼痛加重。

(4)浮髌试验阳性。

(三)辅助检查

1.膝关节穿刺

可抽出淡黄色或淡红色液体。

2.膝关节 X 线检查

一般无明显异常，但可排除关节内骨折及骨性病变。

三、治疗

(一)治疗原则

活血化瘀，消肿止痛。

(二)手法

摇法、按法、揉法、㨰法、拿法、摩法及擦法等。

(三)取穴与部位

伏兔、梁丘、血海、双膝眼、鹤顶、委中、阳陵泉、阴陵泉等穴及患侧膝关节周围。

(四)操作

(1)患者仰卧位、伸膝位。术者立于患侧，以㨰法或掌按揉法在膝关节周围治疗，先治疗肿胀周围,然后治疗肿胀部位,并配合揉拿股四头肌。手法先轻,后适当加重,以患者能忍受为度。时间 5～8 分钟。

(2)继上势,术者用拇指依次点按伏兔、梁丘、血海、双膝眼、鹤顶、委中、阳陵泉、阴陵泉等穴,每穴 0.5～1.0 分钟。

(3)继上势,术者以手掌按于患膝部施摩法,以关节内透热为宜。

(4)继上势,术者将患肢屈髋屈膝呈 90°,以一手扶膝部,另一手握踝上,左右各摇晃膝关节 6～7 次,然后做膝关节被动屈伸运动 6～7 次。动作要求轻柔缓和,以免再次损伤滑膜组织。

(5)继上势,在髌骨周围及膝关节两侧用擦法,以透热为度。再用两手掌搓揉膝关节两侧。局部可加用湿热敷。

四、注意事项

(1)急性期膝关节不宜过度活动。可内服活血化瘀的中药,外敷消瘀止痛膏。

(2)对严重积液者,可用关节穿刺法将积液或积血抽出,并注入 1%盐酸普鲁卡因 3～5 mL 及强的松 12.5～25 mg,再用加压包扎处理。此法可重复 2～3 次。

(3)患膝注意保暖,避免受风寒湿邪侵袭。

(4)慢性期应加强股四头肌功能锻炼,防止肌萎缩。

五、功能锻炼

急性期过后,做股四头肌等长收缩练习,每次 5～6 分钟,并逐渐增加练习次数,以防肌肉萎缩。慢性期做膝关节屈伸活动,防止或解除关节粘连。

六、疗效评定

(一)治愈

疼痛肿胀消失,关节活动正常。浮髌试验阴性,无复发者。

(二)好转

膝关节肿痛减轻,关节活动功能改善。

(三)未愈

症状无改善,并见肌肉萎缩或关节强硬。

(郭　震)

第十二节　膝关节侧副韧带损伤

膝关节侧副韧带损伤是指由于膝关节遭受暴力打击、过度内翻或外翻引起膝内侧或外侧副韧带损伤,临床以膝关节内侧或外侧疼痛、肿胀、关节活动受限,小腿外展或内收时疼痛加重为主要特征的一种病证。膝关节侧副韧带损伤可分为内侧副韧带损伤和外侧副韧带损伤,临床以内侧副韧带损伤多见。可发生于任何年龄,以运动损伤居多。

一、病因病理

(一)内侧副韧带损伤

膝关节生理上呈轻度外翻。当膝关节微屈(130°～150°)时,膝关节的稳定性相对较差,此时,如果遇外力作用使小腿骤然外翻、外旋,牵拉内侧副韧带造成损伤;或足部固定不动,大腿突然强力内收、内旋;或膝关节伸直位时,膝或腿部外侧受到暴力打击或重物挤压,促使膝关节过度外翻,即可造成内侧副韧带损伤。若损伤作用机制进一步加大,则造成韧带部分撕裂或完全断裂,严重时可合并半月板或交叉韧带的损伤。

(二)外侧副韧带损伤

由于膝关节呈生理性外翻,又有髂胫束共同限制膝关节内翻和胫骨旋转的功能,所以外侧副韧带的损伤较少见。但在小腿突然内翻、内旋;或大腿过度强力外翻、外旋;或来自膝外侧的暴力作用或小腿内翻位倒地捩伤,使膝关节过度内翻,导致膝外侧副韧带牵拉损伤。损伤多见于腓骨小头抵止部撕裂。严重者可伴有外侧关节囊、腘肌腱撕裂,腓总神经损伤或受压,可合并有腓骨小头撕脱骨折。

韧带损伤后引起局部出血、肿胀、疼痛,日久血肿机化、局部组织粘连,进一步导致膝关节活动受限。

本病属中医伤科"筋伤"范畴。中医认为膝为诸筋之会,内为足三阴经筋所结之处,外为足少阳经筋、足阳明经筋所络,急、慢性劳伤,损伤筋脉,气血瘀滞,致筋肌拘挛,牵掣筋络,屈伸不利,伤处为肿为痛。

二、诊断

(一)症状

(1)有明显的膝关节外翻或内翻损伤史。

(2)伤后膝内侧或外侧当即疼痛、肿胀,部分患者有皮下瘀血。

(3)膝关节屈伸活动受限,跛行或不能行走。

(二)体征

1.肿胀

伤处肿胀,多数为血肿。血肿初起为紫色,后逐渐转为紫黄相兼。

2.压痛

膝关节内侧或外侧伤处有明显压痛。内侧副韧带损伤压痛点局限于内侧副韧带的起止部;外侧副韧带损伤时,压痛点常位于股骨外侧髁,或腓骨小头处。

3.放散

痛内侧副韧带损伤,疼痛常放散到大腿内侧、小腿内侧肌群,伴有肌肉紧张或有痉挛;外侧副韧带损伤,疼痛可向髂胫束、股二头肌和小腿外侧放散,伴有肌肉紧张或有痉挛。

4.侧向运动试验

膝内侧或外侧疼痛加剧,提示该侧副韧带损伤。

5.韧带断裂

侧副韧带完全断裂时,可触及该断裂处有凹陷感,做侧向运动试验时,内侧或外侧关节间隙有被"拉开"或"合拢"的感觉。

6.合并损伤

合并半月板损伤时麦氏征阳性;合并交叉韧带损伤时抽屉试验阳性;合并腓总神经损伤时,小腿外侧足背部有麻木感,甚者可有足下垂。

(三)辅助检查

X线检查:内侧副韧带完全断裂时,做膝关节外翻位应力下摄片,可见内侧关节间隙增宽;外侧副韧带完全断裂者做膝关节内翻位应力下摄片,可见外侧关节间隙增宽;合并有撕脱骨折时,在撕脱部位可见条状或小片状游离骨片。

三、治疗

(一)治疗原则

活血祛瘀,消肿止痛,理筋通络。

(二)手法

㨰法、按法、揉法、屈伸法、弹拨法、搓法、擦法等。

(三)取穴与部位

1.内侧副韧带损伤

血海、曲泉、阴陵泉、内膝眼等穴及膝关节内侧部。

2.外侧副韧带损伤

膝阳关、阳陵泉、犊鼻、梁丘等穴及膝关节外侧部。

(四)操作

1.内侧副韧带损伤

(1)患者仰卧位,患肢外旋伸膝。术者在其膝关节内侧用㨰法治疗,先在损伤部位周围操作,后转到损伤部位操作。然后沿股骨内侧髁至胫骨内侧髁施按揉法,上下往返治疗。手法宜轻柔,切忌粗暴。时间5～8分钟。

(2)继上势,术者用拇指按揉血海、曲泉、阴陵泉、内膝眼等穴,每穴约1分钟。

(3)继上势,术者做与韧带纤维垂直方向施轻柔快速的弹拨理筋手法,掌根揉损伤处,配合做膝关节的拔伸和被动屈伸运动,手法宜轻柔,以患者能忍受为限。时间3～5分钟。

(4)继上势,术者在膝关节内侧做与韧带纤维平行方向的擦法,以透热为度。搓、揉膝部,轻轻摇动膝关节数次结束治疗。时间2～3分钟。

2.外侧副韧带损伤

(1)患者取健侧卧位,患肢微屈。术者在其大腿外侧至小腿前外侧用㨰法治疗,重点在膝关节外侧部。然后自股骨外侧髁至腓骨小头处施按揉法,上下往返治疗。手法宜轻柔,切忌粗暴。时间5～8分钟。

(2)继上势,术者用拇指按揉膝阳关、阳陵泉、犊鼻、梁丘等穴,每穴约1分钟。

(3)继上势,术者在与韧带纤维垂直方向施轻柔快速的弹拨理筋手法,掌根揉损伤处,配合做膝关节的拔伸和被动屈伸运动,手法宜轻柔,以患者能忍受为限。时间3～5分钟。

(4)患者俯卧位,术者沿大腿后外侧至小腿后外侧施㨰法治疗。然后转健侧卧位,在膝关节外侧与韧带纤维平行方向施擦法,以透热为度。搓、揉膝部,轻轻摇膝关节数次结束治疗。时间3～5分钟。

四、注意事项

(1)急性损伤有内出血者，视出血程度在伤后24～48小时才能推拿治疗。

(2)损伤严重者，应做X线摄片检查，在排除骨折的情况下才能推拿。若损伤为韧带完全断裂或膝关节损伤三联征者宜建议早期手术治疗。

(3)后期应加强股四头肌功能锻炼，防止肌萎缩。

五、功能锻炼

损伤早期，嘱患者做股四头肌等长收缩练习，每次5～6分钟，并逐渐增加锻炼次数，以防肌肉萎缩，然后练习直腿抬举，后期做膝关节屈伸活动练习。

六、疗效评定

(一)治愈

肿胀疼痛消失，膝关节功能完全或基本恢复。

(二)好转

关节疼痛减轻，功能改善，关节有轻度不稳。

(三)未愈

膝关节疼痛无减轻，关节不稳，功能障碍。

（郭　震）

第十三节　原发性增生性膝关节炎

原发性增生性膝关节炎是由于膝关节的退行性改变和慢性积累性关节磨损，引起膝部关节软骨变性，关节软骨面反应性增生，骨刺形成，导致膝关节疼痛，活动受限伴关节活动弹响及摩擦音的一种病证。本病又名退行性膝关节炎、肥大性膝关节炎、老年性膝关节炎，是中老年人最常见的疾病之一，且肥胖女性多见。

一、病因病理

本病的病因尚未完全明了，一般认为主要与膝关节积累性机械损伤和退行性改变有关。

(一)损伤

膝关节因超负荷等因素反复持久刺激而引起关节软骨面和相邻软组织的慢性积累性损伤，同时使膝关节内容物的耐受应力降低。当长时间行走或跑跳时在关节应力集中的部位受到过度磨损，导致膝关节腔逐渐变窄，关节腔内容物相互摩擦，产生炎性变使腔内压增高。异常的腔内压刺激局部血管、神经，使之反射性地调节减弱，应力下降，形成作用于关节的应力和对抗应力的组织性能失调。

(二)退变

由于老年人软骨基质中的黏多糖减少，纤维成分增加，使软骨的弹性减低而遭受力学伤害产生退行性改变。

增生好发于胫骨平台髁间突，其次为髌骨边缘。髁间突增生可能与膝关节长期超负荷支撑、过度运动、交叉韧带的起止部反复机械牵拉有关。一方面关节软骨积累性损伤导致关节软骨的胶原纤维变性，而使关节软骨变薄或消失，关节活动时产生疼痛与受限；另一方面韧带与髁间突结合部反复损伤与修复并存，钙盐沉积，纤维化，形成骨质增生。髌骨边缘增生则可能与股四头肌、髌韧带以及膝关节胫侧、腓侧支持带牵拉损伤有关。由于增生使关节间隙逐渐变窄，增生物直接刺激关节面产生疼痛；若刺激关节腔内容物和滑膜，产生无菌性炎症渗出，腔内压增高，导致关节肿胀。后期因关节囊纤维化、增厚，滑膜肥厚肿胀，出现关节粘连，活动受限，关节周围肌肉萎缩。当软骨面龟裂剥脱，进入关节腔内形成“关节鼠”，则是引起关节交锁征的主要原因。

本病属中医“骨痹”范畴。膝关节乃胫股之枢纽，机关之室，诸筋之会，多气多血之节。年老体弱，肝肾亏虚，气血失荣，肝亏则筋弛，肾虚则骨疏，动之不慎伤节，或复感风寒湿邪，凝聚节窍，发为痹证，滞留不去，为肿为痛。骨质稀疏，骨赘形成，筋挛成拘，屈而不伸，伸而不屈。

二、诊断

(一)症状

(1)起病缓慢，有膝关节慢性劳损史。

(2)初起时仅感膝部乏力，逐渐出现行走时疼痛，后为持续性；劳累和夜间疼痛较重。

(3)上下楼梯时疼痛明显，跑跳跪蹲均受到不同程度的限制。

(4)行走时跛行，少数患者有膝关节轻度肿胀，活动受限。

(二)体征

(1)关节内疼痛，关节间隙有深压痛，关节伸屈功能受限。

(2)行走或下楼梯时，关节内有一步一刺痛的感觉，尤以下楼梯时刺痛明显。

(3)关节活动时可闻及摩擦或弹响音，炎症渗出明显者两侧膝眼饱隆肿胀。

(4)后期可见股四头肌轻度萎缩。

(三)辅助检查

1.X线检查

正位片显示关节间隙变窄，关节边缘硬化，胫骨平台髁间突明显增生变尖。侧位片可见股骨内侧髁和外侧髁粗糙，胫股关节面模糊，髌股关节面变窄，髌骨边缘骨质增生及髌韧带钙化。

2.实验室检查

血、尿常规检查，血沉检查，抗“O”及类风湿因子检查未见异常；关节液为非炎性。

三、治疗

(一)治疗原则

舒筋通络，活血止痛，滑利关节。

(二)手法

㨰法、点按法、拿捏法、弹拨法、摇法、擦法、搓揉法及运动关节类手法。

(三)取穴与部位

鹤顶、内外膝眼、梁丘、血海、阴陵泉、阳陵泉、委中、承山等穴及患膝髌周部位。

(四)操作

(1)患者仰卧位,患膝腘窝部垫枕使膝关节呈微屈(约屈膝 30°)。术者立于其患侧,沿股四头肌至髌骨两侧施㨰法,重点在髌骨两侧部,然后在小腿前外侧施㨰法操作。时间约 5 分钟。

(2)继上势,术者以拇指按揉髌骨周围及关节间隙,重点在髌韧带两侧,配合做髌韧带弹拨法。时间3～5 分钟。

(3)继上势,按揉鹤顶、内外膝眼、梁丘、血海等穴,每穴约1 分钟。

(4)继上势,在膝前部用掌根按揉大腿股四头肌及膝髌周围,并配合做髌骨拿捏手法。时间 2～3 分钟。

(5)患者改俯卧位,术者在其腘窝部、大腿及小腿后侧用㨰法操作,重点在腘窝部,并与膝关节屈伸活动配合进行。时间 3～5 分钟。

(6)患者改仰卧位,术者在其膝关节周围用擦法治疗,以透热为度。然后摇膝关节左右各5～8 次。双掌抱膝搓揉 1～2 分钟。局部可加用湿热敷。

四、注意事项

(1)膝关节肿痛严重者应卧床休息,避免超负荷活动与劳动,以减轻膝关节负担。

(2)注意患膝保暖,可佩戴护膝予以保护。

(3)适当进行膝关节功能锻炼,防止股四头肌萎缩和关节粘连。

五、功能锻炼

患者应主动进行膝关节功能锻炼,如膝关节伸屈活动,每天1 次,每次 20～30 遍,以改善膝关节的活动范围及加强股四头肌力量。

(郭　震)

第十四节　髌下脂肪垫劳损

髌下脂肪垫劳损是指膝关节由于急性损伤或慢性劳损引起脂肪垫的无菌性炎症,临床上以两膝眼肿胀、压痛、关节屈伸受限为主的一种病证。本病好发于运动员及膝关节屈伸运动过多的人,如经常爬山、下蹲起立者。肥胖者更易发生。

一、病因病理

髌下脂肪垫位于髌骨下方,是髌韧带后方及两侧与关节囊之间的脂肪组织,呈三角形,充填于膝关节前部间隙,有增加膝关节稳定性和减少摩擦的作用。引起髌下脂肪垫劳损的原因可见于急性损伤、慢性劳损和继发性损伤。急性损伤常因膝关节极度过伸或膝前部遭受外力的撞击损伤;慢性劳损常因膝关节过度屈伸活动,脂肪垫嵌于胫股关节之间受挤压、摩擦,形成慢性损伤;继发性损伤多为髌骨软骨炎、创伤性滑膜炎、半月板损伤等病证所引发。其病理表现为脂肪垫肥厚、充血、水肿,发生无菌性炎症,刺激神经末梢而疼痛;肥厚的脂肪垫在膝关节活动时嵌入关节间隙,出现交锁现象;无菌性炎症反应又促使渗出增多,两膝眼饱满。病史较长者则脂肪垫肥厚,并与髌韧带发生粘连,从而影响膝关节的伸屈活动。

本病属中医伤科“筋伤证”范畴。膝为胫股之枢纽,隙为脂垫之所在,起稳定关节的作用。过度屈伸膝节,脂垫嵌入而伤,或积劳成伤,累及脂垫,气血瘀滞,为肿为痛,以致膝关节屈而不伸。

二、诊断

(一)症状

(1)膝关节有急性损伤或慢性劳损史。

(2)膝前部髌韧带两侧疼痛或酸痛无力,尤以站立或运动时膝关节过伸时明显,可放散到小腿部、足踝部。

(3)膝关节髌韧带两侧饱满,劳累后加重,休息后减轻。

(4)膝关节屈伸活动不灵活,少数患者可有被卡住的感觉。

(二)体征

(1)髌韧带两侧肿胀,两膝眼部可见明显膨隆。

(2)髌韧带两侧关节间隙按之酸胀痛,屈膝活动时有深部挤压痛。

(3)脂肪垫挤压试验阳性。

(4)膝关节过伸试验阳性。

(三)辅助检查

1.X 线检查

可排除膝关节骨与关节病变。

2.实验室检查

血、尿常规检查,血沉检查,抗“O”及类风湿因子检查未见异常。

三、治疗

(一)治疗原则

舒筋通络,活血消肿。

(二)手法

㨰法、一指禅推法、按法、揉法、擦法及被动运动手法等。

(三)取穴与部位

梁丘、内膝眼、犊鼻、阴陵泉、阳陵泉等穴及髌韧带两侧关节间隙。

(四)操作

(1)患者仰卧位,患膝腘窝部垫枕使膝关节呈微屈(约屈膝 30°)。术者先在其膝关节周围施㨰法往返操作,重点在髌骨下缘部。手法宜轻柔,时间约 5 分钟。

(2)继上势,术者用拇指点、按揉梁丘、内膝眼、犊鼻、阴陵泉、阳陵泉等穴,以酸胀为度,用力不宜过重。每穴约 1 分钟。

(3)继上势,术者以一指禅推法或按揉法在髌韧带两侧的关节间隙重点治疗,手法宜深沉,并配合做髌韧带的左右弹拨操作。时间 5～8 分钟。

(4)被动运动手法。患者仰卧屈膝屈髋 90°,一助手握住股骨下端,术者双手握持踝部,两者相对牵引,术者内、外旋转小腿数次,然后做膝关节尽量屈曲,再缓缓伸直数次。此法对脂肪垫嵌入关节间隙者效果尤著。

(5)患者仰卧位，半屈膝位，沿关节间隙施擦法，以透热为度。搓揉膝关节结束治疗。

四、注意事项

(1)急性期避免膝关节过度屈伸活动，后期宜加强膝关节功能锻炼。

(2)对手法治疗无效者，可行手术切除肥厚的脂肪垫；或局部注射泼尼松 12.5～25.0 mg 加 1%普鲁卡因 5～10 mL，效果良好，此法可重复 2～3 次。

(3)注意膝部保暖，对伴有膝部其他疾病者，应同时给予治疗。

五、功能锻炼

同“膝关节创伤性滑膜炎”。

六、疗效评定

(一)治愈

膝关节无肿痛，功能完全或基本恢复，膝过伸试验阴性。

(二)好转

膝部肿痛减轻，下楼梯仍有轻微疼痛，膝过伸试验(±)。

(三)未愈

症状未改善，X 线摄片可见脂肪垫钙化阴影。

(郭　震)

第十五节　腓肠肌损伤

腓肠肌损伤主要是指小腿后侧肌群因急、慢性损伤，或受风寒湿侵袭引起小腿部肌肉痉挛、疼痛的一种病证。本病又称损伤性腓肠肌炎、腓肠肌痉挛等。多见于运动员或长时间站立者。

一、病因病理

常因弹跳时用力过猛，小腿肌肉强力收缩，或踝关节过度背伸用力牵拉等原因，造成腓肠肌急性损伤。也可因直接暴力撞击小腿后部造成损伤。伤势较轻者多为小腿腓肠肌牵拉损伤；重者则可能引起腓肠肌部分或全部断裂。慢性劳损一般多见于腓肠肌长期反复受牵拉，超过肌肉负荷所致。损伤常发生在肌腹及股骨内、外侧髁附着处和肌与腱联合部。

此外，少数患者可在游泳、睡眠时发生小腿突然抽筋，或某次剧烈运动后引起疼痛、痉挛。前者可能与小腿受凉有关；后者可能由于运动后乳酸积聚所致。

本病属中医伤科“筋伤”范畴，可分气滞筋拘和血瘀筋僵两种证型。小腿为足太阳经筋所过，凡小腿牵拉过度，或直接扭挫筋肌，伤及太阳经筋，致筋肌挛急，气血瘀滞而肿痛。轻者气滞筋拘，重者血瘀筋僵，筋肌硬结，膝屈不能伸。

二、诊断

(一)症状

(1)多数患者有急、慢性损伤史,或小腿受凉史。

(2)急性损伤时即感小腿后部疼痛,不能行走或踮足尖行走;慢性劳损者多为局部酸痛;小腿受凉者常于游泳、睡眠中突然小腿抽筋、疼痛剧烈。

(3)损伤严重者在伤后数小时出现小腿肿胀、疼痛,可见有弥漫性的皮下出血。

(二)体征

(1)患侧腓肠肌痉挛,局部肿胀可有硬结,有明显压痛。

(2)急性损伤者压痛点多在腓肠肌肌腹或肌腱联合部;慢性劳损者压痛点多在股骨内、外侧髁腓肠肌起点处。

(3)作踝关节主动跖屈或被动背伸时,伤处疼痛加重。

(4)肌纤维断裂或部分断裂时,可见皮下广泛性出血和肿胀。可触及纤维断裂处凹陷,断裂两端隆起。

(5)腓肠肌牵拉试验阳性。

(三)辅助检查

X 线片一般无明显异常。

三、治疗

(一)治疗原则

舒筋通络,解痉止痛。

(二)手法

揉法、㨰法、按揉法、拿捏法、擦法及湿热敷等。

(三)取穴与部位

委中、承山、承筋、昆仑等穴及小腿后侧肌群。

(四)操作

(1)患者俯卧位,术者立于患侧,沿其腘窝部经腓肠肌至跟腱部用㨰法往返治疗,手法宜轻柔缓和,并配合做踝关节被动跖屈和背伸运动。时间 5～8 分钟。

(2)继上势,术者以拇指按揉法在委中、承山、承筋、昆仑等穴施术,每穴约 1 分钟。

(3)继上势,术者以掌根揉法沿腓肠肌肌腹至跟腱进行按揉。并用拇指按揉腓肠肌内、外侧头附着处,配合五指拿捏腓肠肌数次。时间 3～5 分钟。

(4)继上势,术者自腘窝至跟腱与腓肠肌平行方向施擦法,以透热为度。局部可加用湿热敷。

(5)患者改仰卧位,屈膝屈髋约 45°,术者沿其腓肠肌做轻柔的上下往返的揉拿法,搓揉小腿部结束治疗,时间 2～3 分钟。

四、注意事项

(1)对于腓肠肌完全断裂者,应及早进行手术治疗。部分断裂或肌肉牵拉、慢性劳损者,应按其损伤的情况进行手法治疗。

(2)治疗期间避免过久行走,小腿不宜用力。局部注意保暖。

(3)急性损伤有内出血者,视出血程度在伤后24～48小时才能推拿。

(4)因受凉、游泳时引起的腓肠肌急性痉挛,可立即采用一手扳踝关节背伸,另一手捏拿腓肠肌的方法使其缓解。

五、功能锻炼

急性炎症期要注意适当休息,以减少炎症渗出,平时应加强提足跟锻炼,以提高腓肠肌的肌力,避免损伤。

(郭　震)

第十六节　踝关节侧副韧带损伤

踝关节侧副韧带损伤是指由于行走时不慎踏在不平的路面上或腾空后足跖屈落地,足部受力不均,踝关节过度内翻或外翻,致使踝关节外侧或内侧副韧带受到强大的张力作用而损伤。临床以踝部肿胀、疼痛、瘀血,关节活动功能障碍为主要特征的一种病证。本病是临床上常见的一种损伤,任何年龄均可发生,尤以青壮年多见。

一、病因病理

(一)外侧副韧带损伤

外侧副韧带损伤是踝关节最容易发生的损伤,约占踝部损伤的70%以上。造成踝关节外侧副韧带损伤的主要因素有三个,一是外踝长,内踝短,外侧副韧带较内侧副韧带薄弱,容易造成踝关节在内翻位的损伤;二是足外翻背屈的肌肉(第三腓骨肌)不如内翻的肌肉(胫前肌)强大,因此足部向外的力量不如向内的力量大;三是踝穴并非完全坚固,位于胫腓骨之间的胫腓横韧带纤维斜向下、向外,同时外踝构成踝穴的关节面比较倾斜,因此腓骨下端能向上或向外适度的活动。

由于上述因素,踝关节容易发生内翻位的损伤。当路面场地不平,跑、跳时失足,或下楼梯、下坡时易使足在跖屈位突然向内翻转,身体重心偏向外侧,导致外侧副韧带突然受到强大的张力牵拉损伤。最易造成损伤的是距腓前韧带,其次是跟腓韧带,距腓后韧带损伤则少见。损伤后,轻者韧带附着处骨膜撕裂,骨膜下出血;重者韧带纤维部分撕裂;更甚者韧带完全断裂,可伴有撕脱性骨折或距骨半脱位。

(二)内侧副韧带损伤

内侧副韧带比较坚韧,损伤机会相对较少。损伤常发生在踝关节突然外翻及旋转时。在跑跳运动中,由于落地不稳,身体重心偏移至足内侧,踝关节突然向外侧捩扭,超过了踝关节的正常活动范围及韧带的维系能力,致使内侧副韧带撕裂损伤。如果外翻的作用力继续增强,可造成内侧副韧带撕脱,伴胫腓下联合韧带撕裂,或胫腓骨下端分离,伴内踝撕脱骨折。

本病属中医伤科"筋伤"范畴。踝为足之枢纽,足之三阴、三阳经筋所结。因足跗用力不当,经筋牵抻过度,致使经筋所结之处撕捩,阳筋弛长,阴筋拘挛,气血离经,为瘀为肿,活动牵掣,屈伸不利,伤处作痛。

二、诊断

(一)症状

(1)有足踝急性内翻位或外翻位损伤病史。

(2)踝关节外侧或内侧即出现肿胀、疼痛,多数有皮下出血。肿胀程度与出血量的多少有关,轻者可见局部肿胀,重者则整个踝关节均肿胀。

(3)踝关节活动受限,行走呈跛行或不敢用力着地行走。

(二)体征

(1)肿胀瘀血。损伤部位常见皮下瘀血、肿胀,轻者局限于外踝前下方或内踝下方,重者可扩散到整个踝关节。伤后2～3天,皮下瘀血青紫更为明显。

(2)压痛。外侧副韧带损伤时,压痛点主要在外踝前下方(距腓前韧带)或下方(跟腓韧带);内侧副韧带损伤时,压痛点常位于内踝下方。胫腓下联合韧带损伤时,则在胫腓下关节处压痛。

(3)被动活动。外侧副韧带损伤,做足内翻跖屈时外踝部疼痛加剧;内侧副韧带损伤,做足外翻动作时踝内侧疼痛加剧。

(4)伴有撕脱性骨折时,可触及骨折碎片。

(三)辅助检查

X线检查可明确是否有骨折、脱位及骨折、脱位的程度。做足部强力内翻或外翻位摄片,可见踩关节间隙明显不等宽或距骨脱位的征象,则提示韧带完全断裂。

三、治疗

(一)治疗原则

活血化瘀,消肿止痛。

(二)手法

揉法、㨰法、按法、拔伸法、摇法、扳法、擦法等。

(三)取穴与部位

1.外侧副韧带损伤

阳陵泉、足三里、丘墟、解溪、申脉、金门等穴及外踝部。

2.内侧副韧带损伤

商丘、照海、太溪等穴及内踝部。

(四)操作

1.外侧副韧带损伤

(1)患者仰卧位,术者沿其小腿外侧至踩外侧用㨰法或按揉法上下往返治疗,手法宜轻柔缓和。并配合按揉足三里、阳陵泉穴。时间3～5分钟。

(2)继上势,术者用鱼际或掌根先在损伤周围按揉,待疼痛稍缓解后再在伤处按揉,手法宜轻柔缓和,时间5～8分钟。

(3)继上势,术者用拇指按揉丘墟、解溪、申脉、金门等穴,每穴约1分钟。

(4)继上势,施拔伸摇法。术者以一手托住患足跟部,另一手握住其足趾部做牵引拔伸,在拔伸的同时轻轻摇动踩关节,并配合做足部逐渐向内翻牵拉,然后再做足部外翻动作。重复3～5次。

(5)继上势,术者在损伤局部施擦法,以透热为度。然后用推抹法自上而下理顺筋肌。局部可加用湿热敷。

2.内侧副韧带损伤

(1)患者取患侧卧位,健肢屈曲,患肢伸直术者自小腿下端经内踝至内侧足弓部施按揉法或㨰法上下往返操作。重点在内踝下方,手法宜轻柔,时间3～5分钟。

(2)继上势,术者在内踝下用掌根或鱼际揉法,配合按揉商丘、照海、太溪等穴,时间5～8分钟。

(3)继上势,施拔伸摇法。术者以一手托住患足跟部,另一手握住其足趾部做牵引拔伸,在拔伸的同时轻轻摇动踝关节,并配合做足部逐渐向外翻牵拉,然后再做足部内翻动作。重复3～5次。

(4)继上势,术者在损伤局部施擦法,以透热为度。然后用揉抹法自上而下理顺筋肌。局部可加用湿热敷。

四、注意事项

(1)急性损伤有出血者,即刻用敷止血。推拿应视出血程度在伤后24～48小时才能进行。

(2)急性期患足宜固定,用弹性绷带包扎固定1～2周。内侧副韧带损伤者应内翻位固定,外侧副韧带损伤者应外翻位固定,以减少损伤韧带的张力,有利于损伤韧带的修复。

(3)恢复期加强功能锻炼,避免重复扭伤。

五、功能锻炼

外固定期间,应练习足趾的屈伸活动和小腿肌肉收缩活动。拆除外固定后,要逐渐练习踝关节的内、外翻及跖屈、背伸活动,以预防粘连,恢复踝关节的功能。

六、疗效评定

(一)治愈

踝关节肿痛消失,关节稳定,踝关节活动功能正常。

(二)好转

踝关节疼痛减轻,轻度肿胀或皮下瘀斑,关节欠稳,步行乏力,酸痛。

(三)未愈

踝关节疼痛无改善,关节不稳定,活动受限。

(郭　震)

第八章

手足部损伤的西医治疗

第一节　断指再植

一、断指的类型

断指是手指的外伤性离断性损伤。科学的断手指分类方法，可以提供在断指再植方面进行学术交流的描述标准，利于提高研究和诊治水平。目前，尚无公认的全面、客观的断手指分类方法，一些学者提出的断手指分类方法在一定范围内得以较广泛的使用。不同的断指分类方法采用了不尽相同的分类依据。损伤程度是断指分类的重要依据，根据损伤的程度，可将断指分为两类。

(一)完全性离断

离断手指的远、近两断端之间完全分离，无任何组织相连，或仅有少许损伤严重的组织相连，而在清创时，又必须切除才能再植者，为完全性离断。

(二)不完全性离断

伤指断面仅有肌腱相连，残留的皮肤不超过周径的 1/8，其余组织包括血管均断裂或栓塞，伤指的远端无血液循环或严重缺血，不进行血管修复，重建血液循环，将引起断指坏死者为不完全性离断。

临床上，不完全离断容易与某些手指的严重开放性损伤相混淆，手指的开放性骨折或脱位同时有软组织的断裂，但如果伤指残留皮肤超过周径的 1/8，尽管须依赖血管修复才能使其远端存活，也不能称为不完全离断，应诊断为伴有血管损伤的开放性骨折或伴有血管损伤的复合损伤。如果伤指残留的皮肤虽未超过周径的 1/8，但其中存有完好的血管，可维持离断远侧手指的血液循环，不需作血管修复断指就能存活，也不能称作不完全离断。

王成琪等在完全离断和不完全离断分类的基础上，根据临床实践经验提出了九种分类法：①切割伤性离断；②压轧伤性离断；③撕脱伤性离断；④远侧指节完全离断；⑤指尖部完全离断；⑥多平面完全离断；⑦指节部分(小组织块)完全离断；⑧多指离断(一手 3 指以上)；⑨咬伤性离断。这种断指分类方法对于断指再植具有广泛的适用范围。按照损伤性质可将断指分为切割、挤压、碾压、冲压、压砸或撕脱伤等。潘希贵等则将拇指撕脱性离断分为：Ⅰ型，拇指旋转撕脱性离断；Ⅱ型，拇指脱套性离断。根据损伤平面和组织损伤又分为三种情况，对指导拇指撕脱性离断伤的再植具有一定意义。

依据解剖平面进行分类，在临床实践中，也可反映出功能因素的影响。程国良将手指缺损分度为：Ⅰ度缺损：手指远节部分的缺损；Ⅱ度缺损：拇指于指间关节、其他手指于远侧指间关节部的缺损，Ⅲ度缺损：拇指于近节指骨、其他指于中节指骨的缺损；Ⅳ度缺损：拇指于掌指关节、其他指于近侧指间关节缺损；Ⅴ度缺损：拇指于第1掌骨、其他指于近节指骨部缺损；Ⅵ度缺损：拇指于腕掌关节、其他指于掌指关节缺损。这种分类方法在进行手指再造时具有实用意义。Yamano的分类方法，在断手指末节再植方面使用较多，但对其他类断指则没有意义。

陆志方，张咸中等按照断指指体(以指骨为准)离断平面、关节处理情况，参考断指再植成活后功能外形所能达到的程度，分为四型：Ⅰ型：末节离断，保留远指间关节或拇指指间关节；Ⅱ型：手指中节离断以及末节离断而需行远指间关节融合术者，拇指末节或近节离断需行指间关节融合术者；Ⅲ型：手指近节离断及中节离断而需行近指间关节融合术者，拇指近节离断再植无关节破坏者；Ⅳ型：近节离断，需行掌指关节融合术者或掌指关节成形术者。按照指体损伤性质、骨折情况、皮肤软组织损伤程度等分为五级：a级：锐性离断伤或类似锐性离断伤，皮肤、软组织挫伤范围小于该指末节的1/4，无粉碎性骨折或粉碎性骨折影响范围小于该指末节的1/4；b级：皮肤无撕脱，皮肤软组织缺损或挫伤范围为该指末节的1/4～1/2，粉碎性骨折影响范围为该指末节的1/4～1/2；c级：皮肤软组织撕脱、缺损、挫伤范围大于该指末节1/2，粉碎性骨折影响范围大于该指末节1/2，b级断指合并血管、神经损伤范围大于该指末节1/2；d级：皮肤软组织损伤范围、骨折影响范围大于该指末节1/2，组织关系紊乱，或需行植骨术；e级：软组织毁损严重，镜下无符合吻合条件的血管，皮肤软组织缺损需行皮瓣修复术，指体缺损者。此种断指分类方法结合解剖、病理等多方面因素，比较客观、全面地反映和概括了断指的情况，但还有许多方面需要完善。

断指分类是断指再植技术发展和临床经验积累的结果。理想的断指分类应该具有解剖组织损伤情况、再植技术意义和功能康复效果等作为依据，概括范围广，应用方便，实用价值大，适合作为学术交流的客观标准。

二、断指再植的适应证

手指离断后，经过再植手术，最大限度地为患者恢复伤手功能。这是进行再植手术的目的。断指再植的适应证应当与再植的目的相统一。

断指再植的适应证是相对性的，随着时代与医学技术的发展而不断变化。不仅成人手指末节可以再植成活，而且小儿末节断指再植的成功率亦可达到90%。又如旋转撕脱性手指离断，由于血管、神经、肌腱均从近端抽出，过去被视为再植的禁忌证。但是，程国良等利用血管、神经、肌腱的移位吻接方法，使再植获得成功，从而使禁忌证变成了适应证。因此可以说，伴随着外科技术，特别是显微外科技术的发展，以及对损伤及再植规律认识的不断深化，再植适应证的选择还将会不断发展。

断指是否适于再植，是受许多因素制约的，包括断指损伤情况、医师的技术能力、医院条件、患者的经济情况、职业、生活要求、主观意愿及是否合并重要器官的严重损伤等。为此，应对再植的适应证有较全面的考虑。

(一)断指的条件

离断的手指两断端较整齐,指体无明显挤压伤及多发骨折,此类断指基本上可以进行再植;离断指体内虽有轻度挫伤,若未伤及两侧血管神经束及指背静脉,也可试行再植。而严重的捻挫伤将使毛细血管床及指背静脉网破坏,即使吻接的血管通畅,手指也难重建血液循环,无法成活,故这类断指不适宜再植。

(二)伤因分析

离断的手指是否具备再植条件与致伤原因有密切相关。在估计断指再植成活的可能性与再植手术的难易程度时,即应了解致伤原因。

1.切割伤

一般是由刃器、玻璃等切割造成的手指离断。断面干净整齐,非常适合于再植。两断端清创短缩很少,血管吻合后通畅率高,再植后功能多较满意。

此类损伤中常使医师产生错误认识的是切纸机伤,这类损伤虽然断面整洁,但并不一定具有良好的再植条件。因为切纸的工作程序是将纸张送入刀下,先由重达几百公斤甚至上吨重的“千斤”将纸压住,随后切刀落下,完成切纸过程。如果手指在送入纸张时被压住切断,虽然断面整齐,但手指的指体常因受到较大压力,发生指骨骨折及毛细血管床的损伤,会给再植成活增加困难(图 8-1)。

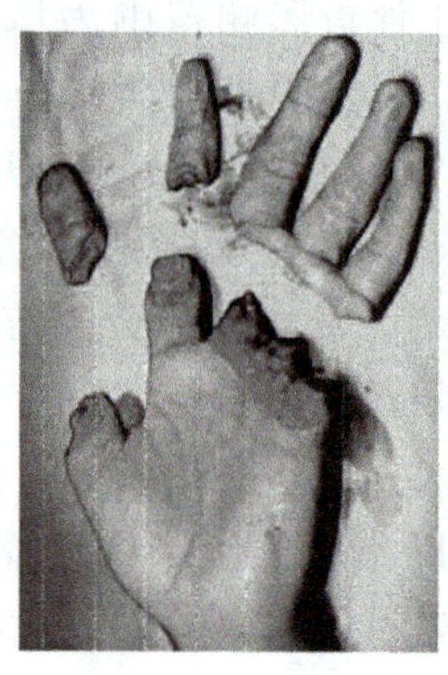
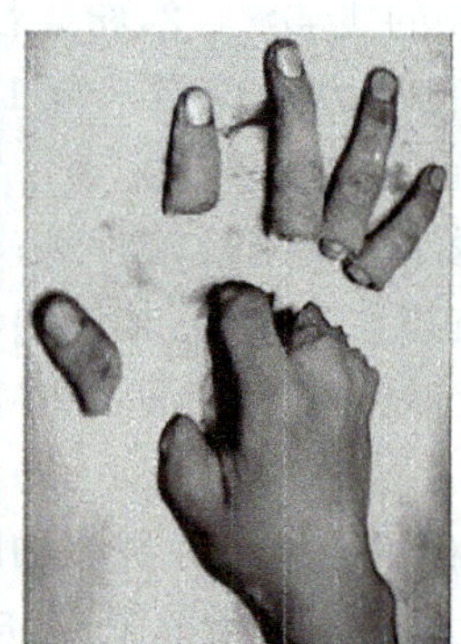
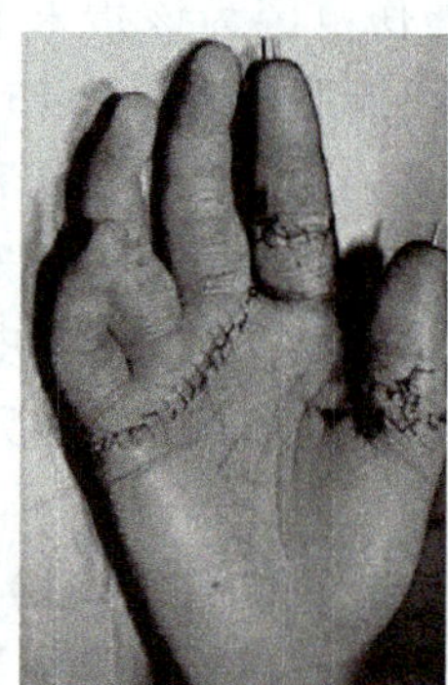
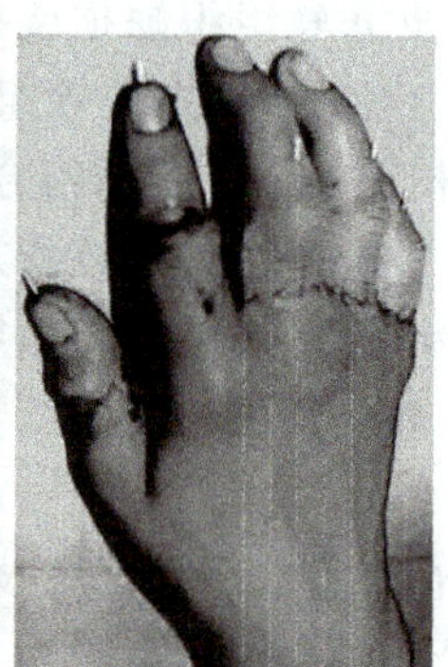

图 8-1 右手切纸机伤五指离断,再植成活

2.电锯伤

由于电锯锯片的厚度、锯齿“开路”及锯片的左右轻度振摆,所以,电锯伤断指断面常造成 0.5～1.0 cm 左右的组织缺损,创面参差不齐,骨质可有局部劈裂。但这类损伤对于手指两端的血管神经束及指体本身挫伤不明显。故两断端各清创去除约 0.5 cm 组织后施行再植,虽然伤指有较多短缩,但成功率仍较高(图 8-2)。

3.冲压伤

经冲压离断的手指多数断面较整齐。但因为是两个钝性面交错冲压造成离断,故软组织损伤的范围较大。如为空心型冲压模具,冲压速度较快,多具备再植条件。冲压模具若为实心,则离断指体损伤程度重,再植条件较差。

4.压砸伤

压砸造成的手指离断,对手指的骨骼及软组织的损伤严重,再植的可能往往较少。如果为多指离断,或许有某个断指或断指的某一节段尚好,可争取原位再植或移位再植,以重建严重伤手的部分功能(图 8-3)。

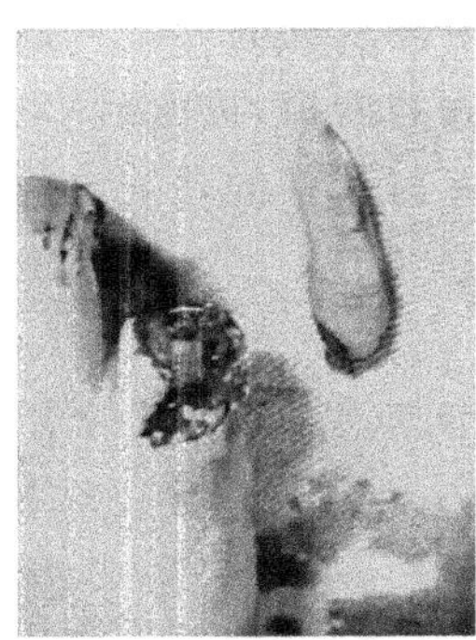
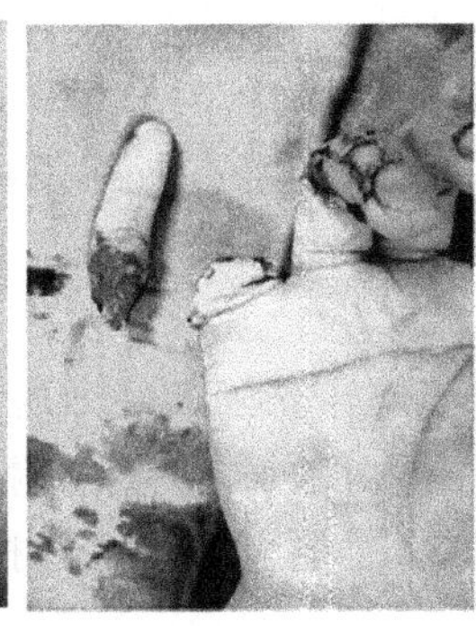
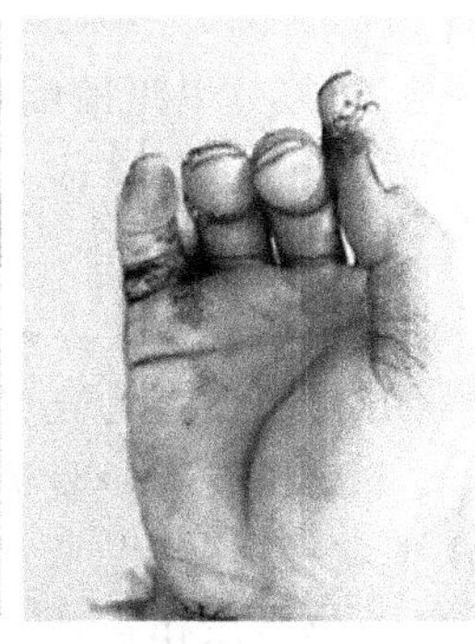

图 8-2　右小指电锯伤创面欠整齐，断端清创短缩后，再植成活

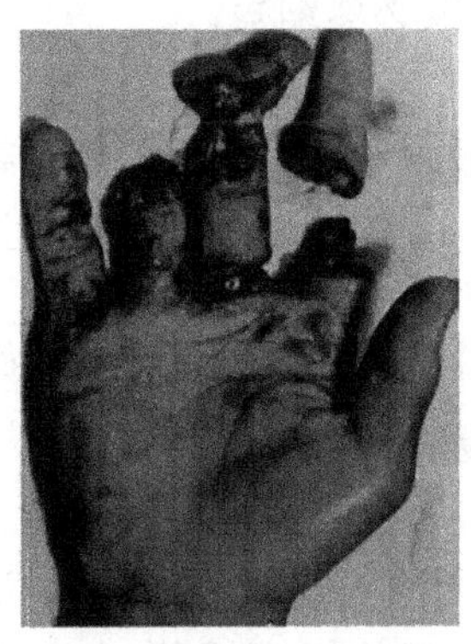
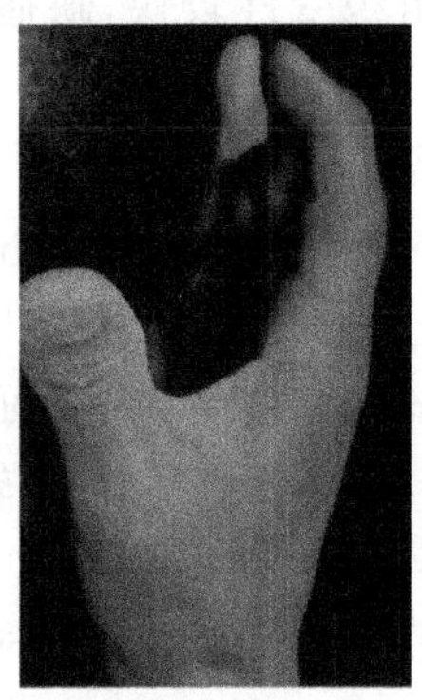

图 8-3　手部压砸伤，示指再植成活

5.撕脱伤

这类断指伤情较复杂，血管、神经、肌膜多从近端抽出，无法与原位的血管、神经、肌腱作直接缝合。如指体尚完整，可利用相邻手指的血管、神经、肌腱移位吻接法进行再植。

（三）指别

拇指占整个手功能的40%～50%。缺损后使手的捏握功能明显受累。因此，当拇指外伤性离断时，如无明显挫灭伤，就应努力试行再植。当拇指离断并伴有其他手指离断时，若拇指已丧失再植条件，可将其他有再植条件的断指移位再植为拇指。如果既不能再植又无移位再植条件，可以根据伤情，利用离断拇指的指骨及关节回植，作急症拇指甲皮瓣移植重建拇指，或行急症第2足趾移植再造拇指。

示、中、环、小指可与拇指相对来完成手的捏握功能。任何手指的缺失，都会丧失手功能的完整性，影响手的捏握。因此，凡有条件再植者应进行再植。如果为单个手指离断，尤其环、小指两个边缘性手指离断时，若再植后会出现关节僵直等畸形，可不考虑再植。因为环、小指不论僵直在伸直位或屈曲位都会影响全手的握物功能。当多指同时离断时，环指、小指都应予以再植。原因是多指离断后，被再植的各个手指的关节活动度相差不多，此时，多再植1个手指，对于保存手的功能，就多创造了一分条件，也更有利于手的外形完整。小儿的单指离断，无论指别，均应努力再植。

（四）断离平面

以前因为显微外科设备及技术的原因，有的医师曾对中节中段以远的断指不主张再植。由于吻合微小血管能力的提高，并经临床实践证明，不仅中节中段以远的断指可以再植，而且再植后的功能优于近侧指间关节以近的断指。因为中节中段以远的断指，再植后多数仅影响远指间关节的功能，而近侧指间关节活动多不受影响，可有效地发挥再植指的功能。目前，断指再植的平面可达指甲中段以远水平。

(五)再植时限

组织耐受缺血的时限，迄今为止尚无定论。随着缺血时间延长，再植成活率会减低。由于手指组织仅为皮肤、皮下组织、肌腱、骨骼等，对缺血、缺氧的耐受力相对较强，故伤后能再植的时限也相对较长。临床上，已有伤后长达 96 小时能再植成活的报道。虽然离断手指经妥善保存可延长再植时限，但临床上仍应尽快再植。

季节的变化对再植时限有很大影响，在寒冷季节，缺血时间可相对延长，而在盛夏及高温环境下，组织新陈代谢旺盛，组织变性较快，缺血时限必然缩短。

(六)损伤程度

断指分为完全性与不完全性离断两类。一般来说，虽然不完全性离断较完全性离断的手指伤情较轻，但也不尽然，有时不完全离断者，再植手术反比完全离断者复杂、困难。为此，对不完全离断再植术不可稍有疏忽。有指神经相连时再植后感觉恢复满意。有肌腱相连者再植后可减少肌腱粘连机会。有少许皮肤相连者，其中可能保存有微小静脉，有利于再植指成活。所以，不完全断指在清创时，对残存相连的组织，不应轻易地剪断。

(七)年龄因素

手指离断伤绝大部分发生于青壮年，这与青壮年较多地参加生产活动有关。患者因出于美观及生活和工作的需要，多迫切要求再植。所以，青壮年的断指，为患者生活、工作乃至婚姻状况着想，对有条件再植的断指，应努力再植。老年断指的患者，因多有不同程度的慢性疾病，不宜接受长时间的手术，且长时间的术后固定会影响关节活动。所以，适应证的选择应从严。虽然，目前有报道再植成功患者的年龄已达 74 岁，但一般来讲，年龄达 50～60 岁的患者，如无慢性疾病，且有生活和工作的需要，可慎重考虑再植。60 岁以上的患者，多不考虑再植。

小儿断指要积极再植。因为小儿处在生长发育阶段，对创伤有较强的修复能力，对功能恢复有较强的适应能力。再植成活后，效果多较成人理想。如随便放弃再植，将给他们带来残疾。因此，小儿的断指，凡具备条件，不论指别，都是再植的适应证。

(八)断指的保存情况

离断手指的妥善保存可减慢其组织变性，延长再植时限，为断指再植的成活创造条件。正确的离断指体保存的方法应是，用无菌湿纱布包好，再包以无菌的干纱布，置于 4 ℃冰箱冷藏保存。在伤后转运过程中，可根据条件，将断指用清洁布类包好后，放于无孔塑料袋内，置于有冰块的保温瓶内冷藏转运。不可将断指直接置于冰块上或冰箱冷冻室内。这样可造成细胞质的水分冰冻膨胀，致使细胞膜破裂，细胞死亡，难以再植成活。有时断指被错误地浸泡在乙醇或消毒液中，或将其放于苯扎溴铵液、高渗的葡萄糖溶液或生理盐水中，时间久后，组织水肿或脱水，血管内皮细胞受损害，会影响再植成活。但浸泡后的手指亦有再植成活的报道，这主要与浸泡时间的长短及组织损害的程度有关。临床上，要根据具体情况及个人经验判断能否再植，不能一概而论。

(九)全身情况

在进行断指再植手术前，应检查患者全身有无其他部位脏器的合并损伤；在手术中，也须密切观察全身情况的变化，一旦发现异常情况，须及时查明原因，必要时应停止再植手术，先行诊治颅脑、胸、腹等脏器的合并损伤。

断指患者如发生休克，这种休克多属于失血性的，应输血以补充血容量，需在休克矫正后再进行再植手术。在休克或低血压状态下进行再植，十分危险，可使休克加重，或发生急性肾衰竭。

对于患有血液系统疾病致血小板功能及出、凝血时间不正常的患者，对于精神状态不正常，如躁狂型精神分裂症的患者，在原有疾病未得到有效控制以前，不应勉强进行再植。总之，在考虑是否进行再植之前，首先要注意全身情况，在全身情况许可的条件下，再考虑局部条件是否适宜再植。

参照 1988 年全国显微外科会议和 1995 年全国断指再植专题研讨会议，对断指再植适应证的讨论、总结，结合上述各种情况的分析，断指再植的适应证可以概括如下。

(1)全身情况允许，血小板计数及出、凝血时间正常的青壮年患者。

(2)一手多指离断，有再植条件者应力求全部再植。但应首先再植主要功能的手指。

(3)末节断指，只要在显微镜下能找到适于吻合的动脉、静脉，且软组织无明显挫伤，应予再植。特别是拇、示、中指的末节离断。

(4)小儿断指只要条件允许均应尽量再植。

在选择断指适应证时，遇到如下几种情况，一般可考虑不做或慎做再植：①患者有全身性疾病或年龄过大，不允许长时间进行手术或有严重的出血倾向者。②断指的远、近端手指有多发骨折及严重软组织挫伤，手指毛细血管床严重破坏者。③断指经强烈防腐、消毒液体或高、低渗液体长时间浸泡者。④断指发生于夏季，离断时间过长，且术前未经冷藏，创面污秽腐臭者。⑤多发性手指撕脱损伤，造成血管神经肌腱从近或远端抽出较长，无条件作血管移植或移位吻合者。⑥精神不正常者(如躁狂型精神分裂症药物未能控制者)。⑦本人无再植要求或经治医院的设备、技术等条件达不到要求者。

准确掌握断指再植适应证与手术的精细操作同样重要，断指再植的适应证通常根据医师的经验来掌握，但由于医师的水平不同，对断指再植适应证的掌握势必存在很大差异。何旭、程国良等对影响断指再植成活因素与再植成活情况，进行 Logistic 回归分析，力求寻找到一种客观的方法，即可量化的指标来确定断指再植的适应证，结果发现只有动脉损伤程度、指背皮肤损伤程度、损伤类型、离断平面、患者血红蛋白含量 5 个因素对断指再植成活有明显影响。骨与关节损伤程度、肌腱损伤程度、神经损伤程度、断指再通血时间对断指再植成活无明显影响。

总之，断指再植的适应证是相对的，随着时代的前进及医疗技术的进步会不断有新的变化和发展。

三、断指再植手术操作程序

断指的再植步骤，目前多数医师采用顺行法进行再植，即断指清创→骨关节内固定→伸、屈指肌腱缝合→指背静脉吻合→指背皮肤缝合→指神经缝接→指固有动脉吻合→掌侧皮肤缝合。也有一些医师愿意采用逆行再植方法，即断指清创→掌侧静脉吻合→掌侧皮肤缝合→指屈肌腱缝合→指神经吻接→指固有动脉吻合→骨关节内固定→指伸肌腱缝合→指背静脉吻合→背侧皮肤缝合。

顺行再植法是先建立骨支架，而后修复软组织，先吻合静脉后吻合动脉，可在无血手术野下操作，血管吻合后可立即用皮肤覆盖保护，可避免操作中误伤。而逆行再植法，在操作过程中不需要翻转手部，可以减少手术动作，加快再植速度，使断指远端尽早供给动脉血液。对于需要指动脉及神经移位或移植者，则不适用逆行法再植。虽然两种方法顺序上存在着差异，但如果操作得当，却不影响再植操作的全过程及成活率。现按顺行法叙述再植的过程。

(一)清创术

清创术是处理开放损伤的基础。认真清创，对预防感染，减少术后组织粘连，减轻组织瘢痕，促进侧支循环建立，都具有极重要的作用。

3 个手指以上的多指离断时，为争取时间，术者可分为两个手术组同时清创。

断指清创的第一步是刷洗。用清水和肥皂水刷洗断指及伤手 3 遍，创面用生理盐水冲洗干净后，进行皮肤消毒，然后在显微镜下进行清创。远、近断端的清创，多从指背侧开始，距创缘 1.0 mm左右环切一圈皮肤。切背侧皮肤时，仅切开皮层，于显微镜下在皮下组织内仔细寻找有淤血点的指背静脉断端，用显微剪游离之，用 5-0 无创线结扎标记，以此为中心，去除周围污染挫伤的软组织，并找到伸指肌腱清创备用。指神经、指动脉在指屈肌腱两侧，指神经较粗，不回缩易被发现。在远断端，近节、中节手指的指动脉位于指神经的背外侧。在近侧断端，可循指动脉的搏动找到其断端。标记指神经指动脉后，清除周围软组织约 2.0 mm 厚度。清理指屈肌腱及骨断端。清创后用生理盐水、稀释的碘伏溶液及 3%过氧化氢溶液反复清洗消毒创面。断指一般不必灌洗血管。

(二)骨关节内固定

清创时，远、近骨断端一般需各截除大约 0.5 cm。骨骼的短缩要与软组织情况相一致，短缩不足会造成血管吻接时产生张力。短缩过多，将会影响再植指的长度。儿童断指，远、近断端骨骼切除时应尽可能地保护骨骺，使再植后不影响指骨的生长发育。

掌指关节处的断指，拇指可作掌指关节融合，其余 4 指应使其成为假关节，备于二期的关节功能重建。指间关节处的断指，可考虑功能位的关节融合，如果患者为小儿，则尽量不做一期关节融合。

骨内固定的要求是骨端要对合准确，断面要紧密接触，固定牢固，不应有成角或旋转畸形。常用的内固定方法是纵行克氏针、交叉克氏针、钢丝、螺丝钉、钢板或骨栓等。术者可根据具体条件及操作习惯选择。

(三)肌腱修复

骨骼内固定完成后，一般是先缝合伸指肌腱，后缝合屈指肌腱，以便于调节肌腱张力。

伸指肌腱断裂后不回缩，经清创、骨骼短缩后，一般都可以直接缝合。常用 3-0 尼龙线做间断 8 字缝合，使断腱紧密对合。根据不同的离断平面，常需要同时缝合伸指肌腱的中央束及侧腱束。张力调节应使中节及末节手指处于伸直位为宜，张力过大术后可能会影响肌腱愈合，张力过于松弛则会伸指无力。

指屈肌腱的修复，一般只缝合指深屈肌腱，而将指浅屈肌腱切除。也有医师认为应同时修复指浅屈肌腱。用 3-0 尼龙线作 Kessler 缝合，再用 7-0 无创针线环形连续缝合肌腱断端边缘。屈指肌腱缝合后，手指应处于休息位，说明屈指肌腱张力调节适宜。

(四)血管修复

血管修复是断指再植成活的关键。因此，要求在血管吻合时做到高质量地操作。

1.静脉的修复

将手指摆放于指背朝上位置，用缝线牵开断缘皮肤显露指背静脉。根据清创时两断端已标记的静脉数目、位置进行选择搭配，确定准备吻合的静脉。

静脉吻合前，在显微镜下，再分别对静脉血管作细致清创，剪除有挫伤的静脉断端至正常的血管壁处，将静脉两端各游离出约 5.0 mm，使之便于安放血管夹及翻转。清除静脉管腔内血块等附着物，去除静脉管口约 2.0 mm 段的外膜，用肝素盐水冲洗断端管腔后，即可进行静脉吻合。一般用 11-0 无创线，采用两定点端端吻合法，缝合 6～10 针。每条静脉吻接完毕放开血管夹后，常可见到静脉血反流通过吻合口使远侧端静脉管腔充盈，有时还可见到静脉血从远断端其他的静脉口处溢出。静脉缝合完毕后，应缝合指背皮肤加以保护。

断指再植时，每一手指吻合静脉一般为 2～3 条。静脉修复的数目多，有利于减轻术后肿胀，也增加了预防术后静脉栓塞的安全系数。临床上常有高质量地只修复 1 条指静脉，断指亦可成活的病例。但如果有条件，还是应该尽量多修复静脉，以保证指体有足够的静脉回流通道。

末节断指及小儿断指再植时，由于静脉管壁菲薄，不能过长游离。使用血管夹会损伤管壁，可采用开放式方法进行吻合。

2.动脉的修复

指固有动脉的走行及解剖位置较恒定，清创时已作了标记。在吻合指动脉前，应检查两断端的指动脉的损伤情况及外径，拟定出指动脉吻接的计划。如果两侧指动脉均能直接吻合时，应同时修复两条指固有动脉。如果清创后，只有优势侧指固有动脉可直接缝接时，即优先吻合，另一侧指动脉可暂旷置。如只有非优势侧指动脉能吻合时，可根据吻合后手指血液循环重建状况，决定是否采用血管移植的方法，修复优势侧指固有动脉。如果手指两侧指固有动脉同时缺损，可切取前臂静脉或另一侧指动脉来修复优势侧指动脉。

指固有动脉的修复数目对断指再植成活的影响，已有许多学者进行了探讨。原则上讲，吻合双侧指动脉对手指的成活，减少动脉危象的发生及术后手指充足的动脉供血是有益的。而仅吻合一侧指动脉，只是手指再植成活的最基本要求。但是，在临床实践中，由于受断指血管条件等因素的制约，仅吻合一侧指动脉是常有的，只要吻合质量有保障，断指应能成活。但为了提高成活率，减少术后血管危象的发生机会，只要具备条件，还是强调要同时修复两侧指动脉。

指固有动脉的直径具有统计学意义上的差异。根据 Poiseuille 定律的流量公式，罔小天曾求证出最优条件的血管，血流量与半径的三次方成正比，可见动脉内的血流量与动脉管径间存在着密切的关系。因此，应优先并重点吻合手指较粗侧即优势侧指固有动脉。具体操作时，体位对于示、中、环、小指的指动脉吻接无太大影响。而缝接拇指优势侧指动脉却常造成困难。因为，外展患肢时，拇指处于旋前位，其尺侧血管朝向手术台面，助手需将拇指维持在旋后位，以便术者在显微镜下操作。这也是多指离断时应先吻合拇指的原因之一，因为这样可减少因维持位置时的扶持或牵拉，干扰其他再植的手指。

指动脉吻接时，一般先对失神经支配处于松弛状态的远断端血管清创，然后清创近断端。近端清创时，先在其断端近侧约 1.0 cm 处上微型血管夹，去除外膜修整动脉管口后，可于动脉断口处作轻柔的机械扩张，放开血管夹，出现指动脉有力的喷血，即可吻合。如果动脉搏动乏力、无喷血或仅有少量涌血，多是因动脉痉挛所致。可用罂粟碱或利多卡因局部湿敷片刻，一般可缓解。造成痉挛的原因多是血管清创不彻底，或是局部组织卡压所致，也有时是因手术时间较长，麻醉作用减弱，疼痛性反射所造成。针对这些原因进行解决，多可使痉挛解除。遇到顽固性痉挛者，可作较长段的痉挛血管外膜剥离及机械性扩张，管腔内注入罂粟碱及局部外敷罂粟碱或利多卡因等，静候一段时间，即可使动脉出现喷血。

动脉缝合完毕开放血管夹后，断指可立即或逐渐恢复血液循环。再植指远端特别是指腹变饱满，有一定张力，颜色由苍白变红润，有毛细血管充盈现象，指体变温热。如在断指远端作切口及断面有未夹闭的血管，可见鲜血涌出。缺血时间较长的断指，毛细血管通透性增加，恢复动脉供血后，局部组织水肿渐明显，在指体远端作切口时，虽可见活动性出血，但指体却显蜡白色，张力较大，毛细血管充盈反应不明显，经术后保温抗凝措施治疗，10～24 小时多可出现指腹红润，虽然此时毛细血管充盈反应仍可不明显，但断指多能成活。

指动脉吻合完毕，放松止血夹后，轻柔地压迫止血。对断面的活动性出血，必要时结扎止血，以防局部形成血肿而压迫血管。

（五）修复指神经

神经修复是再植手指恢复感觉的先决条件。指神经修复得好，指腹恢复得较饱满，不同程度地恢复痛、触、温觉。而指神经修复不佳，则指腹干瘪，痛、触、温觉迟钝，常被烫伤或冻伤。有些出现痛觉过敏，再植的手指难以使用，成了累赘，有时不得不采用截指来解除痛苦。因此，精心细致地修复指神经是非常必要的。

指神经的吻合，一般应在显微镜下进行。切除两断端已挫灭的神经组织，调节张力，使其能在无张力下缝合。一般用 9-0 无创线作神经外膜的间断缝合，每条神经缝合四针左右。当指神经缺损时，可采用神经移植或神经移位吻合的方法。为使再植手指恢复满意的感觉功能，两侧指神经应一期同时修复。如果一侧或两侧指神经缺损过多，可根据指别，修复感觉功能较重要一侧的指神经。拇指、小指的尺侧和示、中、环指的桡侧的感觉功能较重要，应优先修复相应的指神经。

（六）皮肤的修复

断指再植时，应强调一期闭合伤口。为避免缝合皮肤时针线损伤已修复的血管，应在显微镜下，选择血管间隙处的皮肤进针缝合。为防止皮肤的环形狭窄，可以在断面两侧皮缘上分别做多处相对的三角瓣，形成几个 Z 形皮瓣缝合。皮肤多余时，应在显微镜下，切除多余的皮肤，以免皮肤臃肿，影响功能及外观，若皮肤的缺损位于吻合血管的走行部位，可采用局部皮瓣转移或游离皮片覆盖。

（七）包扎与固定

伤口缝合完毕后，应对伤手再次用温热盐水清洗，洗去血渍，创口覆盖凡士林纱布，外面敷以多层干纱布，再用绷带作斜行交叉包扎，不做环形缠绕，且不可过紧。将指端外露，以便观察肤色及测量皮温。外层再以棉垫保护。手指至前臂中段用石膏托将手制动在功能位。

四、显微血管的吻合

断指再植手术，血管吻合的质量是手术成败的关键。因此强调，要熟悉小血管局部解剖，熟练掌握小血管的吻合技术，用严格的无创操作进行精细的血管吻合，正确处理术中出现的血管危象，以求高质量地完成再植手术。

（一）显微血管的组织解剖

手部血管虽很细，但管壁的内膜、中膜、外膜三层结构却较明显。

血管内膜较薄，约占管壁厚的 9%。由内皮及内弹性膜组成。血管内膜表面为薄层的内皮细胞，附于黏多糖组成的基膜上，这层细胞具有保持血流通畅和半透膜的作用。内弹性膜是由许多纤细纵行的弹性纤维构成的膜，在小动脉这层膜发育良好，但可因高血压病发生纤维变性而增厚。小静脉这层膜不发达或缺如。

血管中膜较厚，主要由环形的平滑肌和在肌纤维之间少量分布的胶原纤维、弹性纤维、网状纤维和黏多糖基质构成。血管口径越小，则平滑肌所占比例越大，沿螺旋方向环形分布的平滑肌受神经控制，其间的弹性纤维可调节血管扩张和收缩，胶原纤维则增加血管壁的抗张力。静脉的中膜较动脉薄，平滑肌细胞较少，但有较多的胶原纤维。

血管外膜的成分主要为结缔组织，含有胶原纤维、弹性纤维和丰富的基质。神经淋巴管及滋养血管通过该层进入中膜。外膜的弹性纤维和胶原纤维与周围组织连续，增加了血管的强度。

手部静脉内径较动脉略大一些，管壁薄一些。其组织结构上的差异特别表现为平滑肌含量的多少。小静脉移接小动脉后，其管壁很快增厚。说明血压与管壁的结构有非常密切的关系，小血管有较大的可塑性。

血管内皮细胞受到损伤后，其下方的基膜组织暴露在血流中，会在局部形成血小板血栓，缝合血管时的针孔及缝线的异物反应，亦可引起血栓形成，但如果没有其他血栓形成的因素，吻合口局部形成的这层血小板血栓，20 分钟后会逐渐溶解，而进入血管内皮细胞层的修复过程。

(二)血管吻合成功的必要条件

既然血管缝合后通畅与否是再植手术成败的关键，就必须了解血管吻合成功的必要条件，并在再植手术中力争符合这些条件。

1.修剪血管

手指离断伤无论何种伤因，均会在断裂血管断端造成管壁局部的挫伤，使内膜粗糙或剥脱，中层断裂等，只是伤因不同，造成管壁损伤的范围及程度不同而已。再植手术时，须将损伤的管壁彻底切除，达到正常的管壁段，才能吻合，否则就会在吻合部位形成血栓。在去除损伤段血管后，可用肝素生理盐水冲洗血管断口，观察到内膜完整、光滑、无凝血块、无内膜在液体中漂浮的现象，中膜完整，才可吻合。操作中，如果剪除血管的器械不够锋利或其刃部过于粗厚，也会使血管内膜挫伤。

2.观察血流

去除受损段血管后，在吻合之前，应检查判断血流情况，动脉的近心端应呈搏动性喷射状出血。如果近端动脉清创不彻底或发生痉挛，则近断端出血压力较低，不呈喷射状，这样的动脉吻合后易形成栓塞。应彻底清创或解痉处理，以期出现理想的血流。

3.张力适当

血管吻合后其纵向张力应适当。张力过大，不但直接影响血流，还会造成缝线切割血管壁，形成漏血。此时过多地补加缝针数，易致局部血栓形成。故张力过大时，宁可作血管移植，也不应勉强直接吻合。血管过长，吻合后血管会弯曲成角，使血流形成涡流，也易形成血栓。

4.适宜的管径

在最常采用的端端吻合法中，应尽量使吻接血管的两断端口径一致。如果两端管径相差不多，可将口径小的血管轻柔扩张后进行吻合。如果两断端管径相差大于 1∶1.5，可将管径小的血管断端剪成斜面，斜面与血管纵轴间夹角以不大于 30°～45°为宜，稍加血管扩张亦可端端吻合。如果管径相差超过 1∶2，可考虑用端侧缝合法进行吻合。

(三)显微血管吻合技术

断指再植进行血管吻合，都要求在显微镜下操作，以保证吻合的质量，获得良好的效果。

1.血管吻合的操作程序和注意事项

(1)严格彻底地清创及分离血管：血管吻合前，应再一次于显微镜下对血管及周围组织进行清创，去除血管周围的脂肪组织以及其他挫伤或污染的组织，用稀释的碘伏溶液及生理盐水冲洗创面。

将待吻合的血管作无创性的分离，远、近断端各游离 1.0 cm 左右，以便于放置血管夹及缝合时便于翻转血管。用血管夹阻断血流，避免出血和局部积血影响操作。

(2)修整血管断端：血管断端的修整应从血管管口缘开始。用锋利的剪刀将管口缘修剪平整，然后清除距管口 2～3 mm 范围内的血管表面的疏松结缔组织。一般常说的去除血管外膜，实际上即指去除血管外膜表面的一层与周围组织相连的疏松结缔组织，如果清除真正的血管外膜，势必将造成血管壁的损伤。用镊子提起这层结缔组织膜，如脱套袖一样拉到血管口方向，平齐管口剪除，余下的组织即回缩到管口的近端，而在管口处露出一段光滑的血管壁。如果管口处的疏松结缔组织层去除不满意，缝合时将其带入管腔，成为腔内漂浮物，会导致血小板凝集而造成栓塞。如果血管外膜损伤，暴露了肌层，那么血管壁抗张力减弱，管壁塌陷，增加了吻合时的难度，且易造成缝线对管壁的切割而致管壁撕裂，均需在操作中注意避免(图 8-4)。

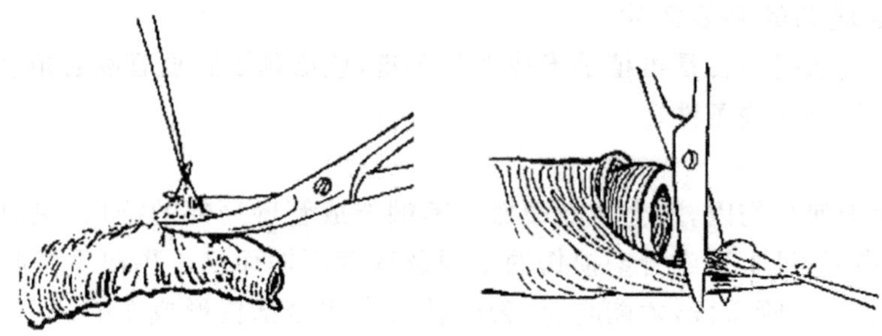

图 8-4　修剪血管外膜旁结缔组织

(3)冲洗断端管口：血管断端清创修整后，需用肝素盐水(肝素 12 500 U 加生理盐水 200 mL)冲洗，以便使管口张开，便于吻合。同时可将组织碎末、存留的血液等从管口内冲洗掉，提高吻合的通畅率。冲洗时一般应避免将针头直接伸入管腔内，以免造成血管内膜的机械性损伤(图 8-5)。

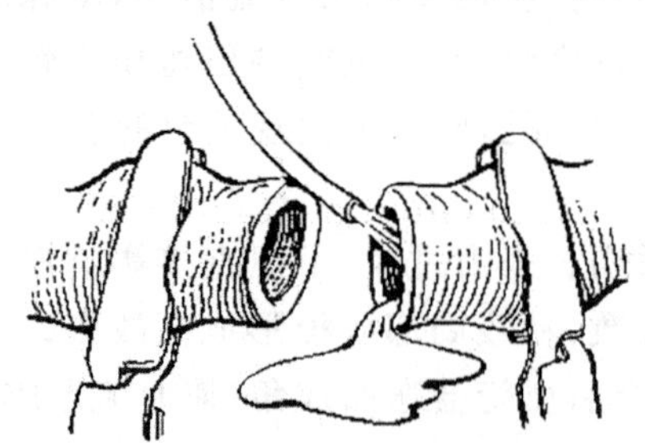

图 8-5　用肝素稀释液冲洗吻合口

(4)正确地进行血管吻合：血管吻合时，可用外膜进针法，也可用内膜进针法，不论哪种方法，均要求保持管口的平整对合及内膜外翻。不但要求术者要保证正确的缝合，还要求助手密切配合，在术者缝合打结时，助手可用镊子轻轻地压迫打结两边的血管壁，使血管内膜在轻度外翻状态下结扎缝线。打结的力量宜适度，过紧或过松均会使吻合口对合不良。

正确的血管吻合的另一个要求是，边距及针距要均匀对称，疏密适当。一般讲，缝合血管的边距应为管壁厚度的 1～2 倍，针距是边距的 2～3 倍。边距及针距的安排应以缝合后不漏血为原则。但也不宜缝合过于密集，以免增加栓塞的机会。吻合动脉时，因管内血压较静脉为高，为防止漏血，针距应较静脉的适当减小。

吻合时应将血管搭配安置好，避免张力过大或过小。更要防止血管的迂曲、旋转，这些都会造成血流不畅，血栓形成。

2.显微血管的缝合方法

(1)血管端端缝合术：端对端间断缝合法，是血管缝合术中最常用的操作，由于术者习惯不同，所采用的缝合方法和针序亦有所不同。一般是先缝合固定牵引线，然后在牵引线之间再行间断缝合。根据牵引线的缝合方式将缝合方法区分为两定点、三定点或四定点法。可依据自己对各种缝合方法的熟悉程度来选用。

两定点缝合法：等距两定点缝合方法，是将血管两断端相对合后，在吻合口的0°和180°的部位各缝合1针作为固定牵引线。一般是第1针缝合助手侧管壁，第2针缝术者侧管壁。等距两定点缝合法显露清楚，边距及针距易于掌握。但在提起固定牵引线时会造成管口闭拢，易缝到对侧管壁。缝合另外一侧管壁时，血管需翻转180°，易造成血管的损伤。

非等距两定点缝合法是在0°及120°或150°位，先缝合两针作牵引，由于前、后壁长度不等，在拉紧牵引线时，后壁会下坠，减小了缝到后壁的可能性，但针数和针距却不易掌握(图8-6)。

三定点缝合法：在血管的周径上，每相隔60°作1针缝合，形成等距的三定点牵引。此法多可避免缝到对侧管壁，但却常难以做到真正等距缝合，故会使针距不均匀(图8-7)。

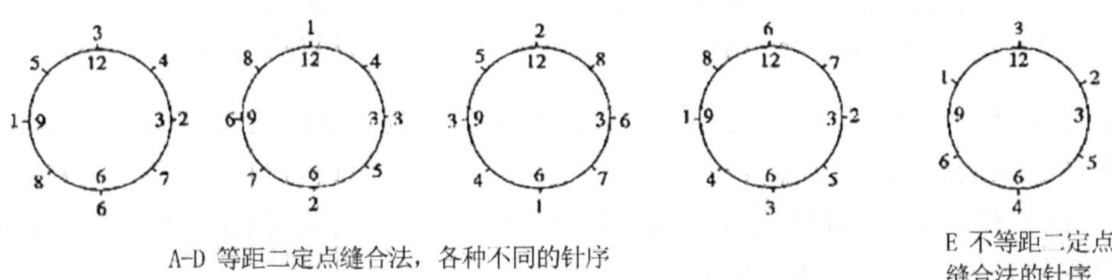

图8-6　小血管缝合针序

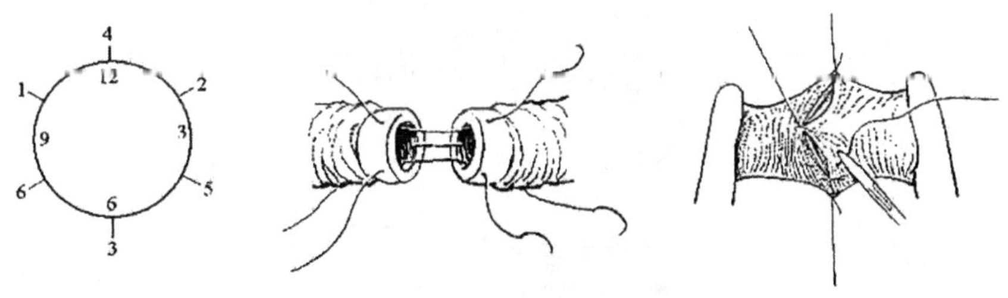

图8-7　三定点缝合法

在三定点之间作间断缝合

(2)血管端侧缝合术：如果血管两断端口径相差过大，无法作对端吻合时，可采用端侧缝合法。

将要作侧壁切口的血管表层疏松结缔组织剥离，在计划开口处，用小圆针挑起血管壁，用弯剪剪除适量管壁，血管侧壁即形成椭圆形口，亦可用7-0无创针线按所要作切口的纵径穿过血管壁，稍加牵提后，剪除管壁，亦可获得椭圆形裂口。血管壁的开口处应距血管断端结扎线1.0 cm以上，以免管腔盲端内涡流所致的凝血块堵塞吻合口。

端侧吻合的血管断端一侧应剪成斜面，斜面的角度应与作侧壁切口的血管纵轴成 45°左右夹角。45°夹角吻合后，血流量较大，且血栓形成机会小。

缝合针序一般是先间断缝合血管后壁一侧，再缝合前壁，这样显露好，较易操作（图 8-8）。

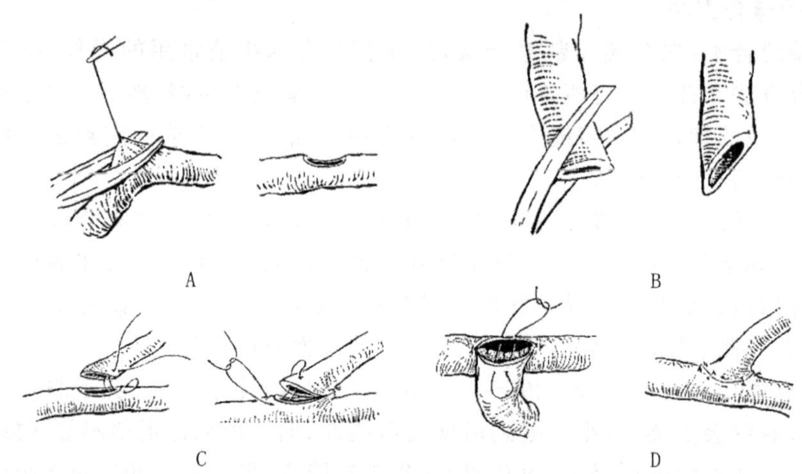

图 8-8 血管端侧缝合术

A.牵提穿过血管壁的缝线，剪除管壁，获得椭圆形裂口；B.血管断端剪成 45°斜角；C.于血管断端斜面的两顶角处缝合 1 针；D.缝合血管后壁，再缝合前壁

（3）血管套叠缝合法：Lanritzen 进行了大白鼠股血管套叠缝合法的实验研究，获得了较高的通畅率，并逐渐应用到临床。

套叠缝合法需按血流方向进行套接。动脉是将近心端套入远心端，静脉是将远心端套入近心端，血管套入的长度应为血管外径的长度（图 8-9）。

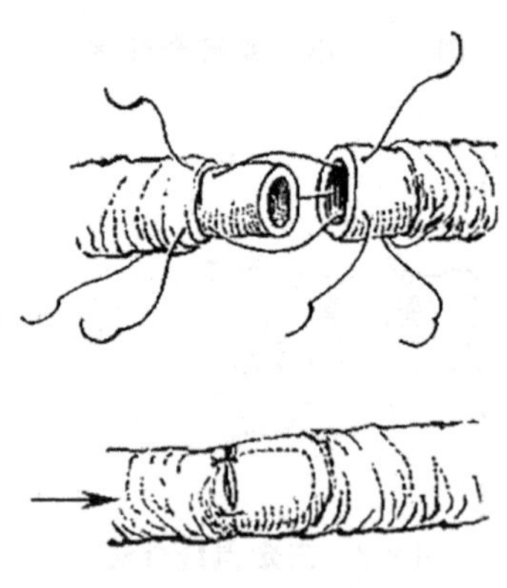

图 8-9 血管套叠缝合法

（箭头示血流方向）

将套入段血管外疏松结缔组织剥离干净，在距管口稍大于管径处，于钟面的 3 点、7 点及 11 点部位分别穿经血管壁的外膜及中层各缝 1 针，3 针各间隔 120°，3 针均与被套入血管对应部位的管缘由内向外缝合，边距为 0.2～0.3 mm。两针打结后，在第 3 针打结前，用血管镊轻柔地将套入段血管端送入被套入血管的管腔内，再作第 3 针打结。此种套入缝合法，为避免脱出，一般要缝合 3 针，并需注意保持边距及针距的一致，使套入血管平整，以减少血管渗漏及血栓形成。

王国君采用剪开套接法，可减少常规套接法血管套入时的困难。临床应用效果亦较好。方法是将被套入端血管壁作纵行剪开，长度等于血管的直径，第 1 针缝合被套入端剪口顶角及套入端相应的管口缘，全层缝合并打结。将套入段血管送入被套入管腔后缝合第 2 针。第 2 针缝合被套入端管口缘全层及套入端距管口稍大于管径长度处的外膜及中膜层，且在第 1 针的对侧(180°)位置。第 3 针缝合剪开的血管边缘的两个角，并穿经套入端的外膜及中膜层(图 8-10)。

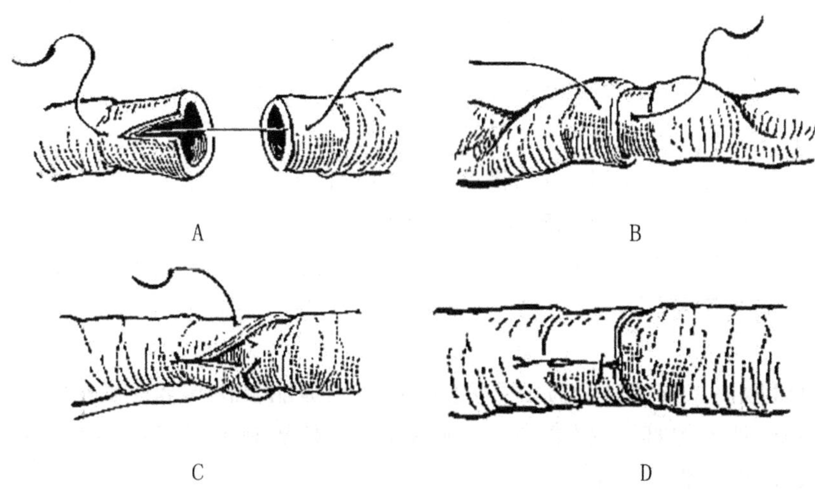

图 8-10 血管剪开套接法

A.被套入端纵向剪开的顶角处与套入端管缘缝合；B.在第一针的 180°位，缝合被套入端的全层及套入端的外膜及肌层；C.穿过套入端的外膜及肌层缝合被套入端血管边缘剪开处的两个角；D.缝合完毕

套叠缝合法，具有操作简单，血管腔内无缝线裸露(剪开套接法有 1 针缝线暴露于管腔内)，缝合针数少，节省时间，对血管壁损伤轻，通畅率较高等优点。但遇血管长度不足或管径相差过大者不宜采用。

(4)套管吻合法：Memel 及 Kanaujia 作血管袖套式吻合法，获得了较高的成功率。

袖套式吻合法是截取一段血管做袖套，光滑套于血管断端之一侧。将血管两断端修整后，端对端间断缝合 2～4 针后，再将血管袖套拉套于吻合口处，其通畅率可达 97%～100%。

此种方法具有缝合及出血时间短之优点。但需切取血管作袖套，如无适当血管可用则不适宜此法。袖套往血管上套并不容易(图 8-11)。

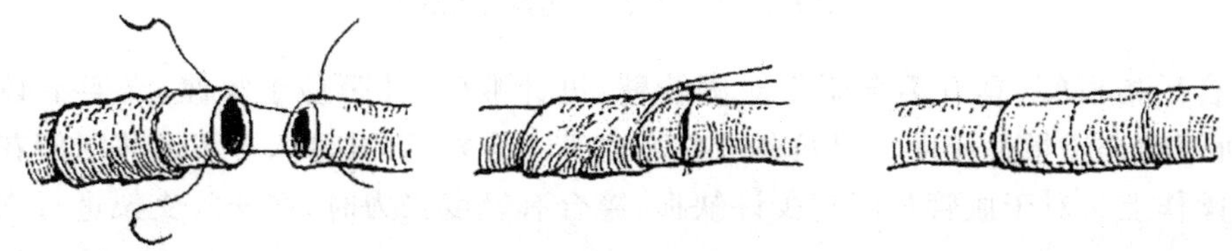

图 8-11 袖套式血管吻合方法

(5)黏合吻合法：随着 ZT 医用黏合剂(α-氰基丙烯酸类)的发展，为血管的黏合提供了物质条件。ZT 医用黏合剂具有很强的聚合性。当其接触人体组织的阴离子时，即由液态的单体快速转变成固态的聚合物而产生黏合作用。此聚合物在体内可逐渐降解而被代谢。

应用ZT医用黏合剂进行小血管的黏合实验获得了满意的结果。操作方法是，用11-0无创针线作血管等距离三定点间断缝合，用棉片吸去吻合口的液体使其尽量干燥，在血管内膜外翻情况下，涂抹黏合剂于吻合口的周缘。约数秒钟即可见黏合剂固化封闭吻合口。注意涂抹黏合剂应迅速准确，以免因黏合剂的快速黏合作用而将涂抹器械与血管黏合在一起。也有作者应用医用黏合剂进行血管的套接吻合实验。

黏合吻合血管的方法虽具有简化缝合的优点，但尚有待于临床应用的检验。

(6)激光吻合法：由于激光在医学领域应用的发展，出现了用二氧化碳激光进行小血管吻合的方法。激光吻合小血管，由于受激光器及其他条件的限制，目前多停留在实验阶段，临床尚未应用。

实验中一般多采用二氧化碳激光器，将血管断端修整后，先作二定点或三定点的间断缝合。对牵引线之间的血管口边缘用二氧化碳激光进行焊接吻合。

与常规端对端单纯间断缝合方法比较，激光吻合法具有节省时间，血管内膜修复快且光滑的特点。随着科技进步及激光医学的发展，激光吻合法在手部小血管的修复方面可能会有实用价值。

(7)可溶性血管腔内支架的吻合方法：为了使外科医师能较快掌握小血管的显微吻合技术，降低小血管端端吻合技术的难度，提高吻合通畅率，史玉林研制了可溶性小管腔吻合内支架，在应用中也获得了较高的血管通畅率。

可溶性小管腔内支架是将葡萄糖、低分子右旋糖酐、氯化钠精滤浓缩，做成固态的纺锤形或圆柱形支架。支架表面有4个纵向等距的沟槽便于缝合，支架两端为圆锥形，便于插入血管断端。支架大小、粗细规格不同，可根据血管腔大小选用。

缝合血管时，将支架表面涂布少量50%浓葡萄糖溶液，插入管腔的两断端，在4个缝合沟槽处各作间断缝合，并可根据需要，在各缝针间再加针。缝合完毕后，放开止血夹，血流便沿着缝合的沟槽流过并溶解该支架(图8-12)。

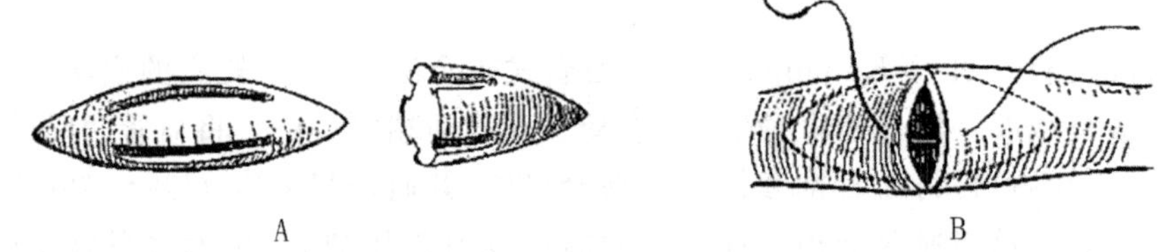

图8-12 可溶性血管腔内支架吻合法

A.支架带有四个纵沟；B.沿纵行沟缝合

此法吻合手指血管，具有不会刺伤对侧管壁、进针准确、针距易于掌握、支架不必取出等优点，可提高血管吻合质量及速度。但具备纯熟小血管吻合技巧的医师，多不愿将时间花费在安放血管支架的操作上。对于血管长度有少许缺损，缝合有轻度张力时，在安放支架进行吻合时会有一些困难。

3.血管移植

断指再植时经常遇到血管有节段损伤或缺损。少量缺损，可以用骨质短缩，血管断端适当游离，或利用关节屈曲以克服血管缺损。如果缺损较多，应该做血管移植。移植血管最常用的是自体小静脉。有些情况下也应用自体小动脉移植，同种异体小血管的移植尚在实验研究阶段。

(1)自体小静脉移植：静脉作为移植材料，取材的部位很多，手术简单，对供区影响小，可以修复动脉或静脉的缺损。常切取足背、手背或前臂的浅静脉作移植。

依血管缺损的长度和管径确定取材部位。取材部位应远离受区，应选用健康血管。切取时，沿血管切开皮肤，结扎其分支。在切下静脉的近心端用丝线结扎标记备用。切取静脉的长度要比缺损长 1～2 mm，以代偿回缩。

使用时自切取静脉段远侧断口插入冲洗针头，缓慢推注肝素盐水，行液压扩张。其目的有二：一方面可解除血管痉挛；另一方面可检查是否有小分支遗漏结扎而进行补扎，以防移植后漏血(图 8-13)。

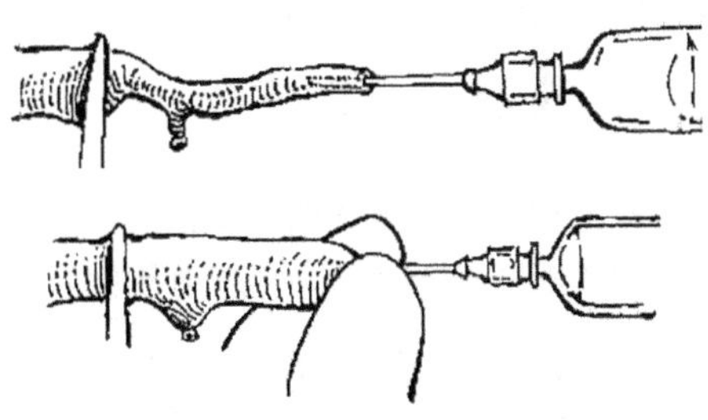

图 8-13　血管液压扩张

移植静脉修复动脉时，应将移植段倒置，静脉段的近心端与动脉的远心端对接，使血流方向顺应可能存在的静脉瓣方向。移植的静脉不应过长，以免通血后迂曲致血流不畅。一般是在缝合完一端后，轻柔地牵拉另一端，使移植的静脉稍呈张力状态下，剪除多余的静脉，再与动脉断端吻接，其长度即可适宜。

移植静脉修复静脉缺损时，移植的静脉段不需倒置。

(2)自体小动脉移植：只有在特殊情况下，采用小动脉移植来修复血管的缺损。如在断指再植时，切取次要侧的指动脉，修复优势侧动脉，不必行倒置吻合。

(李师江)

第二节　指骨骨折

一、远节指骨骨折

远节指骨骨折分为 3 种类型：爪粗隆骨折、指骨干骨折、指骨基底骨折(图 8-14)。

(一)爪粗隆骨折

骨折分为简单及复杂型。简单骨折移位较少，常伴有软组织损伤，对这种损伤的处理，软组织的修复及术后预防伤口感染应放在比治疗骨折更重要的位置。原因是骨折块由于连接于皮肤、骨膜间的纵向韧带及指甲的支持而移位较少且比较稳定。相反，由于暴力直接压砸造成的损伤，常使之碎裂，软组织损伤严重，伤口不整齐，有时手指末节血液循环破坏比较厉害，还会造成部分指腹或指端的坏死。

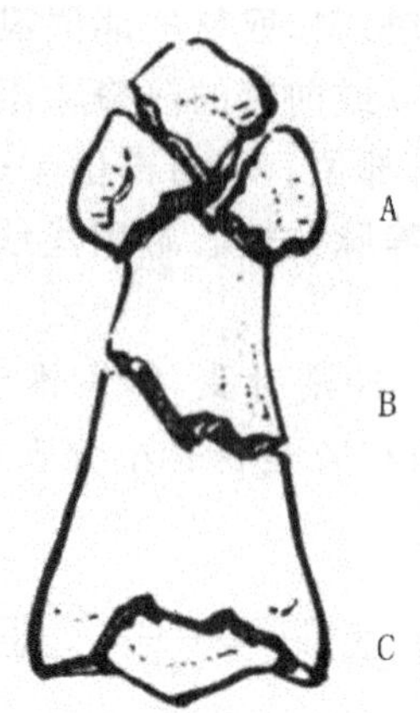

图 8-14 远节指骨骨折

A.爪粗隆骨折;B.指骨干骨折;C.指骨基底骨折

爪粗隆骨折因为有指甲作为支托,骨折一般不需要制动。但有时手指肿胀、疼痛剧烈时,可用一单指石膏托制动以减轻疼痛,并对伤指起到保护作用。

复杂型骨折为粉碎开放性骨折。清创时应将小块的、分离的骨块切除,但应避免去掉过多的骨质。否则可能造成不愈合及甲床基底的缺失,而间接影响指甲的生长及功能。

(二)指骨干骨折

多由压砸伤造成,可有横形、斜形、纵形及粉碎性骨折。此处由于没有肌肉或韧带的牵拉而移位较少。但无论哪种类型的骨折,任何意义的移位都应进行复位。

手法整复时需用骨折远端去对接近端,一般复位并不困难。复位后可将手指固定在屈曲位,有些开放性骨折,由于甲床可能嵌入其中、难以整复,应做切开复位,修复甲床,并用克氏针纵向穿入固定。但不要穿过远侧指间关节,以免损伤关节面,也不要损伤指甲根,以免生长畸形指甲(图 8-15)。

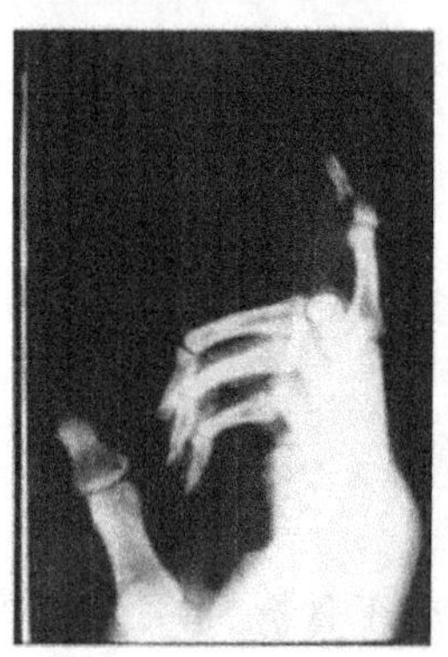
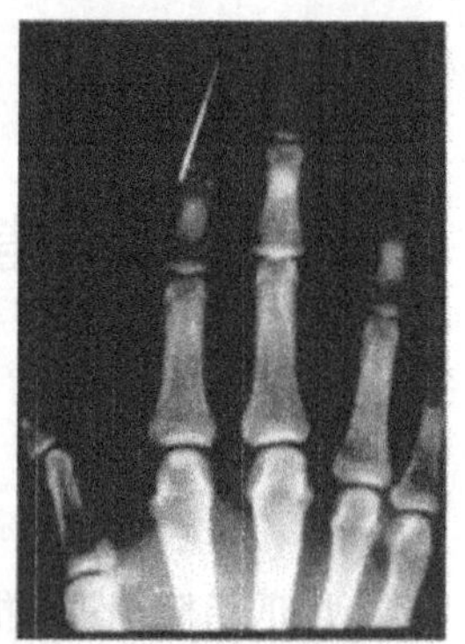

图 8-15 指骨干骨折切开复位克氏针内固定

(三)指骨基底骨折

指骨基底骨折均为关节内骨折,骨折可发生在指骨基底的掌侧、背侧或侧方,大多数为撕脱伤造成的(图 8-16)。伸指肌腱撕脱骨折最常见。伸指肌腱两侧束汇合后,止于末节指骨基底背侧。在暴力强烈屈曲远节手指时,可发生撕脱骨折。骨折片大小不一,可以从针尖大小到包括大部分关节面。新鲜损伤(1 周以内)可用石膏或支具将近侧指间关节屈曲,远侧指间关节过伸位固定 6 周。屈曲近侧指间关节,可以使近侧指间关节至远侧指间关节的一段伸指肌腱侧束松弛,远侧指间关节过伸，则可使骨折对合，以利愈合。撕脱的骨折块如不超过关节面的 1/3，可用上述外固定方法治疗。如骨折片超过关节面的 1/3，且伴有远侧指间关节脱位者，可行切开复位，用钢丝或不锈钢针内固定(图 8-17)。也可行闭合复位后，用不锈钢针固定。

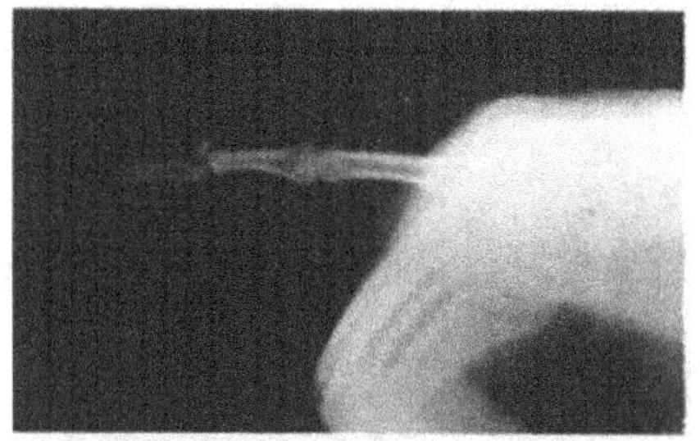

图 8-16　指骨基底骨折

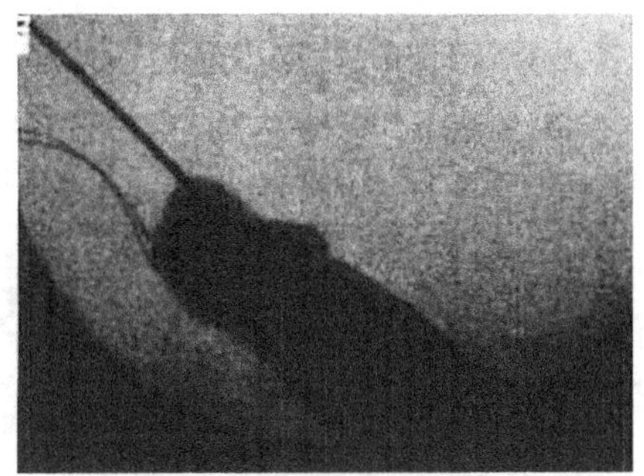

图 8-17　克氏针固定关节在伸展位并用钢丝固定骨折

如骨折片很小，可将其切除，然后将肌腱缝合固定在原止点处。

掌侧的撕脱骨折，为指深屈肌腱附着在远节指骨基底处受暴力造成，常合并有远侧指间关节掌板的破裂。在 X 线片上，可见到手指掌侧的骨折片。骨折片的部位，视撕脱肌腱回缩多少而不同。如骨折块小于关节面的 1/3，可将其切除，并使用钢丝将撕脱的肌腱重新固定在其止点部；骨折块超过关节面 1/3 者，可做切开复位及骨折内固定。

侧方撕脱骨折，多由指间关节侧方受直接外力或旋转暴力致成，常伴随关节囊或韧带撕裂。骨折片比较小，移位不多。可在关节伸直位固定患指，3 周后进行主动功能练习。如骨折块较大、移位较多、关节有侧方不稳，可进行切开复位，用克氏针或螺丝钉做内固定(图 8-18)。

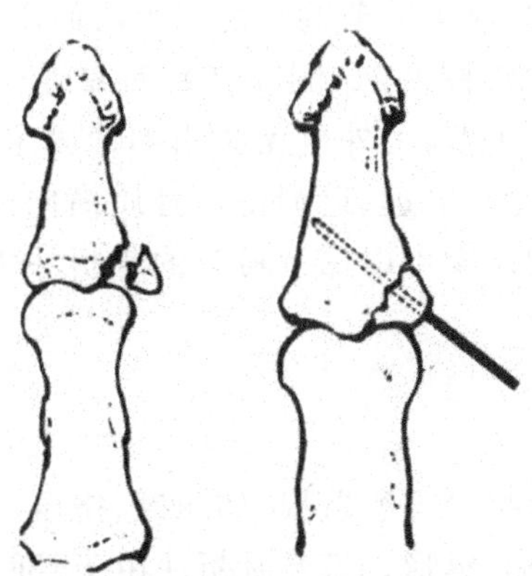

图 8-18　远节指骨基底骨折侧方骨折，用不锈钢针内固定

二、中节指骨骨折

中节指骨骨折多发生于直接暴力,如机器伤、压砸伤等。骨折的移位是受两种力量的影响,即损伤的外力和手指肌腱牵拉作用。如骨折线位于指浅屈肌腱止点远端,由于指浅屈肌腱的牵拉,使近端骨折块屈曲,同时由于指伸肌腱在远节止点的牵拉,使远端骨折块背伸,则骨折向掌侧成角(图 8-19)。

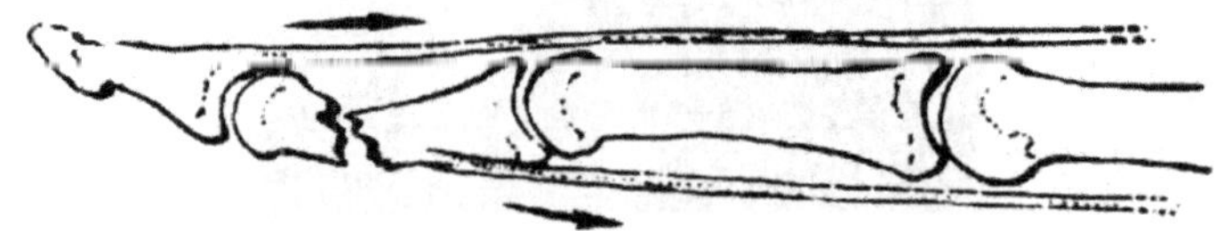

图 8-19 骨折线位于浅屈肌止点远端,骨折向掌侧成角

治疗可采用手法整复,将骨折远端屈曲复位,用石膏或绷带卷在屈曲位制动。

若骨折线位于指浅屈肌腱止点的近端,由于指浅屈肌腱的牵拉,使远端骨折块屈曲;指伸肌腱中央腱束在中节指骨基底背侧止点的牵拉,使近端骨折块背伸,则骨折向背侧成角(图 8-20)。

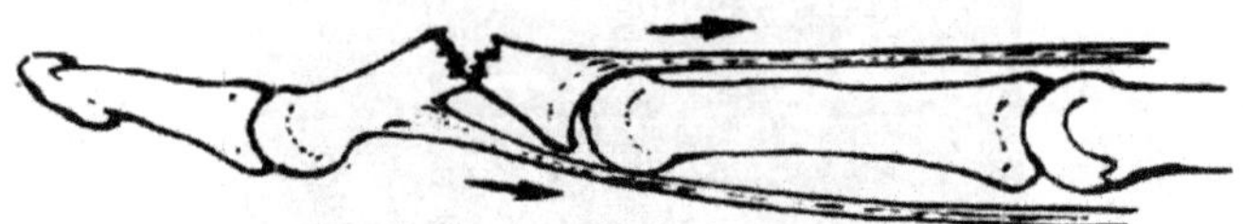

图 8-20 骨折线位于指浅屈肌腱止点近侧,骨折向背侧成角

整复时需将骨折远段伸直复位,用石膏托将伤指制动在伸直位。

上述两种骨折在整复时牵拉手指力量不要太大,要与骨折成角的相反方向屈或伸展手指,同时按压移位的骨折块使之复位。因为在骨折成角的凹面一般有骨膜相连,相连的骨膜可起到张力带作用,有利于骨折复位及愈合,不应在骨折复位过程中将其破坏。

为了避免手指在伸直位外固定过久而影响关节功能,或开放性骨折需做清创术时,均可采用不锈钢针作内固定,再用石膏托进行功能位制动。中节指骨骨折,还可使用微型钢板固定。目前,由于在材料及设计上的改进,钢板比以前更薄、更小,但坚固性仍然很好。因此,在中节指骨的背面及侧面放置钢板都对肌腱的活动影响不大,术后可以早期活动,对手部功能的恢复有利。当然,使用微型钢板要有适应证,如靠近关节的骨折就无法使用。

指骨侧方钢板及指骨背侧钢板(图 8-21,图 8-22):对靠近关节处的骨折以及粉碎性骨折,无法使用钢板,使用克氏针也会损伤关节,另外也无法用钢针固定那些小的骨折块。此时,可用外固定架,先用手法复位骨折,再将骨折线远、近端正常骨质横向穿针,上外固定架、旋转螺丝拉长支架,同时还可用手法复位。外固定架可以保持粉碎的骨折块大致复位,还可保持关节间隙,便于将来功能恢复(图 8-23)。

三、近节指骨骨折

在指骨骨折中最常见,常为直接暴力所造成,如压砸、挤压、打击等。

骨折线可有横形、斜形、螺旋形、纵形。近端骨折块由于骨间肌的牵拉而呈屈曲位,远端骨折块由于伸肌腱中央腱束在中节指骨止点的牵拉作用呈背伸位,使骨折向掌侧成角(图 8-24)。

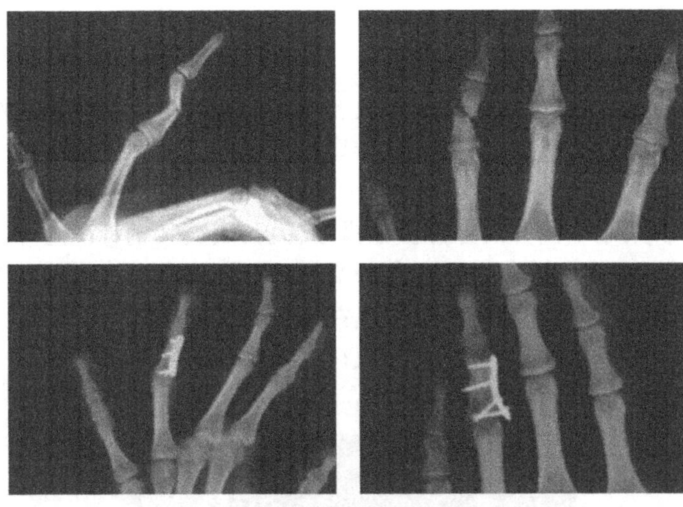

图 8-21　指骨侧方钢板

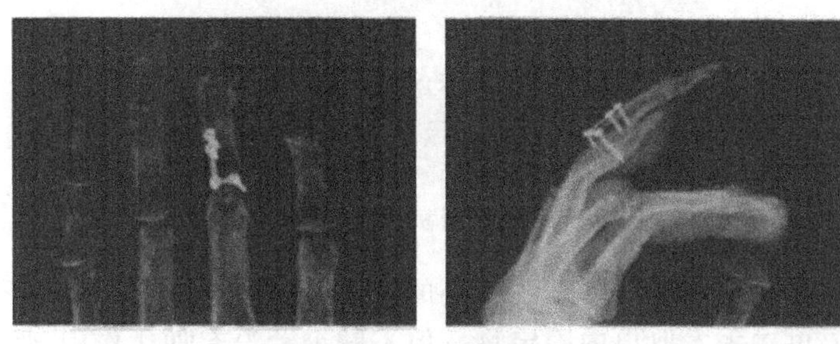

图 8-22　指骨背侧钢板

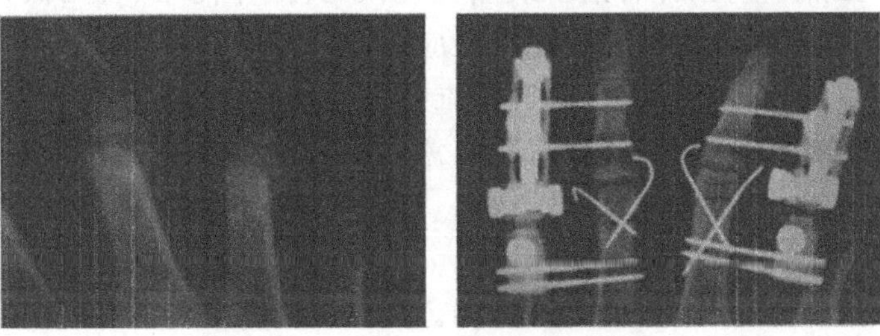

图 8-23　使用外固定架固定骨折

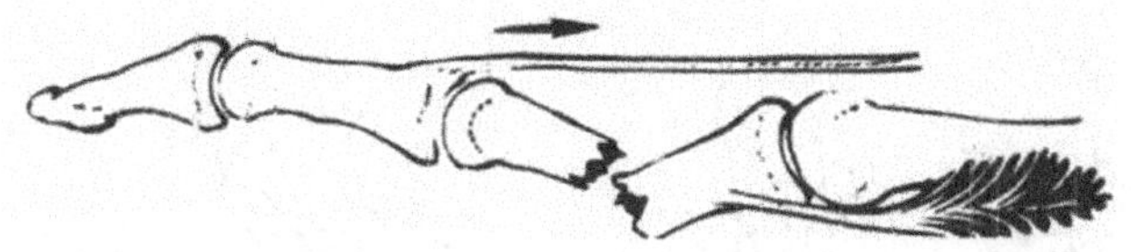

图 8-24　近节指骨骨折

由于肌腱的牵拉作用，骨折向掌侧成角

治疗可用手法整复外固定。对某些闭合性、稳定性骨折，可闭合复位。将伤指轻轻牵拉，使骨折断端分开，术者用另一手指从掌侧向背侧按压，矫正成角。然后在牵引的情况下逐渐屈曲，掌指关节屈曲 45°，近侧指间关节屈曲 90°，指尖对着舟骨结节，由前臂至患指末节，用石膏托制动。还可用绷带卷制动，卷的粗细，可因手的大小而定，以握住后掌指关节及指间关节符合上述角度为合适。对有些粉碎性骨折也可用此法固定。

(一)不锈钢针内固定

用钢针做内固定时,逆行穿针比顺行穿针更容易。即先将钢针从骨折远端穿入远端骨折段,从皮肤穿出,复位骨折,再将针打入近骨折段,针尾留在远端骨折块皮肤外。一般要用两根针固定以防止骨折旋转。

根据不同类型骨折采用不同方式穿针。如横形骨折,用交叉钢针固定,要尽量避免钢针穿过关节面,以使关节活动不受影响。有的学者认为交叉钢针通过手指中心轴的背侧,其固定强度要大于从中心轴掌侧穿过者。另外,钢针的交叉点在近段骨折块时,其抵抗应力的作用更大。斜形骨折,复位后可使钢针与骨折线呈垂直方向穿入(图 8-25)。对一些小的骨折块,如撕脱骨折,可在复位后用克氏针直接将骨块穿钉在原骨折处。

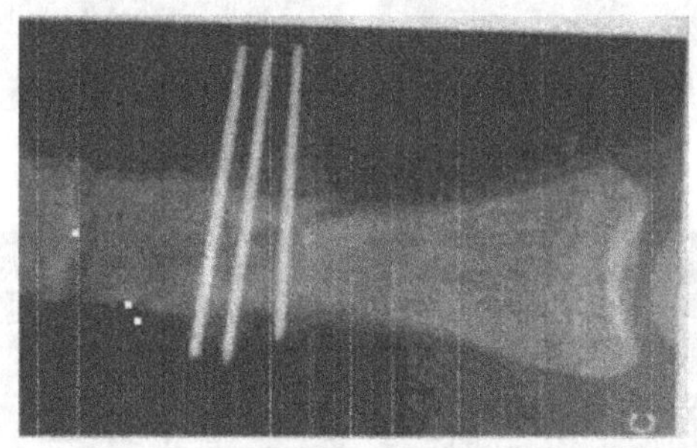

图 8-25　斜形骨折用克氏针固定

克氏针作为异物,在内固定器材中是比较小的。另外,手术中不需要广泛剥离软组织,不妨碍关节活动,又不需要再次手术取出内固定物。但不锈钢针没有加压作用,骨折间有间隙等使其固定作用不够理想。虽然不锈钢针有诸多缺点,但由于其操作简单、费用低,有些特殊情况还需要它来固定,因此克氏针目前在临床上仍在广泛应用。

对于不锈钢针固定法,如应用不当,不容易维持精确的解剖复位;也不能产生骨折块间的加压作用,而且,可能使两骨折块间出现缝隙,不利愈合。针尾留在皮肤外,虽然便于取出,但也可能成为感染源。

(二)切开复位钢丝内固定

为了克服克氏针的缺点,以求更稳定的制动。Robertson 提出用钢丝作内固定的方法,即利用两根平行或互相交叉成 90°的钢丝,垂直于骨折线作环绕固定骨折(图 8-26)。此法对横形骨折较为适用,而长斜形或螺旋行及粉碎性骨折不宜用此法。

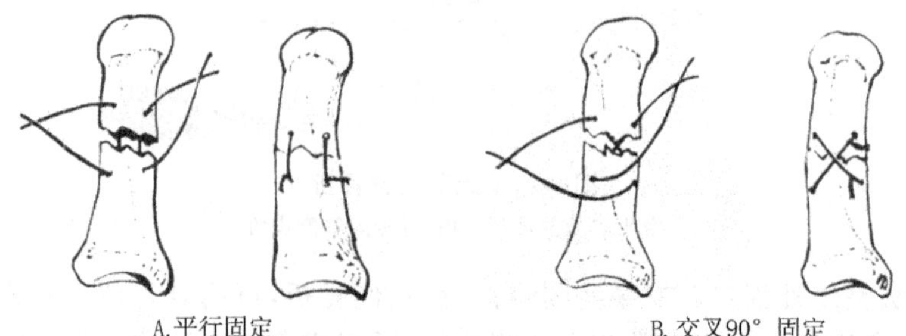

A.平行固定　　B.交叉90° 固定

图 8-26　应用钢丝固定骨折

对横形骨折可用钢丝固定,在早期由于钢丝拧紧时,可有一定的加压作用,对骨折有一稳定的固定。但晚期，由于钻孔拧钢丝处骨质的吸收，会出现钢丝的松动，造成骨折固定不牢，甚至有移位、成角畸形出现。因此，目前基本不再使用钢丝来做骨折的固定。一般钢丝常用在撕脱骨折时，用钢丝贯穿肌腱与骨折块间兜住骨折块，拉向骨折处，从骨折相对面穿出拧紧，使撕脱骨折复位、固定。再有，在纵形、粉碎骨折时，钢丝可横形捆绑骨折条，使骨折稳定。

（三）切开复位

以螺丝钉或微型钢板内固定，对斜形或螺旋行骨折，用螺丝钉做垂直于骨折线固定，固定效果较好（图 8-27）。术后可用石膏托短时间固定，或不做外固定而使手指做有限制的早期活动。其缺点是螺丝钉可能干扰肌腱的滑动，或皮下有异物突起，横形或粉碎性骨折不宜使用。螺丝钉大多需要二次手术取出。

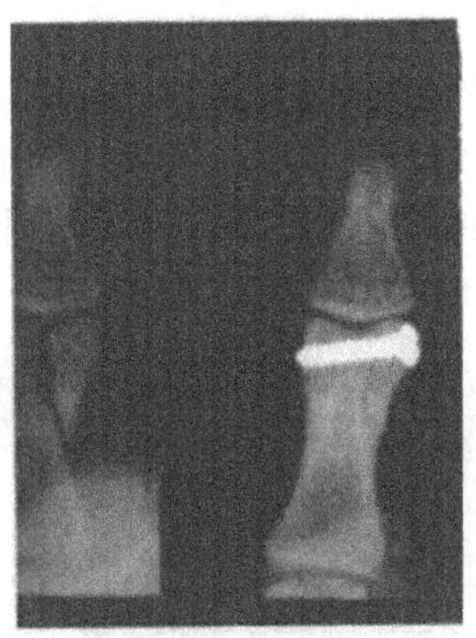

图 8-27 用螺丝钉固定斜形骨折

微型钢板固定牢固，可控制骨折块间的旋转，可以术后早期活动患手。对横形、短斜形的骨干骨折可选用（图 8-28）。但接近关节的骨折，由于在关节侧无法容纳钢板而不宜使用。

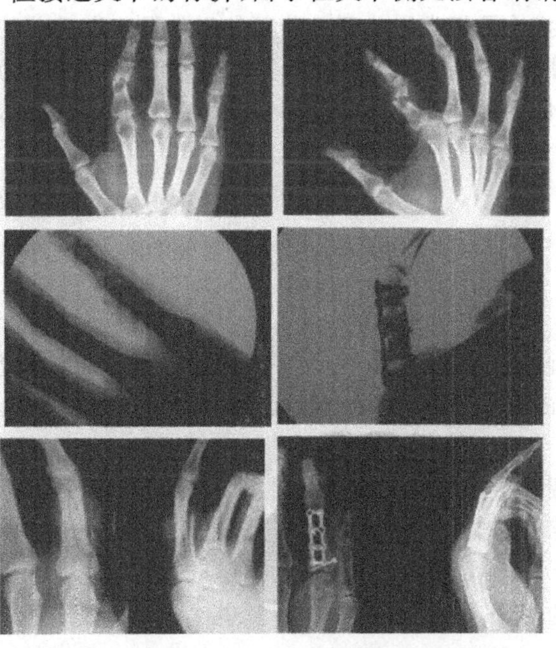

图 8-28 手指中、近节骨折，使用微型钢板固定

（李师江）

第三节 掌骨骨折

一、损伤机制

掌骨骨折多为直接暴力造成，暴力多种多样，如重物压砸伤、机器绞伤、压面机挤伤、车辆撞击伤和压轧伤等。这种力量往往比较大，常造成皮肤、神经、肌腱等组织的复合性损伤。骨折也比较严重，多是粉碎性骨折，有明显的移位、成角、旋转畸形。此类骨折不但骨折难处理，同时还会有皮肤、神经、肌腱等组织缺损，有的还会有血液供应障碍，可能造成手指或整个肢体坏死。

也有的损伤相对简单，如第 5 掌骨颈骨折，又称拳击者骨折，是发生在第五掌骨颈的骨折。当握拳作拳击动作时，暴力纵向施加掌指关节上，传达到掌骨颈部造成骨折。其次，掌骨颈骨折也可发生在第 2 掌骨(图 8-29)。其他掌骨颈骨折较少见。

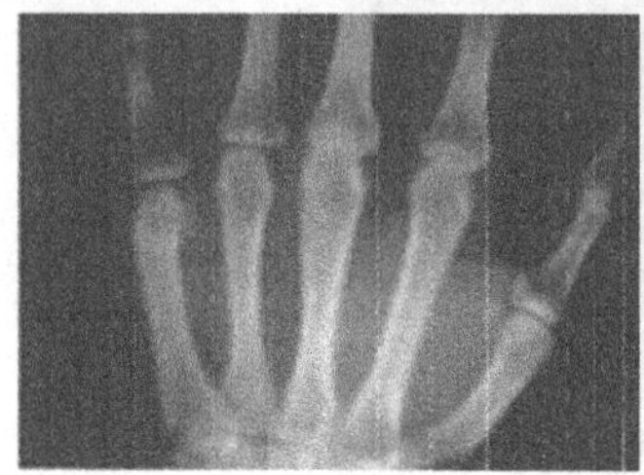
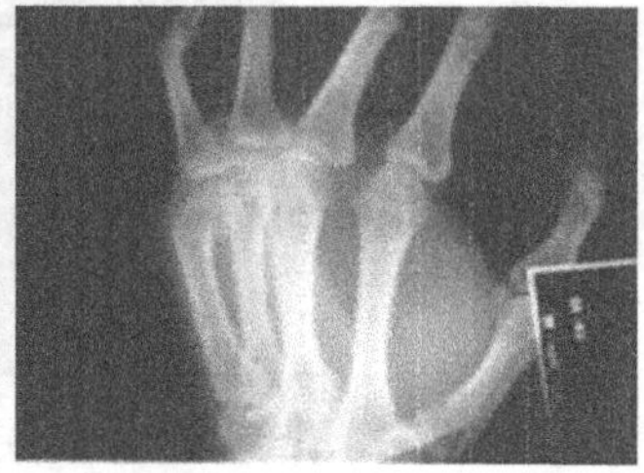

图 8-29 第 5 掌骨颈骨折

在掌骨头骨折则是由于手在握拳位，掌骨头受直接打击所致。也可发生于机器的压轧伤。掌骨头的骨折是在关节内，故骨折常影响到关节面的平整及晚期关节的活动。

发生在掌骨基底的骨折是为腕掌关节内的骨折，多由于纵向撞击力量作用在掌骨，传达至腕掌关节处，造成腕掌关节骨折脱位。虽然骨折移位不多，但如治疗不当，常会遗留局部隆起、疼痛以及因屈、伸肌腱张力失衡使手指活动受限。

二、损伤分类

(一)掌骨头骨折

1.单纯掌骨头骨折

发生在掌骨头的骨折可有斜形、横形、纵形，损伤多为闭合性。骨折愈合后，如关节面不平，可影响关节活动。晚期，由于关节面反复磨损，还会造成创伤性关节炎。

2.关节软骨骨折

此种损伤多由于紧握拳时拳击锐利性的物体，如牙齿、玻璃等，致使关节内软骨破碎。损伤多为开放性，可从伤口看到破碎的软骨面。

3.掌骨头粉碎性骨折

多发生于较大暴力的损伤，常合并有相邻的掌、指骨骨折及严重的软组织损伤(图 8-30)。

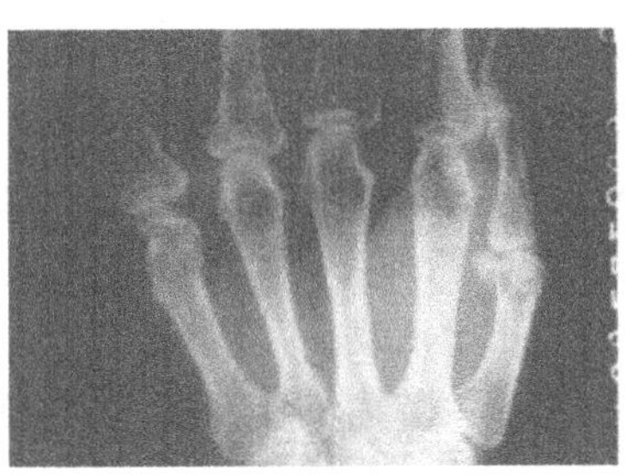

图 8-30 第 5 掌骨头骨折

(二)掌骨颈骨折

正常掌骨颈向背侧轻度成角,称颈干角,在斜位 X 线片上,第 5 掌骨的颈干角约为 25°。有人认为,此角超过 30°,即为手术或整复的适应证。在 30°以内者,对手的外观及功能都没有明显影响。

(三)掌骨干骨折

掌骨干骨折发生在第 3、4 掌骨者较多。作用在手或手指上的旋转暴力,常致成斜形或螺旋形骨折;由纵轴方向的暴力传达致掌骨上时,多造成横形骨折。一般横形骨折是稳定性骨折,而斜形或螺旋形骨折为不稳定性骨折(图 8-31)。

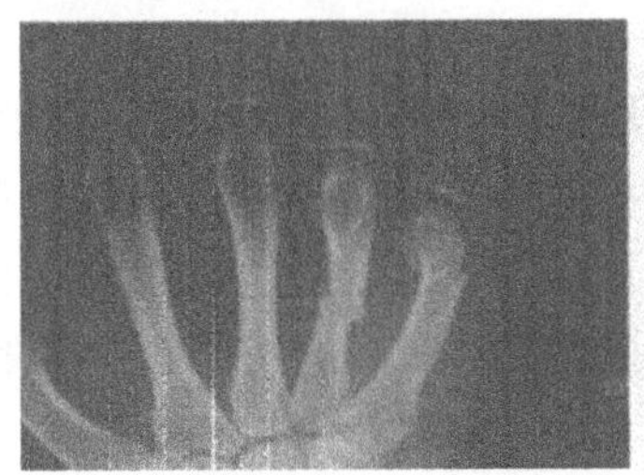

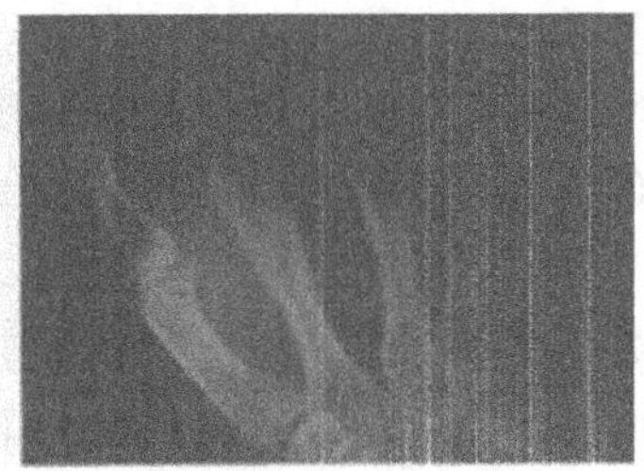

图 8-31 第 4 掌骨干及第 5 掌骨颈骨折

(四)掌骨基底骨折

多为腕掌关节的骨折脱位,常发生在第 1、4、5 腕掌关节。第一腕掌关节已单有论述,第 4、5 腕掌关节也有较大的活动,它们分别可屈、伸 15°和 20°,位于尺侧边缘,故易受伤(图 8-32)。

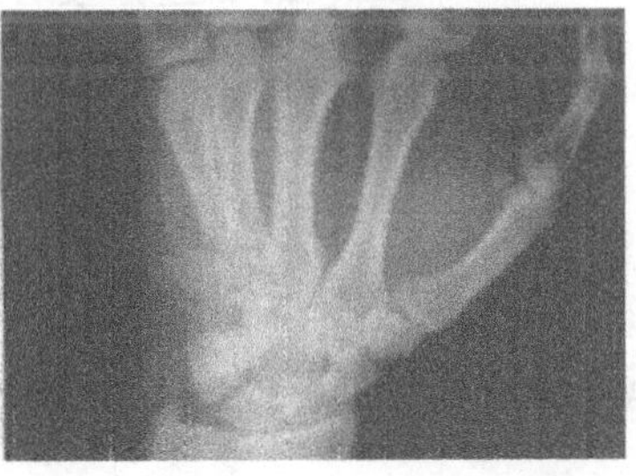

图 8-32 第 4、5 掌骨基底骨折

三、治疗

(一)掌骨头骨折

要根据骨折移位的情况,如骨折稳定,横形或斜形骨折,但无明显移位,而且关节面平整的,可用石膏托固定掌指关节于屈曲位。3 周后解除制动做主动功能锻炼。

有移位的骨折,因骨折块在关节内,又无韧带或肌腱的牵拉,复位比较容易。要使关节在屈曲位,轻轻牵拉该指,使手指侧偏,并轻轻挤压掌骨头,可使向两侧移位的骨块复位。屈曲掌指关节,向背侧推顶掌骨头,可使向掌侧移位的骨折块复位。

如手法复位失败,可行切开复位及克氏针内固定手术。但应注意,掌骨头为松质骨,骨折复位后,钢针应准确打入,争取一次成功。否则,钢针反复穿入,会使钢针松动,固定不牢或失败。钢针可保留 4 周左右,然后去除固定,开始活动。

对关节软骨骨折,应彻底清创,脱入关节内的小骨折片应摘除,较大的骨折可复位后以石膏托作短时间固定,然后开始活动。

掌骨头粉碎性骨折:对骨折移位不明显,关节面尚平整者,可做石膏托固定 3～4 周后开始功能练习。有移位的骨折治疗比较困难,可行切开复位,以多根细钢针分别将骨折块固定。若骨折块小,钢针粗,贯穿骨折块时容易碎裂。固定后,一旦骨折初步愈合,即可开始活动以防关节僵直。如掌骨头严重粉碎、短缩、已无法使用内固定时,可用骨牵引 3～4 周,然后开始主动功能练习。

(二)掌骨颈骨折

对稳定性骨折,且成角在 30°以内者,对手的外观及功能都没有明显的影响。可作整复或不做整复直接用石膏托固定腕关节于轻度背伸,掌指关节屈曲 50°～60°,指间关节在休息位,6～8 周,拆除石膏鼓励患者活动患手。有的患者可能有 15°～20°的掌指关节伸展受限,一般锻炼 2～3个月后即可恢复正常。

掌骨颈不稳定性骨折,常有较大的成角畸形及移位,可行手法整复。因为掌指关节侧副韧带附着于掌骨头两侧偏背部,掌骨颈骨折后,若将掌指关节伸直位牵引,则可使侧副韧带以掌骨头的止点处为轴,使掌骨头向掌侧旋转,反而加重掌屈畸形。整复时,必须将掌指关节屈曲 90°,使掌指关节侧副韧带处于紧张状态,使近节指骨基底托住掌骨头,再沿近节指骨纵轴向背侧推顶。同时再在骨折背部向掌侧加压,畸形即可矫正(图 8-33)。

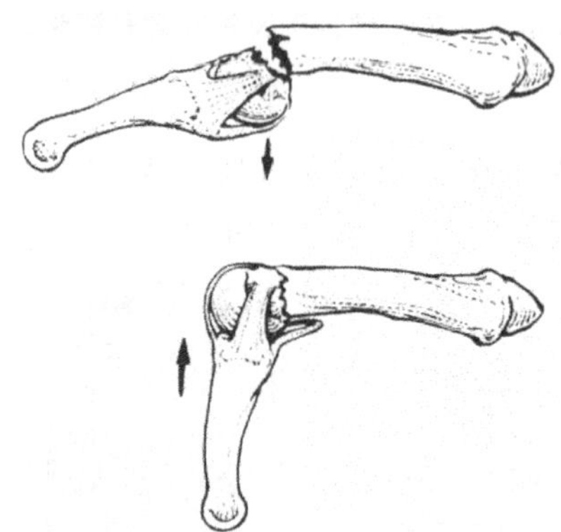

图 8-33　掌指关节屈曲 90°,以近节指骨推顶掌骨头,使骨折复位

整复后,用背侧石膏托将掌指关节制动于屈曲 90°及握拳位。4 周后,拆除石膏,开始活动。

还可用经皮克氏针固定。先将骨折复位,然后经皮在远骨折段横形穿入不锈钢针。用相邻的正常掌骨头固定。如第 5 掌骨颈骨折,可固定在第 4 掌骨上;第 2 掌骨颈骨折,可固定在第3 掌骨颈上。钢针应从掌骨头侧副韧带止点处穿出,若穿过韧带中部时,则限制掌指关节屈伸活动。

如掌骨颈有较多的骨质,还可使用微型钢板固定。使用 T 或 Y 型钢板固定骨折,可达到坚强的固定。术后可使用短时间制动或在固定非常牢固情况下不使用制动,早期开始功能锻炼。但应注意,活动时要空手,不能负重或用力。

(三)掌骨干骨折

由于相邻骨间肌及掌骨间韧带的作用,一般骨折比较稳定。

对稳定性骨折,可使用石膏托将患手固定在腕轻度背伸,掌指关节屈曲,指间关节休息位,6～8周后去除石膏,练习手部活动。

骨折端有短缩或旋转时为不稳定性骨折,可行手法复位后用石膏托或石膏管型固定。但很多斜形或螺旋形骨折复位后,用石膏固定很难防止畸形重新出现,应行切开复位内固定。

斜形或螺旋形骨折可用不锈钢针垂直骨折线固定。为控制骨折块旋转,常需用 2～3 根钢针作内固定。

不稳定性骨折,也可经皮用钢针横形穿过远、近骨折块固定在相邻完整的掌骨上。为使术后早期开始活动,目前应用较多的是微型钢板。由于掌骨较长,可以使用 5 孔或 6 孔钢板。固定后骨折稳定,可以早期开始活动。但应注意,开始时一定要空手活动,不能负重及用力(图 8-34)。

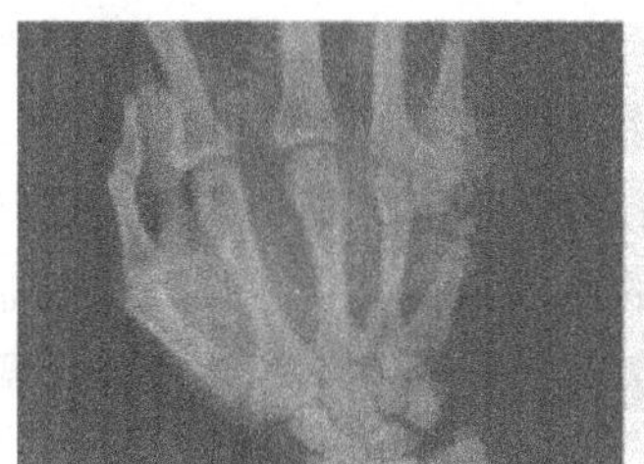
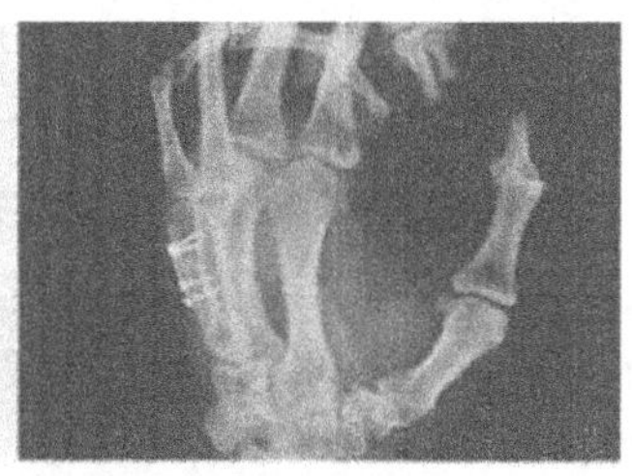

图 8-34　第 5 掌骨干骨折,使用微型钢板固定

(四)掌骨基底骨折

常合并有腕掌关节脱位,但在早期,复位容易。手法整复后,以短臂石膏托固定。第 2、3 腕掌关节因活动度小,骨折后移位少,复位后比较稳定,容易固定。而第 4、5 腕掌关节活动度大,复位容易,固定困难,因而可行经皮或切开复位。

经手术复位固定后预后大多较好,由于掌骨基底为松质骨,因而愈合快,很少有不愈合者。骨折愈合后对手的功能影响不大(图 8-35,图 8-36)。

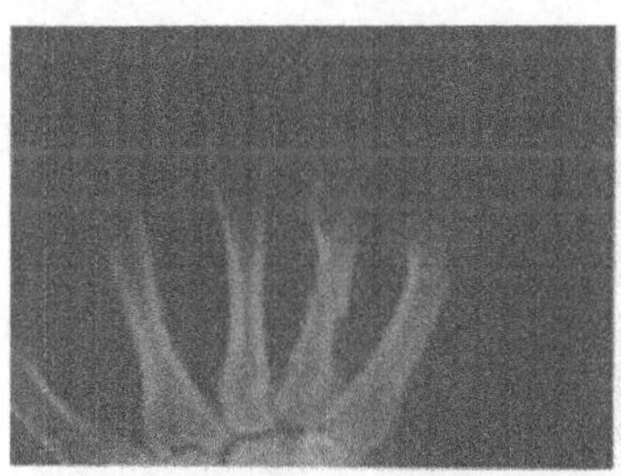
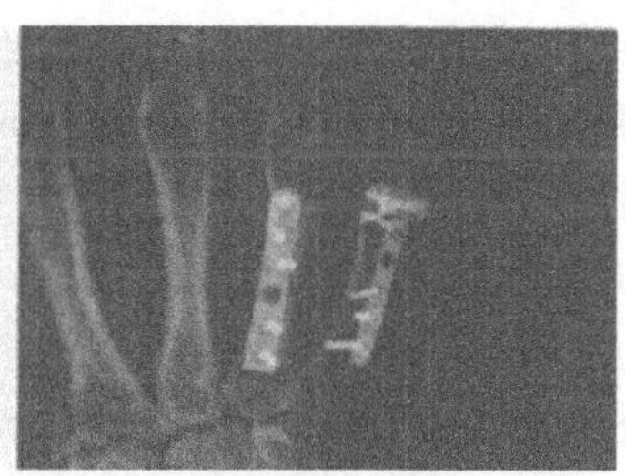

图 8-35　掌骨干及掌骨颈骨折,使用钢板内固定

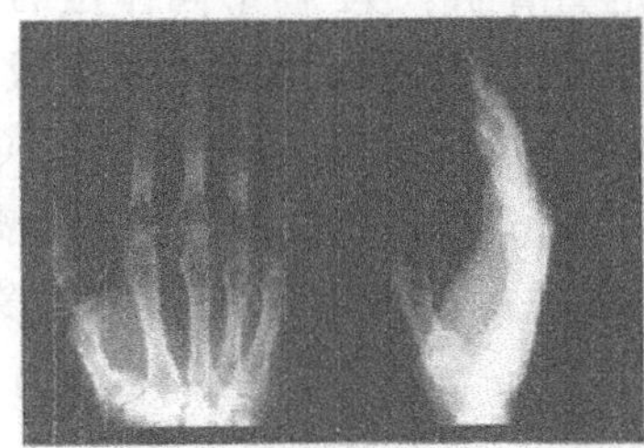
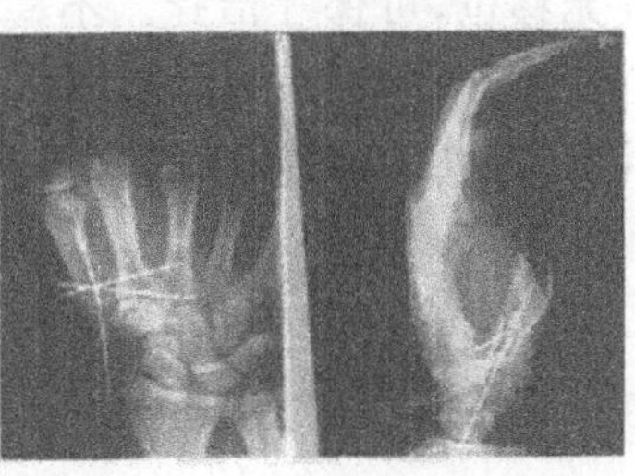

图 8-36　拇指掌骨基底骨折,切开复位以克氏针内固定

(李师江)

第四节 腕骨骨折

腕骨骨折是腕部损伤中最为常见的一种形式，它可发生于某一单独腕骨，也可同时发生于多块腕骨，甚至合并有腕部关节的脱位或韧带等软组织的损伤。虽然国内外学者对腕骨骨折发生率的统计不甚一致，但普遍认为舟骨骨折发生率最高，其次依次为三角骨、大多角骨、月骨、头状骨、钩骨、豌豆骨和小多角骨。

一、舟骨骨折

在腕骨骨折中，以舟骨骨折最为多见，占全身骨折的2%～7%，占腕骨骨折的70%左右。由于舟骨血供特点和在腕骨排列中独特的解剖位置与功能，以及目前诊断技术、治疗方法的不规范，在临床诊断和治疗上国内尚存在很多问题，如新鲜舟骨骨折的漏诊率高和晚期舟骨骨不连、骨坏死及多并发腕关节不稳定等，导致临床治疗的困难和治疗时间过长，常遗留腕关节的疼痛和不同程度的腕关节功能丧失，甚至发生创伤性关节炎，是临床亟待解决的重要课题。

(一)损伤机制

舟骨是近排腕骨之一，但排列于远、近两排腕骨间，在功能解剖上发挥桥接作用，控制和协调桡腕和腕中关节的运动。因此，在腕关节外伤时易发生骨折。舟骨骨折多为间接暴力所致，因体育运动或交通事故等造成腕关节的非生理性过伸及内收(尺偏)，舟骨背伸，舟月间韧带断裂，舟骨呈水平位嵌于桡骨茎突与大、小多角骨之间，受嵌压应力和桡骨茎突背侧缘的挤压应力而发生骨折。由于舟骨中部细小，对暴力抗折性小，所以舟骨骨折以腰部最为多见，占70%，结节部及近端骨折相对少见，分别占15%。

(二)分类

舟骨骨折的分类应以治疗为目的，从而决定不同的手术适应证。一般根据部位、时间、骨折线的走行和骨折的稳定性进行分类，而目前国外的Herbert分类法则是依据以上因素制订而成，更具有临床的实用性。

(1)按部位分为结节部、腰部和近端骨折。

(2)按时间分为新鲜、陈旧性骨折和骨不连。

(3)按骨折线分为水平型、横形、垂直型、撕脱性和粉碎性骨折。

(4)按骨折的稳定性分为稳定型和不稳定型骨折。稳定型骨折：包括舟骨结节部、腰部和近端的横形骨折，并且无移位，可保守治疗。不稳定型骨折：①4种不同体位的X线片(腕关节正位、侧位、旋前45°位和舟骨轴位)示有骨皮质的不连续，且骨折端移位大于或等于1 mm。②近1/3部的骨折。③伴有DISI的骨折，在侧位X线片上桡月角大于健侧10°。④腕高指数较健侧降低0.03以上的骨折。⑤舟骨长度较健侧缩短1 mm以上的骨折。⑥有游离骨折块或粉碎性骨折。⑦纵形骨折。⑧骨不连。⑨伴有月骨周围脱位的骨折。这些骨折有移位或骨不连，稳定性差，难以手法整复和外固定，必须手术治疗。

(三)诊断

早期正确的诊断，取决于以下几个方面：①理学检查方法的改善和开发。②X线摄影方法的改进和计测等的进展。③CT、MRI、骨扫描、腕关节镜和关节造影等先进诊断技术的应用。

1.临床表现

(1)鼻烟窝的肿胀、疼痛和压痛是新鲜舟骨骨折最典型的症状和体征。由于鼻烟窝的底为舟骨腰部,此体征较特异,可同时伴有舟骨结节的压痛。但在陈旧性骨折病例中,该体征往往不典型,新鲜骨折亦有体征轻微者,应行双侧对比检查,以免漏诊。

(2)舟骨的纵向叩击痛:沿第1、2掌骨的纵向叩击痛是诊断新鲜舟骨骨折的又一特有体征。其优点是在腕关节石膏托外固定后仍可检查,但陈旧性骨折多表现阴性。

(3)腕关节功能障碍:以桡偏和掌屈受限为主,是新鲜舟骨骨折的非特异体征。

(4)舟骨漂浮实验(Watson试验):用于诊断不稳定型舟骨骨折和舟月骨分离。将患者腕关节被动尺偏,检查者用一只手握住患者手掌被动使腕关节桡偏。正常时检查者拇指可明显感觉到舟骨结节向掌侧突出,似有压迫拇指的感觉;异常时无此感觉,而产生剧烈的疼痛或弹响。

2.辅助检查

(1)X线检查:现常规采用4个体位摄影:腕关节正位、侧位、旋前45°斜位和舟骨轴位像。为了提高腕关节X线片的再现性和诊断的准确率,应采用由帕尔默(Palmer)和埃普纳(Epner)所提倡的标准正侧位像,即在肩外展90°、肘关节屈曲90°、腕伸直、手掌触片时进行正位拍摄,在肩关节0°位、肘屈90°位、前臂中立位拍摄侧位片。旋前45°斜位像和舟骨轴位像,可最大限度显示舟骨轴长,便于观察有无骨折,判断其与周围腕骨的关系。①正位:两侧对比判断舟骨的形状是否有短缩,有无骨折线、骨吸收、骨硬化,舟月间隙的大小和近排腕骨弧形连线有无异常。舟骨骨折可见骨折线和舟骨的短缩。舟月骨分离时,可见舟月间隙超过3 mm和舟、月骨近端连线出现段差。②侧位:观察舟骨有无骨折、移位、驼背畸形(humpback deformity)和DISI。在侧位像,舟骨与月骨、三角骨和头状骨相重叠,判断舟骨骨折较困难,应在熟悉正常X线片后两侧对比阅读。在合并DISI时,可见月骨与舟骨近侧骨折背伸,舟骨结节则掌屈,向背侧成角畸形,测量桡月角在0°以下,舟月角在70°以上。③旋前45°斜位像:矫正了舟骨生理性的向掌侧45°、向桡侧30°的倾斜角,最大限度地展现了舟骨全长,可清除重叠所致的骨折线不清。④舟骨轴位像:通过腕关节背伸和尺偏,以矫正舟骨在正位像向下、前、外的倾斜角,较大程度显示舟骨的轴长,同时可避免腕骨的重叠,以利观察骨折线及判断有无移位。

在X线诊断上,只要能正确而熟练地阅片,则上述4种体位可诊断97%的舟骨骨折。对疑有而X线片不明确的,应在3周后重复拍片,可因骨折端骨质坏死吸收、骨萎缩而间距增大,从而显示清晰的骨折线,以明确诊断。

(2)腕关节造影:通过腕关节造影,可直接观察舟骨骨折的骨折线及有无连接,软骨有无损伤,舟骨与其他腕骨间韧带是否断裂,是否有滑膜炎及其程度与范围等。

(3)腕关节镜:在镜下可直接观察舟骨的骨折线,是否有移位和缺损,关节软骨及骨间韧带有无损伤等,是一种有价值的诊断方法。

(4)CT:由于CT能得到腕关节的不同横断面图像,对于舟骨骨折、移位和骨不连是一种有决定意义的诊断方法,在国外已作为常规进行的术前、术后检查。CT的最大优点是可在横断面观察舟骨,观察范围广,1 mm的骨折线或骨分离均可有良好的图像显示,并可沿舟骨长轴做横断像观察。

(5)MRI:MRI对腕骨的缺血性变化显示了非常敏感的反应,这种性质对舟骨骨折、骨坏死的临床诊断是非常有用的。在T_1加权像骨折线表现为低信号区,舟骨的缺血性改变亦为低信号区。而在 T_2 加权像远位骨折端表现为高信号时，表示为骨折的愈合期；近位骨折端的低信号表示骨的缺血性改变；点状信号存在于等信号区域表示缺血性改变有明显恢复。这些变化突破了 X 线诊断的界限，对舟骨骨折的早期诊断和骨折的转归判定有重要意义。

虽然目前在舟骨骨折的辅助诊断上主要依据 X 线片，但应用腕关节镜、CT、MRI 等先进的诊断技术，可提高舟骨骨折的早期诊断率，对判定预后、防止漏诊和并发症的发生有重要意义。

（四）治疗

1.新鲜无移位的舟骨骨折的治疗

对于新鲜无移位的舟骨骨折，采取石膏外固定的治疗。只要固定可靠、时间充足，骨折基本都可以愈合。对此，国内外学者达成了共识，但对于石膏外固定的类型、固定的长度与时间、体位及有无必要固定腕关节以外的其他关节的意见不一。

2.不稳定型舟骨骨折的治疗

新鲜舟骨骨折保守治疗发生骨不连的概率是比较高的，迪亚斯（Dias）对 82 例患者随访，骨不连的发生率是 12.3%；赫伯特（Herbert）报道骨不连发生率是 50%，其主要原因是骨折的移位、DISI 等不稳定骨折的存在。因此，对舟骨不稳定型骨折、晚期的骨不连和骨坏死均采用手术治疗。治疗方法大致有以下几种。

（1）单纯切开复位内固定：如克氏针、螺钉、骨栓内固定等，适用于新鲜的不稳定型骨折。

（2）内固定加游离骨移植技术：用于治疗骨不连。

（3）带蒂骨瓣移植术：适用于晚期的骨延迟愈合、骨不连和近侧骨折端的缺血性坏死。

（4）桡骨茎突切除术：适用于腰部骨折，切除桡骨茎突的 1/4 左右，以消除腰部的剪力。

（5）加压螺栓（Herbert 螺钉）内固定术：1984 年，由 Herbert 和费希尔（Fisher）首先报道，螺栓前后带有螺纹，材料选用钛合金。头端螺纹的螺距较宽，而尾端螺纹的螺距较窄。此方法具有内固定确切可靠、对骨折端有加压作用、可矫正舟骨骨折的畸形和移位等优点，从而可以促进骨折愈合、缩短治疗时间，有利于早期恢复功能和工作，临床治愈率达 90%以上。近 10 余年来在国外推广应用，已成为舟骨骨折的主要治疗手段。

二、月骨骨折

月骨骨折在腕骨中较为少见，这与月骨的解剖特点、位置、功能密切相关。月骨位于由桡骨、月骨和头状骨组成的关节链的中央，在协调腕关节运动和维持腕关节稳定上均起到重要的作用，其活动度及所承受的剪力均很大。由于约有 20%的月骨是单一由掌侧或背侧供血的，这类单侧主干型供血的月骨，易发生骨折后的缺血坏死。

（一）损伤机制

月骨骨折可来自外力的直接打击，造成月骨的纵形劈裂、碎裂或部分骨小梁断裂。但多数患者为间接外力所致，均有腕关节过度背伸的外伤史，如滑倒坠落时以手掌支撑地面等。在腕关节过度背伸的过程中，头状骨与月骨发生撞击，从而发生月骨冠状面横断骨折，骨折线多位于月骨体的掌侧。在尺骨负向变异时，月骨内、外侧面因受力不均匀而出现矢状面骨折。腕关节过度屈伸时，起止于月骨的韧带受到紧张牵拉，易发生月骨的掌、背侧极撕脱骨折。月骨背侧极骨折，亦可因桡骨远端背侧关节缘的撞击所致。同时，月骨在轻微外力的长期作用下，受到桡骨与头状骨的不断挤压，亦可发生月骨疲劳性骨折及骨内微血管网损伤。由于症状轻微，易被忽视，进而发生月骨的缺血性坏死。

(二)临床表现

患者均有明显的腕部外伤史。腕部疼痛,月骨区有明显的肿胀、压痛,腕关节屈伸运动受限,甚至影响手指的屈伸运动。疲劳性骨折多无外伤史,而且症状轻微。

(三)辅助检查

1.X线片

正、侧位像均可见断裂的骨小梁和骨折线。侧位像因月骨和其他腕骨的重叠,有时难以诊断,需要加摄断层片。

2.CT

尤其是三维重建CT,可以观察到月骨的3个断面,有利于明确诊断。

3.MRI

对月骨骨折后发生的缺血性坏死可早期诊断。

(四)治疗

月骨骨折可用短拇人字管形石膏外固定4～6周,掌侧极骨折固定腕关节于屈曲位,背侧极骨折固定在腕背伸位,无移位的月骨体骨折固定在功能位。有移位的月骨体骨折应行切开复位克氏针内固定,在骨折固定期间应定期复查断层X线片或CT,判断有无缺血性坏死的发生,以便及时更改治疗方案。月骨背侧极骨折可发生骨折不愈合,出现持续性腕部疼痛,将骨折片切除后,可缓解症状。

三、三角骨骨折

三角骨骨折是继舟骨骨折之后最常见的腕骨骨折,多合并有其他腕关节损伤。三角骨是腕关节中韧带附着最多的腕骨,在维持腕关节稳定与功能及传递轴向外力时具有重要作用。

(一)损伤机制

三角骨骨折多由腕关节过度背伸、尺偏和旋前位时遭受暴力所致,为月骨周围进行性不稳定的Ⅰ期表现。远侧骨折段与月骨周围的腕骨一起向背侧移位,近侧段与月骨的对应关系不变,称经三角骨月骨周围脱位。在腕关节过伸和尺偏时,可发生钩骨或尺骨茎突与三角骨撞击,导致三角骨背侧部骨折,或因韧带牵拉导致三角骨掌、背侧的撕脱骨折。直接暴力亦可导致三角骨体部的骨折。

(二)临床表现与诊断

(1)临床上患者多表现为腕关节尺侧半肿胀、疼痛、压痛,伴有挤压痛,腕关节运动明显障碍。

(2)X线片:腕关节正位像可清晰见到三角骨的骨折线和其与周围腕骨的关系;侧位像可明确背侧皮质骨折;旋后30°斜位像可观察到三角骨掌侧面骨折线及与豌豆骨的对应关系,以及有无脱位。

(3)CT:临床症状明显、疑有三角骨骨折而普通X线片无异常时,可行CT或断层检查,以消除其他腕骨遮盖效应的影响,进一步明确诊断。

(三)治疗

无移位的横断骨折,可采用短拇人字管形石膏外固定4～6周即可。并发移位或脱位的骨折,先行手法复位、石膏外固定,手法复位失败者可行切开复位内固定。撕脱骨折虽常有骨折不愈合的发生,但只要无不适可不需特殊处理;如有症状可行撕脱骨折片切除术,同时修补损伤的韧带。

四、豌豆骨骨折

豌豆骨是 8 块腕骨中最小的一块，多被认为是一个籽骨，骨折的发生率并不多见。豌豆骨位于三角骨的掌侧，与三角骨构成豆三角关节，也是尺侧腕屈肌的止点，参与腕关节的屈伸运动。同时豌豆骨又与远排腕骨的钩骨钩构成腕尺管，是尺神经和尺动、静脉的通道。

(一)损伤机制

直接暴力是骨折的主要原因，系滑倒、坠落时腕关节呈背伸位，豌豆骨直接接触地面所致，分为线状和粉碎性骨折。多有腕部复合性损伤，如腕关节的突然强力背伸，尺侧腕屈肌会剧烈收缩以抗衡暴力作用，维持关节稳定，这种间接暴力可致豌豆骨的撕脱骨折。直接或间接暴力均可致豆三角关节发生脱位或半脱位。

(二)临床表现与诊断

1.临床表现

腕尺侧部疼痛、肿胀，豌豆骨处压痛明显，伴有屈腕功能障碍和牵拉痛。有时出现尺神经卡压症状，如环、小指的刺痛及感觉过敏等。

2.辅助检查

旋后 30°斜位像和腕管切位像可清晰显示骨折线，亦可判断豌豆骨与三角骨的对应关系。同时腕关节正、侧位像可明确腕关节有无并发损伤。腕关节中立位时，豆三角关节间隙正常宽 2～4 mm，豌豆骨与三角骨关节面近乎平行，其夹角小于 15°。若怀疑豆三角关节半脱位，应做双腕对比检查，患侧可见豆三角间隙大于 4 mm；豆三角关节面不平行，夹角大于 20°；豌豆骨远侧部或近侧部与三角骨重叠区超过关节面的 15%。

(三)治疗

用石膏托将腕关节固定在微屈曲位 4～5 周，以减少尺侧腕屈肌对骨折端的牵拉，直至骨折愈合。对少数骨折未愈合，遗留有局部疼痛和压痛，影响腕关节功能或骨折畸形愈合，合并有尺神经刺激症状者，可切除豌豆骨，但必须仔细修复软组织结构，重建尺侧腕屈肌腱的止点。4 周后开始功能练习。

五、大多角骨骨折

大多角骨介于舟骨与第 1 掌骨之间，在轴向压力的传导上具有重要作用，分别与舟骨、小多角骨构成关节，尤以第 1 腕掌关节的鞍状关节至关重要，具有双轴运动，为完善拇指的重要功能奠定了解剖学基础。

(一)损伤机制

拇指遭受外力时，轴向暴力经第 1 掌骨向近侧直接撞击大多角骨而发生体部骨折。间接暴力亦可迫使腕关节背伸和桡偏，大多角骨在第 1 掌骨和桡骨茎突下发生骨折。结节部骨折既可来自直接暴力，如腕背伸滑倒、大多角骨与地面直接撞击；又可来自间接暴力，如腕屈肌支持带的强力牵拉等。

(二)临床表现与诊断

1.临床表现

临床上多表现为腕桡侧疼痛和压痛，纵向挤压拇指可诱发骨折处疼痛。

2.辅助检查

(1)X线检查:腕关节正位、斜位、腕管位X线检查可见骨折线存在。

(2)CT检查:对结节部骨折可明确诊断。

(三)治疗

对无移位的体部和结节部骨折,用短拇人字管形石膏外固定4～6周;对移位的体部骨折,可行切开复位克氏针内固定,以恢复鞍状关节面的光滑和平整;对有明显移位的结节部骨折,应做骨折块切除,以避免诱发腕管综合征。

六、小多角骨骨折

小多角骨体积小,四周有其他骨骼保护,内外介于大多角骨和头状骨之间,远近介于舟骨与第2掌骨之间。又因其位置隐蔽,与其他腕骨相比,鲜有骨折发生。并且小多角骨是远排腕骨中唯一与单一掌骨底形成关节的腕骨,由第2掌骨传递的轴向压力经小多角骨传向舟骨。由于其掌侧面狭窄、背侧面宽阔,轴向压力下易发生背侧脱位。

(一)损伤机制

小多角骨骨折极少发生,多并发第2、3掌骨基底骨折或脱位。在轴向暴力作用下,第2掌骨向近侧移位并与小多角骨相互撞击,导致骨折或小多角骨背侧脱位。陈旧性小多角骨脱位,因合并附着韧带及滋养动脉的撕裂,易发生缺血性坏死。

(二)临床表现与诊断

1.临床表现

临床上患者多有腕背小多角骨处的肿胀、疼痛和压痛,腕关节运动有轻度障碍,伴有活动痛。如骨折块向掌侧移位,可诱发腕管综合征。

2.辅助检查

X线片上通常可显示骨折线的存在,对可疑的骨折可通过CT明确诊断。

(三)治疗

无移位的小多角骨骨折采用石膏外固定4～6周。对有骨折移位或并发第2、3掌骨底骨折及脱位的小多角骨骨折,需切开复位克氏针内固定,必要时做植骨、第2腕掌关节融合,以求得到一个稳定和无症状的第2腕掌关节。

七、头状骨骨折

头状骨骨折可单独发生,亦可与其他结构损伤同时存在。头状骨头部无滋养动脉进入,其血供来源与舟骨近端相似,由该骨体部的滋养动脉逆行分支供血。因此,头状骨头部和颈部的骨折易损伤此逆行供血系统,一旦治疗不当,可造成头状骨骨折不愈合或头部的缺血性坏死,进而导致腕关节运动障碍。

(一)损伤机制

腕关节在掌屈位时,外力直接作用于头状骨,可造成头状骨体部的横折或粉碎性骨折。间接暴力多发生在腕关节桡侧损伤、舟月骨分离或舟骨骨折后,系腕关节过度背伸、头状骨与桡骨远端关节面背侧缘相互撞击的结果,多见于颈部骨折。骨折后的腕关节继续背伸,可导致骨折远、近侧段分离,无韧带附着的近侧段相对于远侧段约呈90°的旋转移位。暴力作用消失后,腕关节由过度背伸恢复到自然状态下的屈、伸体位,会加剧近侧端的旋转,使之呈180°旋转移位。因此间接暴力所致的头状骨颈部骨折为不稳定型骨折，且移位的近侧端(头部)易发生缺血性坏死。

(二)临床表现与诊断

(1)临床上表现为头状骨背侧疼痛、肿胀及压痛，腕关节功能受限，伴有活动痛、畸形、异常活动，骨擦音不明显。

(2)常规腕关节正、侧位X线片上可清晰显示骨折线和骨折端的移位。少数无移位的骨折X线平片难以显示，需通过CT确诊。

(三)治疗

治疗单纯无移位的骨折可采用石膏外固定6周。有移位的新鲜骨折，需行切开复位克氏针内固定；有移位的陈旧性骨折，在切开复位的同时，需切取桡骨瓣游离植骨。骨折近侧端(头部)发生缺血性坏死或创伤性关节炎时，可切除头部，做腕中关节融合术。

八、钩骨骨折

钩骨呈楔形，介于头状骨与三角骨之间，分别与其构成有关，有坚强的骨间韧带相连。钩骨钩介于腕管与腕尺管之间，分别有屈肌支持带、豆钩韧带及小鱼际肌附着，钩的桡侧是屈肌腱，尺侧是尺神经血管束，尺神经深支绕过钩的底部进入掌深间隙，因此钩骨钩一旦骨折、移位，易造成屈肌腱断裂和尺神经卡压。由于钩骨供血来源多样、供血充分、骨内供血多极化，故不易发生缺血性坏死。

(一)损伤机制

钩骨体部骨折多见间接暴力，偶尔由直接暴力所致，可分为远侧部和近侧部骨折两类，以远侧部骨折较多见。钩骨钩骨折多见于运动性损伤，直接暴力可发生于球拍对钩骨钩的撞击，从而导致钩骨钩基底的骨折。间接暴力为腕关节过度背伸时，屈肌支持带和豆钩韧带对钩骨钩的牵拉所致钩骨钩尖端的骨折。

(二)临床表现与诊断

1.临床表现

腕掌尺侧肿痛，握拳时加重，局部压痛明显，将小指外展时疼痛加重。钩骨钩骨折时压痛明显，并有轻度异常活动。有50%以上患者可出现腕尺管综合征。陈旧性钩骨钩骨折，亦可出现环、小指屈肌腱自发性断裂。移位骨折及环、小指腕掌关节背侧脱位可导致腕关节尺背侧隆凸畸形、局部肿胀和压痛。

2.X线检查

钩骨体部骨折拍摄腕关节正位平片即可明确诊断，但钩骨钩骨折在腕关节正、侧位X线检查时难于诊断，需采用特殊体位摄影。

3.CT检查

通过观察腕骨的不同横截面，可直接显示出钩骨钩骨折的部位及移位程度。因此，在临床上怀疑钩骨钩骨折而单纯X线检查不能明确诊断时，应常规做CT检查。特别是三维CT可消除重叠腕骨的影响，从立体上判断移位骨折的方向性，因而具有很高的诊断价值。

(三)治疗

(1)无移位的钩骨体部骨折，因其较稳定，也无并发症，采用石膏托外固定4～6周即可。

(2)体部骨折有移位或并发腕掌关节脱位，早期可行切开复位克氏针内固定，晚期则在复位后做腕掌关节融合术，以消除持续存在的疼痛等症状。钩骨钩骨折对手的功能影响较大，并发症多，骨折片较小并且垂直于手掌，很难复位和外固定，因此一旦确诊，即应手术治疗，可行切开复位克氏针内固定或钩骨钩切除术。前者因内固定较困难，易并发尺神经卡压和屈肌腱损伤，而较少应用；后者手术操作简单，不破坏腕关节的稳定，术后无并发症，腕关节功能得以迅速恢复。术中应修复钩骨钩骨折断面、豆钩韧带，将屈肌支持带的止点与骨膜一起缝合。合并尺神经卡压时应同时行尺神经松解术，屈肌肌腱断裂时也应修复。

（李师江）

第五节　踝关节骨折

一、概述

踝部骨折是最常见的关节内骨折，它包括单踝骨折、双踝骨折、三踝骨折等。多为闭合性骨折，开放骨折亦不少见。

踝关节由胫骨和腓骨的下端与距骨构成。胫骨下端略呈四方形，其端面有向上凹的关节面，与距骨体的上关节面相接触。其内侧有向下呈锥体状的内踝，与距骨体内侧关节面相接触。内踝后面有一浅沟，胫骨后肌和趾长屈肌的肌腱由此通过。内踝远端有两个骨性突起，即前丘和后丘。胫骨下端的前后缘呈唇状突出，分别称为前踝和后踝。胫骨远端外侧有一凹陷，称为腓骨切迹，与腓骨远端相接触。在胫骨的腓骨切迹下缘处有一小关节面，与腓骨外踝形成关节，其关节腔是踝关节腔向上延伸的一部分。腓骨下端的突出部分称为外踝。外踝与腓骨干有10°～15°的外翻角。外踝后有腓骨长短肌肌腱通过。外踝比内踝窄但较长，其尖端比内踝尖端低，且位于内踝后方。胫腓两骨干间由骨间膜连接为一体，下端的骨间膜特别增厚形成胫腓骨间韧带。在外踝与胫骨之间，前方有外踝前韧带，后方有外踝后韧带和胫腓横韧带。这些韧带使胫腓骨远端牢固地连接在一起，并将胫骨下端的关节面与内、外、前、后踝的关节面构成踝穴。踝穴的前部稍宽于后部，下部稍宽于上部。踝穴与距骨体上面的关节面构成关节。距骨体前端较后端稍宽，下部较顶部宽，与踝穴形态一致，故距骨在踝穴内较稳定。由于结构上的这些特点，踝关节在跖屈时，距骨较窄的后部进入踝穴，距骨在踝穴内可有轻微运动；踝关节背伸时，距骨较宽的前部进入踝穴，使踝关节无侧向运动，较为稳定。踝关节背伸，距骨较宽的前部进入踝穴时，外踝又稍向外分开，踝穴较跖屈时约增宽，这种伸缩主要依靠胫腓骨下端的韧带的紧张与松弛。这种弹性同时又使距骨两侧关节面与内外踝的关节面紧密相贴，因此，踝背伸位受伤时，多造成骨折。正是这些特点，当下坡或下阶梯时，踝关节在跖屈位中，故易发生踝部韧带损伤。胫距关节承受身体重量，其中腓骨承受较少，但若腓骨变短或旋转移位，使腓骨对距骨的支撑力减弱，可导致关节退行性变。

踝关节的关节囊的前后较松弛，韧带较薄弱，便于踝关节的背伸和跖屈活动。关节囊的内外两侧紧张，且有韧带和肌肉加强。踝关节在正常活动时，踝关节两侧的关节囊和韧带能有力地控制踝关节的稳定。

踝关节周围缺乏肌肉和其他软组织遮盖，仅有若干肌腱包围。这些肌腱和跗骨间关节的活动，可以缓冲暴力对踝关节的冲击，从而减少踝关节损伤的机会。

二、病因、病理

由于外力的大小、作用方向和肢体受伤时所处的位置不同，踝关节可发生各式各样复杂的联合损伤。根据骨折发生的原因和病理变化，把踝部骨折分为外旋、外翻、内翻、纵向挤压、侧方挤压、踝关节强力跖屈、背屈骨折几型，前三型又按其损伤程度分为三度。

（一）踝部外旋骨折

小腿不动，足强力外旋；或脚着地不动，小腿强力内旋，距骨体的前外侧外踝的前内侧，迫使外踝向外旋转，向后移位，造成踝部外旋骨折。

1.踝部外旋一度骨折

外踝发生斜形或螺旋形骨折。骨折线由胫腓下关节远端的前侧开始，向后、向上斜形延伸，侧位X线片显示由前下斜向后上的斜形骨折线，骨折面呈冠状，骨折移位不多或无移位，骨折面里前后重叠。有移位时，外踝远端骨折块向后、向外移位并旋转。若暴力较大，迫使距骨推挤外踝时，胫腓下骨间韧带先断裂，骨折则发生在胫腓骨间韧带的上方之腓骨最脆弱处。此为踝部外旋一度骨折或外旋单踝骨折。

2.踝部外旋二度骨折

一度骨折发生后，如还有残余暴力继续作用，则将内踝撕脱（或内侧副韧带断裂）。此为踝部外旋二度骨折或外旋双踝骨折。

3.踝部外旋三度骨折

二度骨折发生后，仍有残余暴力继续作用，此时内侧副韧带牵制作用消失，距骨向后外及向外旋转移位，撞击胫骨后缘造成后踝骨折。此为踝部外旋三度骨折或外旋三踝骨折。

（二）踝部外翻骨折

患者自高处跌下，足内缘触地，或步行在不平的道路上，足底外侧踩上凸处，或小腿远段外侧直接受撞击时，使足突然外翻，造成踝部外翻骨折。

1.踝部外翻一度骨折

踝部外翻时，暴力先作用于内侧副韧带，因此韧带较坚强，不易断裂，遂将内踝撕脱。内踝骨折线往往为横形或斜形，与胫骨下关节面对平，骨折移位不多。此为踝部外翻一度骨折或外翻单踝骨折。

2.踝部外翻二度骨折

一度骨折发生后，还有残余暴力继续作用，距骨体推挤外踝的内侧面，迫使外踝发生横形或斜形骨折。骨折面呈矢状位，内外踝连同距骨发生不同程度地向外侧移位。若外踝骨折前，胫腓骨间韧带发生断裂，则外踝骨折多发生在胫腓骨间韧带以上的腓骨下段薄弱部位，有时也可发生在腓骨干的中上段。此为踝部外翻二度骨折或外翻双踝骨折。

3.踝部外翻三度骨折

二度骨折发生后，仍有残余暴力继续作用，偶可发生胫骨的后踝骨折。此为踝部外翻三度骨折或外翻三踝骨折。

（三）踝部内翻骨折

患者自高处跌下时，足外缘触地，或小腿下段内侧受暴力直接撞击，或步行在不平的道路上，脚底内侧踩上凸处，使脚突然内翻，均可造成踝部内翻骨折。

1.踝部内翻一度骨折

踝部内翻时，暴力首先作用于外侧副韧带，由于此韧带较薄弱，故暴力较多造成韧带损伤，偶亦有外踝部小块或整个外踝的横形撕脱骨折。此为踝部内翻一度骨折或内翻双踝骨折。

2.踝部内翻二度骨折

一度骨折发生后，还有残余暴力继续作用，迫使距骨强力向内侧移位，撞击内踝，造成内踝骨折。骨折线位于内踝的上部与胫骨下端关节面接触处，并向上、向外。此为踝部内翻二度骨折或内翻单踝骨折。

3.踝部内翻三度骨折

二度骨折发生后，仍有残余暴力继续作用，偶可发生胫骨后踝骨折，称为踝部内翻三度骨折或内翻三踝骨折。

(四)纵向挤压骨折

患者由高处落下，足底触地，可引起胫骨下端粉碎骨折，腓骨下端横断或粉碎骨折。此时，若有踝关节急骤地过度背伸或跖屈，胫骨下关节面的前缘或后缘因受距骨体的冲击而发生挤压骨折。前缘骨折，距骨随同骨折块向前移位。后缘骨折，距骨随骨折块向后移位。

(五)侧方挤压骨折

内外踝被夹挤于两重物之间，造成内外踝骨折。骨折多为粉碎型，移位不多。常合并皮肤损伤。

(六)胫骨下关节面前缘骨折

胫骨下关节面前缘骨折可由两个完全相反的机制造成。一是当足部强力跖屈(如踢足球时)，迫使踝关节囊的前壁强力牵拉胫骨下关节面的前缘，造成胫骨下关节面前缘的撕脱骨折。骨折块往往很小，但移位明显。二是由高处落下，足部强力背伸位，距骨关节面向上、向前冲击胫骨下关节面前部，造成胫骨下关节面前缘大块骨折。距骨随同骨折块向前、向上移位。

三、诊断

患者多有在走路时不慎扭伤踝部，自高处落下跌伤踝部，或重物打击踝部的病史。伤后觉踝部剧烈疼痛，不能行走，严重者有患部的翻转畸形。踝部迅速肿胀，踝部正侧位X线摄片常能显示骨折的有无。在踝部骨折的诊断中，在确定骨折存在的同时，还应判断造成损伤的原因。因为不同的损伤，在X线片上有时可有相同的骨折征象，但其复位和固定方法则完全不同。因此，在诊断踝部骨折时，必须仔细研究踝关节正侧位X线片，详细询问患者受伤历史，仔细检查，以确定损伤的原因和骨折发生机制，从而正确地拟定整复和固定的方法。

四、治疗

踝关节既支持全身重量，又有较为灵活的运动。因此，踝部骨折的治疗既要保证踝关节的稳定性，又要保证踝关节活动的灵活性。这就要求踝部骨折后应尽量达到解剖对位，并较早地进行功能锻炼，使骨折愈合后能符合关节活动的力学要求。在治疗方法上，当闭合复位失败时，应及时考虑切开复位与内固定，从而恢复踝关节的稳定，并使踝穴结构能适应距骨活动的要求，避免术后发生关节疼痛。

(一)手法整复超关节夹板局部外固定

1.整复手法

普鲁卡因腰麻或坐骨神经阻滞麻醉,患者平卧,髋关节、膝关节各屈曲 90°。一助手站于患肢外侧,用双手抱住大腿下段。另一助手站于患肢远端,一手握足前部,一手托足跟。在踝关节跖屈位,顺着原来骨折移位方向轻轻用力向下牵引。内翻骨折先内翻位牵引,外翻骨折先外翻位牵引。无内外翻畸形而仅是两踝各向内外侧方移位的骨折,则垂直牵引。牵引力量不能太大,更不能太猛,以免加重内、外侧韧带损伤。

在一般情况下,外翻骨折都伴有一定程度的外旋,内翻骨折都伴有一定程度的内旋。所以在矫正内、外翻畸形前,首先应矫正旋转畸形。牵引足部的助手将足内旋或外旋,矫正外旋或内旋畸形。然后改变牵引方向,外翻骨折的牵引方向由外翻逐渐变为内翻,内翻骨折的牵引方向由内翻逐渐变为外翻。同时术者两手在踝关节上、下对抗挤压,内外翻畸形即可纠正,骨折即可复位。

对有下胫腓联合分离的病例,术者用两手掌贴于内、外踝两侧,嘱助手将足稍稍旋转,术者两手对抗扣挤两踝,下胫腓联合分离即可消失,距骨内、外侧移位即可整复。在外翻或外旋型骨折,合并下胫腓联合分离,外踝骨折发生在踝关节以上时,对腓骨下端骨折要很好地整复。只有将腓骨断端正确复位,下胫腓联合分离消除,外踝才能稳定。

距骨有后脱位的病例,术者一手把住小腿下端向后推,一手握住足前部向前拉,后脱位的距骨即回到正常位置。

骨折块不超过胫骨下关节面 1/3 的后踝骨折病例,应先整复固定内、外两踝,然后再整复后踝。整复后踝时,术者一手握胫骨下端向后推,一手握足向前拉,慢慢背屈,利用紧张的后侧关节囊把后踝拉下,使后踝骨折块复位。

骨折块超过胫骨下关节面 1/3 以上的后踝骨折,因距骨失去支点,踝关节不能背屈,越背屈距骨越向后移位,后踝骨折块随脱位的距骨越向上变位。手法复位比较困难。可采用经皮钢针撬拨复位。

手法整复完毕,应行 X 线检查,骨折对位满意后,行局部夹板固定。

2.固定方法

(1)固定材料:木板 5 块,内、外、后 3 块等长,长度上自腘窝下缘,下齐足跟,宽度内外侧板与患者小腿前后径等宽,后侧板与患者小腿横径等宽;前侧板两块,置于胫骨嵴两侧,宽度 1～2 cm,长度上自胫骨结节下缘,下到内外踝上缘,以不妨碍踝关节背屈 90°为准。梯形纸垫 2 个,塔形纸垫 3 个。

(2)固定方法:骨折整复后,踝部敷上消肿止痛中药,用绷带缠绕。在内外两踝上方凹陷处各放一塔形垫,两踝下方凹陷处各放一梯形垫,纸垫厚度与踝平,以夹板不压迫踝顶为准。在跟骨上方凹陷处放一塔形垫,以夹板不压迫跟部为准。用胶布将纸垫固定。最后放上 5 块夹板,并用 3 根布条捆扎。术后即可开始脚趾和踝关节背伸活动。2 周后可扶拐下地逐渐负重步行。3 周后可解开固定行按摩。4 周后去固定,练习步行和下蹲活动,并用中药熏洗。

(二)手术切开整复内固定

手术切开整复内固定适用于下列情况。

1.严重开放性骨折

清创时,即可将骨折整复内固定。

2.内翻型骨折

内踝骨块较大，波及胫骨下关节面 1/2 以上者。

3.外旋型骨折

内踝撕脱骨折，骨折整复不良，或有软组织夹在骨折线之间，引起骨折纤维愈合或不愈合的病例。

4.大块骨折

足强度背屈所造成胫骨下关节面前缘大块骨折。

（三）踝关节融合术

踝部严重粉碎性骨折，日后难免发生创伤性关节炎；或踝部骨折整复不良，发生创伤性关节炎，严重影响行走的病例，可行踝关节融合术治疗。

（四）药物治疗

按骨折三期辨证用药。一般中期以后应注意舒筋活络、通利关节；后期局部肿胀难消，应行气活血、健脾利湿；关节融合术后须补肾壮骨，促进愈合。早期淤血凝聚较重，宜服用桃红四物汤加木瓜、田七、三棱等，或配服云南白药、伤科七厘散等。中期内服接骨丹和正骨紫金丹，外敷接骨膏。后期拆除夹板，石膏固定后，用伤科洗方熏洗患部，每天 1～2 次。

（五）练功活动

整复固定后，鼓励患者活动足趾和踝部背伸活动。双踝骨折从第 2 周起，可在保持夹板固定的情况下加大踝关节的主动活动范围，并辅以被动活动。被动活动时，术者一手握紧内、外侧夹板，另手握前足，只做背伸和跖屈，但不做旋转或翻转活动。3 周后可将外固定打开，对踝关节周围的软组织（尤其是肌腱经过处）进行按摩，理顺经络，点按商丘、解溪、丘墟、昆仑、太溪等穴，并配合中药熏洗。在袜套悬吊牵引期间亦应多做踝关节的伸屈活动。

（六）其他疗法

内外踝骨折，闭合复位不满意，后踝骨折块超过 1/3 关节面，开放型骨折等，行切开复位内固定术。陈旧性骨折复位效果不佳并有创伤性关节炎者，可行踝关节融合术。

（王宝滨）

第六节 跟骨骨折

跟骨骨折是常见骨折，占全身骨折的 2%。以青壮年最多见，严重损伤后易遗留伤残。至今仍没有一种大家都能认可的分类及治疗方法。应用 CT 分类跟骨骨折，使我们对跟骨关节内骨折认识更加清楚。像其他部位关节内骨折一样，解剖复位、坚强内固定、早期活动是达到理想功能效果的基础。

一、分类

跟骨骨折根据骨折线是否波及距下关节分为关节内骨折和关节外骨折。

(一)关节内骨折

1.Essex-Lopresti 分型法

根据X线检查把骨折分为舌状骨折和关节塌陷型骨折。缺点是关节塌陷型包含了过多骨折,对于骨折评价和临床预后带来困难。

(1)A 型:无移位骨折。

(2)B1 型:舌状骨折。

(3)B2 型:粉碎性舌状骨折。

(4)C1 型:关节压缩型。

(5)C2 型:粉碎性关节压缩型。

(6)D 型:粉碎性关节内骨折。

2.Sanders CT 分型法

Sanders 根据后关节面的三柱理论,通过初级和继发骨折线的位置分为若干亚型,其分型基于冠状面 CT 扫描(图 8-37)。在冠状面上选择跟骨后距关节面最宽处,从外向内将其分为 A、B、C 三部分,分别代表骨折线位置。这样,就可能有四部分骨折块、三部分关节面骨折块和二部分载距突骨折块。

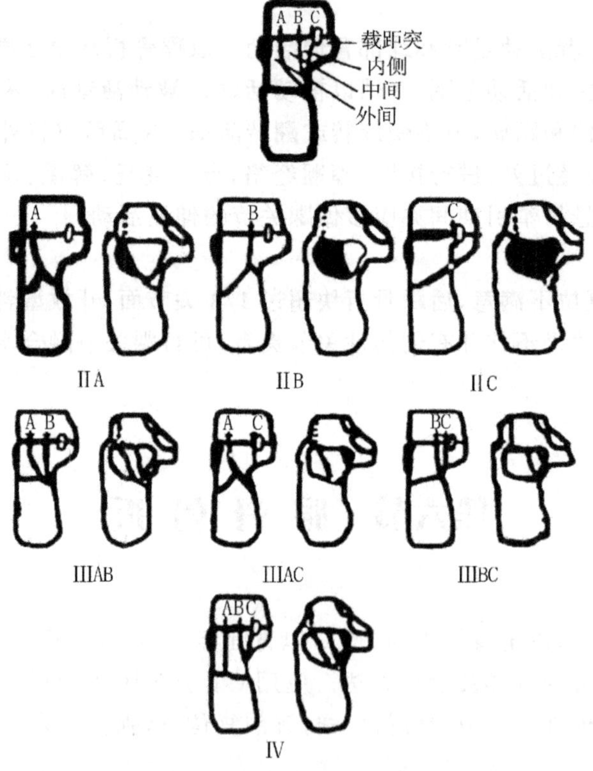

图 8-37 Sanders CT 分型法

(1)Ⅰ型:所有无移位骨折。

(2)Ⅱ型:二部分骨折,根据骨折位置在 A、B 或 C 又分为ⅡA、ⅡB、ⅡC 骨折。

(3)Ⅲ型:三部分骨折,同样,根据骨折位置在 A、B 或 C 又分为ⅢAB、ⅢBC、ⅢAC 骨折,典型骨折有一中央压缩骨块。

(4)Ⅳ型:骨折含有所有骨折线,ⅣABC。

(二)关节外骨折

按解剖部位关节外骨折可分为:①跟骨结节骨折。②跟骨前结节骨折。③载距突骨折。④跟骨体骨折(图8-38)。

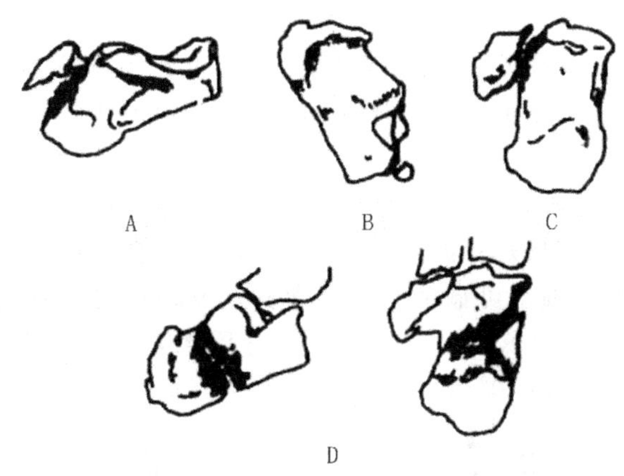

图8-38　跟骨关节外骨折

A.跟骨结节骨折;B.跟骨前结节骨折;C.载距突骨折;D.跟骨体骨折

二、关节内骨折

关节内骨折约占所有跟骨骨折的70%。

(一)损伤机制与病理

由于跟骨形态差异、暴力大小方向和足受伤时位置不同,可产生各种类型跟骨后关节面粉碎性骨折。但在临床中常会出现以下三种情况:①跟骨骨折后,载距突骨折块总是保持原位,和距骨有着正常关系。骨折线常位于跟距骨间韧带外侧。②关节压缩型骨折较常见,SandersⅡ型骨折较常见。后关节面骨折线常位于矢状面,且多将后关节面分为两部分,内侧部分位于载距突上,外侧部分常陷于关节面之下,并由于距骨外侧缘撞击而呈旋转外翻,陷入跟骨体内。③由于距骨外侧缘撞击跟骨后关节面,使骨折进入跟骨体内,从而推挤跟骨外侧壁突出隆起,使跟腓间距减小,产生跟腓撞击综合征和腓骨肌腱嵌压征(图8-39)。

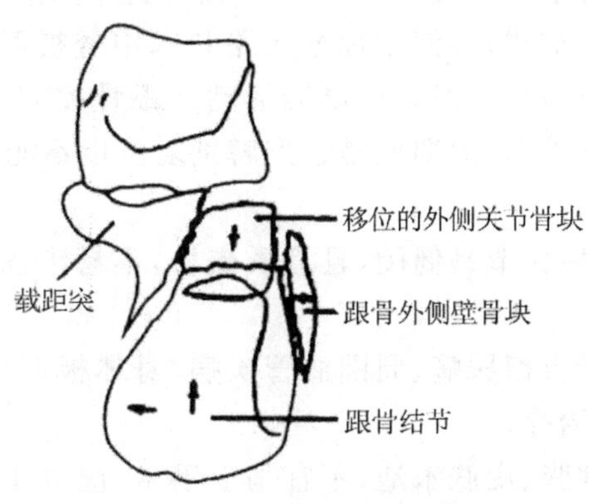

图8-39　骨折后病理改变

跟骨骨折后可出现：①跟骨高度丧失，尤其是内侧壁。②跟骨宽度增加。③距下关节面破坏。④外侧壁突起。⑤跟骨结节内翻。因此，如想恢复跟骨功能，应首先恢复距下关节面完整和跟骨外形。

(二)临床表现

骨折多发生于高处坠落伤或交通事故伤。男性青壮年多见。伤后足在数小时内迅速肿胀，皮肤可出现水疱或血疱。如疼痛剧烈，足感觉障碍，被动伸趾引起剧烈疼痛时，应注意足骨筋膜室综合征的可能。亦应注意全身其他合并损伤，如脊柱、脊髓损伤。

(三)诊断

1.X 线检查

足前后位 X 线平片可见骨折是否波及跟骰关节，侧位可显示跟骨结节角和交叉角(Gissane 角)变化，跟骨高度降低，跟骨轴位可显示跟骨宽度变化及跟骨内、外翻。Broden 位(图 8-40)是一种常用的斜位，可在术前、术中了解距下关节面损伤及复位情况。投照时，伤足内旋 40°，X 线球管对准外踝并向头侧分别倾斜 10°、20°、30°、40°。

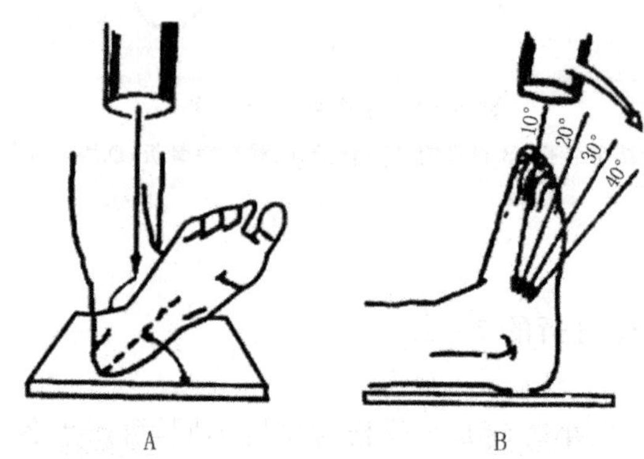

图 8-40 Broden 投照方法

A.正面观；B.侧面观

2.CT 检查

关节内骨折应常规行 CT 检查，以了解关节面损伤情况，必要时行螺旋 CT 进行三维重建。

(四)治疗

对于跟骨关节内骨折是行手术治疗还是非手术治疗，多年来一直存在争论。CT 分类使我们对关节内骨折的病理变化更加清楚，使用标准入路和术中透视可明显减少手术并发症。各种专用钢板的出现，使内固定更加稳定，患者可早期活动。跟骨关节内骨折如要获得好的功能，应该解剖复位跟骨关节面及跟骨外形，但即使是达到解剖复位也不能保证一定可以获得好的功能。

1.治疗应考虑的因素

(1)年龄：老年患者，骨折后关节易僵硬，且骨质疏松，不易牢固内固定，一般 50 岁以上的患者，以非手术治疗为宜。

(2)全身情况：如合并较严重糖尿病、周围血管疾病，身体极度虚弱，或合并全身其他部位损伤不宜手术时，应考虑非手术治疗。

(3)局部情况：足部严重肿胀、皮肤水泡，不宜马上手术，应等 1～2 周肿胀消退后方可手术。开放性损伤时，如软组织损伤较重，可用外固定器固定。

(4)损伤后时间：手术应在伤后 3 周内完成。如果肿胀、水泡或其他合并损伤而不能及时手术时，采用非手术治疗。

(5)骨折类型：无移位或移位小于 2 mm 时，采用非手术治疗。SandersⅡ、Ⅲ型骨折应选用切开复位。虽然关节面骨折块无明显移位，但跟骨体骨折移位较大，为减少晚期并发症，也应切开复位，内固定。关节面严重粉碎性骨折，恢复关节面形态已不可能，可选用非手术治疗。如有条件，也可在恢复跟骨外形后一期融合距下关节。

(6)医师的经验和条件：手术切开有一定的技术和设备条件要求，如不具备时，应将患者转到其他有条件医院治疗或选用非手术方法治疗。不能达到理想复位及固定的手术，不如不做。

2.治疗方法

(1)功能疗法：功能疗法适用于无移位或少量移位骨折，或年龄较大、功能要求不高或有全身并发症不适于手术治疗的患者。①适应证及禁忌证：无移位或少量移位骨折，应用此方法，可早期活动，较早恢复足的功能。但对移位骨折由于未复位骨折可能会遗留足跟加宽，结节关节角减小，足弓消失及足内、外翻畸形等，患者多不能恢复正常功能。②具体操作方法：伤后立即卧床休息，抬高患肢，并用冰袋冷敷患足，24 小时后开始主动活动足距小腿关节，3～5 天后开始用弹性绷带包扎，1 周左右可开始拄拐行走，3 周后在保护下或穿跟骨矫形鞋部分负重，6 周后可完全负重。伤后 4 个月可逐渐开始恢复轻工作。

(2)闭合复位疗法：用手法结合某些器械或钢针复位移位的骨折。有以下两种方法。①Bahler法：在跟骨结节下方及胫骨中下段各横穿一钢针，做牵引和反牵引，以期恢复结节关节角和跟骨宽度以及距下关节面，逐渐夹紧则可将跟骨体部恢复正常，透视位置满意后，石膏固定足于中立位，并将钢针固定于石膏之中。内、外踝下方及足跟部仔细塑形，4～6 周去除石膏和钢针，开始活动足距小腿关节。此方法由于不能够较好恢复距下关节面，疗效不满意，现已很少采用。②Essex-Eopresti 法：患者取俯卧位，在跟腱止点处插入一根斯氏针，针尖沿跟骨纵轴向前并略微偏向外侧，达后关节面下方后撬起。撬拨复位后再用双手在跟骨部做侧方挤压，侧位及轴位透视，位置满意后，将斯氏针穿入跟骨前方。粉碎性骨折时，也可将斯氏针穿过跟骰关节，然后用石膏将斯氏针固定于小腿石膏管型内。6 周后去除石膏和斯氏针。此方法适用于某些舌状骨折。由于石膏固定，功能恢复较慢。

(3)切开复位术：可在直视下复位关节面骨块和跟骨外侧壁，结合牵引可同时恢复跟骨轴线并纠正短缩和内、外翻。使用钢板螺钉达到较坚强固定，可使患者早期活动。尽快地恢复足的功能，避免了由于复位不良带来的各种并发症。

患者体位取单侧骨折侧卧位，如为双侧骨折，则取俯卧位。切口采用外侧“L”形切口。纵形切口位于跟腱和腓骨长短肌腱之间，水平切口位于外踝尖部和足底皮肤之间。切开皮肤后，从骨膜下翻起皮瓣，显露距下关节和跟骰关节，用三根克氏针从皮瓣下分别钻入腓骨、距骨和骰骨后，向上弯曲以扩大显露。腓肠神经位于皮瓣中，注意不要损伤。复位，掀开跟骨外侧壁，显露后关节面。寻找骨折线，认清关节面骨折情况。取出载距突关节面外侧压缩移位的关节内骨折块。使用 Schanz 针或跟骨牵引，先内翻跟骨结节，同时向下牵引，再外翻，以纠正跟骨短缩及跟骨结节内翻，使跟骨内侧壁复位，用克氏针维持复位。然后把取出的关节面骨折块复位，放回外侧壁并恢复 Gissane 角和跟骰关节面，克氏针固定各骨折块。透视检查骨折位置，尤其是 Broden 位查看跟骨后关节面是否完全复位。如骨折压缩严重，空腔较大，可使用骨移植，但一般不需要骨移植。根据骨折类型选用钢板和螺钉固定，如可能，螺钉应固定外侧壁到对侧载距突下骨皮质上，以保证固定确实可靠。少数严重粉碎性骨折，需要加用内侧切口协助复位固定。固定后，伤口放置引流管或引流条，关闭伤口，2 周拆线。伤口愈合良好时，开始活动，6～10 周穿行走靴部分负重。12～16 周去除行走靴负重行走，逐渐开始正常活动。

(4)关节融合术：严重粉碎性骨折的年轻患者对功能要求较高时，切开难以达到关节面解剖复位，非手术治疗又极有可能遗留跟骨畸形而影响功能。一期融合并同时恢复跟骨外形可缩短治疗时间，使患者尽快地恢复工作。在切开复位时，亦应有做关节融合术的准备，一旦不能达到较好复位，也可一期融合距下关节。手术时用磨钻磨去关节软骨，大的骨缺损可植骨，用钢板维持跟骨基本外形，用 1 枚 6.5 mm 或7.3 mm直径的全长螺纹空心螺钉经导针从跟骨结节到距骨。

(五)并发症

1.伤口皮肤坏死感染

外侧入路“L”形切口时，皮瓣角部边缘有可能发生坏死，所以手术时应仔细操作，避免过度牵拉。一旦出现坏死，应停止活动。如伤口感染，浅部感染，可保留内置物，伤口换药，有时需要皮瓣转移。深部感染，需取出钢板和螺钉。

2.神经炎、神经瘤

手术时可能会损伤腓肠神经，造成局部麻木或形成神经瘤后引起疼痛。如疼痛不能缓解，可切除神经瘤后，将神经残端埋入腓骨短肌中。在非手术治疗时，由于跟骨畸形愈合后内侧挤压刺激胫后神经分支引起足跟内侧疼痛，非手术治疗无效时，可手术松解。

3.腓骨肌腱脱位、肌腱炎

骨折后由于跟骨外侧壁突出，缩小了跟骨和腓骨间隙，挤压腓骨长短肌腱引起肌腱脱位或嵌压。手术时切开腱鞘使肌腱直接接触距下关节或螺钉、钢板的摩擦及手术后瘢痕也是引起肌腱炎的原因。腓骨肌腱脱位、嵌压后，如患者有症状，可手术切除突出的跟骨外侧壁，扩大跟骨和腓骨间隙。同时紧缩腓骨肌上支持带，加深外踝后侧沟。

4.距下关节和跟骰关节创伤性关节炎

由于关节面骨折复位不良或关节软骨的损伤，距下关节和跟骰关节退变产生创伤性关节炎，关节出现疼痛及活动障碍。可使用消炎止痛药物、理疗和支具等治疗，如症状不缓解，应做距下关节或三关节融合术。

5.跟痛

跟痛可由于外伤时损伤跟下脂肪垫引起，也可因跟骨结节跖侧骨突出所致。可用足跟垫减轻症状，如无效可手术切除骨突出。

三、关节外骨折

关节外骨折占所有跟骨骨折的 30％～40％。一般由较小暴力引起，常不需手术治疗，预后较好。

(一)前结节骨折

前结节骨折可分为两种类型。撕脱骨折多见，常由足跖屈、内翻应力引起。分歧韧带或伸趾短肌牵拉跟骨前结节附着部造成骨折。骨折块较小并不波及跟骰关节。足强力外展造成跟骰关节压缩骨折较少见，骨折块常较大并波及跟骰关节，骨折易被误诊为踝扭伤。骨折后距下关节活动受限，压痛点位于前距腓韧带前 2 cm 处，向下 1 cm。检查者也可用踇指置于患者外踝尖部，中指置于第 5 跖骨基底尖部，示指微屈后指腹正好落在前结节压痛点。加压包扎免负重 6～8 周，预后也较好。

(二)跟骨结节骨折

跟骨结节骨折也有两种类型:一种是腓肠肌突然猛烈收缩牵拉跟腱附着部,发生跟骨后部撕脱骨折;另一种为直接暴力引起的跟骨后上鸟嘴样骨折(图 8-41)。骨折移位较大时,跟骨结节明显突出,有时可压迫皮肤坏死。畸形愈合后可使穿鞋困难。借助 Tompson 试验可帮助判断是否跟腱和骨块相连。有时骨块可连带部分距下关节后关节面。骨折无移位或有少量移位时,用石膏固定患足跖屈位固定 6 周。骨折移位较大时,应手法复位,如复位失败可切开复位,螺钉或钢针固定。

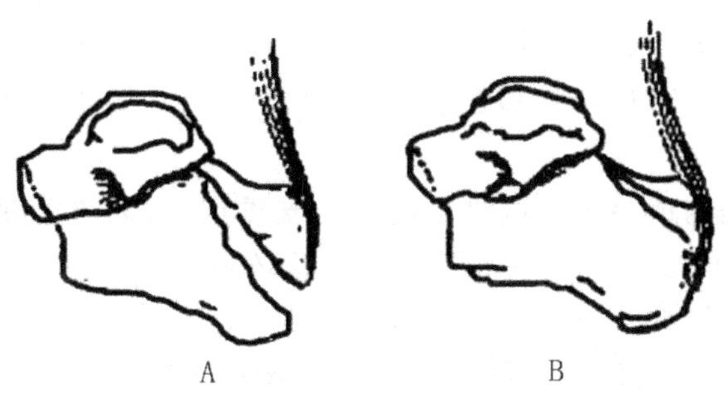

图 8-41　跟骨结节骨折

A.撕脱骨折;B.鸟嘴样骨折

(三)跟骨结节内、外侧突骨折

单纯跟骨结节内、外侧突骨折少见且常常无移动位,相比较而言,内侧突更易骨折。骨折常由足内或外翻时受到垂直应力而产生的剪切力作用所致,通过跟骨轴位或 CT 检查可做出诊断。无移位或少量移位时可用小腿石膏固定 8～10 周。可闭式复位,经皮钢针或螺钉固定。如果骨折畸形愈合且有跟部疼痛时,可通过矫形鞋改善症状,无效者也可手术切除骨突起部位。

(四)载距突骨折

单纯载距突骨折很少见。按 Sanders 分类此类骨折为ⅡC 骨折。骨折后可偶见屈趾长肌腱卡压于骨折之中,移位骨块也可挤压神经血管束,被动过伸足趾可引起局部疼痛加重。无移位骨折可用小腿石膏固定6 周。移位骨折可手法复位足内翻跖屈,用手指直接推挤载距突复位,较大骨折块时也可切开复位。骨折不愈合较少见,不要轻易切除载距突骨块,因为有可能失去弹簧韧带附着而致扁平足。

(五)跟骨体骨折

跟骨体骨折因不影响距下关节面,一般预后较好。骨折机制类似于关节内骨折,常发生于高处坠落伤。骨折后可有移位,如跟骨体增宽,高度减低,跟骨结节内外翻等。此类骨折除常规 X 线检查外,还应行 CT 检查,以明确关节面是否受累及骨折移位情况。骨折移位较大时,可手法复位石膏外固定或切开复位、内固定。

(王宝滨)

第七节　跖骨骨折

跖骨又称脚掌骨,是圆柱状的小管状骨,并列于前足,从内向外依次为第 1～5 跖骨,每根跖骨均由基底部、干部、颈部、头部等构成。5个跖骨中，以第1跖骨最短，同时最坚强，在负重上亦最重要。第1跖骨在某些方面与第1掌骨近似，底呈肾形，与第2跖骨基底部之间无关节，亦无任何韧带相接，具有相当的活动度，它的跖面通常有2个籽骨。外侧4个跖骨基底部之间均有关节相连，借背侧、跖侧及侧副韧带相接，比较固定，其中尤以第2、3跖骨最稳定。第4跖骨基底部呈四边形，与第3、5跖骨相接。第5跖骨基底部大致呈三角形，这两根跖骨具有少量活动度。第1、2、3跖骨基底部，分别与1、2、3楔骨相接；第4、5跖骨基底部，与骰骨相接，共同构成微动的跖跗关节。第1～5跖骨头分别与第1～5趾骨近节基底部相接，构成跖趾关节。第5跖骨基底部张开，形成粗隆，向外下方突出，超越骨干及相邻骰骨外面，是足外侧的明显标志。在所有附着于第5跖骨基底部的肌肉中，只有腓骨短肌腱有足够的力量导致撕脱骨折的发生，而不是肌腱断裂。

第1与第5跖骨头是构成足内外侧纵弓前方的支重点，与后方的足跟形成整个足部的三个负重点。5根跖骨之间又构成足的横弓，跖骨骨折后必须恢复上述关系，以便获得良好负重功能。跖骨骨折是足部最常见的骨折，多发生于成年人。

一、发病机制

跖骨骨折多由直接暴力，如压砸或重物打击而引起，以第2、3、4跖骨较多见，可多根跖骨同时骨折。间接暴力如扭伤等，亦可引起跖骨骨折，如第5跖骨基底部撕脱骨折。长途跋涉或行军则可引起疲劳骨折。骨折的部位可发生于基底部、骨干及颈部。

按骨折移位程度，可分为无移位骨折和移位骨折。由于跖骨并相排列，相互支撑，单一跖骨骨折，多无移位或仅有轻微移位。但多发跖骨骨折，由于失去了相互支撑作用，可以出现明显移位（图8-42）。

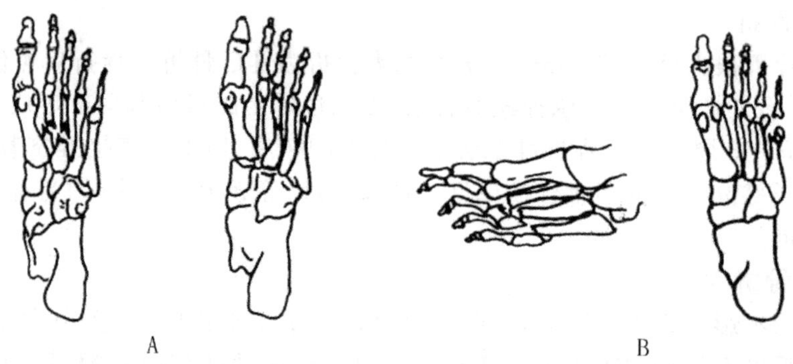

图8-42 跖骨骨折类型

A.无移位型跖骨骨折；B.移位型跖骨骨折

按骨折线可分为横断、斜行及粉碎骨折。按骨折的部位，又可分为跖骨基底部骨折、跖骨颈部骨折、跖骨干骨折。

（一）跖骨基底部骨折

最常见的是第5跖骨基底部撕脱骨折。骨折常发生在足跖屈内翻时，腓骨短肌腱牵拉将基底部粗隆撕脱。

（二）跖骨颈骨折

骨折常因为踝跖屈、前足内收而引起。少部分也可以由直接暴力引起。由于该部血液供应主要来自从关节囊进入的干骺端血管和自跖骨干内侧中部进入的滋养血管，血供相对较差，骨折后愈合较慢。

跖骨颈部还可发生疲劳骨折，因好发于长途行军的战士，故又名行军骨折。骨骼的正常代谢是破骨和成骨活动基本上处于平衡状态，如果对它施加的应力强度增加及持续更长的时间时，骨骼本身会重新塑形以适应增加了的负荷。当破骨活动超过骨正常的生理代谢速度后，而成骨活动又不能及时加以修复时，就可在局部发生微细的骨折，继续发展就成为疲劳骨折。多发于第 2、第 3 跖骨。

（三）跖骨干骨折

多由于直接暴力所致，可为一根或多根，易发生开放性骨折。骨折端多向跖侧成角，受骨间肌的牵拉，骨折端还会有侧方移位。

跖骨骨折任何方向的成角都会出现相应的并发症，如背侧残留成角，则跖骨头部位可以出现顽固性痛性胼胝。跖侧成角残留，可导致邻趾出现胼胝，侧方移位则可以挤压胼间神经造成神经瘤。因此，有移位的骨折应尽量纠正。

二、诊断要点

外伤后足部疼痛剧烈、压痛、明显肿胀，活动功能障碍，纵向叩击痛，不能用前足站立和行走，碾压伤者可以合并严重的肿胀和瘀斑。

跖骨骨折应常规摄前足正、斜位 X 线片。跖骨疲劳骨折最初为前足痛，劳累后加剧，休息后减轻，X 线可能无异常，3～4 周后，可以发现骨膜反应，骨折线多不清楚，在局部可摸到有骨隆凸，不要误诊为肿瘤，由于没有明显的暴力外伤史，诊断常被延误。第 5 跖骨基底部撕脱骨折，就诊患者为儿童时，应注意与骨骺相区别：儿童跖骨基底部骨骺在 X 线上表现为一和骨干平行的亮线，且边缘光滑。成人应与腓骨肌籽骨相鉴别，这些籽骨边缘光滑、规则、且为双侧性，局部多无症状。而骨折块多边缘毛糙，认真阅片，应该不难鉴别。

三、治疗方法

跖骨骨折后，一般侧方移位错位不大，上下错位应力求满意复位。尤其是第 1 和 5 跖骨头为足纵弓三个支撑点的其中两个，因此在 1、5 跖骨头骨折中，一定要格外重视，以免影响足的负重。

（一）整复固定方法

无移位骨折、第 5 跖骨基底部骨折、疲劳骨折应局部石膏托固定 4～6 周。

1.手法复位外固定

（1）整复方法。①跖骨基底部骨折或合并跖跗关节脱位：在麻醉下，患者取仰卧位，一助手固定踝部，另一助手握持前足部做拔伸牵引。骨折向背、外侧移位者，术者可用两拇指置足背 1、2 跖跗关节处向内、下推按，余指置足底和内侧跖骨部对抗，同时握持前足部的助手将前足背伸外翻即可复位。②跖骨干部骨折：在适当麻醉下，先牵引骨折部位对应的足趾，以矫正其重叠移位，以另一手的拇指从足底部推压断端，矫正向跖侧的成角。如仍有残留的侧方移位，仍在牵引下，从跖骨之间用拇、示二指采用夹挤分骨手法迫使其复位[图 8-43（A）、（B）]。③跖骨颈部骨折：颈部骨折后，短小的远折端多向外及跖侧倾斜成角突起移位。整复时，一助手固定踝部，另一助手持前足牵拉，术者两手拇指置足底远折端移位突起部，向足背推顶，余指置足背近折端扶持对抗和按压跖骨头，同时牵拉前足之助手将足趾跖屈即可。

(2)固定方法:整复后,局部外敷药膏,沿跖骨间隙放置分骨垫,胶布固定后,用连脚托板加牵引的固定方法:即连脚托板固定后,在与跖骨骨折相应的趾骨上贴上胶布,用橡皮筋穿过胶布进行牵拉,并将它固定在脚板背侧。牵引力量要适当,避免引起趾骨坏死。移位严重的多发跖骨骨折,在第1周内,应透视检查1次。固定时间6~8周。

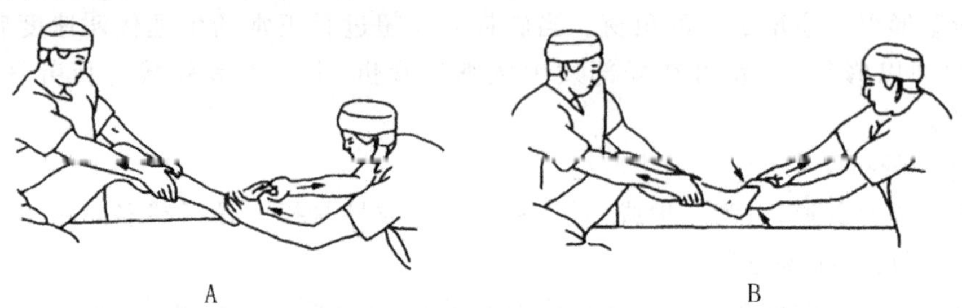

图 8-43 跖骨骨折整复法

2.外固定器复位固定

跖骨骨折也可以采取小腿钳夹固定。操作在X线透视或C形臂下进行。麻醉后,常规消毒,铺无菌治疗巾。跖骨基底部骨折合并跖跗关节脱位者,从跖骨的背、外侧和第一楔骨内下缘进针。不合并跖跗关节脱位者可以固定跖骨的背、外侧和第一跖骨基底部的内缘。固定时先将钳夹尖端刺进皮肤后,在C形臂下复位,选择稳定点进行钳夹。牢固后用无菌纱布包扎,石膏托固定,4~6周后确定骨折愈合去除外固定器,下床活动(图8-44)。

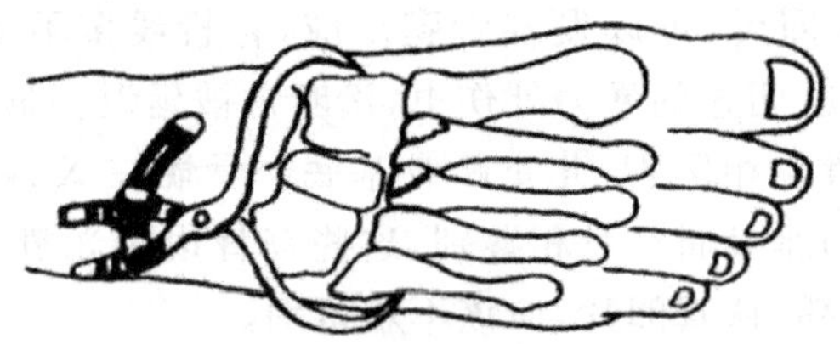
图 8-44 钳夹固定法

3.切开复位内固定

经闭合复位不成功或伴有开放性伤口者,可考虑切开复位内固定。

以骨折部为中心,在足背部做一长约3 cm的纵切口,切开皮肤及皮下组织,将趾伸肌腱拉向一侧,找到骨折端,切开骨膜并在骨膜下剥离,向两侧拉开软组织充分暴露骨折端,用小的骨膜剥离器或刮匙,将远折段的断端撬出切口处,背伸患趾用手摇钻将克氏针从远折段的髓腔钻入,经跖骨头和皮肤穿出,当针尾达骨折部平面时,将骨折复位,再把克氏针从近折段的髓腔钻入,直至钢针尾触到跖骨基底部为止,然后剪断多余钢针,使其断端在皮外1~2 cm,缝合皮下组织和皮肤。第1跖骨干骨折最好采用克氏针交叉固定。第5跖骨基底粗隆部骨折也可以采用张力带固定。术后用石膏固定4~6周。其他内固定物如小钢板、螺丝钉等固定牢固,术后功能恢复快,患者更容易接受(图8-45,图8-46)。

(二)药物治疗

按骨折三期辨证用药,早期内服活血化瘀、消肿止痛类方剂,如桃红四物汤加二花、连翘、蒲公英、地丁等清热解毒药,肿胀严重者还可以配合云苓、薏苡仁等利湿类药物治疗。中期内服新伤续断汤或正骨紫金丹。后期解除固定后,用中药熏洗患部,加强功能锻炼。

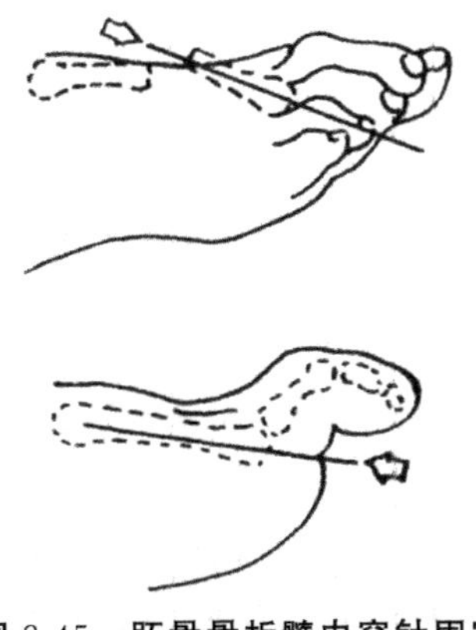

图 8-45　跖骨骨折髓内穿针固定

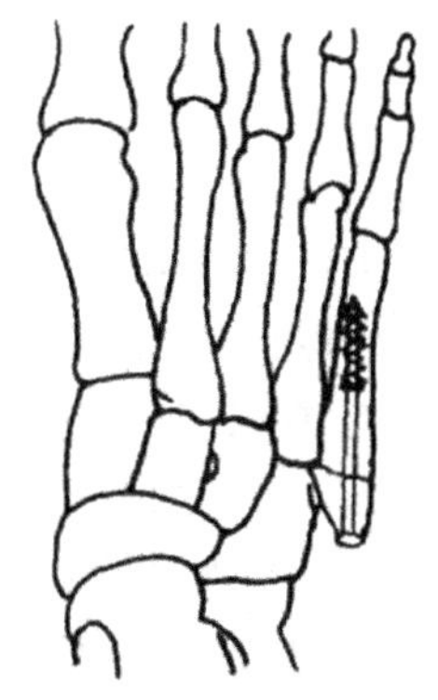

图 8-46　跖骨骨折螺钉固定

(三)功能康复

复位固定后,可做足趾关节屈伸活动。2 周后做扶拐不负重步行锻炼。解除固定后,逐渐下地负重行走,并做足底踩滚圆棍等活动,使关节面和足弓自行模造而恢复足的功能。

(王宝滨)

第八节　趾骨骨折

趾骨又叫脚趾骨,除足蹬趾 2 节外,余趾均 3 节,每节趾骨可分为基底部、体部、滑车部三部分。第一跖趾关节的跖侧面,有内、外两个籽骨,其他各趾间关节也可以出现籽骨。足蹬趾的这种籽骨是其重要的负重结构,它可以保护足蹬长屈肌腱、保护第一跖骨头,吸收应力,减少摩擦,并为足屈蹬短肌腱提供一作用杠杆。

趾骨骨折多见于成年人,占足部骨折的第二位。足趾具有足的附着力的功能,可防止人在行走中滑倒,并有辅助足的推进与弹跳作用。故对趾骨骨折的治疗,应要求维持跖趾关节活动的灵活性和足趾跖面没有骨折断端突起。

一、发病机制

趾骨骨折多由踢撞硬物或重物砸伤所致,前者多为粉碎或纵裂骨折,后者多为横断或斜形骨折。第5 趾骨损伤的机会较多,第 2、3、4 趾骨骨折较少发生,第 1 趾骨较粗大,其功能也较重要,第 1 趾骨近端骨折亦较常见,多为粉碎性骨折。由于跖骨头与地面的夹挤,可引起足蹬趾的籽骨骨折,以内侧籽骨损伤多见,常为粉碎性。趾骨骨折常合并有皮肤或甲床的损伤,伤后亦容易引起感染。

二、诊断要点

趾骨骨折有明显外伤史,伤后患趾疼痛剧烈,肿胀,甲下有青紫瘀斑,活动受限,有移位者可以出现明显畸形。触诊可有局部压痛、纵向叩击痛、骨擦音和异常活动。根据临床症状和足的正、斜位 X 线片可以明确诊断,并观察骨折类型及移位情况。籽骨骨折者应注意先天性双籽骨和三籽骨鉴别,后者骨块光整规则,大小相等,局部无相应症状。

三、治疗方法

趾骨骨折有伤口者,应清创缝合,预防感染,甲下血肿严重者,可放血或拔甲。无移位的趾骨骨折,可用消肿止痛类中药外敷,局部外固定,3～4 周即可愈合。

(一)整复固定方法

有移位的骨折,应手法复位。在局麻下,患者仰卧位,足跟垫 1 沙袋,术者用 1 块纱布包裹骨折远端,一手拇、示二指捏住患趾近段的内外侧,另一手拇、示二指捏住患趾远段上下侧,进行相对拔伸,并稍屈趾即可复位。若有侧方移位,术者一手拇、示指捏住伤趾末节拔伸,另一手拇、示指在患趾两侧对挤使骨折端对位(图 8-47)。整复后,患趾用 2 块夹板置于趾骨背侧和跖侧固定。应注意固定不可过紧,容易影响远端血液循环,发生趾部坏死。

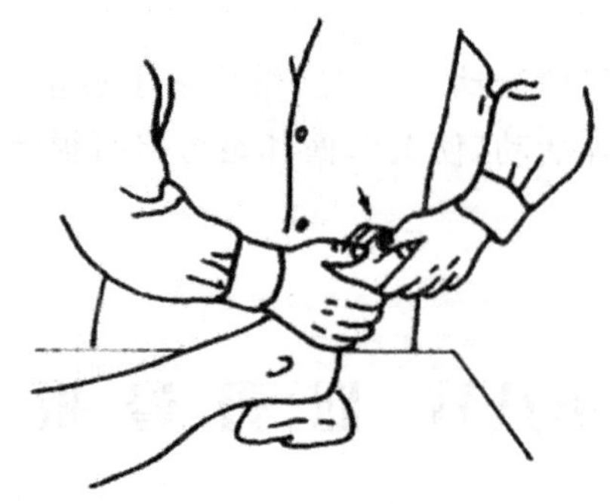

图 8-47 趾骨骨折整复手法

对于不稳定骨折者,可行趾骨及皮肤牵引固定。或者行克氏针内固定治疗。4～6 周骨折愈合后拔出克氏针,加强功能锻炼。

(二)药物治疗

药物治疗一般按骨折三期用药,初期肿胀严重者用活血类配合利湿解毒类方剂加减治疗,肿胀减轻后用活血接骨类方剂加减治疗。去除固定后应用中药熏洗患部,促进功能恢复。

(三)功能康复

骨折整复固定后,即可进行膝关节的屈伸练习,肿胀减轻后,可下床不负重活动,3～4 周后解除固定,做足趾的屈伸锻炼,早日下地行走。

(王宝滨)

第九章

髋部损伤的西医治疗

第一节 髋臼骨折

一、概述

髋臼由 3 块骨骼组成：髂骨在上，耻骨在前下，坐骨在后下，至青春期以后三骨的体部才融合为髋臼。从临床诊治的角度出发，Judet 和 Letournel 将髋臼视为包含于半盆前、后两个骨柱内的一个凹窝。前柱又称髂耻柱，由髂骨前半和耻骨组成，包括髋臼前唇、前壁和部分臼顶。后柱又称髂坐柱，由髂骨的坐骨切迹前下部分和坐骨组成，包括髋臼后唇、后壁和部分臼顶。

二、病因、病理

髋臼骨折多由间接暴力造成，因臀部肌肉丰富故直接暴力造成骨折少见。由于遭受暴力时股骨的位置不同，股骨头撞击髋臼的部位即有所不同，因而造成不同类型的髋臼骨折。当髋关节屈曲、内收位时受力，常伤及后柱，并可发生髋关节后脱位；若在外展、外旋位时受力，可造成前柱骨折和前脱位；若暴力沿股骨颈方向传递，即可造成涉及前后柱的横形或粉碎性骨折。严重移位的髋臼骨折，股骨头大部或全部突入骨盆壁内，出现股骨头中心脱位。传达暴力的髋臼骨折，髋臼的月状软骨面和股骨头软骨均有不同程度的损伤，重者股骨头亦可发生骨折。

三、诊断

（一）病史

确切的外伤史。

（二）体征

患侧臀部或大腿根部疼痛、肿胀及皮下青紫瘀斑，髋关节活动障碍。局部有压痛，有时可在伤处扪到骨折块或触及骨擦音。

（三）并发症

若合并有髋关节脱位，后脱位者在臀部可摸到脱出的股骨头，患肢呈黏膝状；前脱位者在大腿前侧可摸到脱出的股骨头，患肢呈不黏膝状；中心型脱位者，患肢呈短缩外展畸形。

(四)X 线或 CT 检查可明确诊断

为了正确评估髋臼骨折，检查时应摄不同体位的 X 线片，以便了解骨折的准确部位和移位情况。Letoumel对髋臼骨折在 Judet 3 个角度 X 线片上的表现进行分类。该方法包括摄患髋正位、髂骨斜位片(IOV)和闭孔斜位片(OOV)，它们是诊断髋臼骨折和分类的依据。

正位片显示髂耻线为前柱内缘线，前柱骨折时此线中断；髂坐线为后柱的后外缘，后柱骨折时此线中断；后唇线为臼后壁的游离缘，臼后缘或后壁骨折时后唇线中断或缺如；前唇线为臼前壁的游离缘，前缘或前壁骨折时此线中断或缺如；臼顶和臼内壁的线状影表示其完整性，臼顶线中断为臼顶骨折，说明骨折累及负重区，臼底线中断为臼中心骨折泪滴线可用来判断髂坐线是否内移。为了显示前柱或后柱骨折，尚需摄骨盆 45°斜位片。①向患侧旋转 45°的髂骨斜位片：可清晰显示从坐骨切迹到坐骨结节的整个后柱，尤其是后柱的后外侧缘。因此，该片可以鉴别后柱和后壁骨折，如为后壁骨折，髂坐线尚完整，如为后柱骨折，则该线中断或错位。②向健侧旋转 45°的闭孔斜位片：能清楚地显示自耻骨联合到髂前下棘的整个前柱，特别是前内缘和前唇。应当指出的是，骨折错位不一定在每张 X 线片上显示，只要有一张 X 线片显示骨折，诊断明确。髋关节正位、髂骨和闭孔位 X 线片虽可显示髋臼损伤的全貌，但有时难以显示复杂的情况。CT 可显示骨折线的位置、骨折块移位情况、髋臼骨折的范围、粉碎程度、股骨头和臼的弧线是否吻合以及股骨头、骨盆环和骶骨损伤，因此对于髋臼骨折的诊断和分类，CT 是 X 线片的重要补充。特别是对平片难以确定骨折类型和拟切开复位内固定治疗者，以及非手术治疗后髋臼与股骨头弧线呈非同心圆位置或髋关节不稳定者均应作 CT 检查。

四、治疗

髋臼骨折后关节软骨损伤，关节面凹凸不平，甚至失去弧度，致使股骨头与髋臼不相吻合。势必影响髋关节的活动。长期磨损则出现骨关节炎造成疼痛和功能障碍。因此，髋臼骨折的治疗原则与关节内骨折相同，即解剖复位、牢固固定和早期主动和被动活动。

(一)手法复位

手法复位适应于单纯的髋臼骨折。根据骨折的移位情况采取相应的复位手法。患者仰卧位，一助手双手按住骨盆，术者可将移位的骨折块向髋臼部位推挤，一面推挤，一面摇晃下肢使之复位，复位后采用皮牵引固定患肢 3～4 周。

(二)牵引疗法

牵引疗法适应于髋臼内壁骨折、骨折块较小的后壁骨折及髋关节中心性骨折脱位。或虽有骨折移位但大部分髋臼尤其是臼顶完整且与股骨头吻合，以及中度双柱骨折头臼吻合者。方法是：于股骨髁上或胫骨结节行患肢纵轴牵引，必要时(如严重粉碎，有移位和中心脱位的髋臼骨折，难以实现手术复位内固定者)在股骨大转子部加用侧方骨牵引，并使这两个方面牵引的合力与股骨颈方向一致。其纵轴牵引力量为 7～15 kg，侧方牵引力量为 5～8 kg，1～2 天后摄 X 线片复查，酌情调整重量，并强调在维持牵引下早期活动髋关节。6～8 周或 8～12 周后去牵引，扶双拐下地活动并逐渐负重，直至完全承重去拐行走。

(三)手术治疗

(1)对后壁骨折片大于 3.5 cm×1.5 cm 并且与髋臼分离达 5～10 mm 者行切开复位螺丝钉内固定术。

(2)移位明显的髋臼前柱骨折，采用改良式 Smith-Peterson 切口或经髂腹股沟切口，显露髋臼前柱，骨折复位后用钢板或自动加压钢板内固定。

(3)对髋臼后柱和后唇骨折采用后切口。其骨折复位后用钢板或自动加压钢板内固定，其远端螺丝钉应旋入坐骨结节。如有移位骨折片，需行骨片间固定时，可用拉力螺钉内固定。

(四)功能锻炼

对髋臼骨折应在维持牵引下早期活动髋关节，不仅可防止关节内粘连，而且可产生关节内的研磨动作，使关节重新塑形。

(郝全学)

第二节　股骨头骨折

股骨头骨折是指股骨头或其软骨失去完整性或连续性，多见于成人髋关节后脱位。儿童股骨头骨折罕有发生，可能与儿童股骨头的坚韧性有关。

一、诊断

(一)病史

股骨头骨折多同时伴髋关节后脱位发生，Pipkin 认为髋关节屈曲约 60°时，大腿和髋关节处于非自然的内收或外展位，强大暴力沿股骨干轴心向上传导，迫使股骨头向坚硬的髋臼后上方移位，股骨头滑至髋臼后上缘时，股骨头被切割导致股骨头骨折并髋关节后脱位。髋关节前脱位时罕有发生股骨头骨折。

(二)症状和体征

伤后患髋疼痛，主动活动丧失，被动活动时引起剧痛。患髋疼痛，呈屈曲、内收、内旋及缩短畸形；大转子向后上方移位，或于臀部触及隆起的股骨头；股骨颈骨折时下肢短缩，且有浮动感。髋关节主动屈、伸功能丧失，被动活动时髋部疼痛加重。髋关节正侧位 X 线片可证实诊断。

(三)辅助检查

X 线检查：显示髋关节脱位及骨折，股骨头脱离髋臼，或部分移位，或完全脱位。部分移位指髋臼内嵌塞股骨头骨折片，头-臼间距加大或股骨头上移。有时合并髋臼后缘、后壁、后壁后柱骨折，X 线片均可显示，需行 CT 检查以明确诊断。

二、分型

Pipkin 将 Thampson 和 Epstein 的髋关节后脱位第 5 型伴有股骨头骨折者，再分为 4 型，为 Pipkin 股骨头骨折分型。

(一)Ⅰ型

髋关节后脱位伴股骨头在圆韧带窝远侧的不全骨折。

(二)Ⅱ型

髋关节后脱位伴股骨头在圆韧带窝近侧的骨折。

(三)Ⅲ型

第Ⅰ或Ⅱ型骨折伴股骨颈骨折。

(四)Ⅳ型

第Ⅰ、Ⅱ或Ⅲ型骨折,伴髋臼骨折。

这种分型既考虑到股骨头骨折的特点,又照顾到髋脱位、髋臼骨折的伴发损伤,对诊断、治疗和预后是有重要意义的。

临床中最多的是 PipkinⅠ型,其他各型依序减少,以Ⅳ型最少。

三、治疗

本类损伤应及时、准确地施行髋关节脱位复位术,对 PipkinⅠ、Ⅱ型股骨头骨折先试行髋关节复位,如股骨头复位后,股骨头骨折片也达到解剖复位,则宜行非手术治疗。如股骨头虽然复位,而股骨头骨折片复位不满意,一块或多块骨片嵌塞于头-臼之间,则是手术切开复位的指征。无论采用何种治疗,切不可忽视患者其他部位的损伤,如颅脑、腹腔内脏和胸腔内脏损伤及其出血、感染。应待这些损伤稳定后,再考虑患髋的手术治疗。抢救休克同时进行复位是明智的选择。

(一)非手术治疗

闭合复位牵引法。

1.适应证

PipkinⅠ型、Ⅱ型。并应考虑如下条件:股骨头脱位整复后其中心应在髋臼内;与股骨头骨折片对合满意;股骨头骨片的形状;头-臼和骨片之间的复位稳定状况。

2.操作方法

同髋关节后脱位,如骨折片在髋臼内无旋转,股骨头复位后往往能和骨折片很好对合,再拍片后如已证实复位良好,则应采用胫骨结节部骨牵引,维持患肢外展 30°位置牵引 6 周,待骨折愈合后再负重行走。

(二)手术治疗

1.切开复位内固定或骨折片切除法

(1)适应证:年轻的患者,股骨头虽然复位,而股骨头骨折片复位不满意,一块或多块骨片嵌塞于头-臼之间。

(2)操作方法:手术多用前方或外侧切口,以利骨折片的固定及切除。采用可吸收钉、螺丝钉、钢丝等内固定材料将骨折片固定,钉尾要深入到软骨下,钢丝缝合后于大转子下固定或皮外固定,穿引容易,拆除简单。如骨折片甚小,不及股骨头周径 1/4 且不在负重区,可将骨折片切除。

2.关节成形、人工股骨头置换或人工全髋关节置换术

(1)适应证:PipkinⅢ型、Ⅳ型,年老的患者,陈旧性病例,或髋关节本来就有病损,如骨性关节炎或其他软骨、软骨下骨疾病的患者,应依据骨折的类型和髋臼骨折范围和其移位等情况,选择关节成形术、人工股骨头置换或人工全髋关节置换。

(2)操作方法:同陈旧性髋关节脱位关节成形术及股骨颈骨折人工髋关节置换术。

(三)药物治疗

1.中药治疗

按“伤科三期”辨证用药。早期瘀肿,疼痛较剧,宜活血化瘀,消肿止痛,用桃红四物汤或加三七接骨丸;中期痛减肿消,宜通经活络,活血养血,用活血灵汤或舒筋活血汤;后期宜补肝肾,壮筋

骨，用特制接骨丸。局部及远端肢体虚肿宜益气通络活血，用加味益气丸，肌肉消瘦、发硬，功能障碍者，宜养血通络利关节，用养血止痛丸。

2.西药治疗

如手术治疗，术前半小时预防性应用抗生素，术后一般应用3天，如合并其他内科疾病给予对症药物治疗。

（四）康复治疗

功能锻炼（主动、被动）包括以下两方面。

（1）复位固定后即行股四头肌舒缩及膝、踝关节的功能活动。

（2）两周后扶双拐下床不负重活动，注意保持外展位。PipkinⅢ型、Ⅳ型骨折可适当延缓下床活动时间。8周后可扶双拐轻负重活动，半年后视病情扶单拐轻负重行走，1年后弃拐进行功能锻炼，并注意定期复查。

股骨头骨折治疗的主要问题是防止骨折不愈合、股骨头缺血性坏死及创伤性骨关节炎，所以中后期的药物治疗、功能锻炼及定期复查尤为重要。一旦出现股骨头缺血性坏死征象，即应延缓负重及活动时间。

（杨轶群）

第三节　股骨颈骨折

股骨颈骨折是指由股骨头下至股骨颈基底部之间的骨折。多发生于老年人，此症临床治疗存在的主要问题是骨折不愈合及股骨头缺血性坏死。

一、诊断

（一）病史

股骨颈骨折多见于老年人，亦可见于儿童及青壮年，女性略多于男性。老年人因骨质疏松、股骨颈脆弱，即使轻微外伤如平地滑倒，大转子部着地，或患肢突然扭转，都可引起骨折。青壮年骨折少见，若发生骨折必因遭受强大暴力如车祸、高处跌下等，常合并他处骨折，甚至内脏损伤。

（二）症状和体征

伤后患髋疼痛，多不能站立或行走，移位型股骨颈骨折症状明显，髋部疼痛，活动受限，患髋内收，轻度屈曲，下肢外旋、短缩。大转子上移并有叩击痛，股三角区压痛，患肢功能障碍，拒触、动；叩跟试验（＋），骨传导音减弱。

嵌插型骨折和疲劳骨折，临床症状不明显，患肢无畸形，有时患者尚可步行或骑车，易被认为软组织损伤而漏诊，如仔细检查可发现髋关节活动范围减少。对老年人伤后主诉髋部疼痛或膝部疼痛时，应详细检查并拍摄髋关节正侧位片，以排除骨折。

（三）特殊检查

内拉通（Nelaton）线、布来安（Bryant）三角、舒美卡（Schoemaker）线等均为阳性，Kaplan交点偏向健侧脐下。

(四)辅助检查

X线检查可明确骨折部位、类型和移位情况。应注意的是某些线状无移位的骨折在伤后立即拍摄的X线片可能不显示骨折,2～3周再次进行X线检查,因骨折部发生骨质吸收,如确有骨折则骨折线可清楚显示。因而临床怀疑骨折者,可申请CT检查或卧床休息两周后再拍片复查,以明确诊断。

二、分型

按骨折错位程度分为以下几型(Garden分型)。

(一)Ⅰ型

不完全骨折。

(二)Ⅱ型

完全骨折,但无错位。

(三)Ⅲ型

骨折部分错位,股骨头向内旋转移位,颈干角变小。

(四)Ⅳ型

骨折完全错位,骨折端分离,近折端可产生旋转,远折端多向后上移位。

三、治疗

应按骨折的时间、类型、患者的年龄和全身情况等决定治疗方案。

(一)非手术治疗

(1)手法复位,经皮空心加压螺钉内固定术。①适应证:GardennⅡ、Ⅳ型骨折。②操作方法:新鲜移位型股骨颈骨折,可由两助手分别相向顺势拔伸牵引,然后内旋外展伤肢复位;或屈髋屈膝拔伸牵引,然后内旋外展伸直伤肢进行复位;或过度屈髋、屈膝、拔伸牵引内旋外展伸直伤肢复位;也可先行骨牵引快速复位,复位满意后按前述方法进行固定。

(2)皮肤牵引术。对合并有全身性疾病,不宜施行侵入方式治疗固定的股骨颈骨折,若无移位则可行皮肤牵引并“丁”字鞋保持下肢外展足部中立位牵引固定。

(3)较小儿童选用细克氏针固定骨折,较大儿童可用空心螺钉固定。

(二)手术治疗

1.空心加压螺钉经皮内固定

(1)适应证:GardenⅠ、Ⅱ型骨折。

(2)操作方法:新鲜无移位股骨颈骨折可在G形或C形臂X线机透视下直接行2～3枚空心螺钉内固定。先由助手牵引并扶持伤肢轻度外展内旋,常规皮肤消毒、铺巾、局麻,于股骨大转子下1 cm及3 cm处经皮做2～3个长约1 cm的切口,沿股骨颈方向钻入2～3枚导针经折端至股骨头内,正轴位透视见骨折无明显移位,导针位置良好,选择长短合适的2～3枚空心加压螺钉套入导针钻入股骨头至软骨面下5 mm处,退出导针,再次正轴位透视见骨折复位及空心加压螺钉位置良好,固定稳定,小切口缝1针,无菌包扎,将患肢置于外展中立位。1周后可下床不负重进行功能锻炼。

2.空心加压螺钉内固定

(1)适应证:闭合复位失败或复位不良的各种移位型骨折。

(2)操作方法：取髋外侧切口，显露骨折端使骨折达到解剖复位或轻微过度复位，空心加压螺钉内固定技术同上述。

3.滑移式钉板内固定

(1)适应证：股骨颈基底部骨折闭合复位失败者或股骨上端外侧皮质粉碎者。

(2)操作方法：取髋外侧切口，加压髋螺钉应沿股骨颈中轴线或偏下置入，侧方钢板螺钉应在3枚以上，为防止股骨颈骨折旋转畸形，可附加1枚螺钉通过股骨颈固定至股骨头内。

4.内固定并植骨术

(1)适应证：陈旧性股骨颈骨折不愈合，或兼有股骨头缺血性坏死但无明显变形者或青壮年股骨颈骨折移位明显者。

(2)操作方法：可先行股骨髁上牵引，待骨折端牵开后，行手法复位空心加压螺钉经皮内固定(亦可手术时再行复位内固定)，再视病情行带旋髂深动脉蒂、缝匠肌蒂的髂骨瓣或带股方肌蒂骨瓣等转位移植术。

5.截骨术

(1)适应证：陈旧性股骨颈骨折不愈合或畸形愈合，可采用截骨术以改善功能。

(2)操作方法：股骨转子间内移截骨术(麦氏)、孟氏截骨术、股骨转子下外展截骨术、贝氏手术等。但必须严格掌握适应证，权衡考虑。

6.人工髋关节置换术

(1)适应证：主要适用于60岁以上的陈旧性股骨颈骨折不愈合，内固定失败或恶性肿瘤、骨折移位显著不能得到满意复位和稳定内固定者，有精神疾病或精神损伤者及股骨头缺血性坏死等均可行人工髋关节置换术。

(2)操作方法：全身麻醉或硬膜外阻滞麻醉。手术入路可采用髋部前外侧入路(S-P入路)、外侧入路、后外侧入路等，根据手术入路不同采用相应的体位。对老年患者应时刻把保护生命放在第一位，要细心观察，防治合并症及并发症。

(三)药物治疗

1.中药治疗

按“伤科三期”辨证用药。早期瘀肿，疼痛较剧，宜活血化瘀，消肿止痛，用桃红四物汤加减；中期痛减肿消，宜通经活络，活血养血，用活血灵汤或舒筋活血汤；后期宜补肝肾，壮筋骨，用三七接骨丸。局部及远端肢体虚肿宜益气通络活血，用加味益气丸，肌肉消瘦、发硬、功能障碍者，宜养血通络利关节，用养血止痛丸。

2.西药治疗

如手术治疗，术前半小时预防性应用抗生素，术后一般应用3天。合并其他内科疾病应给予对症药物治疗。

(四)康复治疗

功能锻炼(主动、被动)主要包括以下三方面。

(1)复位固定后即行股四头肌舒缩及膝踝关节的功能活动。

(2)1周后扶双拐下床不负重活动，注意保持外展位。GardenⅡ、Ⅳ型骨折可适当延缓下床活动时间。8周后可扶双拐轻负重活动，半年后视病情扶单拐轻负重行走，1年后弃拐进行功能锻炼，并注意定期复查。

(3)股骨颈骨折治疗的主要问题是骨折不愈合及股骨头缺血性坏死，所以中、后期的药物治疗及定期复查尤为重要。要嘱咐患者不侧卧、不盘腿、不内收伤肢。一旦出现股骨头缺血性坏死的征象,即应延缓负重及活动时间。

(杨轶群)

第四节 股骨转子间骨折

股骨转子间骨折又称股骨粗隆间骨折,系指由股骨颈基底至小转子水平以上部位所发生的骨折。是老年人常见的损伤,约占全身骨折的3.57%,患者年龄较股骨颈骨折患者高5~6岁,青少年极罕见。男多于女,约为1.5∶1。由于股骨转子部的结构主要是骨松质,周围有丰富的肌肉包绕,局部血运丰富,骨的营养较股骨头优越得多。解剖学上的有利因素为股骨转子间骨折的治疗创造了有利条件。因此,多可通过非手术治疗而获得骨性愈合,骨折不愈合及股骨头缺血性坏死很少发生,故其预后远较股骨颈骨折为佳。临床上大多数患者可通过手术治疗获得良好的预后。但整复不良或负重过早常会造成畸形愈合,较常见的后遗症为髋内翻,还可出现下肢外旋、短缩畸形。另外长期卧床易出现压疮、泌尿系统感染、坠积性肺炎等并发症。

一、病因病理与分类

(一)病因病理损伤原因及机制

该骨折与股骨颈骨折相似,多发生于老年人,属关节囊外骨折。因该处骨质疏松,老年人内分泌失调,骨质脆弱,遭受轻微的外力如下肢突然扭转、跌落或转子部遭受直接暴力冲击,均可造成骨折,骨折多为粉碎性。

(二)骨折分类

根据骨折部位、骨折线的形状及方向将股骨转子间骨折分为顺转子间骨折、逆转子间骨折。

1.顺转子间骨折

骨折线自大转子顶点的上方或稍下方开始,斜向内下方走行,到达小转子上方或稍下方。骨折线走向大致与转子间线或转子间嵴平行。依暴力方向及程度,小转子可保持完整或成为游离骨片。由于向前成角和内翻应力的复合挤压,可使小转子成为游离骨片而并非髂腰肌收缩牵拉造成。即使小转子成为游离骨片,股骨上端内侧的骨支柱仍保持完整,支撑作用仍较好,移位一般不多,髋内翻不严重。远端则可因下肢重量及股部外旋肌作用而外旋。若暴力较大,骨质过于脆弱,可致骨折片粉碎。此时,小转子变成游离骨片,大转子及内侧支柱亦破碎,成为粉碎性。远端明显上升,髋内翻明显,患肢外旋。其中顺转子间骨折中Ⅰ型和Ⅱ型属稳定性骨折,其他为不稳定性骨折,易发生髋内翻畸形。此型约占转子间骨折的80%,

按Evan标准分为4型。①Ⅰ型:顺转子间骨折,无骨折移位,为稳定性骨折。②Ⅱ型:骨折线至小转子上缘,该处骨皮质可压陷或否,骨折移位呈内翻位。③ⅢA型:小转子骨折变为游离骨片,转子间骨折移位,内翻畸形。④ⅢB型:转子间骨折加大转子骨折,成为单独骨块。⑤Ⅳ型:除转子间骨折外,大小转子各成为单独骨块,亦可为粉碎性骨折。

2.逆转子间骨折

骨折线自大转子下方,斜向内上方走行,到达小转子上方。骨折线的走向大致与转子间嵴或转子间线垂直，与转子间移位截骨术的方向基本相同。小转子可能成为游离骨片。骨折移位时，近端因外展肌和外旋肌群收缩而外展、外旋；远端因内收肌、髂腰肌牵引而向内、向上移位。

根据骨折后的稳定程度AO的Mtiller分类法将转子间骨折分为3种类型。①A1型：是简单的两部分骨折，内侧骨皮质仍有良好的支撑。②A2型：是粉碎性骨折，内侧和后方骨皮质在数个平面上破裂，但外侧骨皮质保持完好。③A3型：外侧骨皮质也有破裂。

二、临床表现与诊断

患者多为老年人，青壮年少见，儿童更为罕见。有明确的外伤史，如突然扭转、跌倒臀部着地等。伤后髋部疼痛，拒绝活动患肢，患者不能站立和行走。局部可出现肿胀、皮下瘀斑。骨折移位明显者，下肢可出现短缩，髋关节短缩、内收、外旋畸形明显，检查可见患侧大转子上移。无移位骨折或嵌插骨折，虽然上述症状较轻，但大转子叩击和纵向叩击足跟部可引起髋部剧烈疼痛。一般说来，股骨转子间骨折和股骨颈骨折的受伤姿势、临床表现及全身并发症大致相同。因转子间骨折局部血运丰富，所以一般较股骨颈骨折肿胀明显，前者压痛点在大转子部位，愈合较容易而常遗留髋内翻畸形。后者压痛点在腹股沟韧带中点下方，囊内骨折愈合较难。髋关节正侧位X线片可以明确骨折类型和移位情况，并有助于与股骨颈骨折相鉴别及对骨折的治疗起着指导作用。

骨折后，常出现神色憔悴，面色苍白，倦怠懒言，胃纳呆减诸症。津液亏损，气血虚弱者还可见舌质淡白，脉细弱诸候。中气不足，无水行舟，可出现大便秘结。长期卧床还可出现压疮、泌尿系统感染、结石、坠积性肺炎等并发症。老年患者感染发热，有时体温不一定很高，可仅出现低热，临床宜加警惕。

三、治疗

股骨转子间骨折的治疗方法很多，效果不一。骨折的治疗目的是防止髋内翻畸形，降低死亡率。国外报道，转子间骨折的病死率在10%～20%。常见的死亡原因有支气管肺炎、心力衰竭、脑血管意外及肺梗死等。具体选择何种治疗方法，应根据患者的年龄、骨折的时间、类型及全身情况，还要充分考虑患者及家属的意见，对日后功能的要求、经济承受能力、医疗条件和医师的手术技术和治疗经验等，进行综合分析后采取切实可行的治疗措施。在积极地进行骨折局部治疗的同时，还应注意防治患者伤前病变或治疗过程中可能发生的危及生命的并发症，如压疮、泌尿系统感染、坠积性肺炎等。争取做到既保证生命安全，又能使肢体的功能获得满意的恢复。

(一)非手术治疗

1.无移位股骨转子间骨折

此类骨折无须复位，可让患者卧床休息。在卧床期间，为了防止骨折移位，患肢要保持外展30°～40°，稍内旋或中立位固定，并避免外旋。为了防止外旋，患足可穿“丁”字鞋。也可用外展长木板固定(上至腋下7～8肋间，下至足底水平)，附在伤肢外侧绷带包扎固定或用前后石膏托固定，保持患肢外展30°中立位。固定期间最好卧于带漏洞的木板床上，以便大小便时，不必移动患者；臀部垫气圈或泡沫海绵垫，保持床上清洁、干燥，以防骶尾部受压，形成压疮；如需要翻身时，应保持患肢体位，防止下肢旋转致骨折移位。应加强全身锻炼，进行深呼吸、叩击后背咳嗽排痰，以防坠积性肺炎的发生；同时应积极进行患肢股四头肌舒缩锻炼、踝关节和足趾屈伸活动，以防止肌肉萎缩和关节僵直的发生。骨折固定时间为8～12周。骨折固定6周后，可行X线检查，观察骨生长情况，骨痂生长良好，可扶双拐保护下不负重下地行走；若骨已愈合，可解除固定；若未完全愈合，可继续固定 3～5 周，X 线检查至骨折坚固愈合。如果骨折无移位，并已连接，可扶拐下地活动，至于弃拐负重行走约需半年或更长时间。

2.牵引疗法

牵引疗法适用于所有类型的转子间骨折。由于病死率和髋内翻发生率较高，国外已很少采用，但在国内仍为常用的治疗方法。具体治疗应根据患者的骨折类型及全身情况，是否耐受长时间的牵引和卧床。一般选用 Russell 牵引，可用股骨髁上穿针或胫骨结节穿针，肢体安置在托马架或勃朗架上。对不稳定骨折牵引时注意牵引重量要足够，约占体重的 1/7，否则不足以克服髋内翻畸形；持续牵引过程中，髋内翻纠正后也不可减重太多，以防止髋内翻的再发；另外牵引应维持足够的时间，一般 8～12 周，对不稳定者，可适当延长牵引时间。待骨痂良好生长，骨折处稳定后，练习膝关节功能，嘱患者离床，在外展夹板保护下扶双拐不负重行走，直到 X 线片显示骨折愈合，再开始患肢负重。骨折愈合坚实后去除牵引，才有可能防止髋内翻的再发。牵引期间应加强护理，防止发生肺炎及压疮等并发症。据报道，股骨转子间骨折牵引治疗，髋内翻发生率可达到40%～50%。

3.闭合穿针内固定

闭合穿针内固定适用于无移位或轻度移位的骨折。采用局部麻醉，在 C 形臂 X 线透视下，对移位骨折，先进行复位，于转子下 2.5 cm 处经皮以斯氏针打入股骨颈，针的顶端在股骨头软骨下 0.5 cm 处，一般用 3 枚或多枚固定针，最下面固定针须经过股骨矩，至股骨颈压力骨小梁中。固定针应呈等边三角形或菱形在骨内分布，使固定更坚强。固定完成后，针尾预弯埋于皮下。在 C 形臂 X 线透视下行髋关节轻微屈曲活动，观察断端有无活动。术后患肢足部穿“丁”字鞋，保持外展 30°中立位。术后患者卧床 3 天后可坐起，固定 8～12 周后，行 X 线检查，若骨折愈合，可扶双拐不负重行走，练习膝关节功能。

近年来越来越多的人主张在条件许可的情况下，为了防止骨折再移位，避免长期卧床与牵引，早期使用经皮空心钉内固定。但也不能一概而论，应视具体情况而定，因内固定本身是一种创伤，且还需再次手术取出。

(二)切开复位内固定

手术治疗的目的是要达到骨折端坚固和稳定的固定。骨折的坚固内固定和患者的早期活动被认为是标准的治疗方法。所以治疗前首先应通过 X 线片来分析骨折的稳定情况，复位后能否恢复内侧和后侧皮质骨的完整性。同时应了解患者的骨骼情况，选择合适的内固定器械，达到骨折的坚固和稳定固定的目的。转子间骨折常用的内固定物有两大类：带侧板的髋滑动加压钉和髓内固定系统。如 Jewett 钉、DHS 或 Richard 钉、Gamma 钉、Ender 钉、Kirintscher 钉等。

1.滑动加压髋螺钉内固定系统

滑动加压髋螺钉系统在 20 世纪 70 年代开始应用于一些转子间骨折的加压固定。此类装置由固定钉与一带柄的套筒两部分组成，固定钉可在套筒内滑动，以保持骨折端的紧密接触并得到良好稳定的固定。术后早期负重可使骨折端更紧密的嵌插，有利于骨折得以正常愈合。对稳定性骨折，解剖复位者，130°钉板；对不稳定性骨折，外翻复位者，用 150°钉板。常用的有带侧板的髋滑动加压钉固定。在 Richard 加压髋螺钉操作时，应首先选择进针点于转子下 2 cm 处，一般在小转子尖水平进入，于股骨外侧皮质中线放置合适的角度固定导向器，打入 3.2 mm 螺纹导针至股骨头下 0.5～1.0 cm，C 形臂 X 线正侧位透视检查，确认导针位于股骨颈中心且平行于股骨颈，并与软骨下骨的交叉点上。测量螺丝钉长度后，沿导针方向行股骨扩孔、攻丝，拧入拉力螺丝钉，将远端的套筒钢板插入滑动加压螺钉钉尾，然后以螺钉固定远端钢板。固定完毕后行髋关节屈伸、旋转活动，检查固定牢固，逐层缝合切口。术后患者卧床 3 天后可坐起，2 周后可在床上或扶拐不负重行膝关节功能练习。固定 8～12 周后，行 X 线检查，若骨折愈合良好，可除拐负重行走，进行髋、膝关节功能锻炼。

2.髓内针固定系统

髓内针固定在理论上讲与切开复位比较有以下优点：手术操作范围小，骨折端无须暴露，手术时间短，出血量少。目前有两种髓内针固定系统用于转子间骨折的固定，即髁-头针和头-髓针。

(1)头-髓针固定：包括 Gamma 钉、髋髓内钉、Russell-Taylor 重建钉等。Gamma 钉即带锁髓内钉。在股骨颈处斜穿 1 枚粗螺纹钉，并带有滑动槽。该钉从生物力学角度出发，穿过髓腔与侧钢板不同，它的力臂较侧钢板短，因此在转子内侧能承受较大的应力，以达到早期复位的目的。术中应显露骨折部和大转子顶点的梨状肌窝，以开口器在梨状肌窝开孔并扩大髓腔，将髓内棒插入股骨髓腔，在股骨外侧骨皮质钻孔，以髓内棒颈螺钉固定至股骨头下，使骨折断端加压，然后固定远端螺钉，其远端横穿螺钉，能较好地防止旋转移位。适用于逆转子间骨折或转子下骨折。

(2)髁-头针固定：如 Kirintscher，Ender 和 Harris 钉。Ender 钉的髓内固定方法，20 世纪 70 年代在美国广泛应用。Ender 钉即多根细髓内钉。该钉具有一定的弹性和弧度，自内收肌结节上方进入，在 C 形臂 X 线透视检查下，将钉送在股骨头关节软骨下 0.5 cm 处，通过旋转改变钉的位置，使各钉在股骨头内分散，由于钉在股骨头颈部的走行方向与抗张力骨小梁一致，从而抵消了造成内翻的应力，3～5 枚钉在股骨头内分散，有利于控制旋转。原则上，除非髓腔特别窄，转子间骨折患者最少应打入 3～4 枚 Ender 钉；对于不稳定的转子间骨折且髓腔特别宽大时，可打入 4～5 枚使之尽可能充满髓腔。优点：①手术时间短，创伤小，出血量少；②患者术后几天内可恢复行走状态；③骨折部位和进针点感染机会少；④迟缓愈合和不愈合少。主要缺点为：控制旋转不绝对可靠，膝部针尾外露过长或向外滑动，可引起疼痛和活动受限。

3.加压螺丝钉内固定

加压螺丝钉内固定适用于顺转子间移位骨折。往往在临床应用中需采用长松质骨螺钉固定，以控制断端的旋转。术后患肢必须行长腿石膏固定，保持外展 30°中立位，以防骨折移位，造成髋关节内翻。待骨折完全愈合后，才可负重进行功能锻炼。固定期间应行股四头肌舒缩锻炼，防止肌肉萎缩，有利于关节功能恢复。现此种方法在临床上已应用很少。

4.人工关节置换

股骨转子间骨折的人工关节置换在临床上并未广泛应用。术前根据检查的结果对患者心、脑、肺、肝、肾等重要器官的功能进行评估，做好疾病的宣教，向患者和家属说明疾病治疗方法的选择、手术的目的、必要性、大致过程及预后情况，对高危人群应说明有多种并发症出现的可能及其后果，伤前病变术前治疗的必要性和重要性，使患者主动地配合治疗。在老年不稳性转子间骨折，同时存在骨质疏松时，可考虑行人工关节置换。但对运动要求不高且预计寿命不长的老年患者，这一手术没有必要。而对转子间骨折不愈合或固定失败的患者是一种有效的方法。作者在严格选择适应证的情况下，对部分股骨转子间骨折患者行骨水泥人工股骨头置换术，取得了良好的效果，使老年患者更早、更快地恢复行走功能，减少了并发症的发生。

(三)围术期的处理

股骨转子间骨折与股骨颈骨折都多见于老年人，且年龄更大。治疗方法多以手术为主，做好围术期的处理，积极治疗伤前病变，提高手术的安全性，注重术后处理以减少并发症，在本病的治疗中占有十分重要的位置。

四、并发症

(一)压疮

股骨转子间骨折的患者往往需要长时间卧床，若护理不周，可在骨骼突出部位发生压疮。这是由于局部受压，组织因血液供应障碍，导致坏死，溃疡形成，经久不愈，有时还能发生感染，引起败血症。对此，应加强护理，以预防为主。对压疮好发部位，如骶尾部、踝部、跟骨、腓骨头等骨突部位应保持清洁、干燥，定时翻身，进行局部按摩，并注意在骨突出部加放棉垫、气圈之类。对已发生的压疮，除了按时换药，清除脓液和坏死组织外，还应给予全身抗生素治疗及支持疗法或投以清热解毒、托毒生肌中药。

(二)坠积性肺炎

坠积性肺炎是老年患者长期卧床或牵引、石膏固定常见的并发症。由于长期卧床，肺功能减弱，痰涎积聚，咳痰困难，易引起呼吸道感染，有的因之危及生命。对此，对长期卧床的患者，应鼓励其多作深呼吸及鼓励咳嗽排痰，并在不影响患肢的固定下加强患肢的功能活动，以便及早离床活动。

(三)髋内翻

髋内翻多因股骨转子间骨折复位不良，内侧皮质对位欠佳或未嵌插，内固定不牢所致。髋内翻发生后患者行走跛行步态，双侧者呈鸭行步态，类似双侧髋关节脱位。查体见患者肢体短缩，大转子突出，外展、内旋明显受限。单侧 Allis 征阳性，Trendelenburg 征阳性。X 线表现：骨盆正位片可见患侧股骨颈干角变小，股骨大转子升高，其多由于肌肉的牵引及重力压迫所致。

治疗上保守治疗效果不佳。对轻的髋内翻，不影响行动者可不处理，$<120°$的内翻，早期发现应做牵引矫正，年轻者应行手术矫正。根据股骨近端的正侧位 X 线平片，计算各个矫正角度，来制订术前计划，外翻截骨应恢复生物力学平衡，但在另一方面，要根据髋关节现有功能，限定矫正的度数，以免发生外展挛缩。手术方法有许多，常用的有两种，转子间或转子下截骨术。关节囊外股骨转子间截骨：术前在侧位X线片上测量患侧股骨头骨骺线与股骨干轴线形成的头一干角，并与正常侧对照，在蛙式位上测量股骨头一干角，确定其后倾角度，也与正常侧比较。两者之差，可作为确定术中楔形截骨块的大小。术中用片状接骨板或螺丝接骨板内固定，术后可扶拐部分负重 6～8 周，然后允许完全负重。转子间或转子下截骨：在股骨干及关节囊以外进行。不仅间接矫正颈之畸形，而且不影响股骨头的血液供应。通过手术将股骨头同心性地位于髋臼内，恢复股骨头对骨干轴线的功能位置。中度及重度滑脱时，股骨头在臼内后倾及向内倾斜，引起内旋、内收、外旋及过伸畸形。为同时矫正这种三种成分的畸形，可用三维截骨术，即远段外展、内收及屈曲，通常需要切除楔形小骨块，构成三维截骨的两个角性成分，再矫正旋转的角度，矫正后用钉板固定。切除的骨块咬成碎块充填于截骨区周围有助于新骨形成。从生物力学观点，它可有足够强度内固定，可减少术后固定，但术后最好仍用石膏固定，直至愈合。不论用什么方法，畸形可能复发，故要经常随访复查。

(杨铁群)

第十章

膝部损伤的西医治疗

第一节　膝关节半月板损伤

一、概要

膝关节半月板主要是纤维软骨组织，位于股骨、胫骨之间的关节隙两侧，内外各一。内侧半月板外形呈C形，外侧半月板近似于O形。半月板的横切面呈三角形（楔形），外缘厚、中央（游离缘）薄。半月板前、后角附着于胫骨平台前部和后部（图10-1）。

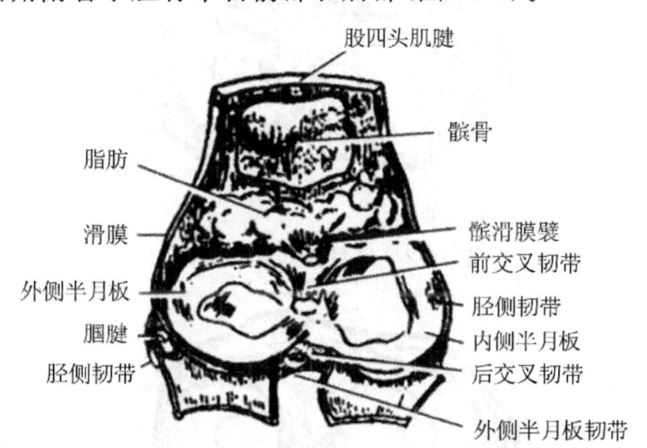

图10-1　膝关节内外侧半月板

半月板的生理功能表现如下。①滚珠作用：有利关节的活动。②缓冲作用：吸收纵向冲击及震荡，保护关节软骨。③稳固关节作用：防止膝过度伸屈、膝内外翻及内外旋，也防止股骨过度前后滑移。④调节关节内的压力：分布关节液。半月板撕裂后功能丧失，反而引起关节继发病变。

半月板损伤在欧美地区以内侧半月板损伤较多，而在亚洲则以外侧半月板损伤较多，原因是亚洲地区外侧盘状半月板的人较多。

二、发病病因

主要由直接暴力和间接暴力引起，其中以间接暴力多见。最常见的是半月板矛盾运动的结果。

(1)当膝关节运动时，股骨髁和胫骨平台有两种不同方向的活动。屈伸时，股骨内外髁在半月板上面做前后活动；旋转时，半月板则固定于股骨髁下面，其转动发生于半月板和胫骨平台之间。故半月板破裂往往发生于膝的伸屈过程中又有膝的扭转、挤压或内外翻动作时。在体育运动中，产生这种半月板矛盾运动的动作很多，很容易引起半月板损伤。

(2)以蹲位或半蹲位为主的工作人员反复地蹲立提重物，使膝关节常处于屈曲、伸直位，有时还有外翻和旋转动作，反复磨损引起外侧半月板或后角的损伤，病史中可无明显外伤史。

半月板损伤的类型：损伤类型可根据半月板撕裂形态而分，常见类型如下。①边缘分离：大多发生在内侧半月板前、中部，有自愈可能。②半月板纵裂：也称“桶柄样撕裂”或“提篮损伤”(图 10-2)，大的纵裂易于产生关节交锁。③前角损伤：可为半月板实质撕裂，也可能为前角撕脱骨折。④后角损伤：多较难诊断，表现为膝后部疼痛(图 10-3)。⑤横行损伤：多发生在体部，临床疼痛较明显，偶有关节交锁。⑥水平劈裂：大多在半月板体部中段呈层状部分裂开，尤以盘状半月板多见，无论是关节造影还是关节镜检查均易漏诊，应撬起半月板内缘查看。⑦内缘不规则破裂：半月板内缘有多处撕裂，可产生关节内游离体、关节交锁与疼痛。⑧半月板松弛：常有膝不稳定感，关节间隙触诊可有凸出、压痛及滑进滑出感，膝关节摇摆试验常阳性。

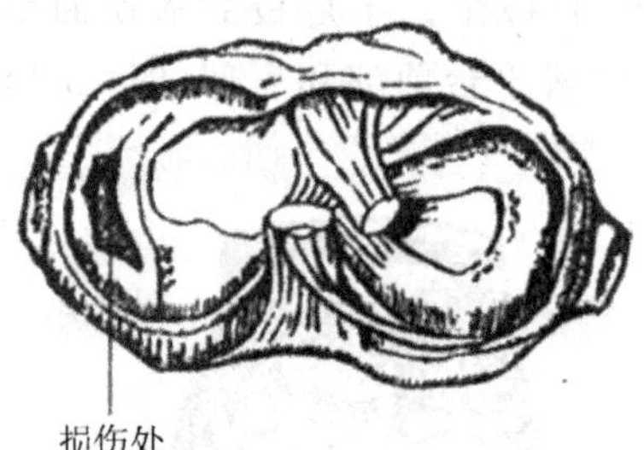

图 10-2　半月板桶柄样撕裂

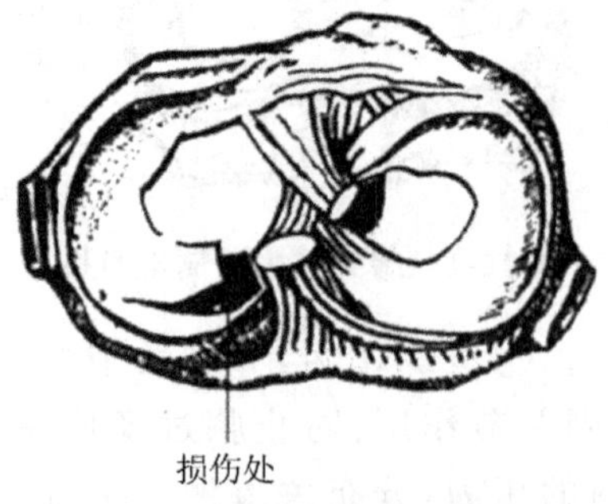

图 10-3　半月板后角损伤

总之，半月板损伤后失去正常张力，产生异位活动，经常引起膝关节疼痛、关节积液、交锁，导致膝关节不稳，甚至引起膝关节骨性关节炎。半月板损伤后撕裂缘变圆钝，显微镜下可见软骨退行性变、细胞坏死、基质破坏等。陈旧性半月板损伤经常肿胀积液者，可引起滑膜肥厚，出现慢性滑膜炎反应。

三、临床表现

(一)症状与体征

1.疼痛

疼痛是因半月板损伤后牵扯周围滑膜引起的。半月板撕裂后，其张力失常，膝关节运动时半月板的异常活动牵拉滑膜以致疼痛。疼痛特点：固定在损伤的一侧，随活动量增加疼痛加重，部分患者疼痛不明显。

2.关节交锁

活动时突然关节“卡住”不能伸屈。一般急性期交锁不多见，多在慢性期出现。交锁后关节酸痛，不能伸屈。可自行或在医师帮助下“解锁”。“解锁”后往往会有滑膜反应肿胀，交锁特点为固定于损伤侧。

3.弹响声

膝关节活动时可听到或感到半月板损伤侧有弹响声。

4.关节肿胀积液

急性损伤期，多有滑膜牵扯损伤或伴有其他结构损伤，往往关节积血、积液。慢性期关节活动后肿胀，与活动量大小有关。关节积液是黄色半透明的滑液，是慢性创伤性滑膜炎的结果。关节肿胀积液可用浮髌试验及膝关节积液诱发试验检查。

5.股四头肌萎缩

半月板损伤有明显症状，长期未治疗，可致股四头肌萎缩，股内侧肌更明显。但股四头肌萎缩不是特异体征。

6.关节隙压痛及突出

半月板损伤侧的关节隙压痛阳性，压痛点多与半月板损伤的部位相吻合(如体部损伤，压痛点在体部)。还可触到损伤的半月板在关节隙处呈鞭条状隆凸，往往也是压痛点所在。半月板隆凸对诊断有意义，但应与囊肿相鉴别。

7.半月板摇摆试验

方法是患者仰卧，膝伸直或半屈，医师一手托患膝，拇指缘放在内或外侧关节隙，压住半月板，另一手握足部并内外摇摆小腿，使关节隙开大、缩小数次，如拇指感到有鞭条状物进出滑动于关节隙或感到响声或疼痛，即表示该半月板损伤。

8.麦氏征(McMurray 征)

做法等于在重复损伤机制，对急性期患者由于疼痛多不能奏效，但对慢性期患者最常用，且有一定诊断价值。本法的准确率与检查者的经验有直接关系。传统认为麦氏征阳性必须由疼痛和膝关节内响声两者构成，但这种典型的阳性体征较难诱出，所以现在也有人认为，在麦氏征试验中，疼痛或响声两者其中之一出现，该试验即可为阳性。注意半月板损伤的响声与滑膜炎、膝关节骨关节病等细碎响声不同，为一种弹响声。具体方法是医师一手握患者足部，另一手扶膝上，使小腿外展外旋，然后将膝由极度屈曲缓缓伸直，如内侧关节间隙处有响声(听到或手感到)和(或)疼痛，即表明内侧半月板损伤。也可反方向进行，外侧出现疼痛和弹响，即示外侧半月板损伤。

9.研磨试验

患者取俯卧位，膝关节屈曲 90°，助手将大腿固定，检查者双手握患侧足向下压并旋转小腿，使股骨与胫骨关节面之间发生摩擦，半月板撕裂者可引起疼痛。若外旋位产生疼痛，表示内侧半月板损伤；若内旋位产生疼痛，表示外侧半月板损伤。

10.鸭步试验

患者全蹲位小腿分开，足外旋向前走，出现疼痛者为阳性。多说明半月板后角损伤。

11.半月板前角挤压试验

膝全屈，一手拇指按压膝关节隙前缘（半月板前角处），一手握小腿由屈至伸，出现疼痛为阳性。

半月板损伤常合并其他结构的断裂损伤，如内侧副韧带、交叉韧带断裂，关节软骨损伤，骨软骨骨折等。症状、体征往往复杂多样，变化很大，尤其在损伤急性期，关节肿胀疼痛明显，需仔细检查明确诊断。

（二）辅助检查

半月板损伤依靠病史及临床检查多可做出较正确的诊断，但仍存在5%左右的误诊率，因此仍需要一些特殊检查来完善诊断，常见的辅助检查如下。

1.常规X线检查

可排除骨关节本身的病变、关节内其他损伤和游离体。有人认为膝外侧间隙增宽、腓骨小头位置偏高对盘状软骨的诊断有一定价值。

2.关节造影

根据一些学者的经验，用空气和碘水双重对比造影，结合临床表现对半月板撕裂的诊断符合率可达96%以上。

3.MRI

该技术作为一种非侵入性、无放射线、无并发症的技术，用于半月板损伤的诊断价值较大，能发现一些关节镜难以发现的后角撕裂及半月板变性。其诊断正确率文献报道相差甚大，为70%～97%。但费用高，有一定的假阳性和假阴性，这方面的研究需进一步发展。

4.膝关节镜

膝关节镜既是诊断手段又是治疗手段，能直接看到关节内的病变及部位，损伤少，恢复快。诊断正确率可达95%以上。对半月板后角损伤和半月板水平撕裂诊断有一定难度。熟练掌握本法，需要专门的训练和知识，这方面直接关系到诊断正确率的高低。

5.超声波检查

这是一种无损伤的检查方法，与操作人员的经验有直接关系。

四、家庭保健护理

为了预防半月板损伤，运动前要充分做好准备活动，将膝关节周围的肌肉韧带充分活动开。要加强股四头肌的力量练习。股四头肌力量加强了，落在膝关节的负担量相应就会减少。另外，不要在疲劳状态下进行剧烈的运动，以免因反应迟钝、活动协调性差而引起半月板损伤。

五、治疗

（一）保守治疗

1.急性期单纯半月板损伤

应抽去积液、积血，局部冷敷，加压包扎，用石膏托固定，制动2～3周。若有关节交锁，可用手法解锁后用石膏托固定。解锁手法：患者侧卧，医师一手握住患足，一手固定患膝，先屈曲膝关节同时稍加牵引，扳开交锁膝关节间隙，然后来回旋转腿至正常范围，突然伸直膝关节，解除交锁，疼痛可立即解除，恢复原有伸屈活动。急性期中有时诊断不明，不必急于明确诊断，以免加重损伤。可按上法处理后，用石膏托固定，待肿胀、疼痛消退后再检查。

2.未合并其他损伤的半月板损伤

先予保守治疗，优点在于小裂伤有时急性期过后可无症状，边缘裂伤有时会自愈。具体手法：患者仰卧，放松患肢，术者左手拇指按摩压痛点，右手握踝部，徐徐屈曲膝关节并内外旋转小腿，然后伸直患膝，初期可在膝关节周围和大腿前部施以滚、揉等法以促进血液循环，加速血肿消散。

（二）手术治疗

1.急性期半月板损伤

伴关节积液者，若关节积液严重，怀疑有交叉韧带断裂或关节内骨软骨切线骨折时，应行急诊手术探查，切除损伤的半月板，修复关节内其他损伤。

2.慢性期半月板损伤

诊断明确，且有症状并影响运动者，应手术治疗，能做半月板部分切除的尽量不做全切。有人认为半月板全切后，半月板有自然再生能力，但其再生的质量及时间均不足以防止骨关节炎的发生。对纵裂、大提篮撕裂、内缘小撕裂者宜做部分切除。边缘撕裂或前角撕裂者可做缝合。即使是全切除者，亦应在靠近关节囊的半月板实质中进行，避免出血。

3.手术后处理及功能锻炼

要求术后膝加压包扎加石膏后托固定。术后第 2 天在床上练股四头肌静力收缩。内侧半月板手术者第 3 天开始直腿抬高，外侧半月板手术者第 5 天直腿抬高，并带石膏托下地拄拐行走。第 10 天拆线，第2 周去石膏，逐渐增加股四头肌力量，第 3 个月开始部分训练。康复要有计划地按规律进行，以不加重关节肿痛为标准。关节镜手术后用大棉垫加压包扎膝关节，术后 6 小时麻醉消退后，就可以开始膝关节伸屈活动和股四头肌锻炼。对于术前股四头肌已有明显萎缩者，应积极鼓励其锻炼，并且需待股四头肌肌力恢复达一定程度后，方能负重和行走。

（杨轶群）

第二节　髌骨骨折

髌骨古称连骸骨，俗称膝盖骨、镜面骨。《黄帝内经·素问·骨空论》云："膝解为骸关，侠膝之骨为连骸。"髌骨为人体最大的籽骨，位于膝关节之前。髌骨骨折占全部骨折损伤的 10%，多见于成年人。

髌骨略呈三角形，尖端向下，被包埋在股四头肌腱部，其后方是软骨面，与股骨两髁之间软骨面构成关节，即髌股关节。髌骨后方之软骨面有条纵嵴，与股骨髁滑车的凹陷相适应，并将髌骨后软骨面分为内、外两部分，内侧者较厚，外侧者扁宽。髌骨下端通过髌韧带连于胫骨结节。

髌骨是膝关节的一个组成部分，切除髌骨后，在伸膝活动中可使股四头肌肌力减少 30%左右。因此，髌骨有保护膝关节、增强股四头肌肌力、伸直膝关节最后 10°～15°的作用，除不能复位的粉碎性骨折外，应尽量保留髌骨。髌骨后面是完整的关节面，其内外侧分别与股骨内外髁前面形成髌股关节，在治疗中应尽量使关节面恢复平整，减少髌股关节炎的发生。横断骨折有移位者，均有股四头肌腱扩张部断裂，致使股四头肌失去正常伸膝功能，治疗髌骨骨折时，应修复肌腱扩张部的连续性。

一、病因

骨折病因为直接暴力和肌肉强力收缩所致。直接暴力多因外力直接打击在髌骨上，如撞伤、踢伤等，骨折多为粉碎性，其髌前腱膜及髌骨两侧腱膜和关节囊多保持完好，骨折移位较小，亦可为横断骨折、边缘骨折或纵形劈裂骨折。肌内强力收缩者，多由于股四头肌猛力收缩形成牵拉性损伤，如突然滑倒时，膝关节处于半屈曲位，股四头肌骤然收缩，牵拉髌骨向上，髌韧带则固定于髌骨下部，而股骨髁部向前顶压髌骨形成支点，3 种力量同时作用造成髌骨骨折。肌肉强力收缩多造成髌骨横断骨折，上下骨块有不同程度的分离移位，髌前筋膜及两侧扩张部撕裂严重。

二、诊断要点

有明显外伤史，伤后膝前方疼痛、肿胀，膝关节活动障碍。检查时在髌骨处有明显压痛，粉碎性骨折可触及骨擦感，横断骨折有移位时可触及一凹沟。膝关节正侧位 X 线片可明确诊断。

X 线检查时需注意：侧位片虽然对判明横断骨折及骨折块分离最为有用，但不能了解有无纵形骨折及粉碎性骨折的情况。而斜位片可以避免髌骨与股骨髁重叠，既可显示其全貌，更有利于诊断纵形骨折、粉碎性骨折及边缘骨折。斜位摄片时，若为髌骨外侧损伤可采用外旋 45°位；如怀疑内侧有损伤时，则可取内旋 45°位。如临床高度怀疑有髌骨骨折而斜位及侧位 X 线片均未显示时，可再拍髌骨切线位 X 线片(图 10-4)。

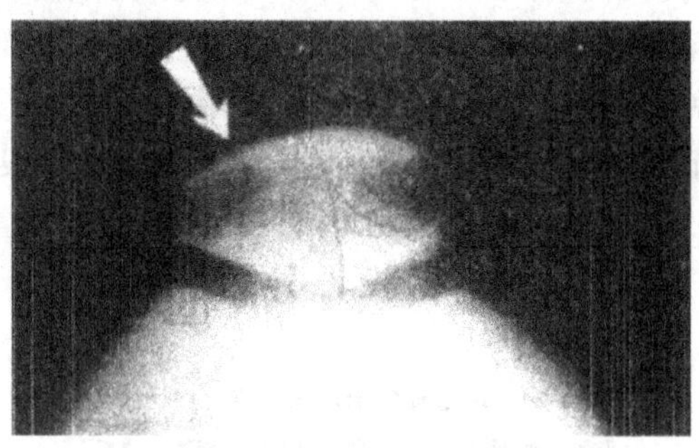

图 10-4　髌骨切线位 X 线片

三、治疗方法

髌骨骨折属关节内骨折，在治疗时必须达到解剖复位并修复周围软组织损伤，才能恢复伸膝装置的完整，防止创伤性关节炎的发生。

(一)整复固定方法

1.手法整复外固定

(1)整复方法：复位时先将膝关节内积血抽吸干净，注入 1%普鲁卡因 5～10 mL，起局部麻醉作用，而后患膝伸直，术者立于患侧，用两手拇、示指分别捏住上下方骨块，向中心对挤即可合拢复位。

(2)固定方法如下。①石膏固定法：用长腿石膏固定患膝于伸直位。若以管形石膏固定，在石膏塑形前摸出髌骨轮廓，并适当向髌骨中央挤压使骨折块断面充分接触，这样固定作用可靠，可早期进行股四头肌收缩锻炼，预防肌肉萎缩和粘连。外固定时间不宜过长，一般不要超过6周。髌骨纵形骨折一般移位较小，用长腿石膏夹固定4周即可。②抱膝圈固定法：可根据髌骨大小，用胶皮电线、纱布、棉花做成套圈，置于髌骨处，并将四条布带绕于托板后方收紧打结，托板的两端用绷带固定于大小腿上。固定2周后，开始股四头肌收缩锻炼，3周后下床练习步行，4～6周去除外固定，做膝关节不负重活动。此方法简单易行，操作方便，但固定效果不够稳定，有再移位的可能，注意固定期间应定时检查纠正。同时注意布带有否压迫腓总神经，以免造成腓总神经损伤。③闭合穿针加压内固定：适用于髌骨横形骨折者。方法是皮肤常规消毒、铺巾后，在无菌操作下，用骨钻在上、下骨折块分别穿入一根克氏针，注意进针方向需与髌骨骨折线平行，两根针亦应平行，穿针后整复。骨折对位后，将两针端靠拢拉紧，使两骨折块接触，稳定后再拧紧固定器螺钉，如无固定器亦可代之以不锈钢丝。然后用乙醇纱布保护针孔，防止感染，术后用长木板或石膏托将膝关节固定于伸直位(图10-5)。④抓髌器固定法：患者取仰卧位，股神经麻醉，在无菌操作下抽净关节内积血，用双手拇、示指挤压髌骨使其对位，待复位准确后，先用抓髌器较窄的一侧钩刺入皮肤，钩住髌骨下极前缘和部分髌腱。如为粉碎性骨折，则钩住其主要的骨块和最大的骨块，然后再用抓髌器较宽的一侧，钩住近端髌骨上极前缘亦即张力带处；如为上极粉碎性骨折，则先钩住上极粉碎性骨块，再钩住远端骨块。注意抓髌器的双钩必须抓牢髌骨上下极的前侧缘。最后将加压螺旋稍加拧紧使髌骨相互紧密接触。固定后要反复伸屈膝关节以磨造关节面，达到最佳复位。骨折复位后应注意抓髌器螺旋盖压力的调整，因为其为加压固定的关键部位，松则不能有效地维持对位，紧则不能产生骨折自身磨造的效应(图10-6)。⑤髌骨抱聚器固定法：电视X线透视下无菌操作，先抽净膝关节腔内积血，利用胫骨结节髌骨外缘的关系，在胫骨结节偏内上部位，将抱聚器的下钩刺穿皮肤，进入髌骨下极非关节面的下方，并向上提拉，确定是否抓持牢固。用拇指后推骨折块，让助手两手拇指在膝关节两旁推挤皮肤及皮下组织向后以矫正翻转移位。将上针板刺入皮肤，扎在近骨折块的前侧缘上，术者一手稳住上下针板，令助手拧动上下手柄，直至针板与内环靠近，术者另一手的拇指按压即将接触的折端，并扪压内外侧缘，以防侧方错位，并加压固定。再利用髌骨沿股间窝下滑及膝关节伸屈角度不同和髌股关节接触面的变化，伸屈膝关节，纠正残留成角和侧方移位。应用髌骨抱聚器治疗髌骨骨折具有骨折复位稳定、加速愈合、关节功能恢复理想的优点(图10-7)。

2.切开复位内固定

适用于髌骨上、下骨折块分离在1.5 cm以上，不易手法复位或其他固定方法失败者。方法是在硬膜外麻醉或股神经加坐骨神经阻滞麻醉下，取膝前横弧形切口，切开皮肤皮下组织后，即进入髌前及腱膜前区，此时可见到髌骨的折面及撕裂的支持带，同时有紫红色血液由裂隙涌出，吸净积血，止血，进行内固定。目前以双10号丝线、不锈钢丝、张力带钢丝固定为常用(图10-8)。

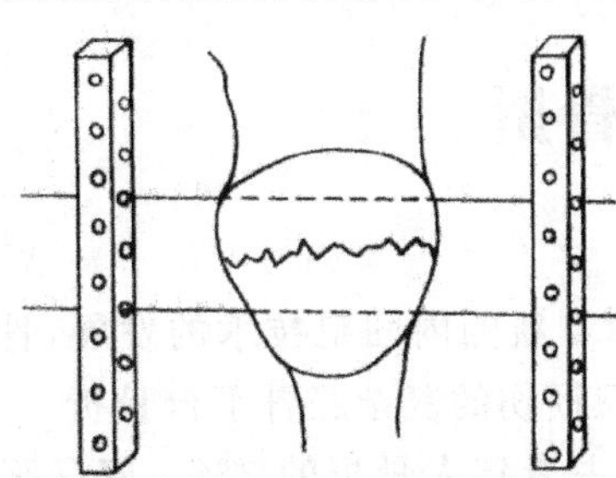

图10-5　闭合穿针加压内固定

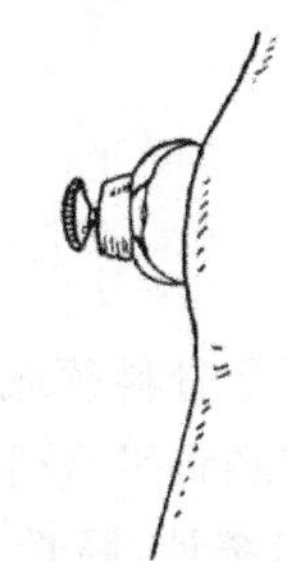

图10-6　抓髌器固定法

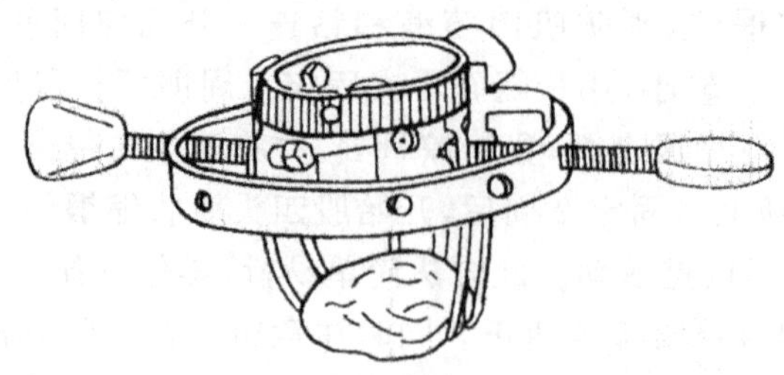

图 10-7　髌骨抱聚器固定法

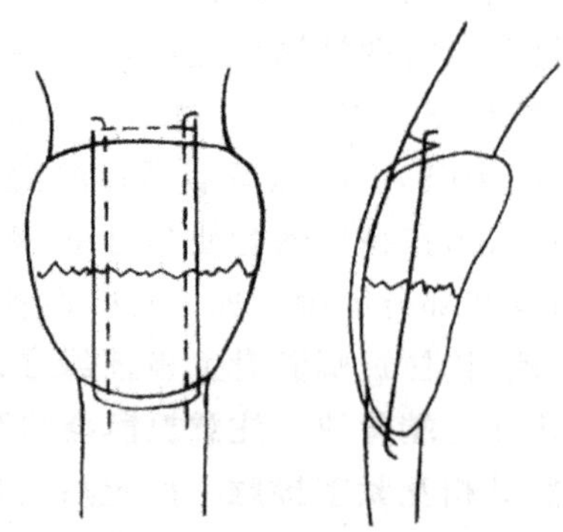

图 10-8　张力带钢丝内固定

(二)药物治疗

髌骨骨折多瘀肿严重,初期可用利水逐瘀法以祛瘀消肿,具体方药参照股骨髁间骨折。若采用穿针或外固定器治疗者,可用解毒饮加泽泻、车前子,肿胀消减后,可服接骨丹;后期关节疼痛活动受限者,可服养血止痛丸。外用药初期肿胀严重者,可外敷消肿散。无移位骨折,可外贴接骨止痛膏。去固定后,关节强硬疼痛者,可按摩配合展筋丹或展筋酊,并可用活血通经舒筋利节之苏木煎外洗。

(三)功能康复

复位固定肿胀消退后即可下床活动,让膝关节有小量的伸屈活动,使髌骨关节面得以在股骨滑车的磨造中愈合,有利于关节面的平复。第 2～3 周,有托板固定者应解除,有限度地增大膝关节的活动范围,6 周后骨折愈合去固定后,可用推髌法解除髌骨粘连,以后逐步加强膝关节屈伸活动锻炼,使膝关节功能早日恢复。

(杨轶群)

第三节　胫骨平台骨折

胫骨平台骨折是骨科领域的一个难题,1990 年以来,随着新的内固定技术的发展,骨科医师已经能较好地治疗胫骨平台骨折,特别是合并有严重软组织损伤的复杂胫骨平台骨折。

据霍尔(Hohl)统计,胫骨近端骨折占骨折总数的 1%,占老年人骨折的 8%。胫骨平台骨折中外髁骨折占 55%～70%,单纯内髁骨折占 10%～23%,双髁骨折占 10%～30%。

一、解剖概要

胫骨平台关节面有 10°的向后成角，在内外深之间有髁间棘，为前、后交叉韧带附着。胫骨结节位于胫骨前嵴关节线以下 2.5～3.0 cm，为髌腱附着。Gerdy 结节位于胫骨上端前外侧面，为髂胫束附着。腓骨对胫骨近端起支撑作用，为外侧副韧带和股二头肌止点。

内侧髁比外侧髁骨质更加坚硬。胫骨平台内髁覆盖 3 mm 厚的软骨，外髁覆盖 4 mm 厚的软骨。外侧髁面积小而高，内侧髁低而平。内外髁的边缘部分被半月板覆盖，内侧半月板有胫骨韧带将其附着于胫骨。

二、损伤机制

内外翻暴力加垂直暴力。完整的内侧副韧带在外翻暴力中像一个铰链，使股骨外侧髁顶压胫骨外侧平台，造成胫骨平台骨折。在内翻暴力中，外侧副韧带起着相同的作用，引起内髁骨折，常合并侧副韧带、交叉韧带和半月板损伤。

三、分型

Schatzker 分型是当前应用最为广泛的分型，将胫骨平台骨折分为 6 型。Ⅰ、Ⅱ、Ⅲ型是低能量暴力骨折，Ⅳ、Ⅴ、Ⅵ型是高能量暴力骨折(图 10-9)。

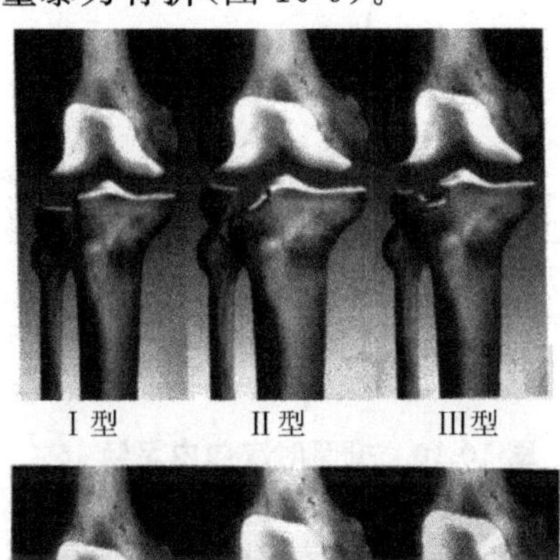

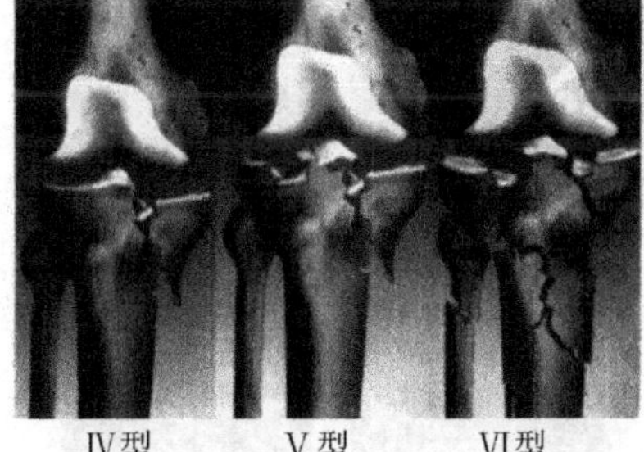

图 10-9　胫骨平台骨折 Schatzker 分型

(5)Ⅴ型：高能量暴力损伤双侧平台骨折合并血管、神经损伤。

(6)Ⅵ型：高能量暴力损伤双侧平台骨折加胫骨干与干骺端分离，在 X 线片上常显示为粉碎爆裂骨折，常合并膝部软组织严重损伤、筋膜间隔综合征和严重神经、血管损伤。

Bennett 和布劳纳(Browner)认为，在此 6 型骨折中Ⅱ型骨折有较高的内侧副韧带撕裂发生率，Ⅳ型骨折有较高的半月板损伤发生率。

四、诊断

(一)临床表现

1.症状

胫骨平台骨折患者都有疼痛、膝关节肿胀和下肢不能负重的症状。病史可以帮助医师判断是低能量还是高能量损伤。该病常合并张力性水泡、筋膜间隔综合征、韧带断裂、神经损伤和血管损伤,这些都由高能量暴力所致的胫骨平台骨折引起。

2.体征

膝关节主动、被动活动受限,胫骨近端和膝关节局部肿胀和压痛,内外翻畸形。注意检查骨折部位软组织情况和神经、血管情况。

(二)X线检查

正侧位X线片可显示绝大部分胫骨平台骨折。高能量暴力所致的骨折X线片往往显示骨折块相互重叠。牵引下拍片可以得到清晰骨折形态,并可以同时检查膝关节韧带完整与否和利用韧带整复骨折移位(图10-10、图10-11)。

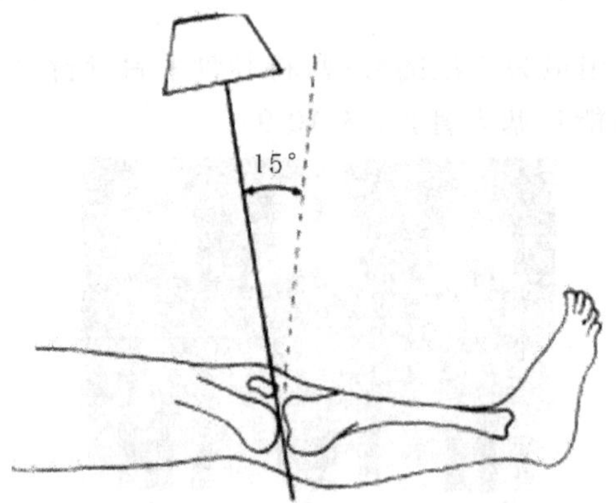

图10-10　投照时应向内足倾15°

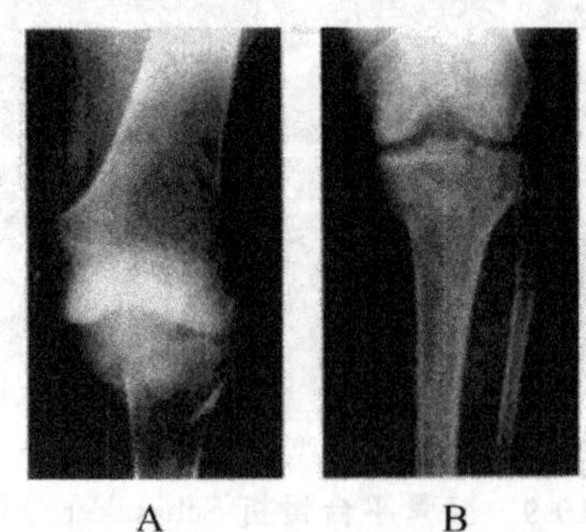

图10-11　胫骨平台骨折前后位X线片

A.未经牵引,胫骨平台骨折前后位X线片;B.牵引下胫骨平台骨折前后位X线片

(三)CT检查

CT可以更清晰地显示骨折情况,26%患者经CT检查后改变了治疗计划。通过矢状面、额状面和水平面重建可以更进一步了解骨折移位和关节面塌陷、移位的形态。最好行牵引下CT扫描,这样可以得到更多的信息。

(四)MRI 检查

MRI 检查胫骨平台骨折的准确性和精确度等同于 CT,但其对于软组织损伤,包括侧副韧带、半月板损伤的诊断比 CT 好。

(五)血管造影

怀疑血管损伤时应行血管造影。高能量暴力造成的骨折、骨折—脱位,不能解释的筋膜间隔综合征和 SchatzkerⅣ、Ⅴ、Ⅵ型骨折要警惕有血管损伤。血管造影可直观地观察到血管损伤部位。

五、治疗

(一)Ⅰ型

此型骨折多伴有半月板损伤,术前应行 MRI 检查,也可用关节镜检查骨折和外侧半月板。半月板周缘损伤或半月板嵌于骨折间隙,在切开复位内固定的同时行半月板修补。如果无半月板损伤,常可行闭合复位经皮螺钉固定。复位的一个重要技术是复位钳偏心夹持,利用扭曲和旋转使骨折块复位。通常用2 枚直径 6.5 mm 或直径 7.0 mm 的松质骨螺钉固定。如果外侧髁基底部粉碎,则需行加压钢板固定加植骨。如果经皮不能得到满意的复位(满意复位指骨折移位小于1 mm),就应行切开复位内固定(图 10-12)。

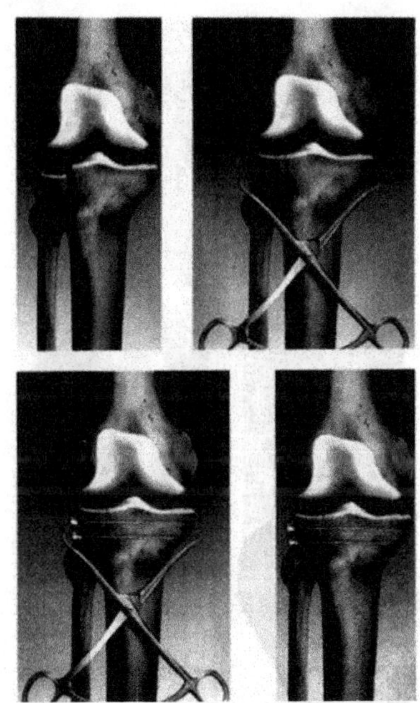

图 10-12　Ⅰ型胫骨平台骨折固定

(二)Ⅱ型

术前准确估计关节面塌陷的部位和程度,大多数情况下是前侧或中央关节面塌陷。最好的手术入路是行膝外侧直切口剥离外侧肌肉,在半月板下横行切开关节囊暴露关节。掀起外侧半月板将使胫骨外髁更好地暴露。也可通过像翻书一样翻开前侧劈裂的骨片暴露塌陷的关节面。首先复位塌陷的关节面,关节面下填塞植骨,然后复位劈裂的骨折片,最后应用松质骨螺钉固定。多枚克氏针置于关节下骨可明显提高内固定对关节的支撑强度,因此提倡采用多枚松质骨螺钉固定。如骨质疏松或劈裂骨块粉碎则行支撑钢板固定(图 10-13～图 10-15)。

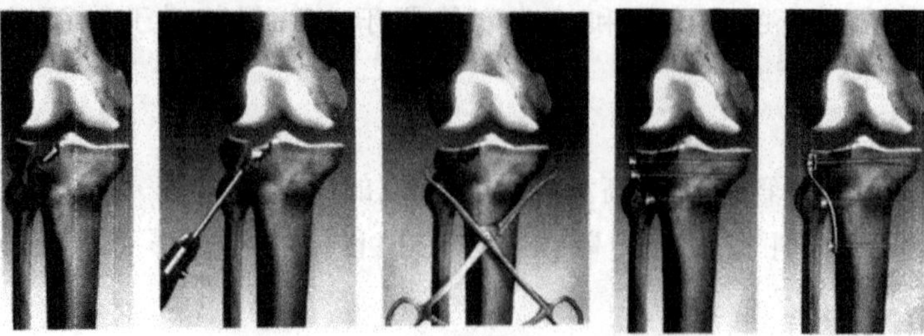

图 10-13　Ⅱ型胫骨平台骨折固定

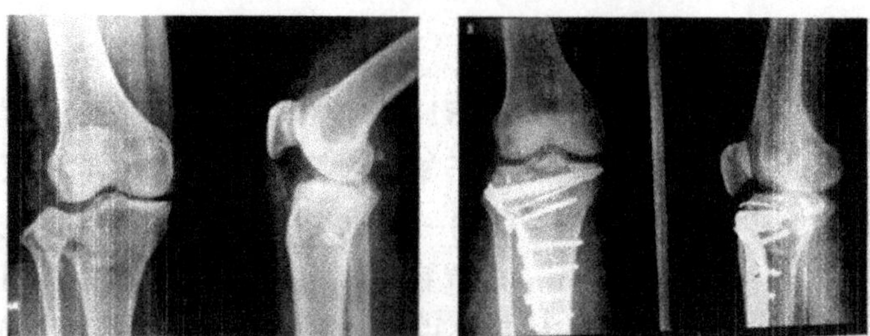

图 10-14　Ⅱ型胫骨平台骨折支撑钢板固定

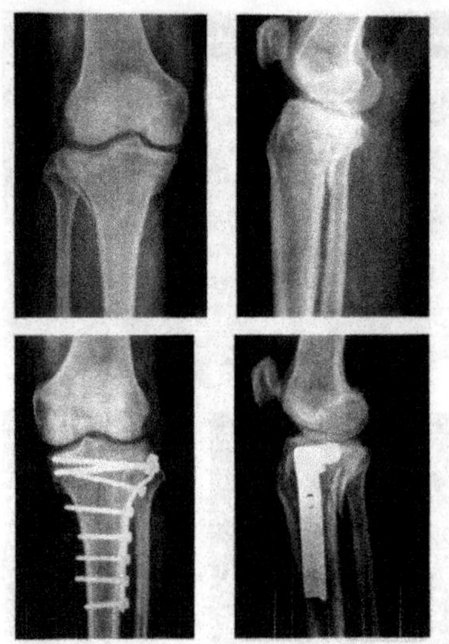

图 10-15　Ⅱ型胫骨平台骨折内固定

(三)Ⅲ型

此型骨折多发生于老年人,如果关节塌陷范围小,膝关节稳定,可行保守治疗。相反,膝关节不稳定,患者年龄较轻,则有内固定指征。CT 或 MRI 可以测量塌陷范围和程度。传统的手术治疗方法是膝关节外侧入路,开一骨窗,将关节面抬起,植骨填塞,然后用拉力螺钉固定。现今使用关节镜观察关节面复位情况,仅做一小切口,植骨填塞关节面抬起后的骨缺损(图 10-16)。

(四)Ⅳ型

此型骨折常合并胫骨髁间棘骨折,膝关节脱位和神经、血管损伤,有时骨折反而并不是很严重。但这些严重的软组织损伤会使膝关节非常不稳定。非手术治疗只适用于无移位骨折。即使是很小的移位,采用石膏固定都会留下显著的膝内翻畸形。若骨质良好,为低等至中等暴力损伤，外翻膝关节复位，行经皮螺钉固定(图 10-17)。

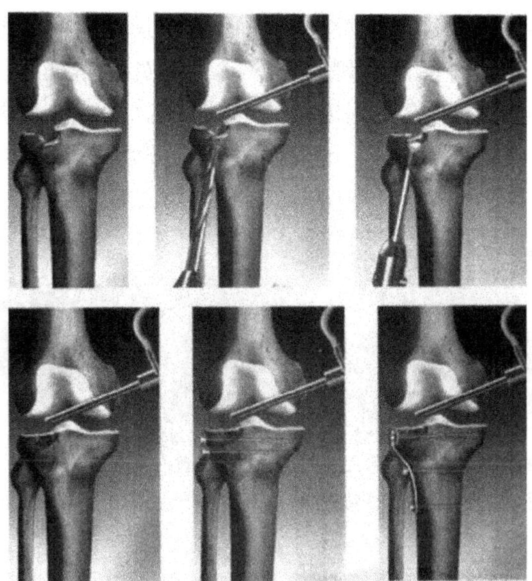

图 10-16　Ⅲ型胫骨平台骨折固定

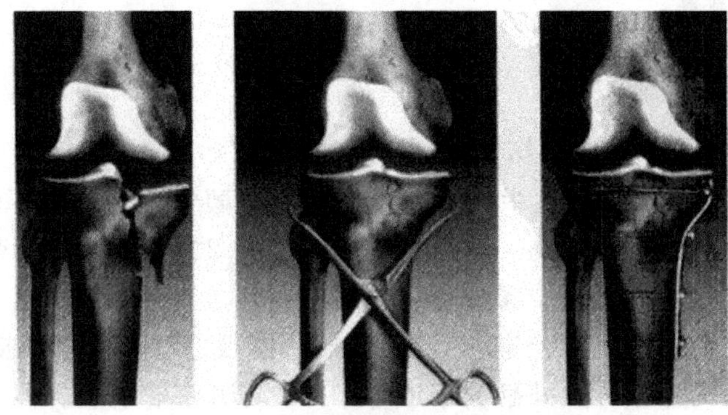

图 10-17　Ⅳ型胫骨平台骨折固定

高能量暴力引起的内髁骨折常有骨折显著移位、外侧副韧带撕裂或腓骨小头骨折，需行切开复位内固定，行支撑钢板固定。髁间棘撕脱骨折则用钢丝或长拉力螺钉固定。

(五) Ⅴ型和Ⅵ型

Ⅴ型和Ⅵ型骨折都是涉及两髁的骨折，常见于轴向暴力作用于伸直的膝关节，由高能暴力引起，合并严重的软组织损伤。同时应高度警惕神经、血管损伤和筋膜间隔综合征(图 10-18)。这两型骨折不适宜非手术治疗。传统上行大切口、双钢板固定，但是这将招致许多严重的并发症，包括伤口裂开和感染。

为了减少并发症、提高疗效，现在多应用以下方法：①应用股骨复位器间接复位，然后行有限切开复位塌陷的关节面，植骨填塞关节面抬起后遗留的空腔。最后用 2～3 枚松质骨螺钉固定。如果内髁骨片基底不是粉碎的，利用间接韧带整复技术后，内髁骨折片往往会复位。此时通过置于外侧钢板的长拉力螺钉将内髁骨折片固定。当内髁骨折片基底粉碎，利用间接韧带整复技术不能使其复位时，切开复位内髁用 1 个小支撑钢板固定。②骨折粉碎程度越严重，放置内侧小支撑钢板的并发症发生率就越高，对这些患者，可在内侧应用半针外固定架替代内髁小支撑钢板。

将1～2枚外固定架针平行于关节置于内侧。用外固定架维持6～10周，直至出现明显骨折愈合征象。随着软组织损伤程度的加重，外侧放置钢板后出现并发症的可能性也大大增加，这时在内侧行单边外固定架固定，拉力螺钉固定外髁骨折。③环形外固定架也是处理这种严重损伤的一个很好的办法。虽然外固定架技术很大程度上依赖韧带复位技术，使骨折有一定程度的复位，但它不能复位塌陷的关节面。复位塌陷的关节面必须行有限切开，在透视或关节镜监控下复位塌陷的关节面。

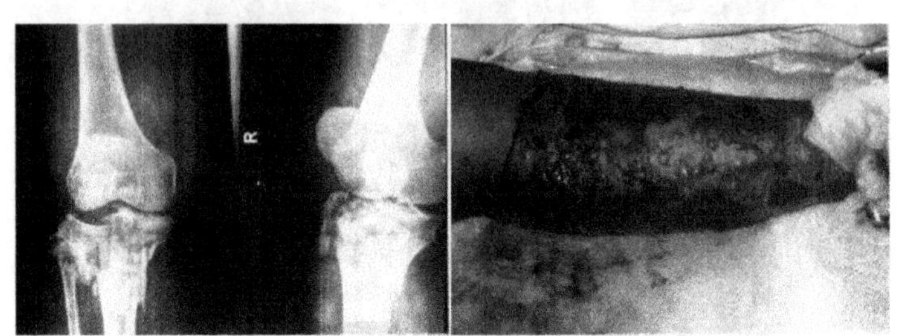

图10-18 Ⅵ型胫骨平台骨折合并严重的软组织损伤

(六)BMP-2移植修复

BMP-2治疗胫骨平台骨折可以减少住院时间，加速骨折愈合，减少早期完全负重的时间及术后并发症，利于早期康复。

六、合并症

(一)胫骨平台骨折合并韧带损伤

韧带损伤包括内侧副韧带损伤、半月板撕裂、前交叉韧带撕裂。Bennett和Browner发现56%的胫骨平台骨折中有软组织损伤。内侧副韧带损伤占20%，外侧副韧带损伤占3%，半月板损伤占20%，腘神经损伤占3%，前交叉韧带损伤占10%。

韧带损伤将引起膝关节术后不稳定，导致膝关节功能很差。诊断韧带损伤应拍平片、应力位片，行物诊和手术探查。膝关节内、外翻大于或等于10°说明韧带断裂。但不要将由骨折移位引起的膝关节面倾斜所产生的角度误诊为韧带损伤。合并有腓骨头和胫骨髁间棘撕脱骨折、股骨髁或胫骨髁撕脱骨折常提示韧带损伤。

(二)血管损伤

低能量暴力一般不引起血管损伤，而高能量暴力所致的SchatzkerⅣ、Ⅴ和Ⅵ型骨折易引起血管损伤。由于腘动脉在腘部被其分支束缚，移动范围很小，因此骨折移位容易引起血管损伤。血管造影可进一步明确诊断。行血管造影的指征是动脉搏动减弱或消失，大血肿，瘀斑，进行性肿胀，持续性动脉出血，损伤以远的皮肤发凉、青紫和有相邻的神经损害。

处理：足背动脉搏动可触及，先固定骨折；足背动脉搏动不能触及且距受伤时不少于6小时，首先重建血运，应用外固定架恢复患肢长度和稳定。在修复动脉的同时要修复合并的腘静脉损伤，局部缺血时间超过6小时要考虑4个筋膜间室行切开术减压。

七、术后处理

胫骨平台骨折术后处理的特点是早期活动、延迟负重。内固定稳定者用CPM锻炼，然后行步态训练和主动功能锻炼。SchatzkerⅠ、Ⅱ、Ⅲ型骨折，4～8周内不负重，直到有早期骨愈合的

X 线影像。在 4～8 周后可部分负重，3 个月后完全负重。

Ⅳ、Ⅴ、Ⅵ型胫骨平台骨折由于软组织损伤重，如果内固定牢固，术后尽量应用 CPM 锻炼，一般在术后 8～12 周，X 线显示有骨折愈合才逐渐下地活动。韧带整复外固定架固定后骨折愈合较慢，适当晚负重。胫骨平台骨折术后，如果无局部不适，内固定物可长期保留。Ⅰ、Ⅱ、Ⅲ型骨折愈合快，伤后 1 年可去除内固定物；Ⅳ、Ⅴ、Ⅵ型，尤其是Ⅴ、Ⅵ型由于骨折线沿至骨干，骨折愈合较慢，一般 18～24 个月方可去除内固定物，然后拄拐 4～6 周才能参加剧烈活动。

八、术后并发症

胫骨平台骨折难以处理，即使有周密的术前准备、手术设计和精细的操作，也难免发生严重的并发症。胫骨平台骨折术后并发症分为两类：早期并发症，如复位失败、深静脉血栓、感染；晚期并发症，如骨不连、内固定物断裂、创伤性关节炎。

（一）感染

膝部周围皮肤的受伤情况是造成感染的最重要的原因。不适当的切口和放置大型内固定物是造成感染的另一个原因，延迟手术时间、保护骨片上的软组织、采用小的内固定物可减少感染的发生。感染发生后，冲洗、清创，去除失去生机的骨和软组织。深部感染和脓肿需要切开引流，5～7 天闭合伤口，或转移皮瓣覆盖伤口。小的无脓窦道，行冲洗、清创后放置引流管，闭合伤口。

（二）骨不连

低能量暴力致伤的骨不连少见，Schatzker Ⅵ型骨折骨不连多见。下肢制动和骨折粉碎造成的骨质疏松使骨不连的治疗更困难。萎缩性和非感染性骨不连可直接行植骨术，感染性骨不连应用抗生素、转移皮瓣、外固定等治疗。

（三）创伤性关节炎

胫骨平台骨折后关节面不平和膝关节不稳定是导致创伤性关节炎的主要因素。另外下肢轴线改变也是导致创伤性关节炎的重要因素。患者对内翻畸形的承受力远差于外翻畸形，但是大多数患者均为内翻畸形。如果关节炎局限在内髁或外髁，或由下肢负重轴线改变引起，可行截骨术，如果有严重的创伤性关节炎则行膝关节置换术。

（四）膝关节僵硬

伸膝装置的瘢痕、膝关节和髌股关节的纤维渗出粘连都会导致膝关节僵硬，作术后制动会使粘连加重。3～4 周的制动会导致一部分膝关节的永久僵硬。

（杨铁群）

第十一章

脊柱疾病的西医治疗

第一节　上颈椎骨折与脱位

一、寰枕脱位

(一)概述

寰枕关节是枕骨大孔两侧备具一枕骨髁,其表面隆凸与寰椎侧块的上关节凹面互相咬合,构成枕寰关节。寰枕关节脱位在临床上极为罕见,据推测,该部发生脱位而能存活者甚少,可能在遭受损伤的同时毙命。

(二)病因

高速行进的车辆和高处坠落伤是寰枕脱位的主要致伤原因。

(三)病理

就其解剖特点而言,枕骨大孔两侧的枕骨髁表面隆凸与寰椎侧块的上关节凹面互相咬合构成的枕寰关节,它属于椭圆关节,头部可借助此关节作俯、仰和侧屈活动。枕寰关节借助于寰枕前、后膜及关节囊韧带加强其稳定性,由于该部深在,又有诸多骨和肌肉保护,不易招致外伤。在遭受外力作用,头面部遭受突然打击,而颈和躯干的惯性继续向前,可能在枕骨和寰椎联结处造成剪切作用,导致寰枕关节脱位,临床上寰枕关节脱位不多见,也可因暴力骤停后肌肉猛烈收缩而复位,致临床上X线片查不出。

新生儿分娩创伤寰枕脱位的重要原因,多见于臀位产或暴力器械引产致颈椎在产程中屈伸、旋转等致伤。

(四)临床症状

绝大多数患者伤后立即死亡,有幸存者多有极为严重的高位颈髓损伤征象。四肢瘫痪和呼吸困难是主要临床表现。

(五)体征

寰枕脱位幸存者多有极为严重的高位颈髓损伤征象。四肢瘫痪和呼吸困难是主要临床表现。Bohlman报告2例,均因呼吸困难致呼吸衰竭在创伤发生后短期内死亡。经过尸检发现枕骨和寰椎完全分离,颈脊髓完全横断。

（六）诊断

（1）明确外伤史如高处坠落、交通事故致伤史。

（2）临床症状与体征。

（3）影像学检查（X 颈椎光片及 CT 扫描）。

根据外伤史、临床表现、体格检查及影像学等辅助检查可确诊。

（七）治疗

病例罕见，尚无统一治疗程序和方法。根据一些学者报告，采用非手术治疗可获成功。损伤初期，必须采用一系列的改善呼吸功能的措施，同时处理寰枕脱位，例如气管切开及颈椎牵引复位，但必须密切观察复位情况和全身状况的变化。对于复位后仍不稳定者可进行枕颈融合，以达到永久性稳定。

（八）预防

避免交通损伤及其他意外损伤。

二、寰椎骨折

（一）病因

因高处重物落下打击头顶，暴力由头颅传至枕骨孔，穿过寰椎，使寰椎两个脆弱部前弓与后弓断裂。

（二）临床表现

急症病员往往用双手托住头部，欲将头部固定，不使其转动。

（三）诊断

（1）有典型的外伤史。

（2）颈部压痛，颈部肌肉痉挛，头部旋转屈伸活动受限。

（3）击顶试验阳性，枕大神经分布区可有感觉障碍。

（4）特殊检查，X 线摄片可发现骨折的移位方向，特别是颏下颅顶位的投照，显示更为清楚。

（四）治疗

1.非手术疗法

（1）无神经症状者，可采用牵引复位，头颈胸石膏固定。

（2）有神经症状者，可行颅骨牵引，头颈胸石膏固定。

2.手术疗法

复位不满意者，晚期应行枕骨与枢椎融合术。

三、齿状突骨折

（一）概述

枢椎齿状突骨折常容易累及寰枢椎区域稳定性，是一种严重的损伤，发生率约颈椎损伤的10％。由于具有特殊的解剖学结构，其不愈合发生率也较高，因有不稳定性因素的存在，有可能导致急性或延迟性颈椎脊髓压迫并危及患者的生命。

（二）病因

齿状突骨折多因头颈屈曲性损伤所引起。

(三)病理

枢椎上接寰椎,下连第三颈椎,无典型椎体,只是与第三颈椎椎体连接部呈椎体形态,其上部为一骨性柱状突起,形若牙齿状,故称齿状突,长约 1.5 cm。与寰椎前弓内侧形成关节,借助坚强的横韧带带及翼状韧带等维持其稳定,并限制齿状突的活动范围。

当外力突然作用头部屈曲时,齿状突与寰椎前弓和横韧带组成的牢固解剖结构向前冲击,齿状突即可与椎体分离造成骨折。外力也可能是剪切和撕脱联合作用,造成不同类型骨折。

Anderson 根据齿状突骨折的 X 线解剖部位分三种类型。

Ⅰ型:属于齿状突尖部斜行骨折,有时也表现为撕脱骨折。这是由于附着在其尖部的翼状韧带牵拉后引起的齿状突尖端一侧性骨折。

Ⅱ型:齿状突与枢椎椎体连接部骨折。

Ⅲ型:骨折线波及枢椎椎体的松质骨,是一种通过椎体的骨折。

顶韧带和翼状韧带分别从齿状突的顶部和尾部的两侧呈扇形分散,前面与前寰枕膜混合一起,翼状韧带的后面附着在枕骨大孔的前缘及枕骨髁部,横韧带的两端附着在寰椎两侧块内侧缘并自齿状突后面绕过,二者被一个小滑液囊分开并形成关节。当齿状突根部骨折时,这些韧带都附着或绕过近侧骨段上,如果采用颅骨牵引,将使寰椎和齿状突二者因韧带联结成一体,因寰枢关节囊和颈部肌肉方法限制,故可使枢椎锥体与寰椎齿突分离。翼状韧带主要是传导扭曲外力并引起Ⅰ型头段骨片的旋转移位。Ⅲ型骨折后虽也有韧带牵拉作用,但骨折的接触面积较大,引起损伤如是屈曲外力,骨质段具有互相嵌压作用,故认为它是稳定骨折,因此,这些韧带附着和牵拉作用说明了Ⅰ型骨折具有内在稳定作用,Ⅱ型是不稳定骨折的原因。

寰枢区椎管的前后内径约 30 mm,预测和齿状突的直径各约 10 mm。因此,在寰枢区的脊髓有一定自由活动的缓冲间隙,即寰枢间有不超过 10 mm 的前后移位变化范围,如果超过 10 mm就有可能引起脊髓压迫。但对各病例也不都如此。寰枢不稳定时脊髓有潜在危险。但是如果齿状突骨折并与寰椎椎弓一并向前移位,则这种危险大为减少;相反,如齿状突没有骨折而寰椎向前移位,则齿状突或寰椎后弓可能对脊髓造成压迫。

(四)临床症状

颈项部(上颈椎)疼痛。四肢无力,神经症状早期有四肢无力,枕部感觉减退或疼痛。

(五)体征

上颈椎压痛,头颈活动受限,以旋转运动受限最明显。肢体深反射活跃,枕部感觉减退。严重者四肢瘫痪和呼吸困难,可在短期内死亡。迟发性脊髓病多见。损伤后不立即发病,未获治疗或治疗不当,寰枢椎逐渐移位。相对而言,缓慢减少缓冲间隙,在一定限度内,脊髓有一定适应能力,但超出了脊髓的适应极限就会出现相关的脊髓受压迫症状。包括痉挛性半瘫、大小便失禁、脊髓半侧损伤、单肢瘫、四肢瘫、吞咽困难和枕大神经痛。神经损害症状可表现为渐进性加重或间歇性发作,有些病例于伤后数年、数十年后出现症状与体征。

(六)诊断

(1)明确外伤史致伤史。

(2)临床症状与体征。

(3)影像学检查(X 颈椎光片及 CT 扫描)。

清晰的开口位片可显示齿状突骨折及其骨折的类型,侧位片看齿突和寰椎前弓的距离能够提示寰枢椎是否脱位。必须注意齿状突骨折可能合并寰椎骨折。有时由于开口及拍片角度不合适，齿状突骨折处显示不清或多重骨影掩盖。必要时，多次拍开 1∶3 片，或侧位伸屈位片，对可疑者必要时还可作 CT 扫描检查。根据外伤史、临床表现、体格检查及影像学等辅助检查可确诊。

（七）治疗

1.保守治疗

治疗方法包括牵引复位，持续牵引或外固定。

（1）牵引复位：牵引方法应用枕颌牵引，取正中位，牵引重量 3～4 kg。时间为 1～3 周，直到骨折已经复位，即行头颈胸石膏固定，固定时间 3～4 个月。

（2）颅骨牵引：通常不宜采用，只有在移位严重，或伴有下颈骨折脱位时方可采用，但牵引重量也不宜太大，以避免牵引过大引起齿状突骨折部分离影响愈合。

（3）头环石膏固定：它即可调节复位又具有能够保持高度的稳定作用，但这种装置的安装给患者带来一定不便，由于穿钉和固定其并发症不少见，这种装置和技术也比较复杂。

2.手术治疗

目的是稳定寰枢椎，防止因不稳定造成迟缓性脊髓压迫。适应证：齿状突骨折不愈合合并寰枢椎不稳定者。

手术方法有寰枢椎固定术和枕颈固定术，对合并神经损伤者行寰椎后弓减压并寰枢椎固定，必要时还应将枕骨大孔后缘压迫脊髓部分切除，再施行枕颈融合。

3.功能锻炼

牵引固定期间，应鼓励患者加强四肢关节的屈伸活动。解除牵引和固定后，逐渐进行颈部屈伸、侧屈及旋转活动。早期应避免做与受伤暴力相同方向的运动，以防止骨折愈合不坚固而发生再次骨折等损伤。

（八）预防

避免外伤，积极预防避免并发症的发生。

四、枢椎椎弓骨折

（一）临床分型

1.Effendi 分型

Effendi 分型（图 11-1）可分为 3 型。其强调稳定性概念。

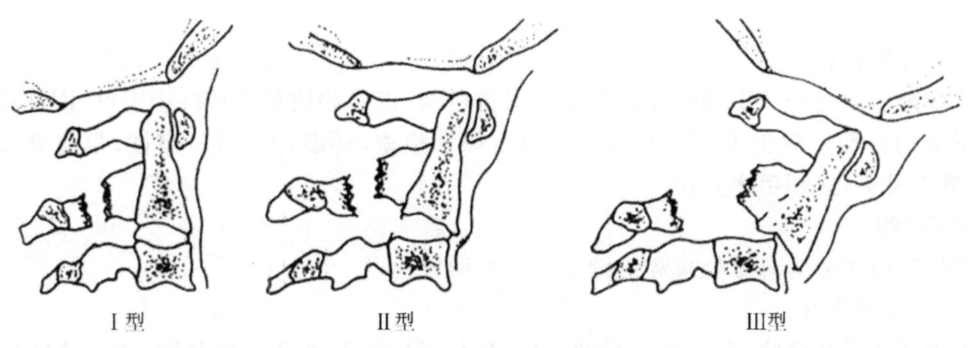

图 11-1 Effendi 分型

（1）Ⅰ型：稳定骨折，骨折线可在椎弓任何部位，C_2～C_3 椎体间结构是正常的。

(2)Ⅱ型:不稳定骨折,枢椎椎体显示屈曲或伸展的成角或明显的向前滑脱,$C_2 \sim C_3$ 椎体间结构已有损伤。

(3)Ⅲ型:移位的骨折,枢椎椎体向前移位并有屈曲,$C_2 \sim C_3$ 小关节突发生脱位或者交锁。

2.Levine 和 Edwards 分型

Levine 和 Edwards 分型(图 11-2)可分为 4 型。

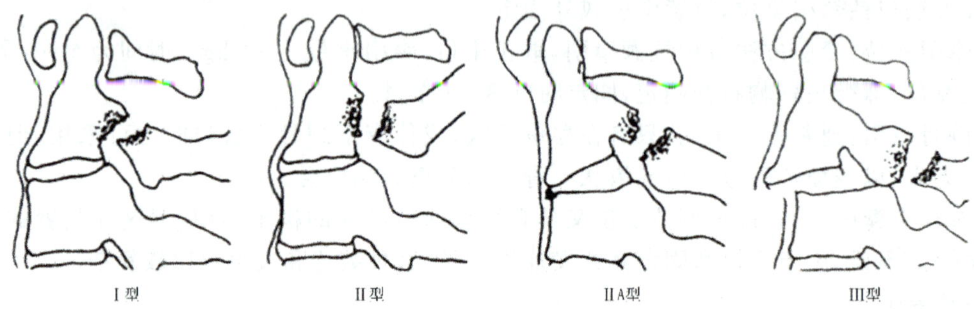

图 11-2 Levine 和 Edwards 分型

(1)Ⅰ型:骨折有轻微的移位(<3 mm),韧带损伤轻微,是稳定的骨折,占 28.8%。

(2)Ⅱ型:骨折有超过 3 mm 的前移和不显著的成角,是不稳定骨折,占 55.8%。枢椎椎体显示屈曲或伸展的成角或明显的向前滑脱,$C_2 \sim C_3$ 间结构已有损伤。

(3)ⅡA 型:有明显成角而无移位,$C_2 \sim C_3$ 间结构已有损伤,是不稳定骨折。

(4)Ⅲ型:双侧椎弓根骨折伴小关节突损伤,通常移位严重,枢椎椎体向前移位并有屈曲,$C_2 \sim C_3$ 小关节突发生脱位或者交锁,占 9.6%。

(二)诊断

(1)诊断内容:①骨折属何种类别。②有无神经损伤。③有无伴随损伤。④是否为多发损伤。在整个颈椎骨折脱位中,创伤性枢椎前脱位占 4%~7%,如果缺乏准确的外伤史或对该损伤特点认识不足,会导致漏诊。

(2)常规检查:X 线平片、CT 扫描三维重建和磁共振检查。

(3)创伤性前滑脱:常见于车祸,多无神经系统症状,这不同于"绞刑者"骨折,后者常常因绞榨、窒息或脊髓损伤而立即死亡。Fanics 评价大宗病例,仅 6.3%患者有神经系统并发症。在不同骨折类型中,Ⅲ型骨折中出现神经系统损伤最多。

(三)治疗

1.治疗前准备工作

在治疗前应该充分认识创伤性前滑脱的损伤机制,正确评估骨折后的稳定性,因此应该对创伤进行正确的分型。对于Ⅰ、Ⅱ型骨折,通过影像学检查,动态评估其稳定性;Ⅲ型骨折是不稳定、不可复性骨折,必须手术复位。

2.治疗过程

治疗过程应该分为急诊处理和后续治疗两个阶段。

(1)急诊处理内容。

如果无神经系统症状,无论脱位程度如何,急救时应给予患者佩戴颈围,或者临时枕颌带持续牵引,等待后续治疗。

如果有神经系统症状,合并齿状突骨折等情况,确诊后必须立即进行颅骨牵引术,等待后续治疗。

(2)后续治疗内容。

非手术治疗：包括颈围固定、颅骨牵引和 Halo 支架固定。通常建议卧床牵引 3～6 周后改行外固定（石膏、Halo 支架）3 个月。对于没有移位或者移位非常轻微的Ⅰ型骨折，也有建议短时间牵引 1 周后选择外固定 3 个月。非手术治疗的骨融合率达 95%。

手术治疗：具体方法详见下文。

3.手术方式及其适应证选择

(1)后路 C_2 椎弓根松质骨螺钉固定术。

适应证：主要适用于 Hangman 骨折Ⅰ型与ⅡA 型，C_2～C_3 椎间盘前半部和前纵韧带基本完好（通过 MRI 片判断）。

禁忌证：①伴有 C_2～C_3 椎间盘和前后纵韧带损伤、C_2～C_3 小关节脱位和 C_2 椎体骨折等的 Hangman 骨折。②牵引无法复位或维持复位有困难的 Hangman 骨折。③C_2 椎弓根发育畸形或结构破坏者。

优点：①采用半螺纹松质骨螺钉固定技术，同时具有复位固定作用，可达到骨折解剖复位；螺钉有加压固定牢固，有利于骨折愈合。②不破坏关节，不累及椎体，避免后路融合术后颈椎活动功能的丢失。③术后无须长期卧床休息或外固定。

(2)后路 C_2 椎弓根钉棒＋后路短节段固定融合术。

适应证：伴有明显成角及移位的 Hangman 骨折Ⅱ型、Hangman 骨折Ⅲ型。

(3)后路 C_2 椎弓根螺钉固定术＋前路 C_2～C_3 椎体间固定融合术（常用方法）。

适应证：Hangman 骨折Ⅲ型，由于Ⅲ型骨折常伴有 C_2～C_3 椎间盘纤维环的破裂和前后纵韧带的断裂等。治疗上不仅应考虑骨折的复位、固定，还应考虑椎间盘等软组织对脊髓的压迫。这种前后路手术可以达到颈椎牢固的固定，同时减除脊髓前方的压迫。

缺点：手术难度大，技术要求高，具有损伤面神经、舌下神经、喉上神经、颈外动脉分支和颈动脉鞘的风险。

(四)预后

Ⅰ型骨折并发症少，治疗较容易，愈合率接近 100%，约 10%患者远期出现局部椎间关节创伤性关节炎。Ⅱ、Ⅲ型骨折治疗后如果术后遗留有 10°以上畸形，患者将有颈部的长期疼痛。

五、创伤性寰枢关节脱位

(一)定义和临床解剖要点

1.定义

寰枢关节在外伤或者其他因素的作用下出现骨或韧带结构断裂，使关节的活动范围超过正常限度，即称为寰枢关节脱位。绝大多数病例是由外伤造成，少部分是由先天性畸形（如游离齿突）、炎症（如类风湿关节炎）、结核等引起。

2.解剖要点

寰椎和枢椎构成的寰枢关节，具有独特的解剖功能，是脊柱诸关节中旋转活动范围最大的关节，因而也是稳定性相对薄弱的关节。

主要稳定韧带：寰椎横韧带、寰枢侧块关节囊韧带、翼状韧带、齿突尖韧带、椎弓间黄韧带。其中寰椎横韧带最粗大、最坚韧，是起最主要作用的韧带。

3.局部解剖的临床意义

寰枢关节脱位有 3 种情况:前脱位、后脱位和旋转脱位。

当寰椎横韧带断裂,横韧带失去限制齿突后移的作用,会出现寰椎前脱位。当寰弓两端骨折,前弓失去对齿突的约束,会出现寰椎后脱位。当齿突骨折后,寰椎可以出现前脱位,也可以出现后脱位。当寰椎在枢椎上旋转超过正常范围时,损伤翼状韧带和寰枢关节囊韧带,使得寰枢椎关节旋转固定于正常范围外即称为旋转脱位。

严重或者完全的急性寰枢椎前后脱位,由于患者高位颈髓损伤而出现呼吸肌麻痹,来不及抢救而立即死亡。

临床上见到的外伤后寰枢椎脱位均为半脱位,多没有脊髓神经症状或者仅有极其轻微的神经症状。如果脱位程度是缓慢逐渐加重的,则会出现慢性脊髓压迫症状。在这种情况下,如果是横韧带断裂导致的脱位,压迫脊髓的是枢椎齿突;如果是齿突骨折导致脱位,压迫脊髓的是枢椎椎体的后上缘。故对寰枢椎前脱位病例行寰椎后弓切除+颈枕融合术并不能起到椎管减压目的。

(二)临床表现和诊断

寰枢关节脱位后可以仅表现为颈痛、活动受限而没有或少有任何髓神经损伤症状,也可以有严重脊髓损伤呈现四肢瘫痪,但是临床常见的脊髓损伤症状以脊髓中央管综合征等不全瘫表现最为多见,更加严重的脊髓损伤常导致患者立即死亡。

对于有头颈部外伤病例首先应该拍摄颈椎 X 线片,包括颈椎正侧位、动力位和张口位片。侧位片观察寰齿前间隙,张口位片观察齿突根部骨的连续性,以排除寰椎横韧带断裂和齿突骨折。

CT 三维重建可以更清晰观察到脱位程度和是否有横韧带附着区撕脱性骨折碎片,MRI 扫描可以显示局部关节囊等韧带损伤情况。上述全面检查有助于明确诊断和制订正确的治疗方案。

(三)可复性寰枢关节脱位治疗原则

(1)原则上寰枢关节脱位大多数需要手术治疗,只有一部分新鲜齿突骨折(AndersonⅢ型)可以在头颈胸外固定下自然愈合。

(2)后路寰枢椎关节融合术是必要的治疗手段,新鲜齿突骨折(AndersonⅡ型)可以选择前路手术方式。

(四)后路手术方式

1.寰枢椎后弓钢丝固定植骨融合术

寰枢椎后弓钢丝固定植骨融合术即传统燕尾骨块法。

2.后路经关节突螺钉寰枢椎固定融合术

后路经关节突螺钉寰枢椎固定融合术即 Magerl 螺钉技术。

适应证:①适用于急性或慢性寰枢椎不稳者,不要求后弓完整。②术前要求复位良好,手术相对简单。

3.寰枢椎椎弓根螺钉系统内固定技术

(1)1994 年 Goel 采用寰椎侧块螺钉+枢椎椎弓根螺钉内固定;国内 2003 年有临床报道。

(2)关于枢椎椎弓根螺钉内固定术:LeconLe(1964 年)首先应用枢椎椎弓根螺钉治疗枢椎创伤滑脱。Bome(1984 年)应枢椎椎弓根螺钉内固定治疗 18 例枢椎椎弓根骨折。国内有医师

2002 年应用枢椎椎弓根螺钉治疗 Hangman 骨折。

4.寰枢椎椎弓根技术

寰枢椎椎弓根技术临床应用定位标识、角度和螺钉长度。

(五)目前寰枢椎内固定发展趋势

(1)短节段融合、坚韧内固定及一期完成复位和内固定是寰枢椎手术发展的趋势。

(2)在选择各种内固定方式的同时,还要注意到即时稳定性和永久稳定性的关系,因为生物力学测试结果都是代表即时稳定,而永久稳定性是靠术后植骨块爬行替代来完成。

(3)如后路 Brooks、Apofix 等其植骨块在爬行替代过程中,死骨吸收和新骨形成过程,必然会出现一时性不稳定因素,所以临床外固定不可废除。

(4)同时还要强调,植入物和植骨融合技术,均不可偏废,植骨床的设计、植骨量要足够,是永久稳定性的保证。

(六)各种寰枢椎后路内固定方法生物力学评价

(1)由于上颈段运动功能强大(寰枕关节和寰枢关节占整个颈椎屈伸和旋转的 1/2),过多的融合一方面明显减少了颈椎的运动范围,造成患者术后明显不便,另一方面导致相邻关节退变失稳。

(2)强弱依次为:Magerl 螺钉、寰枢椎椎弓根螺钉钢板、Brooks 钢丝、Halifax 或 Apofix 椎板夹和Gallie钢丝。

(3)采用螺钉固定(Magerl 螺钉或寰枢椎椎弓根螺钉内固定技术),术后无外固定或仅需简单的外固定,而其他则必须有坚强的外固定。因此,寰枢椎椎弓根螺钉系统内固定术固定融合效果最高,预后良好。

六、难复性寰枢椎关节脱位

(一)定义

创伤造成的寰枢关节脱位如果病程很长,在关节脱位的位置上软组织挛缩,此时即使采用大重量颅骨牵引也不能复位,即成为难复性寰枢关节脱位。绝大多数难复性寰枢关节脱位都是寰椎前脱位。

(二)处理原则和适应证选择

(1)术前 CT 重建显示寰枢侧块关节有骨性融合和齿状突严重畸形、动力位 X 线片不能复位病例,需要进行前路松解复位术(包括软组织松解和骨性松解),成功后再进行后路固定融合术。由于松解后仍然有一些不能横断的挛缩肌肉软组织,寰椎存在很大的弹性回缩力,最好选择具有三维稳定性的牢固内固定方式,如寰枢椎弓根螺钉内固定系统固定方式。钢丝和椎板夹固定术均不能满足这种要求。

(2)术前动力位 X 线片和术中大重量颅骨牵引可以部分复位病例,条件允许时可选择后路寰枢椎椎弓根钉板系统复位内固定术。

(3)如果前路松解失败或者后路复位固定失败,宜选择寰椎后弓切除减压+枕颈融合术或选择前路经口齿状突切除减压+后路枕颈固定融合术。

(三)预后

(1)据研究,绝大多数难复性寰枢椎脱位经过前路松解(经过口腔或者颌下切口术式)复位术后再进行后路寰枢椎椎弓根螺钉内固定术而达到满意复位固定效果。

根据我们的临床经验,绝大多数难复性寰枢椎脱位,采用后路寰枢椎椎弓根螺钉板系统能够达到有效复位。

(2)选择后路枕颈融合术病例术后恢复差,头颈活动受到严重限制。目前这种手术方式已经极少被脊柱外科医师所选择。

七、寰枢关节旋转脱位

Wortzman 首先报道此病,并将其命名为"寰枢关节旋转脱位和固定"。目前认为寰枢椎旋转半脱位是陈旧性脱位。

(一)发病机制

1.解剖基础

由于侧块关节的上下关节面均为凸面,这使得寰枢关节的轴向旋转范围在脊柱所有关节中最大(80°),整个颈椎大约 55%的旋转动作发生在寰枢关节。在正常情况下侧块关节韧带起到限制活动的作用,当过度活动时,翼状韧带和关节囊韧带发生断裂损伤,导致寰枢侧块关节旋转脱位。寰枢椎关节以齿状突为轴心旋转,在旋转过程中颈椎管变窄,有脊髓损伤的可能。然而临床上极少有脊髓损伤病例,原因是寰枢椎的椎管矢状径分别为 22 mm 和 20 mm,明显大于下颈椎矢状径 12 mm,脊髓组织不容易受到寰枢椎脱位压迫。

2.发生原因

有多种学说,其中以感染和创伤学说为多数学者认同。上呼吸道感染可发生寰枢关节充血炎症,导致其附着的韧带松脱,从而造成关节脱位。外伤可以引起脱位,但临床多见的是轻微创伤,少见骨性损伤。如果长时间不能恢复正常解剖位置,导致韧带和关节囊在异常位置上发生挛缩,就形成旋转脱位与固定。

(二)临床表现及诊断要点

(1)头颈部轻微外伤史或者扭伤史,主要发生于少年儿童,成人通常发生于交通事故。

(2)典型表现是特发性斜颈、颈部僵硬、头痛及活动受限,患者头颈旋转功能受限最明显。具体表现为下颌转向一侧,头向对侧倾斜 20°,并有轻度屈曲,主动或者被动活动困难(转头不能超过中线)。

(3)极少伴有脊髓和神经根损伤。

(4)影像学及其分型:X 线张口位片可以发现齿突两侧不对称,CT 三维重建可清晰显示旋转脱位。

(三)临床分型

Fielding 将寰枢关节旋转与固定分为 4 型(图 11-3)。

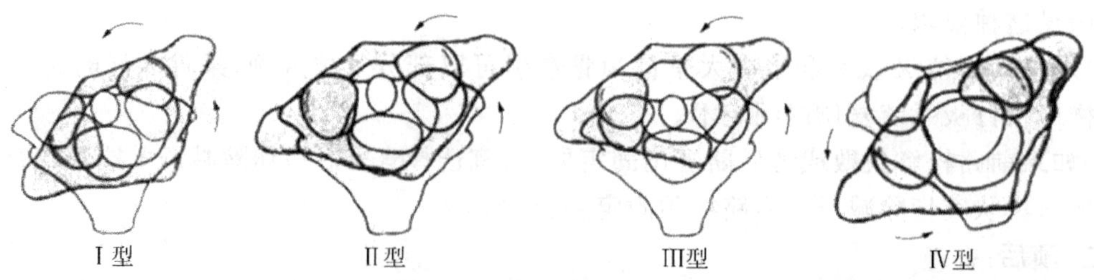

图 11-3 Fielding 将寰枢关节旋转与固定分型

(1)Ⅰ型：不伴有寰枢前脱位的旋转与固定(移位距离不超过 3 mm)，表示横韧带没有损伤，寰枢椎旋转运动范围正常。

(2)Ⅱ型：旋转固定移位在 3～5 mm，可能合并横韧带损伤，一侧的侧块有移位，而对应的侧块无变化，寰枢椎运动超出正常范围。

(3)Ⅲ型：严重移位，为加重的Ⅱ型，双侧侧块关节移位明显，寰齿前间隙超过 5 mm。

(4)Ⅳ型：为一侧寰椎侧块向后旋转移位，通常伴有齿状突骨折，临床少见。

(四)治疗原则及其方法

发病初期可以试行手法复位，但有一定的风险，卧床休息或者牵引复位治疗是安全有效的方法，绝大多数病例随着炎症的消退而疼痛缓解，旋转固定会自然恢复。

如果发生在 1 周以内可以适当固定颈椎或者卧床休息即可复位；如果发病在 1 周以上 1 个月以内，就应该住院牵引治疗，复位后应制动 4～6 周；如果持续 3 周以上则可能牵引也不能复位，即使复位后也容易再发脱位；如果牵引也不能复位，则需要手术切口复位。

综上所述，治疗原则如下。

(1)急性期均以牵引复位及石膏固定为主。枕颌带牵引足以达到复位目的，只有失败者方考虑颅骨牵引术。

(2)经过牵引复位失败而又有不稳者需要行寰枢椎融合术。

(五)预后

少年儿童患者基本上都可以通过牵引复位，预后好；成人患者有部分病例需要手术。

(郝全学)

第二节　下颈椎骨折与脱位

下颈椎损伤在颈椎损伤最多见，各种暴力，包括屈曲、伸展、旋转、压缩、侧屈等都可导致下颈椎的骨折与脱位，通常合并不同程度的脊髓损伤。

一、单纯颈椎椎体压缩骨折

单纯颈椎椎体压缩骨折常因屈曲暴力与垂直压缩暴力相互作用，导致受力节段椎体前柱压缩而成楔形改变，好发于 C_4～C_6，大都为稳定性骨折。

(一)发生机制

通常因屈曲暴力与垂直压缩暴力协同作用，上下椎体终板前缘相互挤压，导致椎体前侧骨皮质碎裂，椎体前柱松质骨随之塌陷，中柱一般无受累，因此椎管形态无改变，脊髓不易受到压迫，但有时因椎间盘突出向后方压迫颈髓或脊髓前中动脉，导致四肢瘫。严重压缩骨折是在屈曲暴力作用下，椎体后柱出现撕裂骨折、关节突骨折脱位及韧带断裂等，属不稳定骨折，多伴有神经症状。

(二)临床表现

主要表现为颈部疼痛、运动受限，颈呈前屈状态，脊髓受压时出现四肢感觉、运动和括约肌功能障碍；脊髓前中动脉受压导致脊髓前 2/3 缺血，出现四肢瘫，具有上肢瘫痪重于下肢，感觉功能障碍轻等特点；颈神经根受压时出现上肢相应支配节段感觉、运动障碍等。

(三)诊断要点

颈椎侧位X线片可明确椎体呈楔形改变、颈椎生理屈度是否正常、椎管前后壁是否连续等，颈椎斜位片可了解后方关节突是否有骨折、脱位、神经管是否有骨性狭窄等；CT平扫可判断椎体中后柱是否受累、椎管容积是否有改变等。MRI可了解是否合并椎间盘突出、脊髓是否受压、脊髓信号是否有改变等。

(四)治疗选择

1.非手术治疗

轻度压缩骨折行头颈胸石膏外固定3个月，严重压缩骨折无神经症状者行枕颌带或颅骨牵引，利用椎体前后纵韧带张力牵拉复位，床旁X线复查，牵引3周后改用头颈胸石膏外固定3个月。

优点：治疗方法简单易行，可在基层医院广泛开展。

缺点：外固定时间长，患者难于坚持；因外固定时间过长而引发的精神行为异常等疾病。

2.手术治疗

严重压缩骨折经非手术治疗后仍有颈椎不稳者、有神经症状、影像学检查脊髓有明确压迫者需行手术减压和固定，通常采用颈前路减压、植骨融合、钢板内固定。

优点：减压直接彻底，防止脊髓迟发性损伤的出现，有利于脊髓损伤的恢复；内固定牢靠，有利于早期功能锻炼，防止并发症的出现；缩短住院时间。

缺点：手术相关风险及手术创伤。

(五)康复指导

非手术治疗患者早期开展四肢抗阻力锻炼，瘫痪者勤翻身防压疮、辅助排尿、四肢被动活动等；手术治疗患者，早期戴颈托下床活动，瘫痪者开展四肢被动活动。3个月后X线观察骨折愈合情况。

(六)预后

稳定性骨折常无脊髓损伤，预后好，严重压缩性骨折出现脊髓损伤症状者预后不一定，与其损伤程度、时间及损伤性质有密切关系。MRI脊髓信号是否改变不能作为判断预后的唯一依据。骨折后颈椎后凸畸形可引起颈部及双上肢疼痛。

(七)研究进展

自Dennis脊柱三柱理论创立以来，颈椎压缩性骨折的概念更趋清晰，与椎体爆裂骨折的区别就在于椎体中柱是否有受累。Cloward首创颈前路椎间盘摘除植骨融合术以来，颈前路技术取得了飞速发展，适合不同人种体格的颈前路钢板的研制工作如雨后春笋般出现，其在生物力学、人体组织相容性及颈部器官匹配性能方面都取得了满意效果；手术技术方面，普遍的观点认为直接减压是颈椎手术的金指标，前方的压迫主张前路减压，后方的压迫主张后路减压。前路切开内固定植骨技术已在国内推广数十年，取得了良好疗效，为广大脊柱外科、骨科医师广泛接受。周跃等应用腰椎间盘镜系统(MED)实施微创颈前路椎间盘摘除、植骨及内固定，取得初步成果，为颈前路手术微创化积累了宝贵经验。颈椎骨折后后凸畸形的治疗引起了许多学者的关注，颈椎前柱压缩后不能很好复位，生理前凸较少，甚至形成后凸，形成的病理改变主要体现在几个方面。

(1)运动节段蜕变加速，椎间盘突出或颈椎不稳。

(2)原有先天性或退变性椎管狭窄者,后凸畸形可导致脊髓受压。

(3)椎间孔变窄,椎后小关节创伤性关节炎导致难以忍受的颈痛和上肢疼痛。因此,多数学者主张对后凸畸形行积极的外科干预,椎间撑开植骨内固定是当前采用较多的术式,且有满意的中远期疗效。

二、颈椎椎体爆裂骨折

颈椎椎体爆裂骨折是一种少见而严重的骨折,CT 扫描技术的应用大大提高了该型骨折的诊断水平。

(一)发生机制

颈椎中立位时垂直暴力自头顶向下经椎间盘传导至椎体,导致前后纵韧带破裂,骨折块自椎体中央向四周分离移位,与单纯椎体骨折损伤病理不同的是前中柱同时受累,骨折碎块突入椎管或椎间孔,引起脊髓和神经根损伤;椎体高度变低或后突过度时后柱也会发生骨折脱位。

(二)临床表现

颈部疼痛、活动受限,压痛广泛,以损伤节段的棘突压痛明显,脊髓损伤时导致完全或不完全性四肢瘫,损伤平面以下出现感觉、运动和括约肌功能障碍,在 C_2 损伤则表现为呼吸困难。

(三)诊断要点

颈部外伤后疼痛、活动受限,伴有不完全或完全性四肢瘫时可考虑颈椎爆裂骨折,X 线片是诊断的重要依据,侧位 X 线片可显示椎体高度、颈椎生理曲线改变,正位 X 线片显示椎体变低、增宽;CT 扫描可清楚显示椎体爆裂骨折,中柱结构严重破坏,椎管容积变小;MRI 可明确颈髓损伤的程度、性质,对预后的判断有指导作用。

(四)治疗选择

1.颅骨牵引

此型损伤多伴有脊髓损伤,经急救和处理危及生命的合并损伤后,立即行颅骨牵引以纠正成角畸形,恢复颈椎的正常序列,牵引重量通常为 2～3 kg,不可过大,以免加重颈髓损伤,持续牵引期间,每天床旁X 线检查颈椎畸形的恢复程度。颅骨牵引仅仅作为颈椎爆裂骨折治疗的一个步骤,不应单独应用。

(1)优点:操作简单、便捷,有一定作用。

(2)缺点:不可能达到解剖对位甚或解决根本问题。

2.手术治疗

多数学者主张在患者全身情况允许的条件下,应行手术治疗。根据此类损伤的脊髓压迫来自椎管前方的骨块,应行颈前路径,清除粉碎的椎体骨块,彻底减压,骨折椎体上下的椎间盘必须一一清除,取自体髂骨条植骨,髂骨条的长度必须略长于减压区域的高度,置入减压区后起一定支撑和固定作用,术后头颈胸石膏固定 3 个月以上。主张在植骨的同时采用前路钢板内固定,术后仅需颈托制动 3 个月,国内外学者的研究表明,颈前路内固定对提高植骨融合率和术后生活质量、减轻早期颈部不适、预防损伤后并发症等具有积极的作用。

(1)优点:有利于尽早解除压迫,挽救、恢复脊髓功能。

(2)缺点:手术风险大,病死率较高。

对于颈椎爆裂骨折的手术时机的选择一直存在争议,急诊手术的观点认为骨折块直接压迫脊髓早期手术能在脊髓各种病理变化出现之前减压,有利于最大限度地挽救和恢复脊髓功能,防止脊髓继发性损伤的出现；反对急诊手术的观点认为在脊髓损伤出现相应病理改变之前，脊髓损伤自发性加重，此期间实施手术有加重损伤之嫌，且早期手术的并发症和病死率较高，易激发医疗纠纷。目前，已有较多的文献支持晚期手术后脊髓功能恢复较早期手术无显著性差异。

(五)康复指导

颈前路手术内固定后早期进行四肢主动功能锻炼，鼓励排痰，早期如有明显颈部不适多因颈部手术牵拉所致，可行雾化吸入，一般数天后即可恢复，完全性四肢瘫患者应在家属帮助下进行四肢关节被动锻炼，鼓励早期采用半坐卧位。

(六)预后

预后与颈髓损伤的程度及性质关系密切，颈段 MRI 可初步判断脊髓损伤的程度与性质，一般不完全性四肢瘫在早期手术后往往有不同程度的脊髓功能恢复；完全性四肢瘫恢复的可能性不确定；部分病例因脊髓损伤平面上移导致呼吸抑制，需人工辅助呼吸。

(七)研究进展

自 Cloward 首创颈前路减压术以来，颈椎爆裂骨折的治疗措施发展已相当成熟，近 10 年以来的研究成果体现在以下几个方面。

(1)颈前路低切迹内置物的研究发展迅速，置入物的材料由不锈钢至钛合金，组织相容性与细胞相容性更好；医学的研究成果使内置物形态与生物力学越来越适应不同人种，术后对吞咽的影响越来越小。

(2)组织工程与基因工程的研究成果使植骨融合率大大提高，传统的自体髂骨条与腓骨条植骨在内固定辅助下可分别达到 90%以上，但毕竟是一种有创的植骨材料准备方法，组织工程型植骨材料包括骨传导载体与骨生长因子复合体植入、转基因型细胞与载体复合体植入的研究方向未艾，已有诸多报道显示其融合率相当可靠；国内外较多学者采用钛网填塞原位碎骨块的方法融合取得良好融合率，从而避免了有创取骨法带来的取骨区并发症。

三、颈椎过伸性损伤

颈椎过度伸展暴力造成的颈髓损伤往往较隐匿，最常见的如挥鞭样损伤，为乘车者在紧急刹车时，颈椎在惯性作用下屈曲后猛烈反弹造成过伸性损伤，X 线检查往往无明显骨折脱位，易漏诊，影响治疗。此类损伤常见于高处坠落、交通事故，头面部撞击障碍物产生过伸性暴力致伤。

(一)发生机制

颈椎过伸性暴力作用下，后柱结构作为支点，承受压力，前部结构受到张力作用，椎间盘与前纵韧带可被撕裂，损伤发生的瞬间，在遭受外力最强的平面，同时伴有向后的剪切外力发生，使上位颈椎向后移位，下位颈椎相对向前移位，黄韧带皱褶内陷入椎管，椎体下缘因前纵韧带的牵拉造成撕脱骨折，颈髓在移位的瞬间，损伤即已形成，脱位在颈部肌肉作用下自行复位，但突出的椎间盘往往无法自行复位，因而大部分病例因移位后椎间盘突出持续压迫颈髓造成损伤。颈髓在前部椎体后缘与椎间盘、后部黄韧带皱褶的压迫下，以脊髓中央管与脊髓前部损伤多见，相应的临床表现称之为脊髓中央综合征和前脊髓综合征。

(二)临床表现

颈椎过伸性损伤的临床表现根据损伤严重程度的不同差异较大，额面部、鼻部皮肤擦裂伤常提示颈椎遭受过伸性暴力作用，对诊断具有较高价值。损伤节段后部偶有压痛及活动受限，较多见的症状是颈前部疼痛，吞咽时加重，部分可有吞咽困难。神经损伤多表现为脊髓中央综合征和前脊髓综合征，极少数表现为完全性损伤或脊髓半截综合征，脊髓中央综合征的典型表现为上肢瘫痪重于下肢，手部重于臂部，触痛觉重于深感觉；前脊髓综合征表现为损伤平面以下运动功能丧失，括约肌功能障碍，浅感觉减退或消失，深感觉存在 $C_7 \sim T_1$ 节段损伤时通常会出现上睑下垂、眼裂变窄、瞳孔变小等症状，少数患者伴有喉返神经损伤，出现发声困难。

（三）诊断要点

根据损伤机制及临床表现可初步诊断，X 线表现不显著，常易于漏诊，侧位片显示颈前部软组织肿胀、椎体前下缘撕脱骨折提示颈椎过伸性损伤的存在，陈旧性损伤颈椎动力位 X 线片显示颈椎不稳；颈段 MRI 是诊断该型损伤最有力的手段，T_1 相可见前纵韧带断裂、颈椎间盘突出，压迫脊髓，T_2 相显示脊髓高信号改变，提示脊髓挫伤出血或水肿。

（四）治疗选择

颈椎过伸性损伤的机制及伤后病理变化提示该损伤并不存在需复位的明显骨折脱位，治疗方法的选择依赖于患者的临床表现及其进展和影像学检查结果。

1.非手术治疗

采用较多的治疗方法，主要适用于神经症状无明显进展、影像学检查显示无明确致压物及颈椎无明显不稳的病例，一经确诊，即采用枕领带牵引，重量为 1.5～2.5 kg，牵引位置取颈椎略屈曲位，也可采取中立位，持续牵引 2～3 周，后改头颈胸石膏外固定，损伤较轻者也可采用颈托制动2～3 个月，牵引期间，配合静脉给予脱水剂及激素以减轻脊髓水肿，促进恢复。

(1)优点：方法简单，有一定的效果。

(2)缺点：难以解剖对位，而且需持续牵引，时间较长。

2.手术治疗

颈椎损伤后神经症状进行性加重、影像学检查提示有明显致压物存在或明显颈椎不稳者采用手术治疗，治疗的目的在于减压、重建脊柱稳定。通常采用颈前路减压、植骨、内固定的方法，术后同样需配合脱水及激素治疗以促进脊髓水肿消退及恢复。尚需辅助颈托制动3 个月。

(1)优点：可快速解除脊髓压迫，为恢复功能创造条件。

(2)缺点：手术风险大，技术要求高，成功与否，决定于脊髓损伤的程度。

（五）康复指导

颈椎过伸性损伤患者很少出现脊髓完全性损伤，治疗早期应积极开展四肢大关节的主动锻炼，辅助手部功能锻炼；手术患者应早期下床活动，括约肌功能锻炼也应早期开展，鼓励自主排尿或间歇导尿。

（六）预后

过伸性损伤导致的脊髓中央综合征预后通常较好，症状越轻恢复越快，通常下肢症状在伤后 3 小时即开始恢复，其次为膀胱功能恢复较快，上肢症状恢复较慢，最迟恢复的是手部功能，常因脊髓前角运动神经元损伤致手内在肌萎缩，残留功能障碍。

（七）研究进展

近年来对颈椎过伸性损伤的认识逐步深入，MRI 的应用使其诊断变得相对容易，治疗方面的进展源于对脊髓损伤机制的认识，多数学者认为过伸性损伤的机制在于暴力作用瞬间，上下位椎体位置的相对改变使脊髓挫伤，因此，有文献支持采用颈前路减压、植骨、内固定来稳定脊柱，为脊髓损伤的修复创造条件，且采用非手术治疗需长时间头颈胸石膏固定，对患者生活质量的影响太大，持积极手术治疗观点的文献近年来较多；亦有文献进行了非手术治疗与手术治疗的疗效比较，发现二者在促进神经症状的恢复方面无显著性差异，且手术治疗的成本高，因此主张应以非手术治疗为主。争议并不意味着矛盾，大多数学者在非手术治疗与手术治疗的适应证是一致的，即对损伤后节段不稳、症状进行性加重、影像学显示明确压迫的病例应采用手术治疗。

四、颈椎骨折脱位

颈椎骨折脱位是一种较严重的下颈椎损伤，指椎体骨折与小关节脱位同时发生，多伴有颈髓损伤，常见于颈部。

(一)发生机制

颈椎骨折脱位系屈曲暴力致伤，强烈屈曲暴力作用下，垂直分力足以导致椎体骨折，椎管形态发生改变，水平剪力导致小关节完全脱位，椎管容积进一步减小，除少数病例外，大多数患者发生不完全或完全性四肢瘫，损伤平面在 C_2 以上时导致呼吸中枢受损。

(二)临床表现

损伤局部疼痛剧烈，椎前及后部结构均有明显压痛，此外还出现不同程度的神经损伤症状，如四肢瘫、呼吸困难、大小便失禁等。

(三)诊断要点

依据临床表现与影像学检查可确诊，X 线侧位片可显示颈椎椎体骨折、小关节脱位、颈椎排列异常；CT 扫描可明确椎体骨折的类型、移位程度与方向、小关节交锁的状况及椎管容积的改变等；MRI 检查有助于了解脊髓损伤程度、性质等，且对预后的判断具有指导意义。

(四)治疗选择

此类损伤系严重颈椎损伤，多数伴有颈髓的压迫与损伤，颈椎前中后三柱均受累，为不稳定性骨折，治疗以手术减压、内固定为主。但手术治疗只是治疗过程的一个组成部分，术前的牵引、药物治疗也是重要的组成部分。

1.非手术治疗

一经确诊，需行颅骨牵引，牵引的目的是复位，通常采用的方法有两种：一种为持续牵引，牵引重量为 2～3 kg，持续牵引 2～3 周，期间反复床旁 X 线检查复位情况，此法适用于脱位较轻者；另一种为大重量牵引法，Crutchfield 建议在第 1 颈椎用 4～5 kg 牵引重量，每向下增加一个节段，牵引重量增加 2.0～2.5 kg，第 7 颈椎脱位时，最大重量可达到 15～18 kg，与持续牵引法不同的是，此种方法风险较大，床旁需医护人员看护，持续心电、血氧饱和度监测，备气管切开包、呼吸机等，每半小时床旁摄片 1 次，一旦复位就改用维持重量牵引。牵引期间，配合使用脱水剂与激素治疗，以减轻脊髓水肿，促进修复。部分关节突交锁严重。牵引无法复位者应果断采用手术复位、减压。

(1)优点：方法简单，有一定的效果。

(2)缺点：难以解剖对位，而且需持续牵引，时间较长。

2.手术治疗

术前 CT 及 MRI 明确致压物与颈椎三柱损伤状况，根据颈髓受压来源与颈椎的稳定状况决定手术方案。

颈髓致压物来源于椎体粉碎骨块或椎间盘应行颈前路骨折椎体次全切、椎间盘摘除、植骨、前路钢板内固定。严重骨折脱位，前方骨折块压迫伴后方关节突交锁无法牵引复位或伴后方椎板骨折压迫颈髓者，应行前后路联合手术，单纯前路内固定辅助头颈胸石膏固定 3 个月或直接采用前后路联合内固定，可获得良好的稳定性重建。单纯后方关节突交锁无法牵引复位者，采用后路关节突切除复位、后路内固定、椎板间植骨融合术。

(1)优点：可快速解除脊髓压迫，为恢复功能创造条件。

(2)缺点：手术风险大，技术要求高，成功与否，决定于脊髓损伤的程度。

(五)康复指导

颈椎骨折脱位除少数“幸运性损伤”外，大多数伴有脊髓损伤，康复治疗应在外科处理的同时进行，损伤早期即开始四肢主动功能锻炼，完全性四肢瘫者应进行被动四肢大关节功能锻炼，膀胱功能的锻炼也应早期开始，通常采用排尿训练或间歇导尿的方法。鼓励早期咳嗽、排痰，防止肺部并发症。

(六)现场急救

颈椎骨折脱位是一类较严重的损伤，现场的急救处理相当重要，早制动、早运送是救治的基本原则。需重视的是需快速采用气管切开、呼吸机辅助通气。

(七)预后

此类损伤多数伴有严重脊髓损伤，少数幸运者可无神经症状，颈椎 MRI 对判断预后有指导意义，脊髓挫裂严重、完全性四肢瘫者恢复的可能性相当小；不全性脊髓损伤可望恢复部分脊髓功能。颈$_4$ 平面损伤或严重骨折脱位有引起瘫痪平面上升的可能，有呼吸抑制的风险，长时间卧床可导致坠积性肺炎、压疮等并发症，积极的外科处理是防止并发症出现的基本保证，正确的康复治疗可显著改善患者生活质量、杜绝各种并发症的发生。

(八)研究进展

下颈椎骨折脱位的诊断相对容易，近年来该领域的研究进展主要体现在治疗方面，传统的观点认为颅骨牵引复位、外固定是安全有效的治疗手段，毛兆光等通过观察单纯颅骨牵引治疗下颈椎骨折脱位的远期疗效，发现疗效不佳的比率达到 47.5%，分析其原因与外伤性颈椎间盘突出、退变性椎管狭窄、颈椎不稳及硬膜神经根粘连有关，因此主张更积极的颅骨牵引复位和手术减压、内固定。颈椎椎体爆裂骨折及外伤性椎间盘突出，脊柱中柱的损伤及脱位椎体后上缘的压迫是造成损伤的主要病因，大多数学者主张前路减压、植骨、钢板内固定，手术技术的好坏与疗效密切相关。对颈椎中后柱损伤伴脊髓后方受压者及前后柱均有损伤、脊髓前后受压者宜采用后路减压，侧块钢板螺钉内固定，AXIS 颈椎侧块钢板螺钉系统能较好重建下颈椎稳定性，且不影响椎板减压，是一种安全有效的后路手术方法。

(郝全学)

第三节　胸腰椎陈旧性骨折

一、概述

由于胸腰椎骨折的非手术治疗和不恰当的手术治疗常继发晚期(陈旧性)脊柱后凸畸形，从而导致重力线前移及脊柱不稳，引起局部疼痛、畸形和神经功能障碍。因而后凸畸形的手术治疗是脊柱外科医师面临的一个比较棘手和富有挑战性的问题。

二、解剖与生物力学特点

椎体矢状位的正常排列顺序对于人至关重要，由于后凸畸形的力学改变将导致楔形变，椎体至身体重力线的杠杆力臂延长，造成偏心载荷的增加、椎体楔形变和畸形的加重。随着畸形的加重，出现疼痛和神经症状加剧。胸腰椎陈旧性骨折继发后凸畸形可直接压迫脊髓或神经根，同时后凸状态下脊髓或神经根受到牵张，也可造成损伤，从而导致脊髓、神经根损害。胸腰段后凸会导致腰椎持续过度前凸，腰椎负重线后移，矢状面失平衡，引起小关节突关节的运动改变、椎体间剪力加大和潜在的不稳定，从而加速退变。相邻椎间关节慢性损伤、腰背肌过度牵张疲劳、椎间盘损伤等原因可引发严重腰背痛。

三、病理改变与临床表现

脊柱后凸畸形所引起的病理改变主要由于畸形压迫并影响胸腹腔脏器功能和畸形局部不稳定，以及可能发生的进行性椎管狭窄等引起一系列变化。

(1)由于胸椎后凸导致胸廓畸形，限制肺功能而引起限制性通气障碍，甚至引起肺源性心脏病；多数患者活动时即出现心悸、气短等心、肺功能不全的症状体征。由于胸腰椎后凸导致腹腔容积变小，使胃肠道受压和肠道蠕动减慢，从而导致消化吸收不良，食欲减退，形体消瘦。

(2)脊柱的失衡与代偿：脊柱后凸导致脊柱重力线移位，躯体前倾，人体为了克服前倾趋势，颈椎和腰椎前凸必然增大，以保护整个躯干平衡，当后凸严重、胸腰椎前凸代偿不完全时，还会继发髋膝关节屈曲，引起一系列退变症状。此类患者常常合并下腰椎退变性滑脱或不稳即是典型后果。由于脊柱力线前移，引起腹部肌肉软组织广泛挛缩，进一步加重后凸，同时也是导致脊柱动力性不稳的主要原因。此类患者常慢性腰背酸痛，易疲劳，长时站立、坐着和行走活动后疼痛加重，并且随着病情加重逐渐出现继发性腰椎退变、椎管狭窄表现。

(3)脊髓神经系统表现：特别好发于角状后凸畸形病例，脊髓马尾受压时出现大小便无力、会阴部麻木等症状体征。

(4)外观局部后凸畸形，胸腰段局部压痛等。

四、主要检查

(1)X 线检查：包括正侧位片和过伸、过屈侧位片及前屈正位片。

(2)CT 检查包括平扫及三维重建。

(3)MRI 检查可全面了解脊髓神经和周围软组织损伤程度和范围。

五、诊断依据

(1)凡既往有典型的外伤史及手术史。

(2)局部有压痛及后凸畸形者。

(3)有上述症状体征。

(4)明确的影像学检查。

六、治疗原则与适应证

治疗目的是矫正畸形、稳定脊柱、减轻疼痛和改善神经功能。保守治疗大多疗效欠佳。

(一)手术适应证

(1)长期慢性腰背痛。

(2)后凸畸形>30°(也有认为>20°)。

(3)有逐渐加重的神经症状,影像学显示椎管有狭窄或明显骨性压迫。

(二)手术方式

根据畸形和症状的严重性,陈旧性骨折后凸畸形的外科治疗主要分为原位固定和畸形矫正两类手术。

(1)原位固定融合:一般采用单一后路固定融合,由于其没有恢复脊柱正常的矢状面形态,脊柱后部仍然承受过度的负荷,一方面融合的效果不佳,同时后凸畸形还会继续进展,这种术式已逐渐被淘汰。

(2)畸形矫正手术:根据入路可分为前路、后路和前后联合入路。目前针对不同角度的后凸应该采取何种术式尚无定论。

七、手术方式选择

胸腰椎陈旧性骨折后凸畸形的手术治疗方式目前有以下 3 种。

(一)单纯前路手术

手术内容包括前路椎间松解、有椎管骨性压迫者需椎体次全切除椎管减压、椎间撑开矫形植骨融合钢板内固定。

优点:绝大多数没有脊髓神经症状病例仅仅通过椎间松解矫形即可达到有效矫形目的,手术简单安全、效果好;少数有骨性椎管压迫患者需要行椎体部分切除椎管减压。

适应证:脊柱后凸成角≥40°,T_{12}或 L_1 以下节段无骨质疏松,后方小关节无骨性融合病例。

此手术最大的缺点是后凸矫形效果有限。对于 T_{10} 以上椎间隙松解效果差,前路椎间隙撑开矫形能力有限,故不适宜选择此手术方式。

有学者行单纯前路手术平均手术时间 140～210 分钟,平均 170 分钟,失血量 400～1 200 mL,平均 650 mL;后凸矫正情况:由术前平均后凸 43°(35°～60°),矫正至术后 13°(0°～22°),矫正率为 72%。

(二)单纯后路矫形术

单纯后路矫形术主要有 3 种手术方式:①经椎弓根后路截骨矫形。②后路椎体间张开-后方闭合减压矫形。③后路畸形节段切除减压矫形。

1.经椎弓根后路截骨矫形术式

经椎弓根后路截骨矫形术式可经椎体截骨或经椎间隙截骨,前者不需处理终板,手术相对简单,同时保留了椎间盘的生理功能,不减少椎间孔面积,对神经干扰少,但经椎体截骨矫正度数 1 个椎体只能矫正 30°左右。一般脊柱骨折易伤及椎间盘上终板,截骨同时处理椎间盘及骨折的上终板,增加了融合的机会。椎间隙松解或者截骨其矫正度数较椎体截骨更大,可达 40°以上,但该术式减少了椎间孔面积,增加了神经卡压受伤可能。

此术式优点是只需一次手术,由于不开胸,对患者肺功能无干扰;截骨面或松解椎间隙张口后植入骨块,易于融合;一般短节段固定即可获得良好的畸形矫正,特别适用于胸腰段陈旧性骨折合并中度后凸畸形患者。其缺点是术中在脊髓周围的操作多,二次手术的患者局部瘢痕粘连严重,增加了脊髓损失风险;脊髓侧方及前方的止血相对困难,出血可能较多;矫形程度有限制。

Gertzbein 认为后路截骨矫形应限制在 30°～40°。有学者行单纯后路截骨矫形平均手术时间 230 分钟，出血量为 1 780 mL。

2.后入路椎体间张开一后方闭合矫形术式

后入路椎体间张开一后方闭合矫形术式即采用后路松解（包括椎板、双侧神经根管）、侧入路完成1～2 个椎间隙松解，通过后路钉棒系统内固定矫形，最后行椎间隙植骨融合。

其优点是只需后路一次手术，不需要开胸，对肺功能无干扰，适应于胸椎陈旧性骨折合并轻中度后凸畸形的矫正，特别是中老年患者；能恢复脊柱前柱的高度，避免了截骨面闭合时脊髓出现过度短缩、堆积的现象，大大提高了单纯后路矫正严重的后凸畸形效率，椎间融合较为确实。但其缺点是手术技术要求高、难度大，对脊髓干扰大，故手术风险高，出血相对较多。有学者采用此法平均后凸矫正 64.7°，最大矫正 82°，总体矫正率达到 88.6%；平均手术时间 4.5 小时，平均出血量为 2 280 mL。

3.后路脊柱节段切除矫形术式

对于严重的后凸畸形，尤其是角度＞90°的畸形及后凸并严重侧凸的病例，畸形局部由多个畸形节段组成，为达到神经彻底减压及畸形矫正，常需切除 1～2 个畸形节段，后路脊柱节段切除矫形术式在单一后方入路的前提下完成了脊髓前方多节段的截骨矫形，避免了前后路联合手术造成的二次创伤，但手术要求高，风险大。有学者采用此法治疗中重度后凸成角畸形，术前平均后凸角度为 89.7°，术后平均为 26.2°，矫正率为 71.8%；平均手术时间 6 小时，平均出血量 2 710 mL。有国外报道平均出血量可达 7 000 mL。

（三）前后路联合矫形手术

前后路联合矫形手术式的方法是首先进行前路椎间隙松解、椎管减压，再进行后路小切口松解（必须包括棘突间、椎板间及伤椎上下小关节间和神经根管），最后进行前路撑开矫形植骨融合内固定术。

适应证：前后路联合手术适用于不同程度的后凸畸形，尤其是后凸＞45°或再次手术的病例。

优点：前后路脊柱松解彻底，直视下操作相对安全简单，出血少，对脊髓神经组织干扰小，可显著矫正不同程度的后凸畸形；通过前方有效伸展脊柱，达到脊柱矫形椎管减压目的，而不会出现单纯后方压缩而造成的脊髓堆积、皱褶。其缺点是前后同时入路，需 2 个手术切口，手术创伤大、时间长。有学者行前后路手术治疗后凸畸形患者，平均手术时间 5 小时，平均出血量为 1 500 mL。

总之，后凸畸形矫形的原理是后方短缩和（或）前方结构撑开，在矫形中避免过度的脊柱短缩或椎管延长，防止脊髓神经受损。在临床实践中，要根据患者的临床症状、手术耐受程度、畸形的程度等选择最合适的治疗方案。我们的体会：①对于后凸角度不大（＜40°）和（或）后凸为非僵硬性后凸的患者，尤其后凸顶椎为 $L_{1\sim2}$ 节段病例，适宜选择单纯前路手术。对于后凸顶椎为 T_1、T_2 的患者，选择后路矫形术可避免干扰胸腔，降低术后肺部并发症的发生。②对于后凸角度较大的患者（＞40°且＜60°），单纯后路手术操作技术要求较高，手术时间长，出血量往往较大，此时选择前后路（小切口松解）联合手术，前路短节段融合固定，只要技术应用得当，不仅操作简单，而且创伤小，手术风险低，能达到理想的矫形效果。③对于僵硬性且后凸角度大的患者，应列为高危手术，发生并发症的风险较大，后凸角度越大，手术风险越高，矫形效果也相对欠佳。此类手术需详尽的术前计划，尽量选择前后路联合手术松解、后路长节段内固定。前路显露困难病例，则必须选择后路全脊柱截骨矫形内固定术式。

八、预后

合适的手术治疗常可取得理想的临床效果，腰背痛及后凸畸形可得到明显的改善，脊髓神经功能障碍也可得到不同程度的恢复。

（郝全学）

第四节　胸腰椎骨质疏松性骨折

一、胸腰椎骨质疏松性骨折概念与分类

（一）定义

骨质疏松症是以骨矿物质和骨基质等比例减少和骨组织显微结构退化为特征，致使骨的脆性增高和骨折危险性增加的一种全身性骨病，好发于绝经后妇女。脊柱胸腰段椎体是骨质疏松性骨折最常见的部位，往往外伤较轻，或无明显外伤史，其中约85%有疼痛症状，其余15%可无症状，易漏诊或误诊。

（二）分类

目前国外常用的胸腰椎骨质疏松性骨折有Genant半定量法，Heini分型法，和AO分型。Genant半定量法单纯地依靠标准侧位X线片进行分级，而同等程度的压缩骨折合并的临床症状可能各不相同，因此临床治疗方法的选择意义不大。Heini分型虽然结合骨质疏松性患者的临床特征及影像学表现，进行了分型，但是并没有提出每一种类型相应的治疗手段，因此，仍未被广泛接受。AO组织则将椎体骨质疏松性骨折笼统的归纳到AO分型中。国内中华医学会骨科分会则仅将胸腰椎骨质疏松性骨折分为压缩骨折和爆裂骨折两种类型。这些分型方法主要侧重于椎体的形态学改变和脊柱局部的稳定性，均没有结合骨质疏松症患者自身特点，对骨折的严重程度进行系统、全面的评估，因此，无法有效的指导临床治疗。

我们提出的胸腰椎骨质疏松性骨折评分分型系统（表11-1），从伤椎形态学改变，MRI检查，骨密度检查，临床表现（疼痛和神经症状）四个指标进行综合评分，综合考虑了脊柱局部稳定性，临床症状，骨质疏松的严重程度，以及神经功能情况，根据不同的分值选择相应治疗方式，为胸腰段椎体骨质疏松性骨折的治疗方法的选择确立客观、科学的判定标准。

表11-1　胸腰椎骨质疏松性骨折评分分型系统

评估项目	分值
形态学改变	
正常	0
压缩骨折（单凹改变或者双凹改变）	1
爆裂骨折	2
MRI检查	
正常	0
长T_1长T_2信号改变	1

续表

评估项目	分值
椎体内真空现象或者积液征	2
骨密度	
T 值＞－2.5	0
－2.5＞T 值＞－3.5	1
T 值＜－3.5	2
临床表现	
无明显痛	0
腰背痛(体位改变诱发痛)	1
持续明显痛/脊髓损伤	2
总分	0～8

注：T＜4 分者可采用保守治疗：正规抗骨质疏松＋卧床＋支具保护；T＝4 分者应首先根据患者生命体征能否耐受手术，其次患者对手术的意愿和对生活质量的要求，采用保守治疗，或者手术治疗(椎体成形术或椎体后凸成形术)；T≥5 分者建议采用手术治疗(椎体成形术、椎体后凸成形术或开放手术即钉道骨水泥强化附加伤椎骨水泥成形术)。

二、胸腰椎骨质疏松性骨折诊断

诊断标准：①腰背痛病史；②腰部活动受限；③X 线与 CT 表现：椎体楔形压缩(包括上、下终板双凹塌陷)；椎体爆裂骨折(以椎体前中柱崩裂，椎体后壁骨折为特征)；④MRI 检查提示椎体内信号改变；⑤骨密度 T 值＜－2.5。

三、胸腰椎骨质疏松性骨折治疗

(一)椎体成形术

国内外研究报道，椎体成形术或椎体后凸成形术是治疗胸腰段骨质疏松性骨折切实、可靠的方法，其创伤小，能有效地恢复椎体高度，增强伤椎强度，具有明显的止痛效果，患者可以早日下地，生活质量明显提高。但是该术式的并发症也不容忽视，主要包括肺栓塞、骨水泥热损伤、骨水泥渗漏(椎管内渗漏、椎旁渗漏和硬脊膜渗漏)，以及神经损伤。骨水泥渗漏是最常见的并发症，发生率为 4%～65%，神经损伤是最严重的并发症，发生率为 2.52%。目前大部分学者认为骨水泥的注入量和术后并发症关系较为密切，胸腰段椎体建议注入为 5～8 mL，我们建议骨水泥的注入量达到伤椎体积的 25%，效果最佳。

(二)固定融合

对于椎体严重变形，或者伴有明显的神经症状，或存在潜在神经损伤可能的时候，椎体成形术可能无法满足临床的需要，此时，需行后路固定融合术。为了增加螺钉的把持力，我们建议植钉内倾角度应适当增大，行双皮质固定，固定节段最好包括伤椎上下各两个节段。

(三)常规方法

对于胸腰椎骨质疏松性骨折传统常采用后路切开复位融合内固定术，由于骨质条件差，往往固定节段长，术中出血多，创伤大，术后内固定松动、移位发生率高。

(四)骨水泥强化钉道

研究表明骨水泥钉道强化能有效地改善固定界面，增加螺钉的把持力，稳定性维持术后脊柱的稳定性。实际操作中为了获得良好的骨水泥弥散，应该在钉道的不同部位进行注入，保证骨水泥尽量弥散在钉道周围。制备钉道时，尽量保证一次成功，避免多次反复穿刺，破坏局部的骨性结构。

（五）膨胀螺钉

椎体骨质疏松已成为导致椎弓根螺钉固定能力下降、螺钉松动，融合失败的一个重要原因。有学者提出，膨胀式椎弓根螺钉的设计在膨胀后其纵轴切面成三角形，不增加椎弓根螺钉的基础上，使椎体内的螺钉直径增大，使抗拔出能力增加。特别是其膨胀后产生张开的“爪”状鳍，潜入周围的骨质，可以有效地对抗轴向拔出负荷产生的旋出扭矩，达到螺钉固定稳定性的效果。膨胀式椎弓根螺钉能在不断增加螺钉长度和在椎弓根内直径，降低椎弓根处骨折风险的前提下，提供更加可靠的固定强度，是老年骨质疏松性胸腰椎骨折的较理想的固定器，但是不能耐受手术或严重的骨质疏松的患者不适用。

（六）前路手术

有学者提出，后路椎弓根钉复位，融合固定是治疗胸腰段脊柱骨折的常用方法，但对于骨质疏松患者往往复位不理想，固定不牢，后期常有假关节形成，矫正度丢失。采用前路空心螺钉固定也是一种较好的选择。该方法采用左侧前外侧入路，用自体髂骨植于上下椎间隙，融合上下椎体，在骨折椎体的上下位椎体中心定点插入定位针，安装 2 枚装有自体骨的空心螺钉，进行复位固定。手术资料显示，此方法并发症少，内固定良好，患者恢复情况好，效果满意。

（郝全学）

第五节 尾骨骨折

尾骨骨折常发生于滑倒臀部着地或坐位跌下时，在临床上以女性为多见，往往因为忽视治疗而遗留长时间的尾痛症。尾骨在人类的发生学上是一个退化的骨头，在婴幼儿时期尾骨由 4～5 块骨组成，后随发育最后融合成一块尾骨，也可能为 3 节。尾骨在坐位时并不负重，而是由坐骨结节负重，尾骨上端为底、较宽，有卵圆形的关节面和骶骨相关节，其间有纤维软骨盘，尾骨后上部的凹陷和骶骨相连的部分为骶尾间隙。在关节面的后部有一个尾骨角，相当于第 1 尾骨的椎弓和上关节突，尾骨的侧缘是韧带和肌肉的附着处。尾骨的形状可以有很多的变异，长短不一，两侧可以不对称，其屈度可以前弯，可以侧屈，尾骨的各节可以成角。尾骨尖一般为圆形，可以呈分歧状，尾骨可以改变骨盆出口的形状，在妇女分娩的时候有重要意义。骶尾关节可以发生融合，而使尾骨和骶骨愈合成一块骨骼。

一、病因、病理

多由于不慎跌倒时，臀部着地，尾骨尖直接撞击于坚硬的物体，致使尾骨骨折或是脱位，并由于提肛肌和尾骨肌的牵拉作用，使骨折端向前方或是侧方移位。

二、临床表现与诊断

有明显的外伤史，伤后局部的疼痛剧烈，尤其是坐位时疼痛加重，由于臀大肌的部分纤维附着于尾骨上，故患者在坐位、站位或者是在行走、跨台阶时，由于肌肉的牵拉而出现疼痛加重。检查时局部有明显的压痛，但是肿胀不明显，肛诊时可以触及尾骨的前后错动。尾骨骨折脱位后，由于附着于其上的提肛肌、尾骨肌和肛门外括约肌以及韧带的张力发生变化，患者往往出现肛门的坠胀感，里急后重等症状。X线片可以确诊，侧位片可以看到尾骨向前移，正位片上可以见到尾骨的远端向侧方移位。

三、治疗

(一)非手术疗法

1.中药治疗

早期可以内服七厘散，元胡伤痛宁等消肿止痛药物，中后期可以口服接骨丹，配合外敷膏药。

2.手法复位

对于骨折无移位或是有移位但是没有肛门坠胀感和大便异常者，不作特殊的处理，仅需卧床1～2周，坐位时可以用气垫保护；对于移位较多而且伴有肛门坠胀和大便次数改变者，要用肛内手法复位胶布固定。

具体方法：患者取胸膝位或者是侧卧位，医师戴手套，一手的示指或中指插入肛门，抵住骨折或是脱位的远端向后顶挤，另一手用示指和拇指向前挤按骨折或是脱位的近端，双手协作配合，即可复位。复位后可以用宽2～3 cm，长20～30 cm的胶布，一端从中间劈开，劈至离另一端约10 cm左右，将未劈开的一端固定于尾骨尖和骶骨部，劈开的两条分别向后外上方绕过臀部拉向双侧髂前上棘加以固定，固定后患者休息2～3周，避免骶尾部的直接坐位，疼痛缓解后应用舒筋活血中药坐浴熏洗。少数患者日后可遗留顽固的尾痛症，可用醋酸泼尼龙25 mg，加透明质酸酶1 500 U及适量利多卡因行局部封闭，也可以行骶管封闭，每周1次，3～4次为1个疗程。

(二)手术疗法

病情严重者可以采取尾骨切除术。患者俯卧位，骶尾处的纵行或是“人”字形切口，注意显露骶尾韧带并切断，用骨膜剥离器剥离尾骨，用长钳持住，取出尾骨。术中注意保护肛门周围的括约肌和它的支配神经不受损伤。

四、并发症

尾骨骨折的主要并发症是直肠的损伤，往往有会阴部的坠胀感，肛门指诊可见到手套的血迹及饱满感，应采取直肠修补和造瘘，以防并发弥漫性腹膜炎，引起中毒性休克。

(郝全学)

第十二章

骨科疾病的中西医结合治疗

第一节　肩关节脱位

肱骨头与肩盂构成的关节，通常称为肩关节。肩关节脱位占全身脱位的40%以上，男性多于女性。肩关节脱位分前脱位和后脱位，以前者较多见。新鲜脱位处理不及时或不妥，往往转变为陈旧性脱位，脱位通常可伴有骨折。

一、病因病理与分类

(一)肩关节前脱位

1.新鲜、外伤性肩关节前脱位

多由间接暴力引起，极少数为直接暴力所致。患者侧向跌倒，上肢呈高度外展、外旋位，手掌或肘部着地，地面的反作用力由下向上，经手掌沿肱骨纵轴传递到肱骨头，肱骨头向肩胛下肌与大圆肌的薄弱部分冲击，将关节囊的前下部顶破而脱出，加之喙肱肌、冈上肌等的痉挛，将肱骨头拉至喙突下凹陷处，形成喙突下脱位。若外力继续作用，肱骨头可被推至锁骨下部，形成锁骨下脱位。若暴力强大，则肱骨头冲破肋间进入胸腔，形成胸腔内脱位。跌倒时，上肢过度上举、外旋、外展，肱骨外科颈受到肩峰冲击而成为杠杆的支点，杠杆的作用迫使肱骨头向前下部滑脱，造成盂下脱位，但往往因为胸大肌和肩胛下肌的牵拉而滑至肩前部，转为喙突下脱位。

肩关节脱位后的病理变化，主要为肩关节囊的破裂和肱骨头的移位，也有破裂在盂唇处不易愈合，可为习惯性脱位的原因。肱骨头由于胸大肌的作用发生内旋，加之肩关节囊及其周围的韧带及肌肉的作用，使肱骨头紧紧抵卡于肩胛盂或喙突的前下方，严重者可抵达锁骨下方，使肱骨呈外展内旋及前屈位弹性畸形固定，丧失肩关节的各种活动功能。

2.陈旧性肩关节前脱位

因处理不及时或不当，超过3周者为陈旧性脱位。其主要病理变化是关节周围和关节腔内血肿机化，大量纤维性瘢痕结缔组织充满关节腔内，形成坚硬的实质性纤维结节，并与关节盂、肩袖和三角肌紧密相连，增加了肱骨头回纳原位的困难，挛缩的三角肌、肩胛下肌、背阔肌、大圆肌及胸大肌亦阻碍肱骨头复位。合并肱骨大结节骨折者，骨块畸形愈合，大量骨痂引起关节周围骨化，关节复位更加不易。

3.复发性肩关节前脱位

一般是指在首次外伤发生脱位之后,在较小的外力作用下在某一位置使盂肱关节发生再脱位。此类脱位与随意性脱位不同,再次脱位时一般均伴有不同程度的疼痛与功能障碍,并且不能自行复位。

首次盂肱关节脱位常常导致关节囊松弛或破坏、盂唇撕脱、盂肱中韧带损伤。关节稳定复合结构的损伤导致了关节稳定装置的破坏,容易使脱位再次发生。此外骨性结构的破坏,包括肱骨头后上方压缩骨折形成的骨缺损及肩盂骨折缺损,也导致盂肱关节不稳定和复发性脱位倾向。

(二)肩关节后脱位

肩关节后脱位极少见,可由间接暴力或直接暴力所致。直接暴力系从前侧向后直接打击肱骨头,使肱骨头冲破关节囊后壁和盂唇软骨而滑入肩胛冈下,形成后脱位,常伴有肱骨头前侧凹陷骨折或肩胛冈骨折。间接暴力引起者,系上臂强力内旋跌倒手掌撑地,传导暴力使肱骨头向后脱位。

肩关节后脱位的病理变化主要是关节囊和关节盂后缘撕脱,同时伴有关节盂后缘撕脱骨折及肱骨头前内侧压缩性骨折,肱骨头移位于关节盂后,停留在肩峰下或肩胛冈下。

二、临床表现与诊断

(一)肩关节前脱位

1.新鲜、外伤性肩关节前脱位

肩关节前脱位均有明显的外伤史,肩部疼痛、肿胀及功能障碍等一般损伤症状。

(1)体征:因肱骨头向前脱位,肩峰特别突出形成典型的"方肩"畸形,同时可触及肩峰下有空虚感,从腋窝可摸到前脱位的肱骨头。上臂有明显的外展内旋畸形,并呈弹性固定于这种畸形位置。伤侧肘关节的内侧贴着胸前壁,伤肢手掌不能触摸健侧肩部,即"搭肩试验"阳性的表现。测量肩峰到肱骨外上髁长度时,患肢短于健肢(盂下脱位则长于健肢)。

(2)X线检查:可以确诊肩关节前脱位,并能检查有否骨折发生。

2.陈旧性肩关节前脱位

以前有外伤史,患侧的三角肌萎缩,"方肩"畸形更加明显,在盂下、喙突下或锁骨下可摸到肱骨头,肩关节各方向运动均有不同程度的受限。搭肩试验、直尺试验阳性。

3.复发性肩关节前脱位

有首次外伤性肩关节脱位史或反复脱位史,肱骨头推挤试验存在前方不稳定征象,被动活动关节各方向活动度一般不受限。向下牵拉,存在下方不稳定表现。肩盂前方存在局限性压痛。恐惧试验阳性,当被动外旋后伸患臂时,患者出现恐惧反应。在脱位时摄前后位和盂肱关节轴位X线片可以明确显示肱骨头的前方或前下脱位,肱骨的内旋位摄片能显示肱骨头后上方缺损,轴位X线片可显示肩盂前方骨缺损。

(二)肩关节后脱位

临床症状不如肩关节前脱位明显,常延误诊断,最明显的临床表现为肩峰异常突出,从伤侧侧面观察,伤肩后侧隆起,前部平坦,上臂呈内收内旋位,外展活动明显受限制,在肩关节后侧肩胛冈下可摸到肱骨头,肩部前侧空虚。X线正位片示盂肱关节大致正常,但仔细研究可发现,肱骨头呈内旋位,大结节消失,肱骨头与肩胛盂的半月形阴影消失,肱骨头与肩胛盂的关系显示移位。轴位X线片可显示肱骨头向后移位,肱骨头的前内侧变平或凹陷,或肩胛冈骨折。再结合肩部外伤史即可确诊。

三、治疗

(一)非手术治疗

1.新鲜肩关节前脱位

新鲜肩关节前脱位的治疗原则应当是尽早行闭合复位，不仅可及时缓解患者痛苦，而且易于复位。一般复位前应给予适当的麻醉。复位手法分为以牵引手法为主和以杠杆手法为主两种。一般用牵引手法较为安全，利用杠杆手法较易发生软组织损伤及骨折。

(1)牵引推拿法：患者仰卧，用布带绕过胸部，一助手向健侧牵拉，另一助手用布带绕过腋下向上向外牵引，第三助手紧握患肢腕部，向外旋转，向下牵引，并内收患肢。三助手同时徐缓、持续不断地牵引，可使肱骨头自动复位。若不能复位，术者可用一手拇指或手掌根部由前上向外下，将肱骨头推入关节盂内。第三助手在牵引时，应多做旋转活动，一般均可复位。此法简单、效果好、危险性小，最为常用。通过牵引，脱出的肱骨头逐渐离开锁骨下、喙突下或关节盂下，到达关节囊的破裂口处，通过手法使肱骨头回纳复位。

(2)手牵足蹬法：术者立于患侧，双手握住患侧腕部，用一足背外侧(右侧脱位用右足，左侧脱位用左足)置于腋窝内。术者在双肘、双膝伸直，一足着地，另一足蹬住腋窝的姿势下，在肩外旋、稍外展位，缓慢有力地向下牵引患肢，然后内收、内旋，充分利用足背外侧为支点的杠杆作用，将肱骨头撬入关节盂内。当有回纳感时，复位即告成功。复位时，足背外侧尽量顶住腋窝底部，动作要徐缓，不可使用暴力，以免腋部血管、神经损伤。若复位不成功时，多为肱二头肌长肌头腱阻碍而不能复位，可将患肢向内、外旋转，使肱骨头绕过肱二头肌长肌头腱，再进行复位，可获成功。

(3)拔伸托入法：患者取坐位，第一助手立于患者健侧肩后，两手斜形环抱固定患者作反牵引，第二助手一手握肘部，一手握腕上，向外下方牵引，用力由轻而重，持续 2～3 分钟，术者立于患肩外侧，两手拇指压其肩峰，其余手指插入腋窝内，在助手对抗牵引下，术者将肱骨头向外上方钩托，同时第二助手逐渐将患肢向内收、内旋位牵拉，直至肱骨头有回纳感觉，复位即告完成。此法安全易行，效果好，适用于各型肩关节脱位，是临床上常用的方法之一。

(4)椅背整复法：让患者坐在靠背椅上，用棉垫置于腋部，保护腋下血管、神经免受损伤。将患肢放在椅背外侧，腋肋紧靠椅背，一助手扶住患者和椅背，起固定作用，术者握住患肢，先外展、外旋牵引，再逐渐内收，并将患肢下垂，内旋屈肘，即可复位成功。此法是应用椅背作为杠杆支点整复肩关节脱位的方法，适用于肌肉不发达、肌力较弱的肩关节脱位者。

(5)膝顶推拉法：让患者坐在凳上，以左肩脱位为例，术者立于患侧，左足立地，右足踏在座凳上，右膝屈曲小于 90°，膝部顶于患侧腋窝，将患肢外展 80°～90°，并以拦腰状绕过术者身后，术者以左手握其肘部，右手置于肩峰处，右膝顶，左手拉，当肱骨头达到关节盂时，右膝将肱骨头向上用力一顶，即可复位。此法适用于脱位时间短、肌力较弱的患者。此法术者一人操作即可，不需助手协助。

(6)牵引回旋法：患者取仰卧位或坐位，术者立于患侧，以右肩关节前脱位为例。术者以右手握肘部，左手握腕上部，将肘关节屈曲，以下分 4 步进行。①右手沿上臂方向向下徐徐牵引，并轻度外展，使三角肌、喙肱肌、胸大肌等肌肉松弛，将肱骨头拉至关节盂上缘。②在外旋牵引位下，逐渐内收其肘部，使之与前下胸壁相接，使肩胛下肌等松弛，此时肱骨头已由关节盂的前上缘向外移动，至关节囊的破口处。③使上臂高度内收，有时听到“咯噔”声遂即复位。④将上臂内旋，并将手放于对侧肩部，肋骨头可通过扩大的关节囊破口滑入关节盂内，并可闻及入臼声，复位即告成功。此法适用于肌力较弱的患者或习惯性脱位者。由于此法应力较大，肱骨外科颈受到相当大的扭转力，因此操作宜轻稳、谨慎，若用力过猛，可引起肱骨外科颈骨折，尤其是骨质疏松的老年患者更应注意。

脱位整复成功的表现是"方肩"畸形消失，肩部丰满，与对侧外观相似，腋窝下、锁骨下、喙突下等扪不到肱骨头，搭肩试验阴性，直尺试验阴性，肩关节被动活动恢复正常功能。X线片表现肱骨头与关节盂的关系正常。

若手法复位确有困难，应认真考虑阻碍复位的原因，如肱二头肌长腱套住肱骨头阻碍复位；撕破的关节囊成扣眼状阻碍肱骨头回纳；骨折块阻拦脱位整复；脱位时间较长，关节附近粘连尚未松解；患者肌肉发达，牵引力不够大，未能有效对抗痉挛的肌肉收缩力；麻醉不够充分，肌肉的紧张未松弛，或手法操作不当等因素。当遇到此等情况时，再次施行整复时应更换手法，反复内、外旋并改变方向，切不可粗暴操作，用力过猛。

2.陈旧性肩关节脱位

治疗陈旧性脱位，应以手法复位为首选方法。手法整复疗效虽佳，但必须严格选择病例，谨慎从事，若手法复位时处理不当，还可能发生肱骨外科颈骨折、臂丛神经损伤等严重并发症。故应根据患者的具体情况，认真分析，仔细研究，区别对待。老年患者，脱位时间较长，无任何临床症状者，不采取任何治疗；年龄在50岁左右，体质强壮，脱位时间超过2个月，但肩关节外展达70°～80°者，亦可听其自然，不做治疗；年龄虽轻，脱位时间2～4个月，但伴有骨折，或大量瘢痕组织形成者，不宜采用手法复位，应行手术切开复位。

(1)适应证与禁忌证：陈旧性肩关节前脱位，在3个月以内，无明显骨质疏松者，可试行手法复位；年轻体壮者，可试行手法复位；年老体弱者禁用手法整复。脱位的肩关节仍有一定活动范围，可手法整复。相反，脱位的关节固定不动者，禁用手法复位。经X线片证实，未合并骨折，或关节内外无骨化者，可试行手法复位。肩关节脱位无合并血管、神经损伤患者，可手法整复。

(2)准备：持续牵引、脱位整复前，先做尺骨鹰嘴牵引1～2周，牵引重量3～4 kg，以冀将脱出的肱骨头拉到关节盂附近便于复位。在牵引期间，每天配合中药熏洗、推拿按摩，施行手法时，可暂时去掉牵引，以拇指推揉，拇、示指提捏等手法，提起三角肌、胸大肌、肩胛下肌、背阔肌、大圆肌等，然后以摇转、扳拉等手法，加大肩关节活动范围，反复操作数次，逐步解除肩关节周围肌肉的痉挛，松解关节周围的纤维粘连，使痉挛组织延伸、肱骨头活动范围加大。若脱位时间短、关节活动范围较大，可以不做持续牵引。

(3)手法松解：粘连松解彻底，是手法整复成功的关键。患者仰卧于手术台上，在全麻或高位硬膜外麻醉下，助手固定双肩，术者一手握患肢肘部，一手握伤肢腕部，屈肘90°做肩关节的屈、伸、内收、外展、旋转等各方向被动活动。术者需耐心、细致，动作持续有力，范围逐渐增大，使粘连彻底松解，痉挛的肌肉彻底松弛、充分延伸，肱骨头到达关节盂边缘，以便于手法整复。术者在松解粘连时，切不可操之过急，否则可引起骨折，或血管、神经损伤。

(4)复位：复位一般采用卧位杠杆复位法，患者取仰卧位，第一助手用宽布带套住患者胸廓向健侧牵引；第二助手立于床头，一手扶住竖立于手术台旁的木棍，另一手固定健侧肩部；第三助手双手握患肢腕关节上方，在牵引下逐渐外展到120°左右；术者双手环抱肱骨大结节处。三个助手协调配合用力，当第三助手在牵引下徐徐内收患肢时，术者双手向外上方拉肱骨上端，同时利用木棍当杠杆的支点，迫使肱骨头复位。复位前，用棉花、绷带包绕木棍与患臂的接触部位，以免木棍损伤皮肉。在复位过程中，木棍要紧靠胸壁，顶住腋窝，各方用力要适度，动作要缓慢，协调一致，密切配合，避免造成肱骨外科颈骨折及并发血管、神经损伤。

3.复发性肩关节脱位

复发性肩关节脱位，一般可自行复位，或轻微手法即可复位，可参考新鲜脱位复位手法。

4.肩关节后脱位

肩关节后脱位治疗比较简单，一般采用前脱位的牵引推拿法。将上臂轻度前屈、外旋牵引，肱骨头即可复位。

复位满意后，一般采用胸壁绷带固定，将患侧上臂保持在内收、内旋位，肘关节屈曲 60°～90°，前臂依附胸前，用绷带将上臂固定在胸壁。前臂用颈腕带或三角巾悬吊于胸前。固定时间 2～3 周，固定时于腋下和肘部内侧放置纱布棉垫，将胸壁与上臂内侧皮肤隔开，防止因长期接触而发生皮炎、糜烂。固定宜妥善、牢固，限制肩关节外展和外旋活动。固定时间要充分，使破裂的关节囊得到修复愈合，防止以后形成习惯性脱位。

若是合并肱骨外科颈骨折，则采用肱骨外科颈骨折的治疗方法进行固定，视复位后的肱骨头处于何种位置而采用相应的办法。

若是新鲜肩关节后脱位，复位后，用肩人字石膏固定上臂于外展 40°位、后伸 40°位和适当外旋位，3 周后去除固定。

固定后即鼓励患者做手腕及手指练功活动。新鲜脱位，1 周后去绷带，保留三角巾悬吊前臂，开始练习肩关节前屈、后伸活动；2 周后去除三角巾，开始逐渐做关节向各方向的主动功能锻炼，如左右开弓、双手托天、手拉滑车、手指爬墙等运动，并配合按摩、推拿、针灸、理疗等，以防肩关节周围组织粘连和挛缩，加快肩关节功能恢复。但是，在固定期间，必须禁止上臂外旋活动，以免影响软组织修复。固定去除后，禁止做强力的被动牵拉活动，以免造成软组织损伤及并发骨化性肌炎。陈旧性脱位，固定期间应加强肩部按摩、理疗。

(二)手术治疗

复发性肩关节前脱位的手术治疗，常用的手术方法有以下几种。

1.肩胛下肌及关节囊重叠缝合术

该术即修复关节囊、增强关节前壁的方法。患者体位、手术切口及关节显露途径均与前一手术方法相同。当手术显露肩胛下肌时，检查肩胛下肌有无萎缩、损伤及瘢痕形成的情况，于肩胛下肌小结节附着点 2 cm 左右处断开，检查关节囊前壁破裂或损伤情况，并仔细进行修复或重叠缝合。此时将肱骨内收内旋位，以便重叠缝合肩胛下肌。肩胛下肌缝合重叠长度，根据肩胛下肌肌力情况或要求限制肩外展外旋情况而定，一般重叠 1.5 cm，再将喙肱肌腱及肱二头肌短头肌腱缝合固定于喙突，依次缝合伤口各层组织。术后用外展架将伤肢固定于外展 50°～60°，前屈 45°位，1～2 天拔除负压引流，10 天后拆除缝线，3～4 周拆除外展架，开始功能锻炼，并向患者讲清楚以后在工作和生活中要注意伤肢不能过度外展外旋，以防复发。此法效果不佳，故现已很少运用。

2.肩胛下肌止点外移术

该术亦是修复关节囊、增强关节前壁的方法。肩关节显露途径与前法相同，当手术显露肩胛下肌时，检查肩胛下肌的情况，并自其止点处切下，使肩胛下肌外端游离。进一步检查关节囊，将肱骨内收内旋，在肱骨大结节处切开骨膜，将肩胛下肌外端外移缝合固定于肱骨大结节处，以增强其张力，再将喙肱肌腱及肱二头肌短头肌腱缝到喙突，逐层缝合。术后处理与前法相同。

3.肱二头肌长头肌腱悬吊术

此手术是增强肱骨头稳定性的方法。患者体位、手术切口和关节显露途径同上,将肱骨内收内旋,用拉钩向两侧牵开肱二头肌短头肌腱、喙肱肌腱和三角肌,显露肱骨小结节、肱二头肌长头肌腱和肩胛下肌,将喙肱韧带于靠近大结节处切断,并充分分离,再将肱二头肌长头肌腱在肱骨大小结节下方切断,远端向下牵开,提起近侧端,并沿其走向切开关节囊,直到找出肱二头肌长头肌腱近端的附着点。将喙肱韧带缝包在长头肌腱近端的外面,加强其牢固程度,以免以后劳损或撕裂。肱二头肌长头肌腱的两端各用粗丝线双重腱内"8"字形缝合,并从腱的断面引出丝线备用,然后将肱骨略内收,用骨钻从肱骨结节间沟的大小结节下方,对准肱二头肌长头肌腱近侧端附着点钻一孔,将肱二头肌长头肌腱近端及其包绕的喙肱韧带,从钻孔拉出到肱骨结节间沟外,再将肱二头肌长头肌腱的远近两端缝合在一起,或将断端分别缝合在骨膜上,再缝合关节囊,逐层缝合切口各层组织。术后用外展架将伤肢固定于外展50°～60°位,前屈45°位,其他手术处理与前法相同。

4.Bankart 手术

此手术方法是修复盂唇及关节囊的方法。患者体位、手术切口和关节显露途径均与前同。当切断并向内翻肩胛下肌后,外旋肱骨即显露关节囊的前侧,检查后在小结节内 2 cm 左右处弧形切开关节囊前侧壁,显露肱骨头,检查盂唇和关节囊可发现破损。用特制的弯钩形锥,在肩胛盂前内缘等距钻三四个孔,用粗丝线将切开的关节囊的前外缘缝合固定于盂唇部,再将关节囊的前内缘重叠缝合于关节囊上。此法既紧缩了关节囊,又加强了关节囊,也使盂唇更稳定。修复肩胛下肌、喙肱肌腱及肱二头肌短头肌腱,检查冲洗创口,逐层缝合切口各层组织,术后用外展架将伤肢固定于肩外展50°～60°位,前屈45°位,其他术后处理与前法相同。此种手术方法修复病变部位,临床效果较佳。

(三)中药治疗

新鲜脱位,早期患处瘀肿、疼痛明显者,宜活血祛瘀、消肿止痛,内服舒筋活血汤、活血止痛汤等,外敷活血散、消肿止痛膏;中期肿痛减轻,宜服舒筋活血、强壮筋骨之剂,可内服壮筋养血汤、补肾壮筋汤等,外敷舒筋活络膏;后期体质虚弱者,可内服八珍汤、补中益气汤等,外洗方可选用苏木煎、上肢损伤洗方等,煎水熏洗患处,促进肩关节功能的恢复。陈旧性脱位,内服中药应加强通经活络之品,加用温通经络之品外洗,以促进关节功能恢复。复发性脱位者,应提早补肝肾、益脾胃,以强壮筋骨。对于各种并发症,有骨折者,按骨折三期辨证用药;有合并神经损伤者,应加强祛风通络之品,重用地龙、僵蚕、全蝎等;有合并血管损伤者,应重用活血祛瘀通络之药,或合用当归四逆汤加减。

(蔡俊毅)

第二节　肩锁关节脱位

肩锁关节由锁骨外端和肩峰关节面组成,关节囊紧,属微动关节。肩锁关节靠关节囊和肩锁韧带维持稳定,并由喙突与锁骨间的坚强的喙锁韧带加强。肩锁关节脱位较为多见,多发于青壮年,男多于女。

一、病因病理与分类

肩锁关节脱位多为直接暴力引起，最常见于摔倒时肩外侧着地。外力作用于肩峰，通过肩锁关节传至锁骨，可造成肩锁韧带、喙锁韧带损伤，也可造成锁骨骨折。外力较大时，尚可使三角肌及斜方肌损伤。喙突受到喙锁韧带的牵拉偶可造成骨折。喙锁韧带完全损伤后，整个上肢及肩胛骨失去肩锁及喙锁韧带的悬吊作用向下垂，而锁骨由于受到胸锁关节的约束和斜方肌的牵拉，相对只有轻度的上翘。

间接外力也可造成肩锁关节的损伤，一般为上肢伸展位摔倒，手部先着地，外力通过上肢传导到肱骨头及肩峰，使肩胛骨向上移位，并可牵拉损伤肩锁韧带。外力的作用使喙锁间隙变窄，因此喙锁韧带处于松弛状态，不会受到损伤。外力足够大时，除造成肩锁关节脱位外，也可造成肩峰骨折及肩关节上方脱位。

上肢被机器绞伤所致牵拉损伤，也可造成肩锁关节的损伤。

根据肩锁韧带和喙锁韧带损伤情况，以及锁骨移位方向和移位程度的不同，可分为如下几种类型。

(1) Ⅰ型：肩锁韧带部分损伤，肩锁韧带仍保持完整，肩锁关节稳定。

(2) Ⅱ型：肩锁韧带完全损伤，肩锁关节发生水平方向前后的不稳定，由于喙锁韧带完整，肩锁关节垂直方向仍保持稳定。锁骨外端没有相对向上移位现象。有时喙锁韧带受到部分牵拉，可出现锁骨外端轻度上移表现。

(3) Ⅲ型：肩锁韧带与喙锁韧带均遭受损伤，肩锁关节发生脱位。上肢及肩胛骨下垂，表现为锁骨外端翘起，三角肌和斜方肌在锁骨的附着处可有损伤。

(4) Ⅳ型：肩锁韧带及喙锁韧带完全断裂，锁骨外端向后移位穿入到斜方肌内，也称之为锁骨后脱位。

(5) Ⅴ型：实际是更为严重的Ⅲ型损伤，锁骨外端翘起位于颈部的皮下。

(6) Ⅵ型：肩锁关节完全脱位，锁骨外端向下方移位至肩峰下方或喙突下。该型损伤发生于上臂极度外展、外旋位，为遭受牵拉外力所致。

二、临床表现与诊断

有明显外伤史。伤后局部疼痛、压痛、肿胀。半脱位者，锁骨外侧端向上移位，肩峰与锁骨不在同一水平面上，可触及高低不平的肩锁关节。双侧对比，被动活动时，患侧锁骨外侧端活动范围增加，肩关节功能障碍。若诊断有困难时，则让患者两手分别提重物约 2.5 kg，同时摄双侧肩锁关节正位片进行对比，常可发现患侧锁骨外端与肩峰间距离较健侧增大。全脱位者，锁骨外侧端隆起，畸形明显，患侧上肢外展，上举活动困难。检查时，肩锁关节处可摸到一凹陷沟，局部按压有明显弹跳征，如按琴键。摄 X 线片，可发现锁骨外侧端与肩峰端完全分离，向上移位较明显。Ⅴ型损伤有时可出现臂丛神经受牵拉的症状。Ⅵ型损伤则可合并锁骨、肋骨骨折及臂丛神经损伤。

三、治疗

(一) Ⅰ型损伤

主要采用症状治疗并保护患肩以免再遭受外伤，可休息或用吊带保护患肢1周。疼痛症状消失以前，功能活动未完全恢复时，避免肩部剧烈运动，以免加重损伤。

（二）Ⅱ型损伤

一般采用非手术治疗方法，可使用三角巾或吊带保护，症状减轻后可早期开始肩关节功能锻炼。对于年老体弱者尤应早期开始肩关节功能锻炼。Ⅱ型损伤经治疗后仍持续疼痛，肩关节功能活动受限，可能为关节内纤维软骨盘或关节软骨碎裂残留于关节内，或由损伤的关节囊卷入关节所致，行关节造影有助于诊断。症状持续不减时，可行肩锁关节成形术，清除关节内游离碎片。如锁骨端关节面已有退行性改变，则可行锁骨外端切除术。因喙锁韧带完整，肩胛骨不会发生明显下坠。

（三）Ⅲ型损伤

对年老、体弱或非体力劳动者宜采用非手术方法治疗。虽然推荐固定方法的人很多，但实际上任何外固定都难以维持历时数周的复位，患者也难以接受长时间的固定。因此，非手术治疗实际是接受锁骨外端的移位，以早期开始肩关节功能锻炼恢复肩关节的功能活动为目标。一般可用三角巾或颈腕吊带保护患肩，同时辅以症状治疗。当疼痛症状减轻后，鼓励患者练习使用上肢，开始进行肩关节功能锻炼。伤后 2～3 周患肩可逐渐达到正常活动范围。

对青年患者或体力劳动者，可采用手术治疗。手术治疗的 4 种基本方式：①肩锁关节切开复位内固定，韧带修补或重建。②喙突锁骨间内固定，韧带修复或重建。③锁骨外端切除。④动力肌肉移位。目前对Ⅲ型新鲜损伤较为常用的手术方法为切开复位，以克氏针固定肩锁关节，同时修复肩锁韧带及喙锁韧带；或以拉力螺钉固定锁骨及喙突，同时修复肩锁及喙锁韧带。术中注意清除肩关节内破损的纤维软骨板，修复关节囊。同时对三角肌及斜方肌在锁骨上的损伤部位进行修复，以增强关节的稳定，并有利于肩部肌肉力量的恢复。术后采用颈腕吊带保护 1～2 周，如内固定较为牢固，可早期使用患肢进行日常活动，2 周后可间断去除吊带进行功能锻炼，3 个月内避免患肢用力进行提拉活动。一般于术后 6～8 周去除内固定。

对于Ⅳ、Ⅴ、Ⅵ型损伤，原则上均应手术治疗。尤其Ⅴ型损伤，由于损伤严重，锁骨外端移位较大，需手术复位，以拉力螺钉固定锁骨及喙突。Ⅳ及Ⅵ型损伤如能经手法复位，可行非手术方法治疗。对青年患者、体力劳动者宜行手术复位固定。

对陈旧性肩锁关节脱位的患者，如肩部疼痛、肩锁关节有退行性改变者，一般应行锁骨外端切除术治疗，切除范围至少应为 2 cm。切除太少，肩外展活动时，锁骨外端可与肩峰相顶撞，仍会引起疼痛。陈旧性Ⅱ型损伤切除锁骨外端时，应保留喙突至锁骨的锥形韧带，以免锁骨外端过度向上翘起。

其他类型的陈旧性损伤，由于喙锁韧带均已断裂，锁骨外端切除后需重建喙锁韧带稳定锁骨端，否则锁骨端可刺激周围的软组织引起疼痛症状。一般可用喙肩韧带重建喙锁韧带，同时用拉力螺钉固定锁骨及喙突。也可采用动力肌肉移位方法治疗，即将喙肱肌、肱二头肌短头连同喙突移位至锁骨，并以螺钉固定，达到利用肌肉动力稳定锁骨的目的。亦可同时切除锁骨外端。

药物治疗当按损伤三期辨证施治。初期肩部肿胀疼痛，宜活血祛瘀、消肿止痛，治以舒筋活血汤内服；中期肿痛减轻，宜舒筋活血、强壮筋骨，以壮筋养血汤内服；后期症状近乎消失，宜补肝肾、舒筋活络，以补肾壮筋汤内服。损伤后期，关节功能障碍者，以损伤洗方熏洗，可配合按摩、推拿治疗。

（蔡俊毅）

第三节　肘关节脱位

一、肘关节脱位

肘关节脱位比较常见，在全身大关节脱位中占1/2左右，居第1位。好发于任何年龄，但以青少年和壮年多见，儿童和老年人少见。

肘关节为屈戌关节，即铰链关节，由肱骨下端滑车、尺骨上端鹰嘴窝、肱骨小头和桡骨小头组成。构成肘关节的肱骨下端内外宽厚、前后扁平，侧方有坚强的韧带保护，但关节囊前后部相对薄弱，加上尺骨冠状突较鹰嘴突小，因此对抗尺骨向后移位的能力比对抗尺骨向前移位的能力差。临床上肘后脱位要比其他类型的脱位多见。

新鲜关节脱位早期正确诊断，及时手法复位，进行适当的固定和恰当的功能锻炼，多不会遗留明显的功能障碍，且脱位复位后很少再脱位。但若早期未得到及时、正确的诊断和治疗，则可导致晚期出现严重功能障碍，此时无论采取何种治疗措施都难以恢复正常功能，而仅仅是能获得不同程度的功能改善而已。

(一)病因病理

1.肘关节后脱位

多为传达暴力或杠杆作用力而引起。患者跌倒时，肘关节完全伸直，前臂旋后位，手掌着地，传达暴力使肘关节过度后伸，以致鹰嘴尖端急骤撞击肱骨下端的鹰嘴窝，在肱尺关节处形成杠杆作用，使止于喙突上的肱前肌及肘关节囊的前方被撕裂，肱骨下端向前移位，尺骨喙突和桡骨头同时滑向后方形成肘关节后脱位。由于环状韧带和骨间膜将尺、桡骨比较牢固地束缚在一起，所以脱位时尺、桡骨多同时向背侧移位。当暴力传达到肘关节时，由于肘关节处于内翻位或外翻位的不同，尺骨鹰嘴和桡骨头除向后移位外，有时可以向桡侧或尺侧移位，形成肘关节侧方脱位。发生侧后方移位时，很容易发生肱骨内、外髁撕脱骨折。单纯的肘外侧移位较少见，偏向桡侧移位可称为肘关节外侧移位，偏向尺侧脱位称为肘关节内侧脱位。

2.肘关节前脱位

其损伤原因多系直接暴力所致。如在屈肘位跌倒，肘尖触地，暴力由后向前，可将尺骨鹰嘴推移至肱骨的前方，肱骨下端相对移向后方，形成肘关节前脱位。此种损伤常合并尺骨鹰嘴骨折，组织损伤较严重。间接暴力所致者，是因跌倒后手掌撑地，前臂相对固定支撑体重的情况下，身体沿上肢纵轴旋转，以致产生肘侧方脱位，暴力继续作用而致尺桡骨完全脱到前方，亦可致肘关节前脱位。此种外力多较剧烈，关节囊及侧副韧带遭受严重损伤或断裂，常合并有撕脱骨折。

3.肘关节侧方脱位

单纯的肘关节侧方脱位少见。侧方脱位分为内侧脱位和外侧脱位2种。外侧脱位是肘外翻应力所致，内侧脱位是肘内翻应力所致。肘关节侧方脱位，实质上是肘关节侧副韧带和关节囊的严重撕裂伤。此种脱位是与脱位方向相对侧的韧带及关节囊损伤严重，而脱位侧的损伤反而较轻。

4.肘关节爆裂型脱位

爆裂型脱位少见，其特点是尺桡骨呈直向分开，肱骨下端位于尺桡骨之间，此时关节囊广泛撕裂,韧带完全断裂,软组织损伤严重。根据尺桡骨近端移位方向的不同,通常分为前后爆裂型脱位和内外爆裂型脱位两种类型。前后爆裂型是前臂在极度旋前位时,尺骨在暴力作用下向后脱位并停留在鹰嘴窝中,桡骨头向前脱位进入冠状窝内;内外爆裂型多为沿前臂传达暴力致环状韧带及骨间膜破裂,尺桡骨分别移向内侧和外侧,而肱骨下端则处在二者之间。

(二)临床表现与诊断

1.肘关节后脱位

肘部疼痛、肿胀、功能活动障碍。肘关节弹性固定于约135°半屈曲位,肘窝前饱满,可触摸到肱骨下端,尺骨鹰嘴明显向后突出,肘后部空虚,呈靴样畸形。肘后三角骨性标志关系发生改变,这一点可与伸直型肱骨髁骨折相鉴别。前臂前面较健侧明显缩短,关节前后径增宽。若有侧方移位时,可呈现有肘内翻或肘外翻畸形。X线检查可确诊,并可看出有无并发骨折。

2.肘关节前脱位

肘部疼痛、肿胀、功能活动障碍。肘关节过伸,屈曲活动受限,呈弹性固定。前臂的前面较健侧长,肘前部隆起,可触到脱出的尺桡骨上端,在肘后可触及肱骨下端。肘关节正侧位X线片检查可确诊,并可了解有无并发骨折。临床检查时应注意有无重要神经、血管的损伤。

3.肘关节侧方脱位

伤后剧烈疼痛、肿胀,关节常处于半屈曲位,功能活动障碍。肘关节外侧脱位时,呈外翻畸形,关节周围肿胀压痛,尤以内侧明显,局部可见皮下淤血,关节内后方空虚;肘关节内侧脱位时呈内翻畸形,关节周围肿胀、压痛,尤以外侧明显,前臂提携角消失,关节外后方空虚。肘关节外侧脱位时,应注意有无尺神经牵拉伤;肘关节内侧脱位时,应注意有无桡神经损伤。肘关节正侧位X线片可明显诊断及判断是否合并有骨折。

4.肘关节爆裂型脱位

关节周围肿胀、压痛较其他类型肘关节脱位严重,肘关节处于微屈曲位,肘部弹性固定,前臂旋转功能受限。前后爆裂型脱位关节呈前后方向突起,可触及移位的尺骨鹰嘴和桡骨头,前臂短缩。内外爆裂型脱位肘部明显变宽,前臂短缩,旋转受限。肘关节正侧位X线片可以明确尺桡骨移位的方向。肘关节爆裂型脱位是一种严重的损伤,临床检查时应注意是否合并有局部挤压伤和全身的并发症。

(三)治疗

1.新鲜肘关节脱位

肘关节脱位一经诊断,应及时行手法整复,只要能掌握好手法复位的方法和技巧,均可获得成功。复位后固定3周左右,解除固定后主动进行功能锻炼,绝大多数疗效是满意的。

(1)肘关节后脱位:诊断明确,并对是否合并有骨折及神经、血管损伤进行检查和评价后,应及时行手法复位,伤后时间短者可不用麻醉,伤后超过6小时者应给予臂丛麻醉,以保证复位手法在肌肉松弛及无疼痛感觉下进行。单纯肘关节后脱位合并血管、神经损伤者少见,并发骨折者,应先整复脱位,然后处理骨折,大多数撕脱骨折随着关节的复位而骨折片亦随之复位。肘关节后脱位的手法复位方法很多,其基本方式都是采用牵引下屈肘复位法。

拔伸屈肘法:患者取坐位,助手立于患者背后,以双手握其上臂,术者站在患者前面,以双手握住腕部,置前臂于旋后位,与助手相对拔伸,然后术者以一手握腕部继续保持牵引,另一手的拇指抵住肱骨下端向后推按,其余四指抵住鹰嘴向前端提,并慢慢将肘关节屈曲,若闻入臼声,说明脱位已整复。

卧位拔伸屈肘法：患者平卧于诊疗床上，患肢上臂靠床边，术者一手按其肱骨下段，另一手握住患肢前臂顺势拔伸，有入臼声后，屈曲肘关节，则脱位得以整复。

膝顶拔伸法：患者取坐位，术者立于伤侧前面，一手握其前臂，另一手握住其腕部，同时一足踏在凳面上，以膝顶在患侧肘窝内，先顺畸形拔伸，然后逐渐屈肘，有入臼声，患侧手指可摸到同侧肩部，即为复位成功。

手法复位要领：目前临床上常用的方法大多是在半屈肘位牵引下屈肘复位，其方法安全可靠，但有人认为复位过程中采用“过伸方式”以便鹰嘴自滑车“解锁”，在完全伸肘位或肘部过伸位复位存在一定的危险性，有可能增加对肱肌的损伤和使正中神经发生嵌夹，因此一般都采用半屈肘位牵引前臂远端的方法进行复位。

手法复位原则上应在肌肉松弛及无疼痛的感觉下进行，这有利于复位成功及避免复位时出现撕脱骨折。在复位前一定要了解骨折移位方向，手法整复的关键在于有侧方移位先矫正侧方移位，同时强调在半屈肘位牵引施行屈肘复位手法时一定要保持连贯性，且要注意复位技巧，只有做到这些，才能保证一次性复位成功。

固定方法：复位后，用上肢屈曲型杉树皮托板或石膏托固定屈肘位2～3周，并用三角巾或颈腕带悬吊伤患肢于胸前。若关节积血多者，可在无菌条件下穿刺抽吸，以预防关节粘连与骨化性肌炎。

医疗练功：肘关节损伤后，极易发生关节僵硬和骨化性肌炎，故脱位整复后，应鼓励患者早期进行功能锻炼，固定期间应做肩、腕及掌指关节的功能活动。解除固定后，应加强肘关节的屈伸活动和前臂的旋转活动。肘关节的练功活动，应以进行积极主动的练功为主，切忌对肘关节进行粗暴的被动活动，以防发生骨化性肌炎。

(2)肘关节前脱位：肘关节前脱位诊断明确后，应在良好的麻醉使肌肉松弛的状况下，及早施行手法复位。单纯性肘关节前脱位，应将肘关节牵引至极度屈曲位进行复位。患者取仰卧位，一助手牵引上臂，另一助手用一宽布带套在尺桡骨上端，作对抗牵引。术者一手握住前臂，另一手握住肱骨下端，加大牵引使鹰嘴突下移到滑车关节下方，用力向后推动前臂，同时向前推挤肱骨下端，达到肱尺关节复位。

合并尺骨鹰嘴骨折的肘关节前脱位，复位时，前臂不需要牵引，只需将尺桡骨上段向后加压，即可复位，复位后不做肘关节伸屈活动试验，以免加大骨折移位，将肘关节保持伸直位，或稍过伸位，此时尺骨鹰嘴近端多能自行复位。若复位欠佳，稍有分离时，可将尺骨鹰嘴近端向远端挤压，放上半月形压垫，用夹板或石膏托固定。尺骨鹰嘴骨折对位差者，再用其他尺骨鹰嘴骨折固定方法固定。

关节脱位手法复位的基本原则是使脱位的骨端从滑脱出的原路逆行回复至原来的位置。因尺骨鹰嘴的骨阻挡作用，肘关节前脱位极少见，单纯的肘关节前脱位常易导致尺骨鹰嘴骨折。从创伤机制上分析，肘关节前脱位应是在前臂固定、上臂沿上肢纵轴旋转外力所致，首先产生的是肘侧方移位，外力继续作用则导致尺桡骨完全移位至肘前方。特别是合并内、外上髁撕脱骨折者多属此类。因此在手法复位前应判断尺骨鹰嘴脱至肘前方的途径。如果从肘内侧脱出，复位时应使尺骨鹰嘴从内侧旋回复位；若从外侧脱出，则应从外侧旋回复位。

(3)肘关节侧方脱位：手法复位应在臂丛麻醉下进行，以免进一步加重软组织的损伤。患者取仰卧位，患肢置于轻度屈肘位，一助手固定上臂，术者一手握患肢前臂并略加牵引，另一手握患肘部，以拇指和其他手指使肱骨下端和尺桡骨上端向相对方向推挤即可使其复位。但应注意不要使侧方移位转化为后脱位，否则会加重软组织的损伤。有撕脱骨折者，多可随之复位；有对位不佳者，再用手法进行整复。术后用上肢屈曲型杉树皮托板或石膏托固定3周，固定期间和解除固定之后，均可按肘关节后脱位练功法进行功能锻炼。

(4)肘关节爆裂型脱位：肘关节爆裂型脱位是严重的肘关节完全脱位，由于肘部的肱尺、肱桡及上尺桡3个关节全部脱位，手法整复时需将肘部3个关节完全复位。复位应在臂丛麻醉下进行，患者取仰卧位，助手固定患肢上臂。前后爆裂型脱位，术者一手握前臂在牵引下逐渐将前臂旋转至旋后位，另一手托住患肘部，拇指推挤桡骨头迫使桡骨头复位，在继续牵引下逐渐屈曲肘关节，并同时按压肱骨下端向后，推拉尺骨鹰嘴向前，使肱尺关节复位。内外爆裂型脱位在肘关节半屈曲位牵引，先向内推挤尺骨鹰嘴使肱尺关节复位，然后再由两侧挤按使上尺桡关节复位。复位完成后应固定屈肘前臂旋后位3周。此型脱位软组织损伤严重，外固定不宜过紧，并注意密切观察患肢血运、神经感觉和运动功能，以防发生并发症。

2.陈旧性肘关节脱位

肘关节脱位因误诊或者未及时治疗，延误3周以上时，为陈旧性肘关节脱位。因关节脱位是以手法整复为主，实际临床上肘部脱位超过10天，整复就比较困难。且对陈旧性肘关节脱位，无论采用何种治疗方法都难以恢复正常的功能。所以对肘关节脱位强调早期诊断，及时处理。

陈旧性肘关节脱位在病程上有很大差异，其病理变化也不尽相同，脱位时间越长，病理变化越显著。主要特点是关节部位淤血机化，大量的纤维组织填塞，关节周围肌肉、筋膜、侧副韧带和关节囊挛缩，与关节软骨面粘连。关节脱位后，关节软骨失去关节液的营养，长期的弹性固定而渐退变，甚至剥脱，以及关节部位的骨质疏松。这些病理变化不仅给治疗增加了困难，而且也影响治疗的效果。

肘关节脱位一旦失治或误治，必将导致肘关节严重的功能障碍。治疗的效果直接取决于治疗的时间，治疗越早越好，否则其治疗结果仅仅是获得不同程度的功能改善而已。脱位时间在3个月以内，不合并有骨折或血管、神经损伤及骨化性肌炎的单纯后脱位，肘关节仍有一定活动范围者，采用手法整复，常可获得满意的效果。对闭合复位不成功者，或伤后仅数月而无骨化性肌炎及明显骨萎缩者，可采取切开复位。因脱位时间过久，关节软骨继发性损害软化、剥脱，无法恢复关节功能者，有的需行肘关节成形术、人工关节置换术，或者肘关节融合术，以改善上肢的功能。

(1)手法复位。

复位前准备：先做患肢舒筋按摩及用舒筋活血、通经活络、利关节的中药煎汤熏洗局部，使关节周围挛缩粘连的组织逐渐松解。并施行尺骨鹰嘴牵引约1周，嘱患者自行活动肘关节，以增加复位的可能。

松解粘连：在臂丛神经阻滞麻醉下，患者取仰卧位，助手双手固定上臂，术者一手握肘部，一手握腕部，做肘关节前后屈伸、内外旋转及左右摇摆活动，反复多次。范围由小到大，各种动作均应轻柔、缓慢、稳妥、有力，切不可操之过急。然后在助手上下分别牵引下，重复以上的舒筋松解手法，直到肘关节周围的纤维粘连和瘢痕组织及肱二、三头肌得到充分松解，伸展延长，方可进行整复。

复位手法：患者取坐位或卧位，上臂和腕部分别由两名助手握持，作缓慢强力对抗牵引，术者两手拇指顶压尺骨鹰嘴突，其余手指环握肱骨下端，肘关节稍过伸，当尺骨鹰嘴和桡骨头牵引至肱骨滑车和外髁下时，缓缓屈曲肘关节，若能屈曲90°以上即可复位。此时鹰嘴后突畸形消失，肘后三角关系正常，肘关节外观恢复。复位成功后，将肘关节在 90°～135°内反复屈伸数次，以舒筋通络，解除卡夹在关节间隙的软组织，再按摩上臂、前臂肌肉，内外旋转前臂和伸屈腕、掌、指关节，以理顺筋骨、行气活血。

固定、练功和药物治疗：复位后将肘关节置于 90°位。经摄 X 线片证实已复位，上肢用屈曲型杉树皮托板或石膏托固定 3 周。早期鼓励患者活动肩、腕以及手指各关节。解除固定后主动练习肘部伸、屈及前臂旋转活动。给予活血化瘀，舒筋活络的中药内服、外敷和熏洗。

(2)手术切开复位：适用于手法复位难以成功，或伤后数月无骨化性肌炎，关节软骨面脱落坏死不严重，肘部处于非功能位的患者。手术一般取肘关节后侧切口，肘关节后侧显露后，除了要彻底清除肱骨下端的纤维骨痂、尺骨鹰嘴内的纤维组织外，要想获得关节的复位，还必须对包绕关节的所有软组织进行松解，包括前方和后方对关节囊和韧带进行剥离。为了达到复位的目的而进行的广泛的松解剥离，将使肘关节发生明显不稳定，容易再发生向后脱位，因此术中还需用克氏针将鹰嘴与肱骨髁固定。关闭切口前应松开止血带彻底止血，并在切口内放橡皮引流条 1 根。3 周后去除克氏针再行关节功能练习。

(3)假复位：肘关节僵直在非功能位，而又无条件手术治疗者，可在麻醉下由非功能位通过手法活动将其放置在功能位，并用石膏托制动 3 周。对脱位已久者，在施行手法扳动前，应将尺神经前移，否则极易发生尺神经麻痹。

(4)关节切除或成形术：脱位时间长，关节僵直在非功能位并且有明显的症状，此时，可做关节切除或成形术。取肘后方切口，将肱骨远端由内外上髁水平切除，或保留两上髁而将其间的滑车和外髁的内侧部切除，呈鱼尾状，适当修整尺骨鹰嘴并切除桡骨头。在切除的骨端之间再衬以阔筋膜则为关节成形术。

(5)人工关节置换术：中年以上患者，在肘屈伸肌良好的情况下可行人工关节置换术，它能恢复良好的关节活动并有适度的稳定性。

(6)关节固定术：体力劳动患者，为工作方便起见，可考虑行关节固定术。为保证其有牢固的骨性融合，在切除关节软骨后，尺肱骨之间可用螺钉等予以固定。周围再植以松质骨，术后制动时间要在 8 周以上。

随着医疗技术水平的提高，陈旧性肘关节脱位已越来越少了。宣武医院既往的经验表明：切开复位及关节切除术是最常用的方法，术后功能的改善是满意的。

3.中药治疗

各种类型的脱位，在复位后，应按损伤分期和病症虚实辨证内外用药治疗，以利肿痛的消减、功能的早日恢复，减少并发症的发生。初期宜活血化瘀、消肿止痛，可内服舒筋活血汤、续断紫金丹，外敷消炎散、双柏散或消肿止痛膏。中期宜和营生新、舒筋活络，可内服壮筋养血汤、跌打养营汤，外敷舒筋活络膏，或接骨续筋膏。后期宜补养气血、强筋健骨，可服活血壮筋丸、健步虎潜丸等，外用海桐皮汤、上肢损伤洗方煎汤熏洗，或外擦跌打万花油，或贴膏药，直至功能恢复。

二、桡骨头脱位

单纯外伤性桡骨头脱位少见，主要见于青壮年人。但脱位合并骨折的并不少见，尤以 Monteggia 骨折脱位中的桡骨头脱位最为常见。

(一)病因病理

单纯桡骨头脱位是前臂强力旋转暴力作用于桡骨近端，引起环状韧带撕裂的结果。单纯桡骨头脱位可因桡骨头较短小，在环状韧带松弛、狭窄的局部解剖因素的前提下，前臂处于极度旋转位，特别是在前臂旋前位、肘过伸位时，外力致前臂做强力肘内翻活动，迫使桡骨头弹离环状韧带而脱出。环状韧带可因此被撕裂，被嵌挤于肱桡关节和上尺桡关节之间。因受肱二头肌牵拉的影响，脱位的方向大多在前外侧，少数向外侧脱出。

(二)临床表现与诊断

患者有外伤史，肘部疼痛，肘外侧肿胀，压痛明显。前臂旋转功能受限，肘微屈，前臂处于旋前位，少数处于旋后位，肘前外侧有骨突隆起，为脱位的桡骨头。肘部X线片有助于确诊桡骨头脱位及明确其脱位方向，并可了解有无并发骨折。临床检查时，应注意患肢主动伸腕、伸拇活动是否存在，以便了解有无并发桡神经深支和骨间背侧支损伤。

(三)治疗

1.手法复位

手法复位是治疗本病的主要方法，对大多数新鲜桡骨头脱位有效。复位应在臂丛麻醉下进行，患者取仰卧位，一助手握持上臂，另一助手握持腕部对抗牵引至前臂旋后位。术者一手由内向外推肘关节，以扩大肘关节外侧间隙，另一手拇指由前外侧按压桡骨头，并令前臂做轻度的旋前运动，迫使桡骨头回归原位。复位成功后，屈曲肘关节前臂至中立位，前臂4块夹板桡骨头加垫固定，三角巾悬吊胸前3周，解除固定后，主动进行肘关节屈伸和前臂旋转功能锻炼。

2.手术治疗

陈旧性桡骨头脱位，或伴有环状韧带严重撕裂，桡骨头复位后难以固定者，可考虑手术治疗。手术宜行切开复位，环状韧带重建术；若为成年人，可行桡骨头切除术。

(蔡俊毅)

第四节　锁骨骨折

锁骨为两个弯曲的弧形管状长骨，横置于胸壁前上方外侧，侧架于胸骨与肩峰之间。内侧与胸骨柄相应的切迹构成胸锁关节；外侧端与肩峰内侧借着关节囊、肩锁韧带、三角肌、斜方肌肌腱附着部和喙锁韧带形成肩锁关节，其下有颈部至腋窝的臂丛神经和锁骨下动、静脉及神经穿过。锁骨略似“S”形，由内向外逐渐变细。外侧1/3凸向背侧，上下扁平，横断面呈扁平状椭圆形；内侧2/3凸向腹侧，横断面呈三角形；中1/3与外1/3交界处，横断面类似椭圆形。由于其解剖上的弯曲形态，以及各部位横断面的不同形态，在中外1/3交界处就形成应力上的弱点而容易发生骨折。如果锁骨骨折移位严重或整复手法不当，手术操作失误，有可能造成其后下方的臂丛神经或锁骨下动脉损伤。

锁骨骨折是常见的上肢骨折之一，占全身骨折的3.5%～5.1%，占肩部骨折的53.1%，尤以儿童及青壮年多见。

一、病因病理与分类

间接与直接暴力均可引起锁骨骨折，但间接暴力致伤较多，直接暴力致伤较少见。直接暴力可以从前方或上方作用于锁骨，发生横断骨折或粉碎性骨折。粉碎性骨折的骨折片如向下移位，有压迫或刺伤锁骨下神经和血管的可能；如骨折片向上移位，有穿破皮肤形成开放性骨折的可能。幼儿骨质柔嫩而富有韧性，多发生青枝骨折，骨折后骨膜仍保持联系。在胸锁乳突肌的牵拉下，骨折端往往向上成角。患者跌倒，上肢外展，掌心、肘部触地，或从高处跌下，肩外侧着地，传导的间接暴力经肩锁关节传至锁骨，并与身体向下的重力交会于锁骨的应力点，形成剪力而造成锁骨骨折，多为横断骨折或短斜形骨折。

根据受伤机制和骨折特点，锁骨骨折分为外 1/3 骨折、中外 1/3 骨折和内 1/3 骨折。

(一)中外 1/3 骨折

中外 1/3 骨折为锁骨骨折中最多见的一种，多为间接暴力所致。直接暴力引起的骨折是锁骨中外端直接受打击或跌倒时锁骨直接撞击所致。骨折常为横断骨折或短斜形骨折，老人多为粉碎性骨折。骨折移位较大，近侧骨折端因受胸锁乳突肌的牵拉而向上后方移位，远侧骨折端因肢体重量作用，与胸大肌、胸小肌及肩胛下肌等牵拉而向前下方移位，并因这些肌肉和锁骨下肌的牵拉作用，向内侧造成重叠移位。儿童一般为青枝骨折，向前上成角。粉碎性骨折因骨折块的相对移位，常使粉碎的骨折片旋转、分离、倒立，桥架于两骨折端之间，给治疗带来困难。

(二)外 1/3 骨折

外 1/3 骨折多由肩部着地或直接暴力损伤所致。骨折常为斜形、横断形，粉碎性较少。若骨折发生于肩锁韧带和喙锁韧带之间，骨折外侧端由于受肩、前臂的重力作用而与内侧端相对分离移位；若骨折发生在喙锁韧带的内侧，骨折内侧端由于胸锁乳突肌的牵拉，可向上移位，而外侧端受肩锁韧带和喙锁韧带的约束，多无明显改变；若为粉碎性骨折，骨折的移位则无一定规律。如喙锁韧带断裂，又可导致锁骨近侧端向后上方移位，更加重两骨折端的移位。治疗时必须手术修复此韧带，才能维持骨折端的复位固定。

(三)内 1/3 骨折

内 1/3 骨折临床很少见。其骨折移位与中外 1/3 骨折相同，但外侧端由于三角肌与胸大肌的影响常有旋转发生。在正位 X 线片呈钩形弯曲，两断端不对应。如为直接暴力引起，因胸锁乳突肌及肋锁韧带的作用，骨折端很少移位。

二、临床表现与诊断

锁骨骨折一般有明显的外伤史，并且其典型体征是损伤后患者表情痛苦，头偏向伤侧，同时用健侧手托住伤侧前臂及肘部。局部压痛及肿胀均较明显，特别是骨折移位严重者，锁骨上下窝变浅或消失，甚至有皮下瘀斑，骨折端局部畸形。若有骨折移位时，断端常有隆起；若骨折重叠移位，患者肩部变窄，肩内收向下倾斜，肩功能明显丧失。检查骨折处可发现局部肌肉痉挛，完全骨折者可摸到皮下移位的骨折端，有异常活动和骨擦感，患侧上肢外展和上举活动受限。骨折重叠移位者从肩外侧至前正中线的距离两侧不等长，患侧较健侧可短 1～2 cm。合并锁骨下血管损伤患者，患肢麻木，血液循环障碍，桡动脉搏动减弱或消失；合并臂丛神经损伤者，患肢麻木，感觉及反射均减弱；若合并皮下气肿者，则出现游走性疼痛。

X 线正位片可以确定骨折的部位、类型和移位的方向。但是，由于锁骨有前后的生理弯曲，X 线正位片不易发现骨折前后重叠移位，所以必要时可拍锁骨侧位片。如果发现骨折近端向前，或远端有向下向内弯曲时，则提示骨折有旋转移位的可能，不要误诊为单纯的分离移位，否则难以达到满意的复位效果。婴幼儿多为青枝骨折，局部畸形及肿胀不明显，但活动伤侧上肢及压迫锁骨时，患儿哭闹。

锁骨外 1/3 骨折常被局部挫伤的症状所掩盖，容易发生误诊。凡肩峰部受直接暴力撞击者，应仔细对比检查两侧肩部，了解锁骨有无畸形、压痛，并且可用一手托患侧肘部向上推进，了解有无异常活动。

另外，锁骨外 1/3 骨折应与肩锁关节脱位相鉴别，两者均有肩外侧肿胀、疼痛及关节活动受限。后者可用力将锁骨外端向下按使之复位，松手后又隆起，X 线正位片可见锁骨外端上移，肩锁关节间隙变宽。

三、治疗

锁骨骨折绝大多数可采用非手术治疗，即使是有明显移位及粉碎性骨折，如无相应的血管、神经压迫症状或其他绝对手术指征，应慎做手术，因为手术对患者无疑是一种损伤，而且有一定比例的病例会并发骨折延迟愈合或不愈合(约 3.7%)。对有明显移位的锁骨骨折采用手法复位外固定治疗，有的虽难以维持解剖位置，但均能愈合，愈合后有的局部虽遗留有轻度隆起，但一般不影响功能。有部分医师和患者为了追求骨折的解剖对位而采用手术治疗，亦有部分学者通过手法复位力争解决重叠移位，寻求有效外固定，使骨折复位对位满意率大为提高。对有明确血管、神经压迫症状和开放性骨折，应主张积极的手术治疗。

(一)小儿锁骨骨折

对新生儿及婴儿的锁骨骨折，考虑到小儿生理性可塑性，一般不需复位，也不需固定。在护理时尽量不要移动患肢及肩关节，1 周之后症状多会消失。

幼儿锁骨骨折多为青枝骨折或不完全性骨折，一般不需特殊复位，只需用颈腕吊带限制患肢活动即可。这是因为幼儿锁骨骨折后，由于骨塑形能力很强，一定的畸形可在生长发育过程中自行矫正。年龄较大幼儿(3～6 岁)的锁骨骨折，可使用柔软材质的“8”字绷带固定，伤后 1～2 周患儿多仰卧位休息，肩部垫薄软垫，使两肩后伸，以保持骨折对位良好。骨折愈合后局部隆起畸形多不明显，“8”字绷带一般需固定 4 周。

少年儿童锁骨骨折时，对有移位的骨折应施行手法复位，用“8”字绷带固定。伤后 1～2 周患儿局部疼痛等症状较重，令其多卧床休息，患儿一般多能配合，取仰卧位，背部垫薄软枕，使两肩后伸，以保持骨折有较好的对位，2 周后骨折对位会相对稳定。注意调整“8”字绷带的松紧，观察有无血管、神经压迫及皮肤勒伤症状。固定至少 4 周，伤后 2～3 个月避免剧烈的活动。

(二)成人锁骨骨折

1.手法复位外固定治疗

有移位的锁骨中 1/3 骨折或中外 1/3 骨折，应首选手法复位外固定治疗；锁骨内 1/3 骨折大多移位不多，仅用外固定即可；锁骨外端骨折必要时可加用肩肘弹力带固定。

(1)手法复位：方法很多，有膝顶复位法、外侧牵引复位法、仰卧位复位法、穿腋复位法、拔伸牵引摇肩复位法等，其中以膝顶复位法较常用。山东省莱芜人民医院研制锁骨复位器进行复位，用“8”字绷带固定，取得了满意的效果。此法治疗 500 例新鲜锁骨骨折，平均临床愈合期为 1 个月，解剖或近解剖对位达 83%，优良率 14%。有学者认为此法有很强的实用性，可在临床推广应用。

膝顶复位法：患者坐凳上，挺胸抬头，双臂外展，双手叉腰，助手站于患者背后，一足踏在凳缘上，将膝部顶在患者背部后伸，以矫正骨折端重叠移位，并使骨折远端向上后方对接骨折近端。术者面对患者，以两手拇、示、中指分别捏住骨折远、近端，用捺正手法矫正侧方移位。

外侧牵引复位法：患者坐凳上，一助手立于健侧，双手绕患侧腋下抱住其身；另一助手站于患侧，双手握住患肢前臂，向后上牵引拔伸。术者面对患者，两手拇、示、中指分别捏住骨折近、远端，用捺正手法矫正侧方移位。

仰卧复位法：适合体质瘦弱患者，或为多发性骨折者。患者取仰卧位，在两肩胛之间纵向垫一枕头，助手站于患者头侧，两手按压患者两肩部前方，使患者呈挺胸、耸肩状，以矫正重叠移位和成角，术者站在患侧，用两手拇、示、中指在骨折端进行端提、捺正，使之复位。

穿腋复位法：患者坐凳上，术者站患者背后，以右侧为例，术者右手臂抱绕在患肢上臂，穿过其腋下，手掌抵住患侧肩胛骨，利用杠杆作用，使肩胛后伸，从而将骨折远端向外侧拔伸，矫正骨折重叠移位，术者左手拇、示、中指捏住骨折近端，向前下捺正，接合骨折远端。

手法复位要领：手法的关键是要把双肩拉向上、向外、向后的位置，以矫正骨折的重叠畸形。一般的情况下骨折重叠畸形矫正后，多可达到接近解剖对位。有残余侧方移位者，术者只能用拇、示、中指捏住骨折两端上下捏挤捺正，不宜用按压手法，特别是粉碎性骨折，用手法向下按压骨折碎片，不但难以将垂直的骨片平伏，而且有可能造成锁骨下动、静脉或臂丛神经损伤，故应忌用按压手法。一般情况下垂直的骨片不会影响骨折的愈合，在骨折愈合过程中，随着骨痂的生长，这些碎骨片多能逐渐被新生骨包裹。

(2)固定方法：锁骨骨折的外固定方法很多，有“8”字绷带固定法、“8”字石膏绷带固定法、双圈固定法、T形夹板固定法、锁骨带固定法等。但这些固定方法多存在稳定性差，断端易重叠移位致突起成角畸形，有的易造成皮肤搓伤等缺点。问题的关键在于难以将锁骨、肩部固定在一个相对稳定的结构状态，因而常遗留有一定的隆起畸形。临床实践中，“8”字绷带固定和双圈固定法是一种较为理想的外固定方法。

“8”字绷带固定法：患者取坐位，两腋下各置棉垫，用绷带从患侧肩后经腋下绕过肩前上方，横过背部，绕对侧腋下，经肩前上方，绕回背部至患侧腋下，包绕8～12层，包扎后，用三角巾悬吊患肢于胸前。也可将绷带改用石膏绷带固定，方法相同。

双圈固定法：患者取坐位，选择大小适当的纱布棉圈，分别套在患者的两肩上，胸前用纱布条平行于锁骨系于双圈上，然后在背后拉紧双圈，迫使两肩后伸，用布条分别将两圈的上下方系牢，最后在患侧腋窝部的圈外再加1～2个棉垫，加大肩外展，利用肩下垂之力，维持骨折对位。

T形夹板固定法：用与双肩等宽的T形夹板，夹板前全部用棉花衬垫，在两肩胛之间置一厚棉垫，再放置T形夹板于背部，上下方与两肩平齐，然后用绷带缠扎两肩胛及胸背，将夹板固定妥当。注意观察有无血管、神经压迫症状，如有压迫，及时调整。定期拍X线片复查。

锁骨复位器及使用方法：锁骨复位器由把手与丝杠、套筒与挂钩，以及底座与顶板三部分组成。使用时患者端坐于方凳上，抬头挺胸，双手叉腰，两肩尽量后伸，在患者腋下垫约5 cm厚棉花，用绷带“8”字形固定3～4圈。再以绷带围绕腋下和肩峰四周做成1个布圈，左右各一。然后将顶板放在两肩胛之间的脊柱上，将双圈挂在钩上，顺时针方向旋转把手，使套筒后移，双钩将双圈牵引向后，从而将双肩拉向外后，一般畸形可随之消失。经X线透视复位尚不满意者，术者可在骨折端施以手法捺正，复位满意后，用5 cm宽胶布做“8”字固定，再去除复位器。

外固定的要领：有移位的锁骨骨折，虽可设法使其复位，但实际许多传统的固定方法都难以维持其复位，最终锁骨总是残留有一定的隆起畸形，一般虽不影响功能，但外形不很美观。因此不少学者在外固定方法和固定器具上进行了许多改进和创新，如采用毛巾固定、布带条固定、方巾固定和弹力绷带固定等。有的在骨折断端前上方放置高低垫、合骨垫或平垫，用扇形纸夹板固定，这些固定方法均取得了一定的效果。固定的要领是要能使固定物置于肩峰和肱骨头的前方，能真正对肩峰和肱骨头产生一种向后、向上、向外的拉力，使机体保持挺胸位，对锁骨、肩部具有较好的约束力。临床上有些固定方法，固定物未能固定到肩峰和肱骨头处，而是直接压在骨折的远端，反而增加了骨折远端向下移位的倾向力，这种固定不但不能对肩部和锁骨起到有效的约束作用，而且还有可能加重畸形的发生。

(3)医疗练功：骨折复位固定后即可做手指、腕、肘关节的屈伸活动和用力握拳，中期可做肩后伸的扩胸活动。在骨折愈合前，严禁抬臂，以免产生剪力而影响骨折的愈合。后期拆除外固定后，可逐渐做肩关节的各种活动。必要时配合按摩、理疗，促进肩关节的恢复。

2.手法整复经皮骨圆针闭合穿针固定

随着影像学的进步，经皮穿针内固定技术在锁骨骨折的治疗中已有应用。对锁骨外 1/3 骨折，可行骨圆针从肩峰处经皮顺行穿针内固定。因锁骨为“S”形，对中 1/3 骨折，需从骨折断端经皮逆行穿针内固定。山东省文登整骨医院用自制锁骨钳施行端提回旋复位经皮逆行穿针内固定治疗锁骨骨折 253 例，优良率达 98.42％。

(1)骨圆针经皮顺行穿针内固定法：患者仰卧，患肩背部垫高约 30°，臂丛阻滞麻醉或局部麻醉下无菌操作。按骨折的部位确定好进针点，一般在肩峰的后缘处，将选用的 2.0～2.5 mm 的骨圆针插入皮下，在 X 线的监视下，将骨圆针锤入或钻入骨折远端，骨折复位后再将骨圆针锤入或钻入骨折近端 2～3 cm，勿钻入过深，以防发生意外。一般平行钻入 2 根骨圆针交叉固定，针尾折弯埋入皮下，无菌包扎，颈腕带悬吊前臂于胸前。

(2)骨圆针经皮逆行穿针内固定法：患者仰卧，患肩背部垫高约 30°，臂丛阻滞麻醉或局部麻醉下无菌操作。方法是用特制锁骨钳，经皮夹持锁骨远折段并回旋提起断端，选用 2.0～2.5 mm 的骨圆针自断端经皮由内向外插入远折段骨髓腔内，然后锤入或钻入骨圆针，使针尖从肩锁关节后方穿出，骨折复位后，再将骨圆针顺行锤入近端骨髓腔内，针尾留在肩后部，折弯后埋入皮下，无菌包扎，颈腕带悬吊于胸前。

骨圆针经皮穿针内固定的要领：必须严格选择适应证，以横断骨折和短斜形骨折较为适合。手术操作应在 X 线监视下进行，经皮逆行穿针内固定，在操作中应防止锁骨钳夹持过深，一般夹持锁骨前后缘上下径的 1/2～2/3 为宜。骨圆针刺入皮肤时，应严格控制其深度，谨防损伤锁骨下血管、神经。进针深度以超过骨折线 2～4 cm 并进入骨皮质为宜，过浅固定不牢，过深穿破骨皮质易损伤其他组织。

有用小型经皮钳夹抱骨式骨外固定器治疗锁骨骨折的报告，骨外固定器由抱骨钳夹、可调整的双导向装置和撑开杆所组成。经皮钳夹抱骨固定，采用钳夹骨折两端固定骨折，不需穿针固定，钳夹紧贴骨而不深入骨，操作安全，固定可靠。

3.手术治疗

绝大多数锁骨骨折采用非手术治疗可得到满意的治疗结果，但有少数患者因不愿接受骨折愈合后隆起的外形，而接受手术，故目前手术的指征有所扩大。从骨伤科的角度来说，锁骨骨折的手术指征主要是粉碎性开放性锁骨骨折，或者合并神经、血管压迫症状，或骨质缺损及骨折不愈合者，或畸形愈合影响功能者，以及一些特殊职业要求者应行手术治疗。

锁骨骨折切开复位内固定应十分慎重，注意防止骨折延迟愈合、不愈合，或仍然是畸形愈合，手术时应注意减少创伤和骨膜的剥离。内固定的方法有髓内针内固定和接骨板螺钉内固定。髓内针固定一般用骨圆针或用前一半带螺纹的骨圆针，常采用骨圆针逆行固定法，固定后针尾必须折弯,以防移位。其优点是切口小、剥离骨膜少、操作简便、骨折易愈合及取出内固定物简单,缺点是抗旋转能力差、固定时间久、针易松动。所以逆行穿针固定以用 2 枚克氏针固定为宜,可增加抗旋转力。接骨板螺钉内固定,需用可塑形的动力接触压力钢板。锁骨远端骨折可用锁骨钩钢板,此钢板将钩子插入肩峰下压下钢板,正好将外侧锁骨宽扁的断端敷平固定,再依次打孔旋上螺钉。此钢板特别符合锁骨外侧的解剖特点,使用起来简明可靠,解决了长期以来外侧锁骨固定效果不好的问题。在斜形骨折中,还可在骨折线上打一个螺钉,其优点是固定较牢靠,而且可抗骨片旋转,缺点是创伤大、骨膜剥离广泛、不利于骨折愈合,而且在细小的锁骨上钻有多个螺孔,影响骨的牢固度,还需再次手术取出内固定物。

许多学者指出,施行手术切开复位内固定,最好同时行自体松质骨植骨。术后不可依赖内固定而废弃外固定,患肢仍应用三角巾或吊带制动 8 周,3 个月后 X 线片显示骨折已愈合者,可拔除骨圆针。接骨板螺钉内固定者需要更长时间,需经 X 线片显示骨折已骨性愈合后,再取出接骨板螺钉。

对锁骨远端骨折采用张力带固定也是一种选择,暴露断端后,于锁骨断端或外端 2.5 cm 处用克氏针横行钻一孔穿入 0.8 mm 钢丝备用。将锁骨复位后,经皮从肩峰外缘钻入 2 mm 克氏针 1 枚,距肩锁关节及锁骨骨折远端约 4 cm 为宜,将钢丝行“8”字形在锁骨上方绕过克氏针尾部收紧扭转。对肩锁、喙锁韧带断裂者,要进行修补,2 周后练功。但曲志国等学者认为此种固定方法虽然固定牢固,但仍有限制肩关节活动的缺点,主张采用锁骨与喙突间“8”字钢丝固定治疗锁骨远端骨折。

随着材料科学的进步,利用形状记忆合金特性设计的各种内固定器很多,如环抱式接骨板可用于锁骨骨折内固定,此法利用记忆合金在常温下的记忆原理,在锁骨骨折整复后,将接骨板置于冰盐水中变软,环抱式接骨板固定锁骨后,再用热盐水湿敷,待恢复体温后,记忆合金恢复原状,使固定更牢固,这种方法比较适用于锁骨中段粉碎性骨折。

4.中药疗法

初期血溢于肌肉筋膜,血瘀气滞,局部疼痛肿胀,治宜活血祛瘀、消肿止痛,可内服活血止痛汤,或桃红四物汤加味。中期仍有瘀凝气滞者,治宜和营止痛,方用和营止痛汤、正骨紫金丹之类。后期筋膜粘连,气血不通,肩关节疼痛、活动障碍者,治宜宣通气血、舒筋活络,方用活血舒筋汤;气血虚弱、血不荣筋、肝肾不足者,治宜补益肝肾法,方用六味地黄丸之类。解除固定后,局部可用中药熏洗或热熨,并加强主动功能锻炼。

(蔡俊毅)

第五节 肩胛骨骨折

肩胛骨骨折是指肩胛盂、颈部、体部、肩胛冈、肩峰、喙突的骨折。肩胛骨位置表浅,为扁平骨,肩胛冈、肩峰内侧缘及肩胛下角部均易于触摸。肩胛体部呈三角形,形似锹板,扁薄如翅,内侧缘和上缘有菲薄的硬质骨,外侧缘较厚且坚固。肩胛颈从肩胛切迹伸至腋窝缘的上部,几乎与关节盂平行。肩胛骨位于背部第 2~7 后肋的后面,前后两面和内外缘均被肌肉覆盖包裹。肩胛骨参与肩部的活动,其本身可沿胸壁活动,有一定的活动范围,从而大大地增加了上肢的活动范围。肩胛区皮肤较厚，肩胛骨被肌肉覆盖较深，前方又有胸廓保护，其活动较其他四肢关节和脊柱活动范围小，故肩胛骨通常不易发生骨折，其骨折发生率远较长管状骨和脊柱为低。骨折多发生于肩胛体和肩胛颈，其他部位少见。肩胛骨周围肌肉丰厚，血运丰富，骨折较易愈合。

一、病因病理与分类

肩胛骨骨折由直接暴力或间接暴力所致。按骨折部位一般分为肩胛体骨折、肩胛颈骨折、肩胛盂骨折、肩峰骨折、肩胛冈骨折和喙突骨折。临床上，常见的为混合骨折，如肩胛体骨折伴肩胛盂骨折，或肩胛体骨折伴喙突或肩峰骨折。由于猛烈的外力作用，还可在肩胛骨骨折的同时，伴有单根肋骨骨折或多根肋骨骨折。

(一)肩胛体骨折

肩胛体骨折多由直接挤压、钝器撞击肩胛部，或跌倒时背部着地所致。骨折可为横断、粉碎性或斜形骨折，但多为粉碎性骨折，有多个粉碎性骨块。有的骨折只限于肩胛冈以下的体部，多在肩胛冈以下与肩胛下角附近，有的骨折线呈“T”形，或呈“V”形。由于肩胛骨被肌肉、筋膜紧紧包裹，骨折后一般无明显移位。但若肩峰、肩胛冈和肩胛体多处骨折，则常有肩胛骨的外缘骨折片被小圆肌牵拉向外、向上移位，或骨折片发生旋转。暴力严重者，有时合并第 2～3 后肋骨骨折，甚至合并胸内脏器损伤。

(二)肩胛颈骨折

肩胛颈骨折多因间接暴力所致。跌倒时肩部外侧着地，或肘部、手掌着地，暴力冲击至肩部而发生肩胛颈骨折。其骨折线自关节盂下缘开始向上至喙突基底的内侧或外侧，也可延伸至喙突、肩胛冈和肩胛体。骨折远端可与骨折近端嵌插。若骨折远端与体部分离，因胸大肌的牵拉，骨折远端可向下、向前移位，并向内侧旋转移位。若合并同侧锁骨骨折，则有“漂浮肩”。

(三)肩胛盂骨折

肩胛盂骨折多为肱骨头的撞击所致。跌倒时肩部着地，或上肢外展时手掌着地，暴力经肱骨头冲击肩胛盂，可造成肩胛盂骨折，骨折块发生移位。有时，此种骨折为肩胛体粉碎性骨折所累及。骨折线横过肩胛盂上 1/3 者，骨折线多往体部延续，或沿肩胛冈上方横向走行；骨折线在盂中或盂下1/3者，骨折线多往体部横行延续，或有另一骨折线向下纵行达肩胛骨外缘处。尚可由于肩关节前脱位时，肱骨头撞击肩胛盂前缘而发生骨折。

(四)肩峰骨折

肩峰位置表浅，容易遭受自下而上的传达暴力，以及肱骨强力过度外展而产生的杠杆力，造成肩峰骨折。当骨折发生于肩峰基底部时，其远端骨折块被三角肌和上肢重量牵拉而向外下方移位；当骨折发生于肩锁关节以外的肩峰部时，远端骨折块甚小，移位不多。

(五)肩胛冈骨折

肩胛冈骨折多为直接暴力所致，常合并肩胛体粉碎性骨折，骨折移位不多。

(六)喙突骨折

喙突骨折多并发于肩关节前脱位或肩锁关节前脱位时，喙突受喙肱肌和肱二头肌短头牵拉而造成喙突撕脱骨折，骨折块向下移位；或由肱骨头对喙突的冲击而造成喙突骨折。肩锁关节脱位时，由于锁骨向上移位而喙锁韧带向上牵拉，造成喙突撕脱骨折，骨折块向上移位。喙突骨折在临床上较少见。

二、临床表现与诊断

骨折后，肩胛部周围疼痛、肿胀、瘀斑，患肩不能或不愿活动，患肢不能抬高，活动时疼痛加剧。患者常用健侧手托持患侧肘部，以固定、保护患部。肩胛体骨折，局部皮肤常有伤痕或皮下血肿，压痛范围较广泛，有移位骨折者可扪及骨擦音，合并肋骨骨折时有相应症状。肩胛颈骨折，一般无明显畸形，移位严重者肩部塌陷、肩峰隆起，外观颇似肩关节脱位的“方肩”畸形。肩胛盂骨折，腋部肿胀青紫，肩关节内、外旋转时疼痛加剧。肩峰骨折，局部常可扪及骨擦音和骨折块异常活动，肩关节外展活动受限。肩胛冈骨折，常与肩胛体骨折同时发生，临床症状与肩胛体骨折难以鉴别。若肩胛颈骨折合并同侧锁骨骨折，则有“漂浮肩”的表现。喙突骨折，局部可扪及骨折块和骨擦音，肩关节外展或抗阻力内收屈肘时疼痛加重。

X线片可以了解骨折类型和移位情况。轻微外力造成的肩胛体骨折，因骨折分离移位不明显，菲薄的硬质骨互相重叠，骨折线表现为条状致密白线，诊断时应注意防止漏诊。肩胛体骨折呈“T”形或“V”形时，骨折线常常看不到，但肩胛骨外缘、上缘有皮质断裂，内缘失去连续性和表现出阶梯样改变。肩胛颈骨折，正位片可见肩胛盂向内移位，肩部穿胸位照片可显示盂前之游离骨折块。

根据受伤史、临床症状、体征和X线片，可作出诊断。在诊断肩胛体骨折时，还必须仔细地检查有无合并肋骨骨折和血气胸。

三、治疗

(一)手法复位

根据不同部位的骨折，可采用以下手法复位。

1.肩胛体横断或斜形骨折

患者取侧卧位或坐位，术者立于背后，一手按住肩胛冈以固定骨折上段，另一手按住肩胛下角将骨折下段向内推按，使之复位。

2.肩胛颈骨折

患者取仰卧位或坐位，患肩外展70°～90°，术者立于患者外后侧，一助手握其腕部，另一助手用宽布带在腋下绕过胸部，两助手行拔伸牵引。然后术者一手由肩上偏后方，向下、向前按住肩部内侧，固定骨折近端，另一手置于腋窝前下方，将骨折远端向上向后推顶，矫正骨折远端向下、向前的移位，再将肩关节放在外展70°位，屈肘90°，用拳或掌叩击患肢肘部，使两骨折端产生纵向嵌插，有利于骨折复位后的稳定和骨折愈合。

3.肩胛盂骨折

患者取坐位，助手双手按住患者双肩，固定患者使其不动摇。术者握患侧上臂将肩关节外展至70°～90°，借肌肉韧带的牵拉，即可使骨折复位。整复时应注意不可强力牵引和扭转。

4.肩峰骨折

肩峰基底部骨折向前下方移位者，患肢屈肘，术者一手按住肩峰，一手推挤肘上，使肱骨头顶压骨折块而复位。

5.肩胛冈骨折

移位不多，一般无须手法复位。

6.喙突骨折

主要以整复肩锁关节脱位和肩关节脱位为主，随着关节脱位的整复，喙突骨折块也可随之复位。若仍稍有移位，用手推回原位。

(二)固定方法

无移位、轻度移位及嵌插移位的各种肩胛骨骨折，用三角巾悬吊患肢2～3周。不同部位的有移位骨折，复位后采取不同的固定方法。

1.肩胛体骨折

《救伤秘旨》云："用纸裹杉木皮一大片，按住药上，用绢带一条，从患处胁下绑至那边肩上。"固定时，可用一块比肩胛骨稍大的杉树皮夹板置于患处，用胶布条固定于皮肤上，然后用绷带从患处胁下开始，在患处敷药，压住上面的夹板，至健侧肩上，再经胸前至患侧胁下，逐渐绕到健侧胁下，经胸背回缠5～10层。

2.肩胛颈及肩胛盂骨折

在患侧腋窝内垫以圆柱形棉花垫或布卷、竹管，使患肢抬起，用斜"8"字绷带进行固定，再用三角巾将患肢悬吊于胸前。亦可用铁丝外展架将上肢肩关节固定于外展80°～90°、前屈30°的位置上，固定3～4周。骨折移位者，复位后还可将上臂置于外旋及外展70°位行皮肤牵引，牵引重量2～3 kg，必须使患肩稍抬起离床，牵引3～4周。牵引时必须注意患肢血运情况，血运较差者可适当将患肢放低。

3.肩峰骨折

骨折远端向下移位者，用三角巾兜住患侧上肢，减少肢体下垂的重量，或采用宽胶布自肩至肘向上托起固定，颈腕带悬吊患肢；骨折远端向上移位者，用肩锁关节脱位的压迫固定法固定。必要时，让患者卧床，肩外展90°作上肢皮肤牵引，2～3周后，改用三角巾悬吊。

4.喙突骨折

复位后可仅用三角巾悬吊。骨折固定后，要定期检查固定的松紧度，因三角巾较易松动，应及时给予调整，以起到扶托作用。腋窝内垫以圆柱形棉花垫或布卷、竹管者，必须注意有无神经或血管压迫症状，必要时应重新固定，以解除压迫。

(三)医疗练功

肩胛骨骨折为临近关节骨折或关节内骨折，应强调早期练功活动。肩胛骨与胸壁之间虽无关节结构，但活动范围较广，可与肩关节协同作用而增加肩部活动，因此早期进行练功活动，可以避免肩关节功能障碍的发生。固定后即应开始进行手指、腕、肘等关节的屈伸活动和前臂旋转的功能锻炼。肩胛颈骨折严重移位者，早期禁止做患侧上肢提物和牵拉动作。约3周后，用健手扶持患肢前臂做肩关节轻度活动。对老年患者，应鼓励积极进行练功活动。若固定时间延长或过迟进行练功活动，可使肩胛骨周围软组织发生粘连，影响肩关节功能恢复，老年患者尤为明显。肩胛盂粉碎性骨折，常易造成肩关节功能障碍。肩胛骨骨折，只要经过恰当处理，早期进行练功活动，即使是严重的骨折，仍可恢复较好的功能。

(四)手术治疗

肩胛骨骨折多数情况下采用手法复位或外展牵引治疗，极少需内固定治疗，但对于以下5种情况，均可采用切开复位内固定：①关节盂骨折，盂肱关节不稳定，即关节盂骨折损害关节表面1/4以上时；②肩峰骨折移位明显，向下倾斜或侵入肩峰下间隙，影响肩外展功能；③喙突骨折晚期可致疼痛，合并肩锁关节脱位或臂丛神经损伤；④肩胛颈骨折移位，肩盂倾斜角度大，易致脱位或半脱位；⑤肩胛冈及其下方肩胛骨骨折，骨突顶压胸壁者。

根据骨折部位和类型，采用内侧缘切口、肩胛冈切口或“L”形切口，避免损伤肩胛上神经和动脉、肩胛背神经和颈横动脉降支。对喙突、肩峰部骨折多采取克氏针固定，对肩胛颈、冈部基底及外侧边缘骨折，可采用接骨板、克氏针或钢丝固定。采用重建钢板治疗不稳定性肩胛骨粉碎性骨折可取得较好的疗效，采用后侧弯形切口，起自肩峰，平行于肩胛冈外侧 2/3，再弧形弯至肩胛骨下角，将三角肌起点处切断，沿冈下肌与小圆肌间隙分离，横行切开关节囊，显示骨折处，直视下将骨折复位，用 AO 重建钢板固定，术后 3 周开始功能锻炼。

（五）药物治疗

早期骨折，气滞血瘀较甚，治疗宜活血祛瘀、消肿止痛，内服药可选用活血止痛汤或活血祛瘀汤加川芎、钩藤、泽兰，外敷消肿止痛膏或双柏散。中期宜和营生新、接骨续损，内服药可用生血补髓汤或正骨紫金丹，外敷接骨膏或接骨续筋药膏。后期宜补气血、养肝肾、壮筋骨，内服药可选用肢伤三方或右归丸等，外敷坚骨壮筋膏或万灵膏。解除固定后宜用舒筋活络中药熏洗或热熨患处，选用海桐皮汤或五加皮汤。

（蔡俊毅）

第六节　肱骨干骨折

肱骨干骨折是指肱骨外科颈以下至内外髁上 2 cm 处的骨折。肱骨古称胳膊骨，因此肱骨干骨折又名胳膊骨骨折。早在春秋时期，人们对肱骨干骨折已有认识，如《左传·定公·定公十三年》已有“三折肱知为良医”的记述。马王堆汉墓出土的帛书《阴阳十一脉灸经》有“骨已折”的记载。明代以后对本骨折的诊断、治疗和并发症有较深的认识。肱骨干为长管状坚质骨，上部较粗，轻度向前外侧凸，横切面为圆形，自中 1/3 以下逐渐变细，至下 1/3 渐呈扁平状，并稍向前倾。肱骨干中下 1/3 交界处后外侧有一桡神经沟，桡神经穿出腋窝后，绕肱骨干中 1/3 后侧，沿桡神经沟，自内后向前外侧紧贴骨干斜行而下，当肱骨中下 1/3 交界处骨折时，易合并桡神经损伤。肱骨干的滋养动脉在中 1/3 偏下内方处，从滋养孔进入骨内，向肘部下行，所以中段以下发生骨折，常因营养不良而影响骨折愈合。肱动脉、肱静脉、正中神经及尺神经均在上臂内侧，沿肱二头肌内缘下行。肱骨干骨折在临床上较为多见，约占全部骨折的 2.5%，可发生于任何年龄，但青壮年更常见。骨折好发于骨干的中 1/3 及中下 1/3 交界处，下 1/3 次之，上 1/3 最少。

一、病因病理

肱骨干中上部骨折多因直接暴力（如棍棒打击）引起，多为横断或粉碎性骨折。肱骨干周围有许多肌肉附着，由于肌肉牵拉，故在不同平面的骨折会造成不同方向的移位。上 1/3 骨折（三角肌止点以上）时近端因胸大肌、背阔肌和大圆肌的牵拉，而向前、向内移位，远端因三角肌、喙肱肌、肱二头肌和肱三头肌的牵拉，而向上、向外移位。中 1/3 骨折（三角肌止点以下）时，近端因三角肌和喙肱肌牵拉而向外、向前移位，远端因肱二头肌和肱三头肌的牵拉而向上移位。肱骨干下 1/3 骨折多由间接暴力（如投弹、掰手、跌仆）所致，常呈斜形、螺旋形骨折，移位可因暴力方向、前臂和肘关节的位置而异，多为成角、内旋移位。肱骨干中下 1/3 骨折常合并桡神经损伤。

二、临床表现与诊断

伤后患臂疼痛，肿胀明显，活动功能障碍，患肢不能抬举，局部有明显环形压痛和纵向叩击痛。无移位的裂纹骨折和骨膜下骨折者，患臂无明显畸形。但绝大多数均为有移位骨折，患臂有短缩、成角或旋转畸形，有异常活动和骨擦音，骨折端常可触及。X 线正侧位片可明确骨折的部位、类型和移位情况，并有助于鉴别是否为骨囊肿、骨纤维异常增殖症及成人非骨化性纤维瘤等所致的病理性骨折。

检查时必须注意腕及手指的功能，以便确定是否合并桡神经损伤。桡神经损伤后，可出现腕下垂畸形，掌指关节不能伸直，拇指不能伸展，手背第 1、2 掌骨间(虎口区)皮肤感觉障碍。

根据受伤史、临床表现和 X 线检查可作出诊断。

旋转暴力所致的肱骨干骨折应注意与上臂扭伤鉴别，后者压痛局限于损伤部位，有牵拉痛，因疼痛而不愿活动患肢，但无环形压痛及纵向叩击痛，无异常活动。

三、治疗

肱骨干骨折目前临床治疗方法很多，总的分为非手术治疗和手术治疗两种，但治疗都是以准确复位、坚强固定、尽可能恢复患肢功能为目的。

(一)手法复位

患者取坐位或平卧位，骨折移位较少者不必麻醉，骨折移位较大者，可在局部麻醉或高位臂丛神经阻滞麻醉下进行复位。一助手用布带通过腋窝向上提拉，另一助手握持前臂在中立位向下，沿上臂纵轴徐徐用力拔伸牵引，一般牵引力不宜过大，否则容易引起断端分离移位。待重叠移位完全矫正后，根据骨折的不同部位的移位情况，进行复位。

(1)上 1/3 骨折：在维持牵引下，术者用两拇指抵住骨折远端外侧，其余四指环抱近端内侧，将近端托起向外，使断端微向外成角，继而拇指由外推远端向内，即可复位。

(2)中 1/3 骨折：术者以两手拇指抵住骨折近端外侧推向内，其余四指环抱远端内侧拉向外，纠正移位后，术者捏住骨折部，助手徐徐放松牵引，使断端互相接触，微微摇摆骨折远端，或从前后内外以两手掌相对挤压骨折处，可感到断端摩擦音逐渐减小，直至消失，骨折处平直，表示已基本复位。

(3)下 1/3 骨折：多为螺旋形或斜形骨折，仅需轻微力量牵引，矫正成角畸形，将两斜面挤紧捺正。

(二)固定方法

前后内外 4 块夹板，其长度视骨折部位而定。上 1/3 骨折要超肩关节，下 1/3 骨折要超肘关节，中 1/3 骨折则不超过上、下关节。应注意前夹板下端不能压迫肘窝，如果移位已完全纠正，可在骨折部的前后方各放一长方形大固定垫，将上、下骨折端紧密包围。若仍有轻度侧方移位时，利用固定垫两点加压；若仍有轻度成角，可利用固定垫三点加压，使其逐渐复位。若碎骨片不能满意复位时，也可用固定垫将其逐渐压回，但应注意固定垫厚度宜适中，防止皮肤压迫性坏死。在桡神经沟部位不要放固定垫，以防桡神经受压而麻痹。固定时间成人 6～8 周，儿童 3～5 周。中 1/3 处骨折是延迟愈合和不愈合的好发部位，固定时间应适当延长，经 X 线复查见有足够骨痂生长才能解除固定。固定后肘关节屈曲 90°，以木托板将前臂置于中立位，患肢悬吊在胸前。另外，由于人生理性的内旋力较大的缘故，骨折常常发生内旋移位。为了解决此问题，要将这类患者患肢固定在外展支架上，然后用小夹板固定。

应定期做X线透视或拍片，以及时发现在固定期间骨折端是否有分离移位。若发现断端分离，应加用弹性绷带上下缠绕肩、肘部，使断端受到纵向挤压而逐渐接近。

(三)医疗练功

固定后即可做握拳和腕关节活动，以利于气血畅通。肿胀开始消退时，患肢上臂肌肉应用力做舒缩活动，加强两骨折端在纵轴上的挤压力，防止断端分离，保持骨折部位相对稳定。手、前臂有明显肿胀时，可嘱患者每天自行轻柔抚摩手和前臂。若发现断端分离时，术者可一手按肩，一手按肘部，沿纵轴轻轻挤压，使骨断端逐渐接触，并适当延长木托板悬吊固定时间，直到分离消失、骨折愈合为止。中期除继续坚持初期练功活动外，应逐渐进行肩、肘关节活动。骨折愈合后，应加强肩、肘关节活动，配合药物熏洗，使肩、肘关节功能早日恢复。

(四)手术疗法

闭合性骨折，因骨折端间嵌入软组织，或手法复位达不到功能复位的要求，或肱骨有多段骨折者；开放性骨折，伤后时间在8小时以内，经过彻底清创术保证不会发生感染者；同一肢体有多处骨和关节损伤者，例如合并肩关节或肘关节脱位，或同侧前臂骨折者；肱骨骨折合并血管或桡神经损伤，需要手术探察处理者一般均采用切开复位内固定术。

1.钢板螺钉内固定术

一般用于肱骨中1/3骨折，如横断骨折或短斜形骨折，最好采用6孔钢板螺钉固定，术后要加用夹板或上肢石膏托外固定。但由于术中骨膜剥离较多，破坏了局部血运，易造成骨折延迟愈合和不愈合，所以有选择地使用有效的内固定方法非常重要。随着微创技术的发展，采用小切口螺钉内固定治疗肱骨干骨折取得了很好的疗效，同时避免了内固定材料费用高的问题。但此法主要使用于斜形、螺旋形及蝶形骨折。

2.加压钢板

使用方法及适应证同上，在骨折端对位有一定的压力，可使骨折按时愈合。此法内固定牢靠，术后可不用外固定，但拆除钢板时要防止再骨折。

3.带锁髓内针固定

适用于中段及上段骨折，或多段骨折。上臂带锁髓内针一般有2种：一种是横向加栓，一种是髓内分叉自锁式。两者各有利弊。带锁髓内钉具有微创、固定牢靠、抗旋转、骨折断端骨膜损伤小的优点，是目前常选择的固定方法，但横向加栓髓内针固定有损伤血管神经的可能。使用的髓内针不宜过长，因肱骨下1/3细而扁，上臂肌力不太强，髓内针过长易将骨折端撑开，影响骨折愈合。

也有从肱骨下端内外髁打入骨圆针，暴露骨折端后，要从肱骨内外髁上部钻一小骨孔，打入2根较细的弹性圆针。注意肱骨下段内外髁部骨质较硬，钻孔时较为困难，但打入的髓内针固定较牢固。现亦有采用多根骨圆针内固定治疗，或在鹰嘴窝上方凿一长孔打入髓内针，均可获得满意疗效。

4.组合式多功能单边外固定架固定

由于夹板外固定护理要求高，必须随时调整扎带的松紧度，不易保持骨折端的对位和对线，有可能造成骨折畸形愈合或不愈合，而钢板固定手术创伤较大。应用组合式多功能单边外固定架固定治疗肱骨干骨折，通过在骨折的远近段经皮放置克氏针或钢钉，再用金属连接杆和固定夹把裸露在皮肤外的针端连接起来，构成一个完整的空间力学稳定系统，以固定骨折，具有创伤小、对骨折段的血液循环干扰小、可早期进行邻近关节的功能锻炼的优点，缺点是针孔护理不当，容易感染。

5.单根矩形钉内固定配合折断钢丝外固定

因为传统的钢板螺钉内固定骨膜剥离较多，需再次入院取出钢板，且有误伤桡神经的可能。而外固定支架固定费用较高，又易产生侧方移位和成角移位及影响关节屈伸功能。所以在鹰嘴窝上方 3～5 cm 处钻孔打入矩形钉，上段骨折自大结节处打入矩形钉，矩形钉通过骨折端，分别在矩形钉旁和矩形钉同侧钻孔，钻孔距各骨折端 2.0 cm 处，上折断钉各 1 枚于对侧皮质，尾部折断并留于皮外，用钢丝将两根折断钉尾相连，拧紧钢丝使骨折端对位紧密。此法克服了单纯骨圆针及矩形钉的抗分离、抗旋转能力弱的缺点，疗效较好。

总之，目前对于肱骨干骨折的治疗，各种方法均有其适应证，对于大多数闭合性横形、短斜形骨折，保守治疗是有效且安全的方法。对于闭合治疗失败及开放性骨折等特殊情况，应该考虑切开复位内固定。而手术中以带锁髓内钉为首选，钢板内固定也有其特殊作用，因其创伤大，有二次手术之弊，应放在第二位。任何一种方法均不能适用于所有类型的骨折，因此，是否充分理解适应证、禁忌证、各种治疗方法可能发生的并发症，以及操作熟练与否，是能否达到满意的临床疗效的关键。

(五)中药治疗

骨折初期瘀滞肿痛，治宜活血祛瘀、消肿止痛，内服药可选用和营止痛汤或肢伤一方加钩藤，若肿痛较甚者可加祛瘀止痛药，如三七或云南白药；合并桡神经损伤者可加通经活络药，如威灵仙、地龙等，外敷可选用双柏散或消瘀止痛膏等。中期治宜和营生新、接骨续损，内服药可选用新伤续断汤或肢伤二方，外敷接骨膏或接骨续筋膏。后期治宜补肝肾、养气血、壮筋骨，内服药可选用肢伤三方、补血固骨方或健步虎潜丸。骨折延迟愈合者应重用接骨续损药，如土鳖虫、自然铜、骨碎补、杜仲等，解除固定后，外用骨科外洗一方、骨科外洗二方或海桐皮汤等煎水熏洗患肢。

(蔡俊毅)

第七节　股骨干骨折

股骨干是指股骨小转子下 2～5 cm 到股骨髁上 2～4 cm 的部分。股骨干骨折约占全身骨折的 6%。男多于女，约为 2.8∶1，患者以 10 岁以下儿童最多，约占股骨干骨折患者的 50%。随着近年来交通事故的增多，股骨干骨折的发病比例呈上升趋势，男多于女。骨折往往复杂，且合并伤较多，给治疗增加了很大的难度。

一、病因病理与分类

股骨干骨折多见于儿童和青壮年。以股骨干中部骨折较多发。直接暴力和间接暴力均可造成骨折。碰撞、挤压、打击等直接暴力所致者，多为横形、粉碎性骨折。而扭转、摔倒、杠杆作用等间接暴力所致者，多为斜形、螺旋形骨折。除青枝骨折外，股骨干骨折均为不稳定性骨折。

(一)骨折的典型移位

骨折发生后受暴力作用、肌肉收缩和下肢重力作用，不同部位可发生不同方向的移位趋势。

1.上 1/3 骨折

近端受髂腰肌和臀中、小肌及外旋肌的牵拉，而产生屈曲、外展及外旋倾向，远端则因内收肌群的作用而产生向后、上、内移位。

2.中 1/3 骨折

除重叠外，移位规律不典型，多数骨折近折端呈外展、屈曲倾向，远折端因内收肌的作用，下方向内上方移位，使两骨折端向前外成角。

3.下 1/3 骨折

由于膝后方关节囊及腓肠肌的牵拉，远端被拉向后方，其锐利的骨折端可刺伤腘动、静脉，而骨折近端内收向前移位。

(二)根据骨折线的形状

1.横形骨折

骨折线为横行，大多由直接暴力造成。

2.斜形骨折

骨折线为斜行，大多由间接暴力造成。

3.螺旋形骨折

骨折线为螺旋形，多由强大的旋转暴力造成。

4.粉碎性骨折

骨折片在 3 块以上，多由直接暴力造成。

5.青枝骨折

因骨膜厚、骨质韧性较大，断端一侧皮质未完全断裂。多见于小儿。

造成股骨干骨折常需较强大的暴力，骨折后断端移位明显，软组织损伤严重。临床上应注意，成人股骨干骨折内出血 500～1 000 mL，出血较多，加上创伤后剧烈疼痛刺激，特别是多发性骨折、多段骨折，更易早期出现休克；有挤压伤者，应注意是否有挤压综合征的发生。下 1/3 骨折时，注意检查是否有腘动、静脉损伤，应密切观察病情，以免贻误治疗。

二、临床表现与诊断

股骨干骨折多有明确的外伤史，如车祸、高处坠落、重物直接打击等。伤后局部疼痛、肿胀明显，可出现短缩、成角畸形，患肢功能活动完全丧失，可触及骨擦感和异常活动，但儿童青枝骨折除外。下 1/3 骨折时，应注意足背动脉及胫后动脉搏动情况，如出现动脉搏动减弱或消失，末梢循环障碍，后方血肿形成，应疑为腘动、静脉损伤，应急诊手术探查。严重挤压伤、粉碎性骨折或多发性骨折患者，应注意挤压综合征和脂肪栓塞的发生。轻微外力造成的骨折，应考虑到病理性骨折。

X 线检查可以明确骨折部位及移位情况。上 1/3 骨折时，X 线检查应包括髋关节；下 1/3 骨折时，X 线检查应包括膝关节；怀疑髋关节脱位患者，应加拍髋关节正位及侧位 X 线片，以明确诊断。

三、治疗

(一)急救处理

股骨干骨折的治疗，应开始于急救处理阶段。一般患者完全丧失站立或行走能力，由于下肢长而重，杠杆作用大，不适当的搬运可引起更多的软组织损伤。因此，合理地就地固定患肢，是非常重要的。患者如无休克、颅脑损伤或胸、腹部损伤时，应先给予止痛剂，禁止在现场做不必要的检查。最简单的方法是将患肢与健肢用布条或绷带绑在一起，如有合适的木板，可在患肢的内外侧各放一块，内抵会阴部，外超骨盆平面，布条或绷带绑住固定，固定时下肢应略加牵引，这样可以部分复位并减轻疼痛。

(二)非手术治疗

1.新鲜儿童股骨干骨折的治疗

儿童股骨干骨折由于愈合快，自行塑形能力强，有些移位、成角均可自行矫正。采用牵引和外固定治疗，不易引起关节僵硬，故多采用保守治疗。儿童股骨干骨折的另一重要特点是，常因骨折的刺激引起肢体过度生长，其可能的原因是由于在骨折后临近骨骺的侧支血液供给增多之故。至伤后2年，骨折线愈合，骨痂重新吸收，血管刺激停止，生长即恢复正常。

根据以上儿童股骨干骨折的特点，骨折在维持对线的情况下，短缩不超过2 cm，无旋转畸形，均被认为达到功能复位要求。尽量不采用手术治疗。

(1)青枝骨折和无移位的稳定性骨折，无须整复，以小夹板固定即可。对移位较多或轻度成角畸形者，可采用手法复位，矫正畸形，并行小夹板固定。对无移位或移位较少的新生儿产伤骨折，将患肢用小夹板或圆形纸板固定2～3周。

(2)3岁以下儿童可采用布赖恩特牵引，亦称过头牵引，这是一种传统的治疗方法，利用皮肤牵引达到治疗效果。选用合适长度的胶布粘贴，自骨折水平面或以上1 cm处开始，下到足底1 cm左右的扩张板上，用绳索连接后，再通过两滑轮，加上牵引所需重量。下肢突起部位如腓骨头、内外踝部应加垫，以避免局部压迫，引起溃破、疼痛和神经麻痹，最后用绷带松紧适度的缠绕下肢，以防胶布滑脱。牵引重量为双下肢同时牵引时，患儿臀部悬空，距离床面1～2 cm为度。患儿大腿可行夹板固定。为防止骨折向外成角，可使患儿面向健侧躺卧。牵引期间应定期拍X线片，观察骨折对位情况，密切观察患肢血运及活动。牵引3～4周后，根据X线片显示骨愈合情况，去掉牵引。儿童股骨横断骨折，常不能完全牵开而呈重叠愈合。开始虽然患肢短缩，但因骨折愈合期，血运活跃患骨生长加快，约1年余双下肢可等长。

(3)3～14岁儿童移位骨折，可在水平牵引下施以手法复位、小夹板固定；骨牵引可行胫骨结节或股骨髁上牵引；皮牵引用胶布贴于患肢内、外两侧，再用螺旋绷带包住，患肢放于垫枕上，牵引重量为2～3 kg，如骨折断端重叠未能牵开，可行2层螺旋绷带中间夹1层胶布的缠包方法，再加大牵引重量。在皮肤或骨牵引完成后，患儿仰卧，一助手固定骨盆，另一助手使伤侧髋半屈曲位拔伸牵引，术者双手用端、挤、提、按手法进行整复，然后行小夹板固定。注意调整牵引针方向、重量及肢体位置以防成角畸形；小夹板固定也应注意松紧适度，并应随时进行调整。4～6周行X线片复查，观察骨折愈合情况。如愈合良好，可去牵引，行功能锻炼。

2.成人股骨干骨折的治疗

无移位的稳定骨折，无须整复，只要固定即可。有移位的骨折，可根据受伤部位不同而行股骨髁上或胫骨结节骨牵引，并手法复位夹板固定。对股骨上及中1/3骨折，可选用胫骨结节牵引；下1/3骨折，可选用胫骨结节或股骨髁上牵引。股骨中段骨折时，患肢伸直位牵引；股骨下段骨折时，患膝屈曲90°牵引。牵引过程中，应注意膝关节活动及控制远端旋转；经常测量下肢长度及骨折的轴线；复位中，要求无重叠，无成角，侧方移位不大于1/2直径，无旋转错位。手法复位前先行穿针，后整复骨折。股骨上段骨折，需一助手固定骨盆，另一助手一手握踝，一肘挎腘窝，膝关节屈曲90°，髋关节半屈曲位向上提拉，并使股骨远端外旋；术者根据不同部位骨折的移位情况，采用推、按、扳、提手法，纠正骨折的旋转、成角及侧方移位，然后固定。

治疗期间，第2天即开始练习股四头肌收缩及踝关节活动，第2周开始练习抬臀，第3周两手提吊环，健足踩在床上，收腹，抬臀，使身体、大、小腿成一直线，加大髋膝活动范围。从第4周开始可扶床架练站立。X线检查示骨折临床愈合后，可去牵引后逐渐扶拐行走，直至X线检查骨折愈合为止。

（三）切开复位内固定

成人股骨干骨折后，由于肌肉的牵拉，往往移位严重，保守治疗难以达到满意的效果，因此须采用手术切开复位内固定，以恢复正常的解剖关系。切开复位内固定的适应证为：用手法或牵引不能达到整复要求的骨折；严重开放性骨折，受伤时间短，尚未出现感染迹象者；合并神经血管损伤的骨折；多发性骨折。常用的内固定有钢板螺钉内固定和髓内针固定。瑞士AO学组的外科医师对所有的股骨干骨折采用髓内固定或钢板螺钉内固定，AO加压钢板内固定的基本原则如下：①无创技术，保存骨折端血运，内固定放于骨膜外，慎重保留软组织；②解剖复位；③张力侧钢板固定。AO学者利用特制的内固定器材，使骨折断端间产生加压作用，使骨折获得一期愈合，早期功能活动，恢复肢体正常功能。但加压钢板内固定易发生一定的并发症，常见的有钢板疲劳断裂、钢板下骨质萎缩、感染。髓内针内固定早在20世纪40年代就由Küntscher介绍闭合髓内钉技术。第二次世界大战以后，由于开放式髓内钉固定的出现和广泛应用，对于无并发症的青年髓腔最狭窄非粉碎骨折，髓内钉成为股骨干骨折的最终治疗。随着手术技术的完善，特别是影像器的应用，髓内钉固定技术得到更好的临床应用。

1.切开复位加压钢板螺钉内固定

AO方法自20世纪60年代起逐渐普及，可分为加压器钢板和自身加压钢板两种。主要适应于股骨干上、中、下1/3横形骨折、短斜形骨折。手术在侧位进行，大腿后外侧切口，在外侧肌间隔前显露股骨干外侧面，推开骨膜后，钢板上在股骨干外侧。

股骨干骨折内固定选择后外侧切口的优点是，由前肌群与后肌群之间隙进入，不损伤肌肉，内固定物置于股骨外侧，可避免膝上方前面股四头肌与股骨之间的滑动机构发生粘连。术后患者卧位2～3周，逐渐扶拐下地，练习下肢关节活动，待骨折愈合后，方能完全离拐行走。

2.切开复位梅花形髓内针内固定

主要适应证：①股骨干上、中1/3横形及短斜形，蝶形骨折或陈旧粉碎骨折；②股骨多段骨折；③股骨中上、上1/3陈旧骨折、延迟愈合或不愈合；④股骨上中1/3骨折，并发大腿神经、血管损伤，需修复者；⑤多发骨折（包括股骨骨折）或多发伤，如胸或腹部广泛烧伤需经常变换体位，不能应用牵引者。长斜形及螺旋形骨折应视为相对禁忌证。

髓内针的选择：测量健肢股骨大转子尖至髌骨上缘，为其长度。在标准X线片中，测髓腔最狭窄部位的横径，减去10%，即为所用髓针的粗细（直径），或在术前把选好的髓内针用胶布贴在大腿外侧，进行X线摄片（股骨全长）。髓针的长度粗细与髓腔进行对照，髓内针的长度应自股骨髁间窝上1 cm，至股骨大转子上2 cm，其粗细能通过髓腔最狭窄部位为准。手术方法可采用逆行髓内穿针法和顺行髓内穿针法。如为陈旧骨折，把植骨材料如碎骨条放在骨折端的周围。近年来梅花形髓内针由于在固定中的强度欠佳，抗旋转力较差，临床上已较少使用。

3.闭合髓内针内固定

适应证：①股骨上及中1/3的横形、短斜形骨折，有蝶形骨片或轻度粉碎性骨折；②多发骨折。

术前先行骨牵引，重量为体重的1/6，以维持股骨的力线及长度，根据患者全身情况，约在伤后3～10天内手术。髓内针长度及粗细的选择同逆行髓内针者。患者体位分为侧卧位及平卧位两种。侧卧位：患者健侧卧于骨折牵引台上，健肢伸直位，固定在足架上，患肢髋屈曲80°～90°，内收20°～30°中立位。对双下肢进行牵引，直到骨折端分离，在X线电视引导下，施手法进行复位。平卧位：患者平卧于骨折手术台上，两腿分开，插入会阴棒，阻挡会阴。躯干略向健侧倾斜，患肢内收20°～30°中立位，固定于足架上。这样可使大转子充分暴露，尽量向患侧突出。健肢外展、下垂或屈曲位，以不影响使用C形臂X线机透视患肢侧位为准。对患肢施以牵引，直到骨折断端分离，在透视下使骨折复位或至少在同一平面上得到复位。

术后一般不需外固定，48～72小时除去引流。术后7～10天，可逐步扶拐下地活动。

此法创伤较小、膝关节功能恢复较快、不必输血，是值得选用的。但是，需要C形臂X线电视设备。骨折2周以上影响复位者，不宜选用此法。

4.带锁髓内针内固定

适用于股骨干上、中、下段横形、斜形或粉碎性骨折。现临床上应用较多。其优点在于通过远近端栓钉有效控制旋转，克服了髓内针旋转控制不好的情况，扩大了应用范围。全程应在C形臂X线透视下进行。闭合带锁髓内针手术操作时应利用骨折复位床，将骨折复位；开放带锁髓内针在髓内针内固定的基础上，进行近端和远端栓钉固定。术中应扩大髓腔，根据骨折情况，可行动力固定或静力固定。

（四）药物治疗

股骨干骨折多见于儿童和青壮年，骨折早期，创伤严重，失血较多，应把保全生命放在第一位。同时要细心观察局部和全身情况，运用中药治疗，按骨折三期用药原则处理，辨证用药，正确处理扶正与祛邪的关系，以维持机体的动态平衡。下面介绍股骨干骨折临床上常见的几种证型的辨证用药。

（1）气血虚弱证：股骨干骨折早期，创伤严重，失血较多，气随血耗，气虚则血无所统。患者面色苍白，四肢发凉，心烦口渴，冷汗自出，神疲眩晕，脉细数无力，为失血后气血虚衰，亡阴亡阳之危症。治宜补气摄血，使“散者收之”，“损者益之”，方用独参汤，有益气统血固脱作用。危症急救时，应结合输血、补液疗法。

（2）瘀阻经脉证：骨折早期，患肢局部肿胀，疼痛、压痛明显，骨折断端易再移位，筋脉反复受损，瘀血滞留于经脉，使经脉受阻。治宜活血祛瘀，行气消肿止痛，方用桃红四物汤加云苓、泽泻、枳实、厚朴、大黄、丹参、乳香、没药、枳壳、牛膝等，使留滞之瘀血和气血结滞疏通。中成药可选用复方丹参片、三七片、三七胶囊等。

（3）脾胃虚弱证：脾主四肢肌肉，脾胃为后天之本，气血生化之源。骨折后，患者卧床时间长，纳食差，脾胃虚弱，气血亏损。治宜健脾益胃，方用健脾养胃汤，以促进脾胃消化功能，有利于气血生成。

（4）肝肾不足证：适用于肝肾亏损，筋骨萎弱者，或骨折后期，筋骨虽续，但肝肾已虚，或骨折愈合迟缓，骨质疏松，筋骨萎软，肢体功能未恢复者。治宜补益肝肾法，常用方剂有壮筋养血汤、生血补髓汤、六味地黄丸、金匮肾气丸、健步虎潜丸等。

（蔡俊毅）

第八节　股骨髁骨折

股骨髁骨折又称股骨髁间骨折，为关节内骨折，多见于青年男性。股骨髁部是股骨下端膨大处，分为内髁及外髁，其间为髁间窝。股骨髁与胫骨平台形成关节，其前方与髌骨形成髌股关节。后方为腘窝，有腘动脉、腘静脉、胫神经、腓总神经等重要组织。周围有前后交叉韧带、内外侧副韧带及大腿和小腿重要肌肉的附着点。其解剖结构复杂、并发症多、复位要求高，治疗效果常常不理想。

一、病因病理与分类

股骨髁骨折可由直接暴力或间接暴力引起。由于股骨髁解剖上的薄弱点在髁间窝，直接暴力可经髌骨将应力转变为造成单髁和双髁骨折的楔形力。间接暴力在伸膝位可造成单髁和双髁劈裂骨折，屈膝位易造成单一的后髁骨折。

按骨折的髁及骨折线的走行方向，可分为两大类：①股骨单髁骨折，又可分为 3 型，分别是矢状位骨折、冠状位骨折和混合性骨折；②股骨髁间骨折，又可分为 4 型，分别是轻度移位、股骨髁向内移位、股骨髁向外移位及合并股骨髁上和股骨干骨折移位。

二、临床表现与诊断

伤后膝关节畸形、肿胀明显，功能活动受限，有骨擦音、异常活动。注意检查肢体远端的血运、运动及感觉情况，以除外合并神经、血管损伤。摄膝关节 X 线片，以明确骨折类型及移位情况。

三、治疗

治疗的目的是恢复股骨髁部的解剖对位、关节面的平整和下肢正常的力线。尽快清除膝关节内血肿，防止关节粘连，尽早进行膝关节功能锻炼，使关节面在愈合过程中磨合，防止出现创伤性关节炎。

(一)非手术治疗

1.超膝关节夹板固定

股骨髁骨折移位不明显、关节面基本平整者，可用超膝关节夹板固定。对膝部血肿应尽早处理，可用注射器抽出并加压包扎。

2.超膝关节夹板固定加胫骨结节牵引

对骨折块完整、有移位者，用手法整复后可达到解剖复位，关节面基本平整，亦可用超膝关节夹板固定加胫骨结节牵引。在牵引下，术者以双手掌挤压股骨内外髁，使分离的内外髁骨折块复位。以超膝关节夹板固定，小腿置于牵引架上，膝关节屈曲 45°，使腓肠肌松弛。行股四头肌功能锻炼，6 周后解除牵引，继续用超膝关节夹板固定。

3.药物治疗

早期宜活血祛瘀、消肿止痛，可用桃红四物汤加泽泻、车前子、延胡索、萆薢、牛膝；中期肿胀已消，瘀血未尽，宜调和营血、祛瘀生新，用和营止痛汤；后期宜补肾壮筋，用补肾壮筋汤治疗。解除超膝关节夹板固定后，可用下肢洗药熏洗。

4.功能锻炼

早期行股四头肌舒缩锻炼和足踝的活动，解除超膝关节夹板固定后，可逐步练习膝关节屈曲活动。练习扶拐不负重行走。骨折愈合坚固后，再练习弃拐行走。

(二)手术治疗

对骨折移位明显，手法复位不理想者，合并神经、血管损伤，韧带损伤，开放性骨折的年轻患者可行切开复位内固定术。

切开复位内固定术：复位后，股骨单髁骨折可用松质骨钉，骨质疏松者可用“T”形钢板。股骨髁间骨折可用动力髁钢板或“T”形支持钢板固定。必要时应植骨。由于髓内钉在理论上比钢板更接近生物学固定，目前顺行或逆行交锁髓内钉固定，尤其是关节镜监视下逆行交锁髓内钉固定更具有一定优势。

(蔡俊毅)

第十三章

骨科疾病的护理

第一节 颈椎病

颈椎病指因颈椎间盘本身退变及其继发性改变刺激或压迫相邻脊髓、神经、血管和食管等组织，引起相应的症状或体征。依次以 $C_{5\sim6}$、$C_{4\sim5}$、$C_{6\sim7}$ 为好发部位，以中老年人、男性多见。

一、病因与发病机制

(一)颈椎间盘退行性变

颈椎间盘退行性变是颈椎病发生和发展中最基本的原因。

颈椎是脊椎骨中体积最小、活动度最大的椎体，很容易引起退行性变。退变导致椎间盘生物力学性能改变，继而纤维环的胶原纤维变性、出现裂隙。在外力作用下髓核可从此裂隙向后方突出。由于纤维环血运缺乏和生物力学改变，断裂的纤维难以愈合，使髓核产生营养障碍。同时，椎间盘高度下降，颈椎出现不稳，形成凸向椎体前方或凸向椎管内的骨赘，逐渐累及软骨下骨产生创伤性关节炎，引起颈痛和颈椎运动受限。在椎间盘、椎骨退变的基础上，连接颈椎的前/后纵韧带、黄韧带及项韧带发生松弛使颈椎失去稳定性，逐渐增生、肥厚，特别是在后纵韧带及黄韧带增生的情况下，椎管和椎间孔容积变小。颈椎间盘退变进展到一定程度，就会影响脊髓、神经和椎动脉等，产生相应的症状。

(二)颈椎骨慢性劳损

长期的屈颈工作姿势和不良的睡眠姿势导致颈椎骨慢性劳损。而慢性劳损是颈椎关节退行性变的主要影响因素。

(三)发育性颈椎椎管狭窄

颈椎先天性椎管狭窄者更易发生退变，出现临床症状和体征。

(四)其他因素

颈椎外伤、运动型损伤、交通意外等都可引起颈椎病。

二、分型

根据受压部位和临床表现分为以下几种。

（一）神经根型颈椎病

此型占颈椎病的50%～60%，是最常见的类型。本型主要由颈椎间盘向后外侧突出，钩椎关节或椎间关节增生、肥大，刺激或压迫神经根所致。

（二）脊髓型颈椎病

此型占颈椎病的10%～15%。颈椎退变致中央后突之髓核、椎体后缘骨赘、增生肥厚的黄韧带及钙化的后纵韧带等压迫脊髓，为颈椎病诸型中症状最严重的类型。

（三）椎动脉型颈椎病

颈椎退变机械性与颈椎节段性不稳定，致使椎动脉受到刺激或压迫。

（四）交感神经型颈椎病

本型发病机制尚不明确，可能和颈椎各种结构病变刺激或压迫颈椎旁的交感神经节后纤维有关。

三、临床表现

（一）神经根型颈椎病

(1)神经干性痛或神经丛性痛，神经末梢受到刺激时，出现颈痛和颈部僵硬。病变累及神经根时，则有明显的颈痛和上肢痛。患者表现为颈肩痛、前臂桡侧痛、手的桡侧3指痛。

(2)感觉障碍、感觉减弱和感觉过敏等。上肢有沉重感，可有皮肤麻木或过敏等感觉。

(3)神经支配区的肌力减退、肌萎缩，以大小鱼际和骨间肌为明显。压头试验阳性，表现为颈痛并向患侧手臂放射等诱发根性疼痛。

（二）脊髓型颈椎病

(1)颈痛不明显，主要表现为手足无力、麻木，双手持物不稳，握力减退，手不能做精细活动。走路不稳，有足踩棉花感。胸腹部有紧束感。后期可出现大小便功能障碍。

(2)体征为上下肢感觉、运动和括约肌功能障碍，肌力减弱，四肢腱反射活跃，而腹壁反射、提睾反射、肛门反射减弱甚至消失。Hoffmann征、Babinski征、髌阵挛、踝阵挛等阳性。

（三）椎动脉型颈椎病

表现为一过性脑缺血或脊髓缺血症状，如头痛、眩晕、听力减退、视力障碍、语言不清、猝倒等。头部活动时可诱发或加重，体位改变或血供恢复后症状可缓解。椎动脉周围的交感神经纤维受压后，也可出现自主神经症状。

（四）交感神经型颈椎病

交感神经型颈椎病多与长期低头、伏案工作有关，体征较少，症状较多，表现为颈痛，头痛头晕，面部或躯干麻木发凉，痛觉迟钝，无汗或多汗，眼睛干涩或流泪，瞳孔扩大或缩小，听力减退，视力障碍或失眠，记忆力减退，也可以表现为血压不稳定、心悸、心律失常、胃肠功能减退等症状。

四、实验室及其他检查

临床诊断必须依据临床表现结合影像学检查，而不能单独依靠影像学诊断作为诊断颈椎病的依据。

（一）X线检查

X线检查可示颈椎曲度改变，生理前凸减小、消失或反常，椎间隙狭窄，椎体后缘骨赘形成，椎间孔狭窄。在动力位过伸、过屈位摄片可示颈椎节段性不稳定。表现为在颈椎过伸和过屈位时椎间位移距离大于 3 mm。颈椎管测量狭窄，矢状径小于 13 mm。

(二)CT 检查

CT 检查可示颈椎间盘突出，颈椎管矢状径变小，黄韧带肥厚，硬膜间隙脂肪消失，脊髓受压。

(三)MRI 检查

T_2 像硬膜囊间隙消失，椎间盘呈低信号，脊髓受压或脊髓内出现高信号区。T_1 像示椎间盘向椎管内突入等。

五、治疗要点

(一)非手术治疗

椎动脉型、神经根型和交感神经型颈椎病一般能经非手术治疗而治愈。

(1)颈椎牵引：临床常用的是枕颌带牵引，取坐位或卧位，头微屈，牵引重量 3～5 kg，每天 2～3 次，每次 20～30 分钟。也可行持续牵引，每天 6～8 小时，2 周为 1 个疗程。脊髓型一般不采用此方法。

(2)理疗按摩：可以改善局部血液循环，减轻肌痉挛，次数不宜过多，手法不宜过重，脊髓型颈椎病不宜采用推拿按摩。

(3)改善不良工作体位和保持良好的睡眠姿势。

(4)可以对症服用复方丹参片和硫酸软骨素等。

(二)手术治疗

经保守治疗半年后效果不明显，影响到正常生活和工作，神经根性疼痛剧烈，保守治疗无效，上肢一些肌肉无力萎缩，经保守治疗后仍有发展趋势者，应采取手术治疗。

对于脊髓型颈椎病，应在确诊后及时手术治疗。根据颈椎病变情况可选择颈椎前路手术、前外侧手术和后路手术。手术包括切除压迫脊髓、神经的组织，行颈椎融合术，以增加颈椎的稳定性。

六、护理评估

(一)术前评估

1.一般情况

(1)一般资料：性别、年龄、职业等。

(2)既往史：有无颈肩部急、慢性损伤史和肩部长期固定史，以往的治疗方法和效果。

(3)家族史：家中有无类似病史。

2.身体状况

(1)局部：疼痛的部位和性质，诱发及加重的因素，缓解疼痛的措施及效果，有无四肢的感觉、活动、肌力及躯干的紧束感。

(2)全身：意识状态和生命体征、生活能力、有无大小便失禁。

(3)辅助检查：患者的各项检查有无阳性发现。

3.心理-社会状况

观察患者的情绪，了解其对疾病的认知程度及对手术的了解程度。评估患者的家庭支持系统对患者的支持帮助能力等。

(二)术后评估

1.手术情况

麻醉方式、手术名称、术中情况、引流管的数量和位置等。

2.身体状况

动态评估生命体征,伤口情况及引流液颜色、性状、量。评估患者有无排尿困难和尿潴留,有无并发症发生的征象等。

七、常见护理诊断/问题

(1)低效性呼吸形态:与颈髓水肿、术后颈部水肿有关。

(2)有受伤害的危险:与肢体无力及眩晕有关。

(3)潜在并发症:术后出血、脊髓神经损伤。

(4)躯体功能活动障碍:与颈肩痛及活动受限有关。

八、护理目标

(1)患者呼吸正常、有效。

(2)患者安全,无眩晕和意外发生。

(3)术后出血、脊髓神经损伤等并发症得到有效预防或及时发现和处理。

(4)患者肢体感觉和活动能力逐渐恢复正常。

九、护理要点

(一)病情观察

重点观察患者有无眩晕、头痛、耳鸣、视力模糊、猝倒、颈肩痛、肢体萎缩等症状,以及患者的工作姿势、休息姿势。

(二)非手术治疗的护理

1.病情观察

观察患者颈部及上肢是否有麻木、压痛,活动是否受限。牵引过程中保持牵引的有效性,观察有无头晕、心悸、恶心等症状,如发现上述症状及时调整牵引。

2.心理护理

颈椎病病程缓慢,治疗过程漫长,并且没有特效药物。应鼓励患者说出内心感受,积极解答其提出的问题,增加信心,消除焦虑、悲观的心理。

(三)手术护理

1.术前护理

(1)心理护理:向患者介绍手术全过程,指导患者调节情绪、缓解焦虑以配合医师手术。

(2)拟行颈椎后路手术的患者,术中需要俯卧时间较长,因此要在术前进行体位训练,以适应术中卧位。拟行颈椎前路手术的患者,为适应术中牵拉气管,可做正确、系统的气管推移训练。

(3)训练床上大小便。

(4)进行深呼吸及有效咳嗽训练,防止术后肺不张、坠积性肺炎的发生。

2.术后护理

(1)密切观察生命体征的变化,尤其是呼吸功能。及时发现因颈椎前路手术牵拉气管后产生的黏膜水肿、呼吸困难。

(2)术后搬动患者时保持颈部平直,切忌扭转,术后患者平卧,维持脊柱平直,颈肩两侧用沙袋固定。颈部垫软枕,保持颈部稍前屈的生理弯曲。

(3)观察伤口敷料渗血情况,引流液的颜色、性质、量,准确记录。发现切口肿胀、发音改变、呼吸困难,要迅速配合医师拆开缝线,取出血肿。如症状不缓解可行气管切开。

(四)健康指导

对于非手术治疗患者,嘱保持正确的工作姿势,经常变换体位。卧床休息时选择高低合适的枕头,以保持脊椎的生理弯曲。根据患者情况行肢体的主动和被动活动。增强肌肉的力量,防止肌肉萎缩和关节僵硬。对手术患者在术后第1天可指导进行上下肢的小关节主、被动功能锻炼。术后2～3天可进行上肢的抓握训练及下肢的屈伸训练。术后3～5天可带颈托下床活动。颈围固定要延续到术后3～4个月,然后逐步解除固定。注意寒冷季节保暖。

十、护理评价

通过治疗,患者是否:①维持正常、有效的呼吸。②未发生意外伤害,能陈述预防受伤的方法。③未发生并发症,若发生,得到及时处理和护理。④患者肢体感觉和活动能力逐渐恢复正常。

(王凤梅)

第二节　肱骨髁上骨折

肱骨髁上骨折指在肱骨干与肱骨髁交界处发生的骨折。多发生于10岁以下儿童,易损伤神经和血管,导致前臂缺血性肌挛缩,引起爪形手畸形。

一、病因与发病机制

(一)伸直型骨折

肘关节处于过伸位跌倒时,手掌着地,暴力经前臂向上,加上身体前倾,向下产生剪式应力,尺骨鹰嘴向前的杠杆力,使肱骨干与肱骨髁交界处发生骨折。骨折远端向后上移位,近折端向前下移位,尺神经、桡神经可因肱骨髁上骨折的侧方移位受伤。

(二)屈曲型骨折

此型较少见,由间接暴力引起。跌倒时,肘关节屈曲,肘后方着地,暴力向上传导至肱骨下端,导致髁上屈曲型骨折。较少合并血管和神经损伤。

二、临床表现

肘部明显疼痛、肿胀,出现皮下瘀斑和功能障碍,伸直型骨折肘部向后突出,近折端向前移,并处于半屈位。局部明显压痛,有骨擦音及假关节活动,与肘关节脱位相比肘后三角关系正常。如果合并有正中神经、尺神经、桡神经、肱动脉损伤,则出现前臂和手相应的神经支配区的感觉减弱或消失及相应的功能障碍。如复位不当可致肘内翻畸形。

三、实验室及其他检查

肘部正、侧位X线摄片可以明确骨折部位、类型、移位方向，为选择治疗方法提供依据。

四、诊断要点

根据X线片和受伤病史可以明确诊断。

五、治疗要点

(一)手法复位外固定

若受伤时间短，血液循环良好，局部肿胀不明显者，可行手法复位后外固定。给予局部麻醉或臂丛神经阻滞麻醉。在持续牵引下，行手法复位，使患肢肘关节屈曲60°～90°给予后侧石膏托固定4～5周，X线检查证实骨折愈合良好，即可拆除石膏。

(二)持续牵引

对于手法复位不成功，受伤时间较长，肢体肿胀明显者，可行尺骨鹰嘴牵引，牵引重量1～2 kg，牵引时间控制在4～6周。

(三)手术复位

对于骨折移位严重，手法复位失败，有神经、血管损伤者，采取手术复位。复位方法有经皮穿针内固定、切开复位内固定。

六、护理要点

(一)保持有效的固定

观察固定的屈曲角度，离床活动时要用三角巾悬吊患肢于胸前。发现固定体位改变时，要及时给予纠正。

(二)严密观察

重点观察患肢的血液循环、感觉、活动情况，以利于及时发现外伤后肱动脉、正中神经、尺桡神经的损伤。

(三)康复锻炼

复位固定后当日可做握拳、屈伸手指练习，1周后可做肩部主动活动，并逐渐加大运动幅度。3周后去除外固定，可做腕、肘、肩部的屈伸练习。伸直型骨折注意恢复屈曲活动，屈曲型骨折注意恢复增加伸展活动。

(王凤梅)

第三节　脊柱骨折

脊柱骨折和脱位发生在活动度大的胸、腰椎交界处及C_5、C_6部位。多因间接暴力引起，如由高处坠落，头、肩或臀和足着地造成脊柱猛烈屈曲；或弯腰工作时，重物打击头、肩、背部使脊柱急剧前屈。直接暴力损伤为枪弹伤或车祸直接撞伤。

一、分类

根据受伤时暴力的方向可分为：①屈曲型损伤。②过伸型损伤。③屈曲旋转型损伤。④垂直压缩型损伤。

根据损伤的程度又可分为：①单纯椎体压缩骨折。②椎体压缩骨折合并附件骨折。③椎骨骨折脱位。单纯压缩骨折，椎体压缩不超过原高度的 1/3 和 $L_{4\sim5}$ 以上的单纯附件骨折，不易再移位，为稳定性骨折。椎体压缩超过 1/3 的单纯压缩骨折或粉碎压缩骨折(图 13-1)、骨折脱位、第 1 颈椎前脱位或半脱位、$L_{4\sim5}$ 的椎板或关节突骨折，复位后易再移位，为不稳定性骨折。

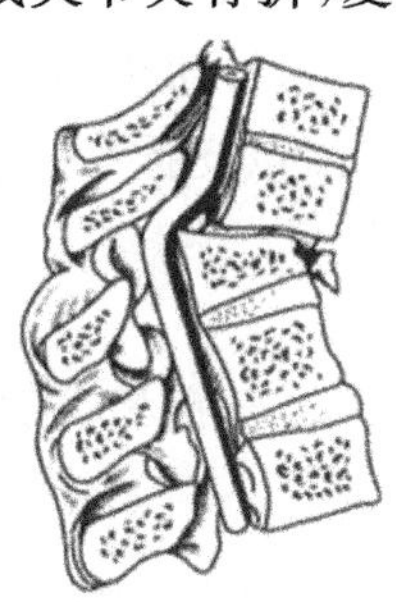

图 13-1 脊柱骨折椎体压缩

二、临床表现

颈椎损伤者伤后头颈部疼痛，不敢活动，常用双手扶着颈部；合并脊髓损伤者，可出现四肢瘫痪、呼吸困难、尿潴留等；胸、腰段骨折，脊柱出现后突畸形，局部疼痛，不能站立，翻身困难，检查局部压痛明显，伴腹膜后血肿刺激腹腔神经节，可出现腹痛、腹胀，甚至肠麻痹等症状；合并脊髓损伤者，可出现双下肢感觉、运动功能障碍。

三、诊断

根据外伤史、临床表现及 X 线表现可以确定诊断。X 线检查不仅可明确诊断，还可以确定骨折类型、移位情况。CT、MRI 检查，可进一步明确骨折移位、脊髓受损情况。

四、急救

现场急救的正确搬动方法对伤员非常重要。对疑有脊柱骨折者，必须三人同时搬运，保持脊柱伸直位，平托或轴向滚动伤员，用硬板担架运送(图 13-2)。严禁一人搂抱或两人分别抬上肢和下肢的错误搬运。对颈椎损伤者，应有专人托扶固定头部，并略加牵引，始终使头部伸直与躯干保持一致，缓慢移动，严禁强行搬头。

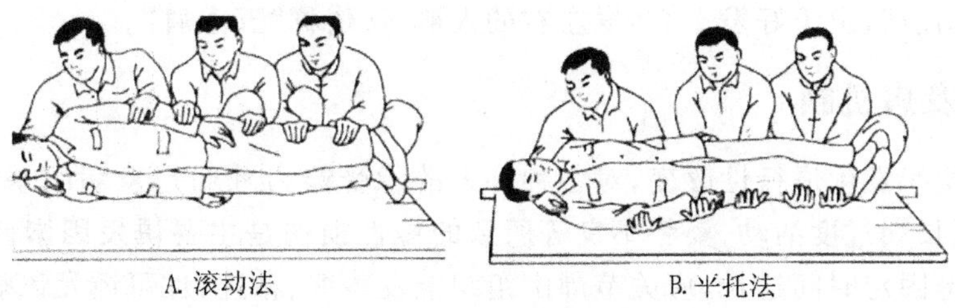

图 13-2 脊柱骨折正确搬运

五、治疗

合并其他重要组织器官损伤者，应首先抢救危及生命的损伤，待病情平稳后再处理骨折。

(一)颈椎骨折压缩或移位较轻者

可用枕颌带卧位牵引，重量3～5 kg。复位后，用头颈胸石膏固定3个月。有明显压缩和脱位者，可用持续颅骨牵引，重量从3～5 kg开始，可逐渐增加到6～10 kg。应及时摄片，观察复位情况。骨折复位后，用头颈胸石膏固定3个月。

(二)胸腰段单纯椎体压缩骨折不到1/3者

可卧硬板床，骨折部加垫，使脊柱后伸，指导患者及早做腰背肌功能锻炼。患者仰卧位由五点支撑弓腰开始，逐渐进行三点支撑弓腰、两点支撑弓腰。然后转换为腹卧位，抬头挺胸，两小腿后伸抬高，腹部着床，如"燕飞"姿势。

(三)骨折脱位伴脊髓损伤者

手术治疗，实行椎管减压术，脊柱骨折DCP钢板、椎弓根钢板螺钉内固定术。

六、护理

(一)术前护理

(1)疼痛：疼痛剧烈者可使用止痛药。

(2)密切观察其心理变化，耐心讲解手术的目的、必要性及简单过程，使患者主动积极配合治疗。

(3)每2小时翻身一次，预防压疮，采用轴线翻身法。

(二)术后护理

(1)严密观察生命体征并了解术中情况、出血量，检查各管道是否通畅。

(2)密切观察伤口敷料有无渗血、引流液性质及量，并记录下来，引流管妥善固定，避免扭曲和受压。

(3)术后认真检查患者肢体感觉及运动情况。

(王凤梅)

第四节　肩关节周围炎

肩关节周围炎表现为肩痛及运动功能障碍的综合征，包括肩关节、滑囊、肌腱及肩周肌的慢性炎症，又称"冻结肩"，由于好发于50岁左右的人群，又俗称"五十肩"。

一、病因与发病机制

中老年人软组织发生退行性改变，对各种外力的承受能力减弱是发病的基本因素。肩部急性损伤治疗不当、长期过度活动、姿势不良等所致的慢性损伤是主要诱发因素。另外，由于上肢外伤、手术等，肩部固定时间过长，肩关节周围组织继发萎缩、粘连，也可诱发该病。

病理变化包括滑囊渗出性炎症、粘连和钙质沉积。根据其发病部位及病理变化分为肩周围滑液囊病变、盂肱关节腔病变、肌腱和腱鞘的退行性病变及肩周围其他病变。肩关节周围炎可累及肩峰下滑囊、喙突表面滑囊。

二、临床表现

冻结肩是中老年常见的肩关节疼痛症，也是具有自愈倾向的自限性疾病。经数月乃至数年时间炎症逐渐消退，症状得到缓解。疾病过程分为急性期、慢性期和功能恢复期三个阶段。

(一)急性期

急性期又称冻结进行期。疼痛剧烈，起病急，肌肉痉挛，关节活动受限。夜间疼痛加重影响睡眠。肩部有广泛压痛，急性期可持续 2～3 周。

(二)慢性期

慢性期又称冻结期。此期疼痛相对减轻，压痛范围仍广泛，发生关节挛缩性功能障碍，关节僵硬，举臂托物等动作均感困难。肩关节周围肌肉萎缩，软组织呈“冻结”状态。慢性期可持续数月至 1 年。

(三)功能恢复期

关节腔和滑囊的炎症逐渐吸收，关节容积和功能状态逐渐得到恢复，但肌肉萎缩尚需长期功能锻炼才能恢复。

三、实验室及其他检查

(一)X 线检查

一般无改变，偶可见局部骨质疏松。

(二)关节镜检查

可见滑膜充血，绒毛肥厚、增殖，关节腔狭窄。

四、诊断要点

根据辅助检查结果和临床症状体征进行诊断。

五、治疗要点

(一)非手术治疗

(1)急性期疼痛剧烈，治疗原则是止痛并缓解肌痉挛。用三角巾悬吊制动，选择镇静止痛药物，也可做肩胛上神经封闭治疗。

(2)慢性期可在止痛的前提下做适当功能锻炼，防止关节挛缩加重。

(3)功能恢复期，要坚持有效的关节功能锻炼，如爬墙训练，弯腰垂臂做前后、左右钟摆式运动，滑车带臂上举运动等(图 13-3)。

(二)手术治疗

适宜冻结期患者，重度关节挛缩严重影响关节功能，经非手术治疗无效，可手术剥离粘连，松解关节囊。

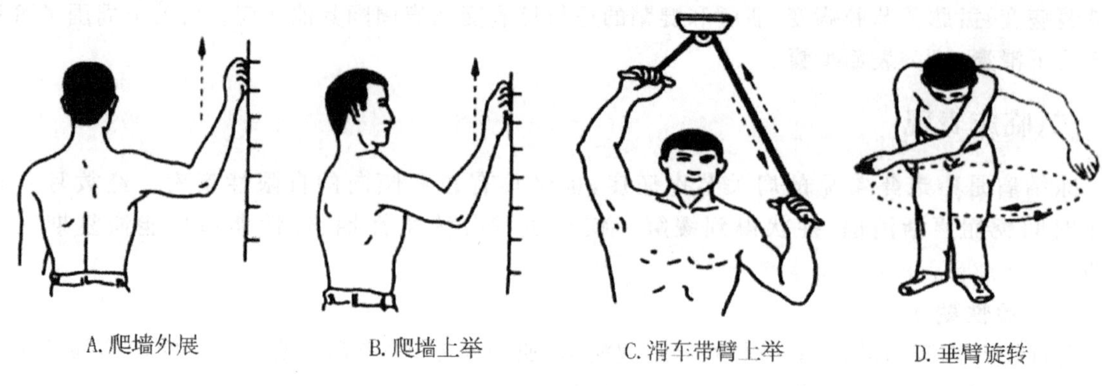

图 13-3 功能锻炼

六、护理要点

(一)日常生活能力的训练

肩周炎疼痛缓解后,要指导患者进行日常生活能力的训练。

(二)功能锻炼

肩关节功能锻炼要贯穿治疗全过程,早期以被动活动为主,保持肩关节活动度。恢复期以主动锻炼肩关节为主,制订合理训练计划,坚持锻炼,争取最大限度恢复肩关节功能。

(韩晓梅)

第五节 骨 肿 瘤

骨肿瘤指发生于骨内或起源于各种骨组织成分的肿瘤,无论是原发性、继发性还是转移性肿瘤,统称为骨肿瘤。其分为原发性和继发性两种。原发性骨肿瘤源自骨及其附近组织,发病率为2/10 万~3/10 万人,占全部肿瘤的 2%左右,其本身又可分为良性和恶性,其中以良性肿瘤居多。继发性骨肿瘤是由身体其他组织或器官的肿瘤转移而来,发病率为原发性骨肿瘤的 35~40 倍,属于恶性肿瘤。男性比女性稍多。

骨肿瘤的发病与年龄和解剖部位有关,如骨肉瘤多发生于儿童和青少年(10~30 岁),骨巨细胞瘤多见于 20~40 岁的成年人。骨肿瘤好发于长骨生长活跃的干骺端,如股骨下端、胫骨上端和肱骨上端。

一、病因与发病机制

(一)遗传因素

研究表明,骨肉瘤的形成与病灶粘连激酶、抑癌基因(如视网膜母细胞瘤及肿瘤蛋白 *TP53* 基因)有关,如骨肉瘤患者中 15%~35%伴有视网膜母细胞癌基因改变,28%~65%的患者伴有 *TP53* 基因突变。

(二)骨骼生长迅速

骨肿瘤在儿童及青少年中发病率高,尤其是骨骼生长较快的干骺端,支持骨肿瘤发病与骨骼生长迅速的关系。

(三)延迟生长或超刺激代谢

骨肿瘤的形成与延迟生长或超刺激代谢存在一定的相关性，如 Paget 病与骨巨细胞瘤、骨肉瘤的形成；甲状旁腺功能亢进症与棕色瘤等。

(四)骨结构异常压应力

骨肿瘤发病以股骨下端、胫骨上端的膝关节为主，而膝关节是人体骨关节在直立体位时承受压力最大的部位，此部位的高发病率说明异常压应力是骨肿瘤发病的一个重要影响因素。

(五)环境因素

辐射、感染与骨肿瘤的形成有关。如放疗后骨肿瘤多发生于放疗部位的骨骼，多见于放疗强度大的患者。感染因素，如肉瘤病毒与肿瘤形成已在其他生物试验中获得证实，但在人类身上尚待进一步验证。

二、分类及外科分期

(一)骨肿瘤分类

根据肿瘤组织学分化将其分为原发于骨的良、恶性肿瘤及各种瘤样病变，不包括转移瘤。常见骨肿瘤：软骨肿瘤(良性如骨软骨瘤、软骨瘤；恶性如软骨肉瘤)、成骨性肿瘤(良性如骨样骨瘤、成骨细胞瘤；恶性如骨肉瘤)、成纤维性肿瘤(恶性如纤维肉瘤)和组织来源不明肿瘤(良性如骨巨细胞瘤；恶性如尤文肉瘤)。

1.良性骨肿瘤

(1)骨软骨瘤：骨软骨瘤是一种多发于长骨干骺端的骨性突起，又称骨软骨性外生骨疣。其发病率约占良性骨肿瘤的 40%，多见于未成年男性。单发或多发，以单发多见，多发性患者常有家族史，常合并骨骼发育异常。单发骨软骨瘤的恶变率小于 1%，而多发遗传性骨软骨瘤，其单个瘤体恶变率达 5%～10%。该肿瘤多见于四肢长骨的干骺端，当骨骺线闭合后，骨软骨瘤的生长也停止。

患者长期自觉无症状，多因发现骨性肿块而就诊，肿块多见于股骨下端、胫骨上端及肱骨上端。当肿块增长到一定程度时，即压迫肌腱、血管、神经等，可产生疼痛。X 线检查特点：长骨干骺端有骨性突起，由骨皮质和骨松质构成，分为有蒂和无蒂两种(图 13-4)。

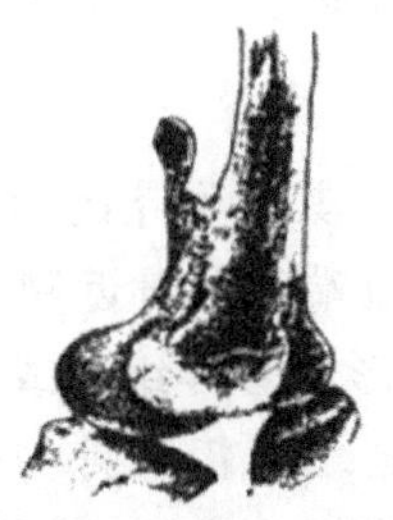

A. 股骨下端骨软骨瘤

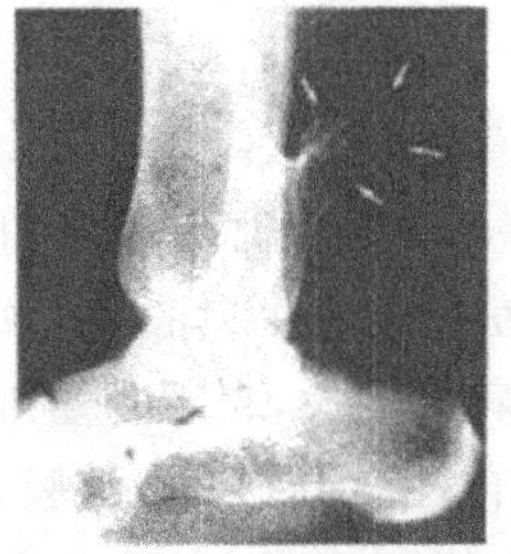

B. 踝部骨软骨瘤

图 13-4　骨软骨瘤

(2)软骨瘤：软骨瘤是以透明软骨病变为主的良性肿瘤。任何年龄、男女均可发病，可累及任何骨骼，如肋骨、胸骨、脊柱等，但好发于手或足部管状骨。其中位于骨干中心(如髓腔)的肿瘤，称为内生软骨瘤，较多见，其占原发良性骨肿瘤的15%，仅次于骨软骨瘤和骨巨细胞瘤。如果肿瘤偏心向外突出，称为骨膜软骨瘤，少见。

软骨瘤生长较慢，患者常因无痛性肿块或病理性骨折就诊。X线检查特征：内生软骨瘤可见髓腔内出现椭圆形透亮点，溶骨区内有点状或条纹状钙化斑(图13-5)。

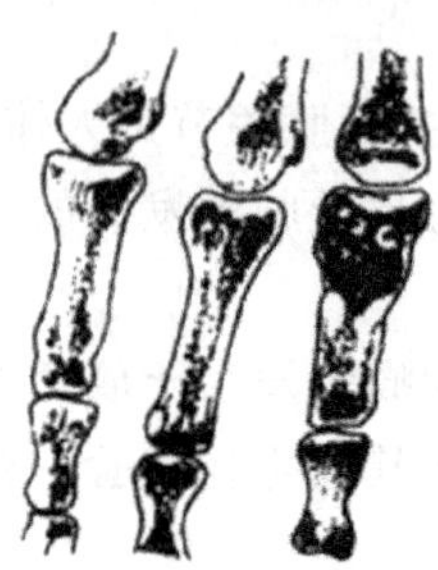
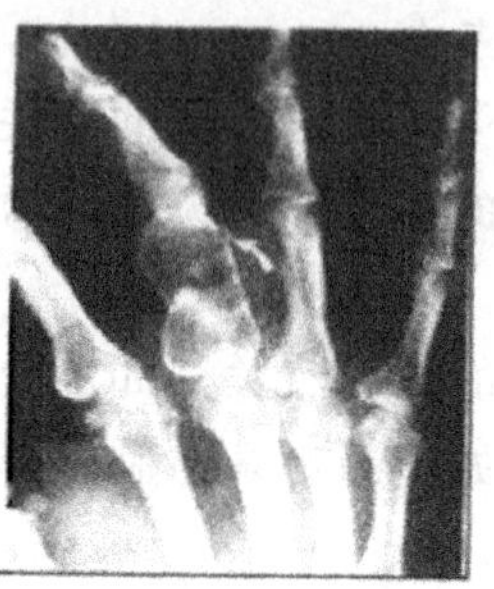

图13-5 指骨的内生性软骨瘤

(3)骨巨细胞瘤：骨巨细胞瘤是一种侵袭性强，起源不明的介于良、恶性之间的溶骨性肿瘤，世界卫生组织(WHO)将其定位为侵袭性潜在恶性肿瘤。好发年龄为20～40岁，女性多于男性，好发部位为股骨下端、胫骨上端等。

患者以进行性加重性疼痛为主要症状，增大的肿瘤使局部触诊呈乒乓球样感觉，可使关节活动受限，可发生肺部转移。X线检查特征：骨端偏心溶骨性破坏而无骨膜反应，骨皮质膨胀变薄，可见"肥皂泡"样(图13-6)。

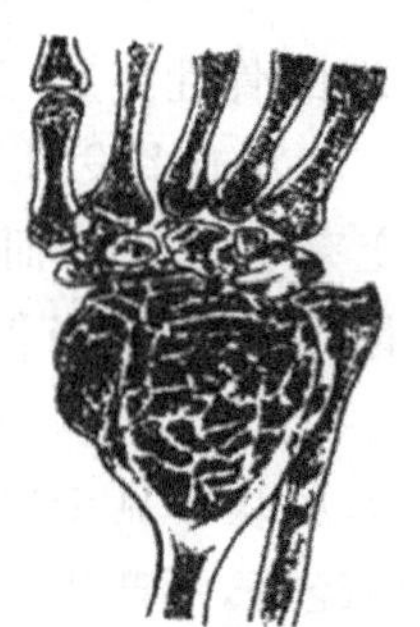
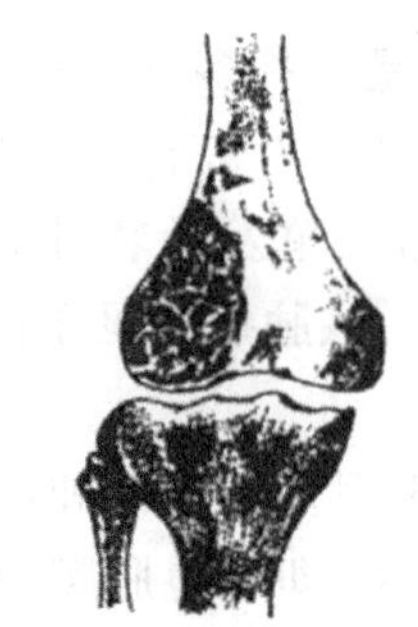

A. 桡骨远端骨巨细胞瘤　B. 股骨下端骨巨细胞瘤

图13-6 骨巨细胞瘤

2.恶性骨肿瘤

(1)骨肉瘤：骨肉瘤是最常见的原发性恶性骨肿瘤。其好发年龄为10～30岁，其中男女患病比例为(1.5～2)：1。好发部位依次为股骨远端、胫骨近端和肱骨近侧干骺端。

骨肉瘤恶性程度高，病损较大，表现为瘤细胞直接形成骨样组织或未成熟骨。骨密质或髓腔中有成骨性、溶骨性或混合性骨质破坏，骨膜反应明显。当新生骨与长骨纵轴呈直角时，可见Codman三角或呈"日光射线"状(图13-7)。患者主要表现为疼痛，逐渐加剧，尤以夜间为甚。肿瘤表面皮温升高，静脉怒张，可导致病理性骨折。肺转移是患者死亡的主要原因。

(2)尤文肉瘤：尤文肉瘤是一种高度恶性且来源不明的骨肿瘤，仅次于骨肉瘤的青少年好发原发性恶性骨肿瘤，男性多于女性。好发部位为股骨、胫骨、腓骨、髂骨等。患者除常见疼痛、肿胀外，部分患者可出现全身症状，如间断低热、白细胞升高、核左移、贫血等。由于较广泛的溶骨性浸润性骨破坏，骨皮质呈现虫蛀样，新生骨沿骨膜长轴生长，呈现“板层状”或“葱皮状”骨膜反应(图 13-8)。晚期通过血行播散或直接侵犯骨骼其他部位，90%患者在一年内肺转移而致死。

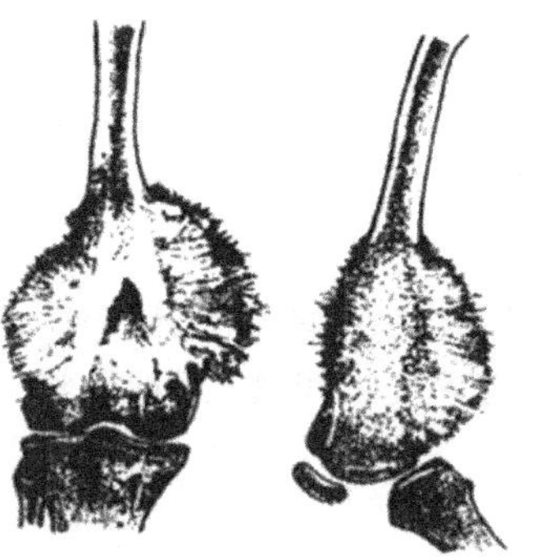
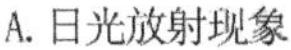
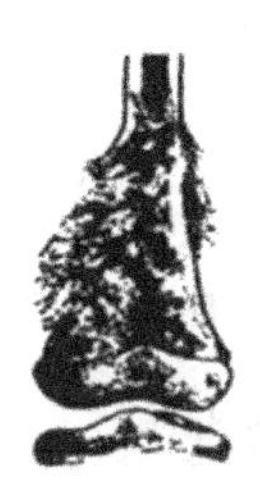

A. 日光放射现象　　B. 可见骨破坏和骨膜增生

图 13-7　股骨下端骨肉瘤

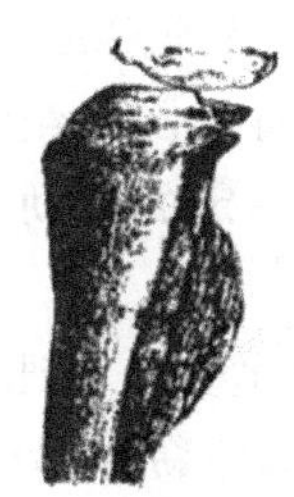
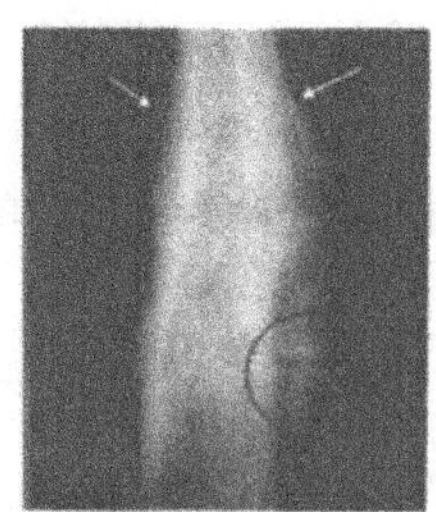

A. 腓骨尤文肉瘤　　B. 股骨尤文肉瘤

图 13-8　尤文肉瘤

(3)转移性骨肿瘤：转移性骨肿瘤是指原发于骨外器官或组织的恶性肿瘤，通过血行或淋巴转移至骨骼，形成子瘤。好发年龄为 40～60 岁，好发于躯干骨。成人转移肿瘤的来源多为乳腺癌、肺癌、肾癌、直肠癌等；儿童多由神经细胞瘤转移。患者主要症状为疼痛、病理性骨折和脊髓压迫，尤以疼痛常见。

(二)骨肿瘤外科分期

目前骨肿瘤外科分期多采用恩内金(Ennecking)的 G-T-M 分期体系，包括：①肿瘤病理分级 G(grade)，分为 3 级，即 G_0 为良性，G_1 为低度恶性，G_2 为高度恶性。②肿瘤解剖定位 T，T_0 囊内、T_1 间室内及 T_2 间室外。③远处转移 M，M_0 无远处转移及 M_1 有远处转移。

三、临床表现

骨肿瘤的临床表现与肿瘤类型、疾病进程等有关。

(一)疼痛

疼痛是恶性肿瘤的早期症状，随着病程进展可表现为持续性剧痛，局部压痛明显，常影响患者休息、睡眠和工作。夜间痛是骨肿瘤疼痛的一个重要特征。疼痛多由肿瘤破坏骨组织或肿瘤对周围组织刺激引起。良性肿瘤多无疼痛，但骨样骨瘤则可表现为持续性剧烈疼痛；良性肿瘤疼痛加剧，应考虑病理性骨折及恶变的可能。

(二)肿胀及压迫症状

良性肿瘤生长缓慢，多以肿块为首发症状，质硬而无压痛。恶性肿瘤生长迅速，局部皮温增高和静脉怒张。当肿块巨大时，可压迫长骨干骺端、关节周围组织而引起相应症状，如位于盆腔的肿瘤可引起便秘和排尿困难。同时，疼痛、肿胀及压迫，可致患者相关关节功能障碍。

(三)病理性骨折

病理性骨折是骨肿瘤、骨转移瘤的常见并发症，其与单纯外伤骨折症状体征相似。临床上如果患者因轻微外伤导致骨折，要考虑骨肿瘤致病理性骨折的可能。

(四)复发及转移

晚期恶性肿瘤多发生远处转移，以血行转移常见，偶见淋巴转移。患者可出现贫血、消瘦、食欲缺乏、体重下降、发热等。良性肿瘤复发后有恶变的可能，恶性肿瘤治疗后可复发。

四、实验室及其他检查

(一)影像学检查

X线检查显示肿瘤的位置、大小、形态及骨与软组织的病变。良性肿瘤生长缓慢，以形成界限清楚、密度均匀的膨胀性骨病损为特点。恶性肿瘤则病灶多不规则、密度不均、边界不清，骨破坏区可呈虫蛀样或筛孔样，可见骨膜反应阴影，如骨肉瘤呈现Codman三角或“日光射线”现象，尤文肉瘤表现为“葱皮”现象。CT检查有助于识别肿瘤对周围软组织的浸润程度及与邻近器官组织的关系。MRI对判断骨肿瘤与血管、脊髓的关系有一定的帮助。

(二)实验室检查

除常规血象检查外，恶性肿瘤患者可有血钙增高，提示骨质迅速破坏并持续进行。血清碱性磷酸酶升高是骨肉瘤患者肿瘤活动度的重要标记，提示机体新骨形成活跃。肿瘤相关因子检查，如Bence-Jones蛋白为多发性骨髓瘤的实验室依据。肿瘤抑制基因(如*Rb*基因、*p53*基因)等与肿瘤的形成相关。

(三)组织病理学检查

该检查是确诊骨肿瘤的可靠手段。

(四)其他检查

免疫组化技术、流式细胞学、电子显微镜技术等在提高骨肿瘤诊断及治疗中很有前景。

五、诊断要点

骨肿瘤诊断主要根据临床表现，如疼痛、肿胀、病理性骨折等，结合影像学、实验室及病理学检查，以及患者存在的病因进行诊断。

六、治疗要点

根据骨肿瘤的外科分期，选择不同的治疗方法。尽量达到既切除肿瘤，又可保全肢体。对于良性肿瘤以手术切除为主，恶性肿瘤则采用手术、放疗、化疗等综合治疗手段。

(一)手术治疗

1.良性骨肿瘤

手术方式主要包括刮除植骨术和单纯性骨肿瘤切除术。若瘤体较小，可采用保守治疗并观察；若肿瘤生长较快或较大时，应手术切除以缓解压迫症状及由其引起的功能障碍。对于刮除术患者，可填充自体骨、生物活性骨修复材料，重建受损骨质。单纯性骨肿瘤切除术后应防止复发。

2.恶性骨肿瘤

(1)保肢术：大量病例对照实验表明，保肢术和截肢术的3年、5年生存率和复发率相同，这奠定了保肢在恶性骨肿瘤患者治疗中的重要地位。通过采用合理的手术方式，在正常组织中完整切除肿瘤，包括瘤体、包膜、反应区及周围部分正常组织。对因瘤段骨切除而导致的骨缺损，可通过肢体功能重建术，如肿瘤骨灭活重建术、人工假体置换术等完成保肢。

(2)截肢术：对晚期骨质破坏严重且治疗无效，已失去保肢条件的患者，则考虑截肢。

(二)化学治疗

目前骨肉瘤的5年生存率可达70%～80%。化疗可单独使用，亦可结合手术或放疗，多采用联合化疗的方法。常用的骨肿瘤化疗的药物包括烷化剂(环磷酰胺、苯丙氨酸氮芥)、抗代谢药物(氨甲蝶呤、氟尿嘧啶)、抗生素(阿霉素、博来霉素)、植物生物碱(长春新碱、依托泊苷)、激素类(雌激素、雄激素)及其他类(顺铂、卡铂)。

(三)放射疗法

放射疗法适用于对其敏感的肿瘤，如尤文肉瘤；也适用于术前治疗，使瘤体缩小，为保肢及肢体重建术创造条件。恶性肿瘤广泛切除后，局部可以辅助放疗。需要注意放疗在治疗肿瘤的同时，也可对骨及其周围软组织带来损害。

(四)其他免疫治疗

如肿瘤疫苗治疗、细胞因子治疗等，对骨肿瘤治疗仍有一定前景。

七、护理要点

(一)疼痛护理

对于骨肿瘤患病的“人群”特性，护理人员可以采用症状管理模式对患者的疼痛进行管理，即了解患者疼痛的感受，并以“7W”的方式采取恰当的护理措施，最后对疼痛干预效果进行评价。

1.疼痛评估

常用自我描述疼痛评估工具，如营养风险筛查(NRS)、视觉模拟评分法(VAS)、Wong-Baker面部表情疼痛量表等。

(1)药物性疼痛管理。

根据WHO推荐的癌症3阶段疼痛疗法来缓解患者的疼痛。护理人员应对疼痛症状的控制进行连续监测。

(2)非药物性疼痛管理。

教会患者及家属配合非药物疼痛管理措施来缓解疼痛，如听音乐、指导性意念疗法、放松技巧(呼吸练习、肌肉放松等)、按摩和针灸等疗法。

2.化疗、放疗患者的护理

(1)化疗患者的护理：护理人员应做好健康宣教工作，增加患者的用药依从性。密切观察药物的毒性作用，严密监测患者的相关身体状况，如体重、营养饮食特点、实验室检查等。尤其需注意化疗患者常见不良反应的观察及护理如下。①胃肠道反应。主张联合用药，增强止吐效果。指导患者在餐后服用化疗药。②骨髓抑制及严重感染。若白细胞降至3×10^9/L，血小板降至80×10^9/L，应停止用药。密切观察有无感染征象，严格执行无菌操作规程。③心、肝及肾损害。定期监测心电图及肝肾功能。④皮肤及黏膜损害。化疗药物对血管、皮肤等刺激性较大，静脉给药最好行中心静脉导管，如外周中心静脉导管(PICC)。避免化疗药物外渗，一旦外渗，立即停药，局部50%硫酸镁湿敷。

(2)放疗患者的护理：①护理人员应向患者及其家属解释放疗作用的原理、作用、目的及可能出现的不良反应；提供心理支持，缓解其对放疗的不确定感。②护理人员应按时观察患者的皮肤、黏膜情况；指导患者注意皮肤清洁干燥，保护照射部位皮肤。③护理人员应告知患者定期复诊的重要性，指导患者对轻微症状进行处理，必要时联系医护人员。

3.围手术期护理

(1)术前护理。①心理准备：护理人员应向患者提供疾病治疗、护理相关知识；同时，医护人员应鼓励患者表达其感受，给予与疾病相关的咨询和支持，为手术做好准备。②全面评估：完善患者的健康史采集、全身健康评估、相关实验室及影像学等检查。护理人员要告诉患者全面健康评估的重要性，以增加配合。③健康指导：教会患者如何使用拐、助行器、轮椅等辅助术后康复训练。

(2)术后护理。①了解患者麻醉、手术情况，监测生命体征，观察全身情况。②抬高患肢，减轻患肢肿胀，注意观察肢体末梢血液循环，有无包扎固定过紧及神经损伤等。③疼痛护理：对于应用自控镇痛泵者，观察有无恶心、呕吐、呼吸功能异常等；对于中重度疼痛者，遵医嘱联合使用其他镇痛药，如吗啡、双氯芬酸钠等。④改善营养状况：鼓励患者摄入蛋白、能量及维生素丰富的食物，尽量经口进食；同时可据医嘱提供肠内或肠外营养，增强身体抵抗力。⑤制订功能锻炼计划：麻醉清醒后，患者即可做患处肌肉的等长收缩，活动正常关节，促进血液循环，增强肌力，防止失用性肌萎缩。持续性被动运动可借助CPM机于术后数天进行，根据医嘱执行，循序渐进，逐渐增大角度。术后2～3周开始患处远侧和近侧关节的活动。患者下床活动时，护理人员应辅助患者使用拐、助行器等。

(3)截肢患者护理。①体位：术后患肢抬高，预防肿胀。②残端观察：观察截肢残端渗血、渗液情况，伤口引流液的性质、量等。③疼痛：大多数患者在截肢术后一段时间内主观感觉已切除的肢体仍然存在，并有不同程度、不同性质疼痛的幻觉现象，称为幻肢痛。对于此类患者护士应该指导患者面对现实，可采用各种非药物镇痛来减轻疼痛。④早期功能锻炼：一般术后1周开始协助患者进行坐起活动，2周拆线后指导患者开始下床活动。残端可用弹性绷带包扎，按摩、拍打及踩蹬，增加其负重能力，为使用假肢做准备。

4.恶性骨肿瘤临终前护理

(1)护理人员主要是预防各种并发症的发生，如呼吸道(常见为坠积性肺炎)、泌尿道感染、压疮。

(2)有效地缓解患者的疼痛。

(3)护理人员应采取措施缓解家属悲哀、压抑的情绪。和家属一起做好患者晚期的护理，如翻身、清洁，尽力帮助患者达成最后的心愿，使其安详、舒适地离开人世。

(韩晓梅)

第十四章

骨科疾病的诊疗案例分析

第一节　腰椎间盘突出症

一、病例摘要

基本信息：患者，男，72岁。

主诉：腰痛伴右侧下肢麻木多年，加重月余。

现病史：患者于1月前因劳累出现腰痛并右侧下肢麻木，于活动时加重，休息后减轻，在村卫生室给予静脉输液，肌肉注射药物治疗（具体药物名称及剂量不详），病情未见好转，遂来我院就诊。无发热、呕吐，无心慌、胸闷，无咳嗽、咳痰，无意识障碍及抽搐。门诊以“腰椎间盘突出症”收入院。患者自发病以来，神志清，精神差，饮食尚可，睡眠欠佳，大小便无异常，体重无明显减轻。

既往史：既往高血压、冠状动脉粥样硬化性心脏病病史10余年，梗死病史5年。2023年3月因“腰椎间盘突出症”于莒县人民医院行腰椎内固定术，2023年7月因冠脉狭窄于北京安贞医院行冠脉支架术。否认肝炎、结核等传染病史。无外伤、手术及输血史。否认药物及食物过敏史。预防接种史不详。

个人史：生于原籍，长于本地，无外地久居史，无疫水接触史，无重大精神创伤史，无毒物及放射线密切接触史。无冶游史。

月经婚育史：适龄结婚，育有2子，配偶及儿女均健康。

家族史：父母已故，病因不详，否认家族中有遗传、传染病史，家庭关系和睦。

体格检查：T 36.5℃、P 76次/分、R 18次/分、Bp 124/72mmHg（1 mmHg≈0.133kPa）。

老年男性，神志清，精神差，发育正常，营养良好，正力型，自主体位，查体合作，全身皮肤、黏膜无黄染及出血点，浅表淋巴结未触及肿大。头颅大小正常，巩膜无黄染，双眼睑无水肿，双瞳孔等大等圆，对光反射灵敏，耳、鼻、口腔未见异常，咽部无红肿，扁桃体无肿大。颈软，活动正常，气管居中，颈静脉无怒张，双侧甲状腺无肿大及结节。胸廓无畸形，双侧呼吸动度相等，双肺呼吸音清，未闻及干湿性啰音，无胸膜摩擦音。心前区无隆起，心界无扩大及缩小，心尖冲动于左侧第5肋间隙锁骨中线内侧0.5 cm处，心率76次/分，律齐，心音正常，各瓣膜区未闻及病理性杂音，无心包摩擦音。腹平软，无压痛及反跳痛，肝脾肋下未及，无移动性浊音，肠鸣音正常。双肾区无扣击痛。肛门及外生殖器未见异常。脊柱无畸形，$L_{2\sim5}$皮肤外侧一纵行手术瘢痕，长约 10 cm，皮肤愈合好。腰椎压疼明显，右侧弯受限，直腿抬高试验(+)角膜反射、腹壁反射和膝腱反射均正常，双侧巴宾斯基征阴性。

辅助检查：CT 示 L_2、L_3、L_4、L_5椎间盘脱出并椎管狭窄。

初步诊断：①中医诊断：腰痛、瘀血阻络证。②西医诊断：腰椎间盘突出症、腰椎内固定术后、高血压、冠状动脉粥样硬化性心脏病、脑梗死。

诊疗经过：①内科护理常规，三级护理。②入院后完善各项辅助检查，给予静脉注射活血化瘀药物及对症支持治疗，并给予中药桂枝汤加减治疗。③治则：活血化瘀、通经止痛。④治法：在患者腰部予普通针刺、红外线、中药塌渍、偏振光、灸法治疗，以活血化瘀、行气止痛。取穴如下：阿是穴、腰背夹脊、委中、承山、秩边、环跳、昆仑、膈俞。腰部穴位取两侧，平补平泻法，针刺得气后连通电疗仪，用连续波刺激 40 分钟，一天一次。⑤避风寒、调饮食、适劳逸、慎起居、畅情志、睡低枕。

出院诊断：①中医诊断：腰痛、瘀血阻络证。②西医诊断：腰椎间盘突出症、腰椎内固定术后、高血压、冠状动脉粥样硬化性心脏病、脑梗死。

随访：腰痛伴右下肢麻木症状减轻，无头痛头晕，无发热，饮食睡眠可，大小便正常，查体未见明显异常。

二、病例分析

患者于 1 月前因劳累出现腰痛并右侧下肢麻木，于活动时加重，休息后减轻，在村卫生室给予静脉输液，肌肉注射药物治疗(具体药物名称及剂量不详)，病情未见好转，逐来我院就诊。无发热，呕吐，无心慌、胸闷，无咳嗽咳痰，无意识障碍及抽搐。门诊以“腰椎间盘突出症”收入院。患者自发病以来，神志清，精神差，饮食尚可，睡眠欠佳，大小便无异常，体重无明显减轻。在院给予患者腰部普通针刺、红外线、中药塌渍、偏振光、灸法治疗，同时配合静脉输液以消活血化瘀药物及对症支持治疗。经诊疗腰痛伴右下肢麻木症状减轻，查体未见明显异常。腰椎间盘突出症急性期切忌过度劳累，治疗及时，受压时间不长，解除脊髓、神经根压迫，预后较好。

(蔡俊毅)

第二节 髋臼骨折

一、病例摘要

基本信息：患者，男，53 岁。

主诉：摔伤右髋部疼痛 1 天。

现病史：患者于 1 天前骑电动车摔伤右髋部，当即感右髋部疼痛剧烈、肿胀，伴右下肢负重及活动受限，无右下肢麻木，无腹痛、腹胀，无恶心、呕吐，无四肢抽搐及大小便失禁，院外未做特殊处理，现为求治疗，来急诊就诊，行 X 线检查示：2024 年 2 年 14 日 09:22:13 骨盆正位(一次曝光、等大)。诊断：右侧髋臼骨折、耻骨骨折，请结合临床，收入院治疗。患者近期进食、二便及睡眠正常，体重无明显变化。

既往史：既往体健，否认肝炎、结核、疟疾病史，否认心脏病病史，否认脑血管疾病、精神疾病史，否认手术、外伤、输血史，否认食物、药物过敏史。预防接种史不详。

个人史：生于山东，久居本地，无疫区、疫情、疫水接触史，无牧区、矿山高氟区、低碘区居住史，无化学性物质、放射性物质、有毒物质接触史，无吸毒史。无冶游史，无饮酒史。

婚姻史：适龄结婚，育有 1 子 1 女，家庭和睦。

家族史：否认家族成员中有重大传染病及遗传病史。

体格检查：T 36.3 ℃，P 72 次/分，R 19 次/分，BP 173/80 mmHg(1 mmHg≈0.133 kPa)。发育正常，营养中等，神志清，精神可，自主体位，查体合作。全身皮肤、黏膜无黄染及蜘蛛痣，无皮疹、黄染及出血点。颈部、锁骨上、腹股沟等浅表淋巴结未触及肿大。头颅无畸形。毛发分布均匀，眼睑无水肿、充血及苍白，巩膜无黄染，眼球运动灵活，视野无缺损，两侧瞳孔等大形圆，直径约 3.5 mm，对光反射灵敏。外耳道无脓性分泌物溢出，鼻通气良好，鼻翼无翕动，口腔无异味，唇淡红，扁桃体无肿大及化脓，咽无充血，伸舌居中。颈软，颈静脉无怒张，气管居中，甲状腺无肿大。胸廓对称、无畸形，两侧呼吸动度均等，双肺部触觉语颤音正常，无胸膜摩擦感及握雪感。双肺部叩清音，双肺呼吸音清，未闻及干湿性啰音。心前区无隆起，心界不大，心尖冲动位于右侧第五肋间锁骨中线内侧 0.5 cm 处，无弥散，未触及细震颤，无心包摩擦感。心率 72 次/分，心律齐，各瓣膜听诊区未闻及病理性杂音。腹平坦，腹壁静脉无曲张，无胃肠型及蠕动波。柔软，肝脾肋缘下未触及，全腹无压痛及反跳痛，叩鼓音，肠鸣音正常，腹水征阴性。肛门、直肠及外生殖器未查。脊柱无畸形，各棘突无压痛，活动度可。四肢见骨科检查。肛门，外生殖器未查。腹壁反射、膝腱、跟腱、肱二、三头肌等深浅反射正常存在，巴宾斯基氏征、脑膜刺激征阴性。

专科检查：ISS 评分 9 分，右髋部肿胀，周围有压痛，腹股沟处压痛明显，右下肢局部压痛，纵向叩击右髋部痛明显，右下肢痛觉正常，足背动脉搏动正常。右下肢缩短约 3 cm。

辅助检查：2024 年 2 月 14 日 09:45 右髋部 CR 示右侧髋臼骨折、耻骨骨折，请结合临床。

初步诊断：右侧髋臼骨折、耻骨骨折。

诊疗经过：入院后积极完善术前检查，排除手术禁忌，于 2024 年 2 月 1 日在气管插管全麻下行骨盆骨折切开复位钢板内固定＋外固定支架固定术，术后按时换药，止痛、抗炎、活血、抗凝等药物对症治疗，术后 14 天拆线出院。

出院诊断：右侧髋臼骨折、右侧耻骨骨折。

随访：术后 1 月随访，患者一般情况可恢复可，无肺炎、压疮等并发症出现，外固定架固定牢靠，可实现拄双拐下地，部分负重，术后 3 月随访，患肢无疼痛，患者可拄单拐或脱拐负重，择期拆除外固定架，患者对治疗效果满意。

二、病例分析

病例特点：患者中年男性，患者于 1 天前骑电动车摔伤右髋部，当即感右髋部疼痛剧烈，肿胀，伴右下肢负重及活动受限，无右下肢麻木，无腹痛、腹胀，无恶心、呕吐，无四肢抽搐及大小便失禁，院外未做特殊处理，现为求治疗，来急诊就诊，行 X 线检查示：2024 年 2 月 14 日 09:22:13 骨盆正位(一次曝光、等大)。诊断：右侧髋臼骨折、耻骨骨折。查体：右髋部肿胀，周围有压痛，腹股沟处压痛明显，右下肢局部压痛，纵向叩击右髋部痛明显，右下肢痛觉正常，足背动脉搏动正常。右下肢缩短约 3 cm。2024 年 2 月 14 日 11:52:19 胸部 CT，髋关节 CT，骨三维成像。诊断：

符合支气管炎 CT 表现,双肺微小结节灶,建议年度复查右侧髋臼骨折、右侧耻骨骨折。

患者现诊断明确,保守治疗效果差,易引起坠积性肺炎、压疮等相应并发症,造成不良预后,严重影响生活质量,甚至危及生命。根据术前 X 线及 CT 检查,患者骨盆髋臼骨折移位明显,具有手术指征。术前各项辅助检查未见明显手术禁忌证,充分评估心肺功能后,考虑患者可耐受手术,患者及家属手术愿望强烈。

(郝全学)

第三节 指 骨 骨 折

一、病例摘要。

基本信息:患者,男,54 岁。

主诉:右手外伤疼痛流血、活动障碍 1 小时。

现病史:患者自述 1 小时前被大棚的卷帘门挤伤右手,伤处当即疼痛,流血,不能活动,自行简单包扎后来院就诊,门诊行 X 线检查后以“右手多发骨折”收入院治疗。

既往史:患者体健;否认肝炎、结核等传染病病史,否认高血压,无化学性物质、放射性物质、有毒物质接触史,否认外伤史,否认输血史,预防接种史不详,否认食物、药物过敏史。

个人史:生于济南,久居潍坊,无疫区、疫情、疫水接触史,居住及工作环境良好,无工业毒物、粉尘、放射性物质接触史,无不良嗜好,无疫区、疫情、疫水接触史。

婚育史:25 岁结婚,育有 1 子 1 女,配偶及孩子均身体健康,家庭关系和睦。月经史正常。

家族史:否认家族性遗传病史。

体格检查:T 36.2 ℃,P 83 次/分,R 18 次/分,Bp 119/85 mmHg(1 mmHg≈0.133kPa),Ht 180.0 cm,Wt 75.0 kg。神志清,精神可,痛苦表情,心肺腹部无异常。

专科查体:右手拇指、示指及中指畸形,示指近节近端桡侧见约 0.5 cm 皮肤挫裂伤口,深度不详,流血,拇指、示指及中指屈伸活动障碍,指端感觉及血运未见异常。无名指、小指未见异常。

辅助检查:DR 片:右手第一掌骨体部示粉碎性骨折线,断端明显错位、成角;右手拇指及示指近节指骨底部示不规则骨质断裂。累及近侧关节面,断端错位;中指近节指骨体部近段示横断骨折线,断端错位。

初步诊断:示指近节指骨开放骨折(右);拇指、中指近节指骨骨折(右);第 1 掌骨骨折(右)。

诊疗经过:入院后完善术前准备,在臂丛麻醉下行手术治疗,术中敷料覆盖示指伤口,先行中指近节骨折骨折切开复位骨折,用钢板内固定,完毕后手法复位第一掌骨及拇指近节指骨骨折,用外固定架跨掌指关节固定;再将示指近节伤口清创,见深达指骨,清创完毕手法复位近节指骨骨折,用外架跨掌指关节固定。术中透视骨折复位满意。术后预防感染,对症支持治疗,术后一周患者出院休养。术后两周返院拆线。术后 6 周来院拆除外固定架。

出院诊断:示指近节指骨开放骨折(右);拇指、中指近节指骨骨折(右);第 1 掌骨骨折(右)。

随访:术后 3 个月 X 线检查示骨折愈合,右手功能正常。

二、病例分析

患者右手外伤，同时第一掌骨远端、拇指近节指骨、示指近节指骨、中指近节指骨骨折，且示指近节有外伤口，属于开放骨折，中指及拇指、掌骨骨折属于闭合性骨折，中指近节指骨骨折采用切开复位钢板内固定术，有利于早期功能锻炼；拇指近节指骨和第一掌骨远端骨折，粉碎性骨折，累及掌指关节，采用手法复位一个外固定架跨掌指关节固定，创伤小，手术简单，骨折更容易愈合；示指指骨开放骨折，采用外固定架固定符合治疗原则，减少骨折处的感染机会。

（李师江）

第四节　膝关节骨性关节炎

一、病例摘要

基本信息：患者，女，53 岁。

主诉：右膝部疼痛活动受限半年加重 1 周余

现病史：患者半年前不慎摔倒后出现右侧膝关节疼痛不适，休息后症状缓解，未行系统治疗，一周余前，患者原有症状较前进一步加重，右侧膝关节疼痛剧烈，活动受限，局部肿胀明显，皮肤温度偏高，尤其以上下楼梯时疼痛症状加重，曾自行口服药物、贴膏药及外用药物(具体药物均不详)等治疗，症状未见明显缓解，现为求进一步系统治疗，遂于今日前往我院求治，经检查诊断为“右膝关节骨性关节炎(急性期)”，患者神志清，精神可，表情痛苦，睡眠、饮食、二便均正常，舌淡红，苔薄白，脉弦。

既往史：既往体健，否认高血压病、糖尿病、心脏病、脑血管病等慢性病史，否认肝炎、结核及伤寒等传染病史，否认地方史，否认外伤与手术史，否认药物和食物过敏史，否认输血史，预防接种史不详。

个人史：出生于原籍，无长期外地居住史，否认新冠疫区旅居史，否认烟、酒及其它特殊不良嗜好；无工业毒物、粉尘、放射性物质接触史。

月经婚育史：51 岁绝经，既往月经规则，经量正常，经色正红，白带量正常，孕 2 产 2，均体健，21 岁结婚，爱人体健。

家族史：父亲已故，母亲健在，余家族成员均体健，否认家族性高血压、精神病、先天性心脏病、糖尿病、癌症及血友病等遗传性病史和传染病史。

体格检查：右膝关节肿胀，局部皮温升高，髌周及关节周围压痛，内侧副韧带牵拉试验(＋)，内侧半月板挤压试验(＋)、髌骨研磨试验(＋)，右侧股四头肌及腓肠肌肌力稍降低约 4 级，感觉基本正常，双侧膝腱反射、跟腱反射减弱，病理反射未引出，四肢末梢血液循环运动基本正常。

辅助检查：膝关节 DR 示右膝关节相对应关节面边缘、髁间隆起及髌骨后缘骨质增生；关节面硬化，关节间隙变窄。邻近软组织内可见斑点状钙化影。

初步诊断：①中医诊断：膝痹病(血瘀气滞证)。②西医诊断：右膝关节骨性关节炎，(急性期)。

诊疗经过：完善相关检查，给予针灸塌渍牵引等治疗，给予止痛活血等药物对症支持治疗及功能锻炼。

出院诊断:①中医诊断:膝痹病(血瘀气滞证)。②西医诊断:右膝关节骨性关节炎,(急性期)。

随访:治疗后1月、3个月、6个月,给予电话随访,患者膝关节疼痛症状好转,不影响生活。

2、病例分析

患者年老体迈,长期劳累,且曾有外伤史致局部筋肉损伤,筋肉损伤则局部气血运行不畅,气行不畅则气滞,血行不畅则血瘀,气滞血瘀,致经络不通,不通则痛,故本病辨证血瘀气滞证。鉴别诊断需要与类风湿性关节炎相鉴别,后者疼痛多为对称性,且有晨僵症状,晨僵超过1小时,多合并指间关节等小关节肿痛。X线可帮助鉴别诊断。化验检查类风湿因子多为阳性。本病还需与关节结核相鉴别,关节结核:患者多有肺结核病史,有午后低热等全身中毒症状,结核菌素试验为强阳性,也可有局部发热,必要时可行关节镜取滑膜作病理检查,并行关节液结核菌培养,以进一步明确诊断;治疗上,可给其行膝关节牵引、中药熏洗、口服药物、普通针刺等治疗,必要时行局部注射等治疗,并坚持股四头肌力量锻炼。

(郭　震)

第五节　全膝关节置换术

一、病例摘要

基本信息:患者,女,汉族,74岁。

主诉:右膝疼痛10年,加重4年。

现病史:患者10年前无明显诱因出现右膝关节疼痛,呈间歇性发作,活动后加重,休息可缓解,近4年来疼痛明显加重,呈持续性疼痛,活动明显受限,蹲起、上下楼困难,无痛行走0米。期间保守治疗,效果差。今患者为求进一步治疗,来我院就诊,门诊以"右膝关节退行性病变"收入院,拟行右侧全膝关节置换术。患者自患病以来精神好,饮食可,睡眠一般,大小便正常,体重无明显增减。

既往史:"高血压"病史10余年,最高血压"180/90 mmHg(1 mmHg≈0.133kPa)"口服"苯磺酸氨氯地平片5 mg,一天一次"降压治疗,平素血压控制可。否认糖尿病、心脏病等其他慢性病史,否认肝炎、结核等传染病史及其密切接触史,无精神疾病史,无外伤史,无输血史,无食物及药物过敏史,预防接种史不详。

个人史:生于原籍,无外地久居史,无疫区、疫情、疫水接触史,生活规律,否认烟酒嗜好,无毒物、粉尘、放射性物质接触史,无吸毒史,无冶游史。

婚姻史:22岁结婚,婚后育有2子,配偶已故,孩子均体健。

月经生育史:月经规律,量中等,颜色正常,无痛经史。

家族史:父母已故,死因不详。家族中无类似病史及遗传病史。

体格检查:T 36.4 ℃,P 89次/分,R 17次/分,BP 140/81 mmHg。老年女性,神志清楚,精神好,发育正常,营养良好,体型中等,跛行步态步入病房,自主体位,查体合作。全身皮肤黏膜无黄染,皮肤无出血点,毛发分布正常,无肝掌、蜘蛛痣。全身浅表淋巴结无肿大。头颅无畸形、压痛。毛发分布正常。双侧眉毛正常,睫毛正常,无眼睑水肿,结膜无充血、无苍白,眼球无震颤,巩膜无黄染,角膜正常,瞳孔等大同圆,对光调节反射正常。外耳道无畸形,无异常分泌物,乳突无压痛,听力正常。鼻无畸形、分泌物,无鼻中隔偏曲及穿孔,鼻窦无压痛。口唇无发绀,口腔黏膜无溃疡。伸舌无偏斜、震颤,齿龈无肿胀、无出血。咽部黏膜无充血,扁桃体无肿大。喉咙发音清晰。颈部对称、软,颈动脉搏动正常,颈静脉无怒张,气管居中,肝颈静脉回流征阴性,甲状腺无肿大,无压痛、包块、血管杂音。胸廓对称、无畸形,乳房发育正常,胸骨无叩痛。呼吸运动正常,肋间隙无增宽、变窄,呼吸规整,语颤无增强及减弱,无胸膜摩擦感、皮下捻发感。叩诊清音,双肺呼吸音清晰,语音传导正常,未闻及干湿性啰音、胸膜摩擦音。心前区无隆起,心尖冲动位置正常,无震颤及心包摩擦感,心浊音界无扩大,心率 89 次/分,律齐,各瓣膜听诊区未闻及杂音,无心包摩擦音。桡动脉:脉率 89 次/分,脉律规整。无毛细血管搏动征,无股动脉枪击音。腹部膨隆,对称,无腹壁静脉显露,无胃肠型和蠕动波,腹部柔软,无压痛、反跳痛,腹部无包块。肝脾肋下未触及,Murphy 氏征阴性。腹部叩诊呈鼓音,肝上界在右锁骨中线第五肋间,肝肾区无叩击痛,无移动性浊音。肠鸣音正常。未听到血管杂音。肛门及直肠未查。外生殖器未查。四肢检查见专科情况。腹壁反射正常,双侧肱二头肌、肱三头肌肌腱反射正常,双侧 Babinski 征阴性、Gordon 征阴性、Oppenheim 征阴性、Hoffmann 征阴性,脑膜刺激征阴性。

专科情况:双侧膝关节皮肤无红肿,双膝皮温正常,右膝关节间隙压痛,双侧浮髌试验阴性,侧方应力试验阴性,Lachman 试验阴性,4 字试验:右阴性、左阴性,膝关节伸屈活动范围:左 0°、−0°、−110°,右 0°、−10°、−88°,左膝中立位、右膝内翻畸形 13°,膝关节屈伸肌力:右 4 级、左 4 级。双下肢感觉无异常,趾端血运、活动正常。余未见异常。

辅助检查:时间检查项目结果:202 年 4 月 6 日双膝关节正侧轴位:右膝关节边缘、胫骨髁间隆突及髌骨后缘骨质增生、变尖,关节面骨质硬化,关节面间隙不均匀变窄,呈内窄外宽改变。髌股关节关系欠佳,关节面硬化,间隙变窄。余骨骨质未见明显异常。

初步诊断:右膝关节退行性病变,陈旧性脑梗死,高血压 3 级。

诊疗经过:患者入院后常规给予:①骨科护理常规、二级护理,低盐低脂饮食。②对患者进行宣教,消除其思想负担,预防跌倒意外等。③运动疗法,康复评估,血压测量,疼痛评估。④药物治疗:给予塞来昔布控制膝关节疼痛症状。⑤完善胸部正位片,双膝正侧位片,双下肢全长片,心电图,心电运动试验(运动后),心脏彩超,双下肢、双侧颈部血管彩超检查。⑥积极术前准备,行左侧全膝关节置换术,术后镇痛、抗炎、定期换药、康复锻炼等对症处理,恢复好。

出院诊断:右膝关节退行性病变,陈旧性脑梗死,高血压 3 级,左膝关节置换术后。

二、病例分析

医师查房,询问病情基本同前。查体:双侧膝关节皮肤无红肿,双膝皮温正常,左膝关节前方见一长约 13 cm 手术瘢痕,愈合好,右膝关节间隙压痛,双侧浮髌试验阴性,侧方应力试验阴性,Lachman 试验阴性,4 字试验:右阴性、左阴性,膝关节伸屈活动范围:左 0°、−0°、−110°,右 0°、−10°、−88°,左膝中立位、右膝内翻畸形 13°,膝关节屈伸肌力:右 4 级、左 4 级。双下肢感觉无异常,趾端血运、活动正常。余未见异常。入院行胸部正位片示肺下叶局限性纤维变。右肺上叶磨玻璃灶,建议复查。主动脉及冠状动脉硬化。双膝关节正侧轴位:右膝关节边缘、胫骨髁间隆突及髌骨后缘骨质增生、变尖,关节面骨质硬化,关节面间隙不均匀变窄,呈内窄外宽改变。髌股关节关系欠佳,关节面硬化,间隙变窄。左膝关节置换物对应关系良好,未见明显松动,关节间隙适中，余骨骨质未见明显异常。术前心电图及运动后心电图提示：窦性心律。行心脏及双侧颈动脉及双侧下肢动脉及腘窝彩超检查示：双侧颈动脉轻度硬化；双下肢动脉轻度硬化；主动脉瓣返流（轻度）；左室舒张功能减退。医师首次查房后分析：患者为老年女性，为排除骨质疏松，以防影响假体使用年限，术前进一步行骨密度测定示：T－Score 小于－2.5，提示骨质疏松。患者骨质疏松，术中及术后需注意预防骨折发生，假体植入后有远期假体松动可能，术后可能需要抗骨质疏松治疗。根据术中所见骨质情况，进一步明确是否骨质疏松诊断成立，术后进一步决定是否应用降钙素、唑来膦酸、地舒单抗等药物进一步抗骨质疏松治疗。患者膝关节疼痛多年，保守治疗效果差，无痛行走 0 米，X 线检查示膝关节间隙变窄，符合膝关节骨性关节病诊断。膝关节骨性关节病的治疗方案：①保守治疗，主要以改变生活，减重；口服非甾体药物、理疗等对症治疗，适合膝关节骨性关节炎早期症状不重的患者。②晚期膝关节骨性关节炎的治疗原则是缓解关节疼痛，增加关节活动度，重建关节稳定性。因此当患者症状严重，出现持续性疼痛及关节活动障碍，且保守治疗无效，影响工作及生活时，应考虑外科手术治疗。主要包括：关节镜手术，仅对早中期骨关节炎、关节腔内有游离体且有关节卡锁症状患者选择关节镜清理术；人工关节置换术已成为治疗严重关节病变得主要手段，适用于骨关节炎晚期，疼痛和功能障碍严重的患者。人工关节置换术又分为膝关节单髁表面置换术及全膝关节置换术。患者膝关节疼痛多年，保守治疗效果差，无痛行走 0 米，X 线检查示膝关节间隙变窄，骨质增生，内外侧关节间隙变窄，压痛明显；侧位片示胫骨平台关节间隙变窄。前抽屉试验阴性。符合膝关节骨性关节炎表现。适合行全膝关节置换术。患者初步诊断：右侧膝关节退行性病变，拟行右膝关节单髁表面置换术。入院后化验示：凝血五项：D－二聚体测定：1.30 μg/mL；血脂四项：血沉 29 mm/h；血栓弹力图：凝血因子作用时间：4.8 分钟。患者既往有高血压病史，注意病情变化。排除手术禁忌后，右膝关节退行性病变诊断明确，拟行右侧全膝关节置换术。

（王宝滨）

第六节　膝关节置换术后感染

一、病例摘要

基本信息：患者，男，74 岁。

主诉：右膝关节置换术后 2 年，行感染扩创假体取出 Spacer 置入术后半年。

现病史：患者 2 年前因右膝骨性关节炎就诊于当地医院，行右侧人工全膝关节置换术，好转恢复出院。半年前无明显诱因出现右小腿及右膝关节红肿疼痛，无发热，未伴头晕、头疼、心慌、胸闷、腹痛、腹泻等不适症状。就诊于我院，行膝关节穿刺细菌培养＋药敏示铜绿假单胞菌，排除手术禁忌后，于 2019 年 11 月 18 日在全麻下行右膝关节置换术后感染扩创假体取出 Spacer 置入术，术后给予抗炎镇痛、抗凝、消肿治疗，指导患肢功能锻炼，好转出院，拟择期行二期关节置换术。现患者病情稳定，右膝关节无感染表现，无发热。为求二期手术治疗就诊我院，门诊拟“右膝关节置换术后感染（一期清理 spacer 植入术后）”收入我科。患者自末次出院以来，无关节游走性疼痛，无手足关节疼痛。饮食睡眠好，精神好，大小便正常，体重未见明显减轻。

既往史：否认高血压、糖尿病、冠心病及脑血管病病史；否认肝炎、结核病史及其密切接触史，否认食物、药物过敏史。有输血史，预防接种史不详。

个人史：原籍出生，无外地久居史。平素生活规律。无吸烟嗜酒不良嗜好，无工业毒物、粉尘及放射性物质接触史，无冶游史，生活规律，生活条件一般。

婚育史：适龄结婚，家庭和睦，育有 4 子 1 女，配偶及子女均体健，

家族史：父母年老已故，兄妹 2 人，妹妹已故，否认家族性遗传病史及传染病史。

体格检查：T 36.7 ℃，P 80 次/分，R 20 次/分，Bp 152/87 mmHg（1 mmHg≈0.133 kPa）。患者男性，发育正常，营养中等，神志清，精神可，表情自如，主动体位，查体配合。全身皮肤黏膜无黄染，浅表淋巴结未触及肿大，头颅无畸形，毛发正常，头皮无瘢痕、肿块，未及压痛。双眼睑无红肿，双侧瞳孔圆形等大，直径约 3 mm，对光反射灵敏。耳鼻无异常，外耳道无溢液流脓，鼻中隔无偏曲。口唇不绀，牙龈无红肿，双侧扁桃体不大，咽无红肿充血，伸舌居中。颈软，甲状腺不大，气管居中，无颈静脉怒张。胸廓对称无畸形，胸壁无压痛。双侧呼吸动度相同，触觉语颤正常。双肺呼吸音清，无干湿性啰音。心前区无隆起，心界不大，心律齐，心率 80 次/分，心音可，各瓣膜听诊区未闻及病理性杂音。腹部平坦，无肠型及蠕动波，触软无包块，无压痛反跳痛，肝脾肋下未触及，肝肾区无叩击痛，移动性浊音阴性。肛门外生殖器未查。

专科检查：脊柱生理弯曲存在，脊柱活动好，各棘突及椎旁肌肉无明显压痛。双上肢各关节活动好。右膝关节前方可见一长约 20 cm 手术切口瘢痕，切口愈合可，无渗出。右膝关节无红肿，无皮下波动感，右下肢肌肉未见明显萎缩。右膝关节周围压痛，右膝关节活动度可，屈伸活动范围：0°～100°；双膝关节前后抽屉试验（－），内外侧应力试验（－），髌骨研磨试验（－）。双髋、踝关节活动好，双下肢肌力及感觉无异常。双侧膝反射（＋＋），踝反射（＋＋），双侧 Babinski 征（－）。右侧足背动脉搏动可。

辅助检查：2020 年 05 月 20 日双下肢正侧位 X 线：右膝关节金属置换后复查所见。左膝关节骨关节病。双侧股骨、胫腓骨骨干未见异常。2020 年 05 月 20 日双下肢静脉彩超：无明显异常。2020 年 05 月 20 日新冠病毒抗体检测：阴性。

初步诊断：右膝关节置换术后感染（一期清理 spacer 植入术后），左膝关节骨关节病。

诊疗经过：患者入院后完善相关检查，明确诊断，排除手术禁忌后，于 2020 年 05 月 22 日在全麻下行右侧人工全膝关节翻修术，术后给予抗炎、镇痛、抗凝、消肿治疗，切口愈合好，指导患肢功能锻炼，恢复可。

出院诊断：右膝关节置换术后感染（一期清理 spacer 植入术后），左膝关节骨关节病。

出院情况：患者病情稳定，精神好，下地行走无不适，无胸闷、心悸。饮食睡眠好，大小便正常。查体：心肺无明显异常，膝关节敷料干燥无渗出，今日换药见刀口愈合良好，周围无红肿，肢端血运感觉可

二、病例分析

从患者目前病情分析，考虑膝关节置换术后假体周围感染行感染扩创假体取出 Spacer 置入术后半年。术后给予抗感染等对症治疗，术后复查炎性指标，现恢复良好，感染指标正常，可行翻修术，术前检查完善。同意意见。膝关节翻修术较膝关节初次置换复杂，膝关节置换存在下列并发症：切口愈合问题，表浅或深部感染，深静脉血栓形成和肺栓塞，肺炎，心肌梗死，髌骨骨折或伸膝装置断裂，关节不稳、僵硬和力线不正，神经血管损伤等。切口或深部感染的因素有：类风湿性

关节炎、糖尿病、肥胖、使用糖皮质激素等。深静脉血栓形成是全膝关节置换术后最严重的并发症之一，并可继发危及生命的肺栓塞。如果术后未进行任何形式的机械性或药物预防，深静脉血栓的总发病率高达40%～88%。发生无症状性肺栓塞的风险可高达10%～20%，而有症状的肺栓塞据报告为0.5%～3%，病死率高达2%。应做好围手术期患者管理，术中仔细操作，避免血管神经损伤。膝置换出血较多，需备足浓缩红细胞及血浆，可备引流血回输装置，减少同种异体血输血量。术后全身预防性应用抗生素，术后镇痛，应用低分子肝素及下肢静脉泵预防深静脉血栓形成。膝关节置换的围手术期死亡率为0.5%。术后10年的翻修率为10%，术后20年的翻修率为20%。人工全膝关节置换术目前技术较成熟，术中要注意保持力线、调整膝关节软组织张力平衡，伸膝间隙及屈膝间隙平衡。仔细操作，避免膝关节后方血管神经及腓总神经的损伤。对于术后，尤其要避免深静脉血栓的发生，注意复查血常规、肝功、肾功、C反应蛋白，以防止贫血或低蛋白、电解质紊乱等并发症。人工关节置换术后的康复护理包括许多方面，预防性护理措施十分重要，主要包括抗感染、预防深静脉血栓形成及防止关节脱位等。人工关节置换术后的护理对手术的成功起到了关键的作用，可使患者尽早康复，提高生活自理能力，改善生活质量。该患者有手术指征，手术可采用Spacer取出翻修术，根据术中情况制定具体手术方案，术中注意避免骨折及神经血管损伤等并发症。术后仍有较高的感染复发可能，需充分告知患者，存在多次手术可能，预后难以估测。

（杨铁群）

参考文献

[1] 孔超.骨伤科常见疾病诊疗精要[M].上海:上海交通大学出版社,2024.
[2] 柏明晓.骨外科疾病诊断与康复治疗[M].广州:世界图书出版广东有限公司,2023.
[3] 程黎明.运动骨关节病学[M].上海:同济大学出版社,2022.
[4] 朱立国.中医脊柱骨伤科学[M].北京:人民卫生出版社,2022.
[5] 刘军.骨科创伤急救与手术[M].上海:上海交通大学出版社,2024.
[6] 张宪成,张在涛,韩江涛.骨科常见病治疗与重症处理[M].上海:上海交通大学出版社,2024.
[7] 张岚,朱玲玲,程凌燕,等.实用骨科护理学[M].北京:人民卫生出版社,2024.
[8] 孟虎.骨科疾病处理与康复治疗[M].上海:上海交通大学出版社,2024.
[9] 童培建,林燕萍.中西医结合骨伤科学[M].北京:科学出版社,2023.
[10] 王键.实用临床骨科诊疗学[M].上海:上海交通大学出版社,2024.
[11] 袁昌振,富勇,梁敏.现代骨科疾病诊疗与创伤救治[M].北京:中国纺织出版社,2024.
[12] 杨富松.骨质疏松与骨病全程干预策略[M].汕头:汕头大学出版社,2023.
[13] 董玮.临床骨与脊柱常见病处置[M].北京:中国纺织出版社,2022.
[14] 顾光学.骨科疾病诊治与康复训练[M].广州:世界图书出版广东有限公司,2023.
[15] 张长青,陈云丰.骨关节与运动系统复杂病[M].上海:上海交通大学出版社,2023.
[16] 丁建军,姜士刚,张和兴,等.骨科常见疾病诊治与处理[M].青岛:中国海洋大学出版社,2023.
[17] 王亮.骨关节与脊柱外科诊疗实践[M].武汉:湖北科学技术出版社,2022.
[18] 华诚峰,李玖利.骨科护理思维导图[M].北京:人民卫生出版社,2023.
[19] 何万庆.临床骨创伤与脊柱外科诊疗实践[M].上海:上海交通大学出版社,2023.
[20] 梁延琛,李岩,宋磊,等.骨科疾病诊治与健康教育[M].成都:四川科学技术出版社,2023.
[21] 高鹏飞.骨科常见疾病诊疗[M].武汉:湖北科学技术出版社,2022.
[22] 廖兴华,沈哲,王腾云.骨科疾病临床诊疗思维[M].南昌:江西科学技术出版社,2023.
[23] 何敏.骨与关节疾病外科诊疗实践[M].延吉:延边大学出版社,2023.
[24] 王永彬,吴开学,李双玉.现代骨科基础与临床[M].上海:上海交通大学出版社,2023.
[25] 张本武,鞠克丰,牟明辉,等.常见骨科临床实践[M].上海:上海交通大学出版社,2023.

[26] 马文谱.现代骨与关节疾病处置实践[M].广州:世界图书出版广东有限公司,2023.
[27] 郭海涛,杨法报,赵涛.骨科常见病与多发病[M].上海:上海交通大学出版社,2024.
[28] 连世超.骨科常见病临床诊治与康复[M].长春:吉林科学技术出版社,2023.
[29] 翟燕.实用骨科临床护理[M].济南:山东科学技术出版社,2023.
[30] 张代蓉.现代外科常见病护理进展[M].上海:上海交通大学出版社,2023.
[31] 李敏龙.骨科疾病诊断及处理措施[M].北京:中国纺织出版社,2023.
[32] 焦振华.实用骨科疾病诊疗[M].北京:科学技术文献出版社,2023.
[33] 李西海.中医诊疗慢性筋骨病[M].北京:科学出版社,2022.
[34] 张玉梅,唐永利,陈小华.骨科常用护理与康复技术[M].北京:化学工业出版社,2023.
[35] 詹振宇,詹新宇.詹氏骨伤[M].南昌:江西科学技术出版社,2022.
[36] 潘晓鹏.推拿按摩联合活血化瘀汤治疗骨伤软组织肿胀的临床效果[J].中国医药指南,2024,22(5):108-110.
[37] 刘中涛,刘艺博.中医骨伤手法结合通络汤治疗腰椎间盘突出症临床观察[J].实用中医药杂志,2024,40(1):32-34.
[38] 刘涛,孙海钰.骨盆骨折诊疗进展[J].国际骨科学杂志,2024,45(1):27-32.
[39] 张伟涛,赵士君,许少刚.通络续断汤对四肢骨折患者骨折愈合及血液流变学的影响[J].湖北中医杂志,2024,46(1):40-42.
[40] 陈居文,王永清,赵志辉,等.骨折弹性固定研究进展[J].中国矫形外科杂志,2024,32(6):530-534.